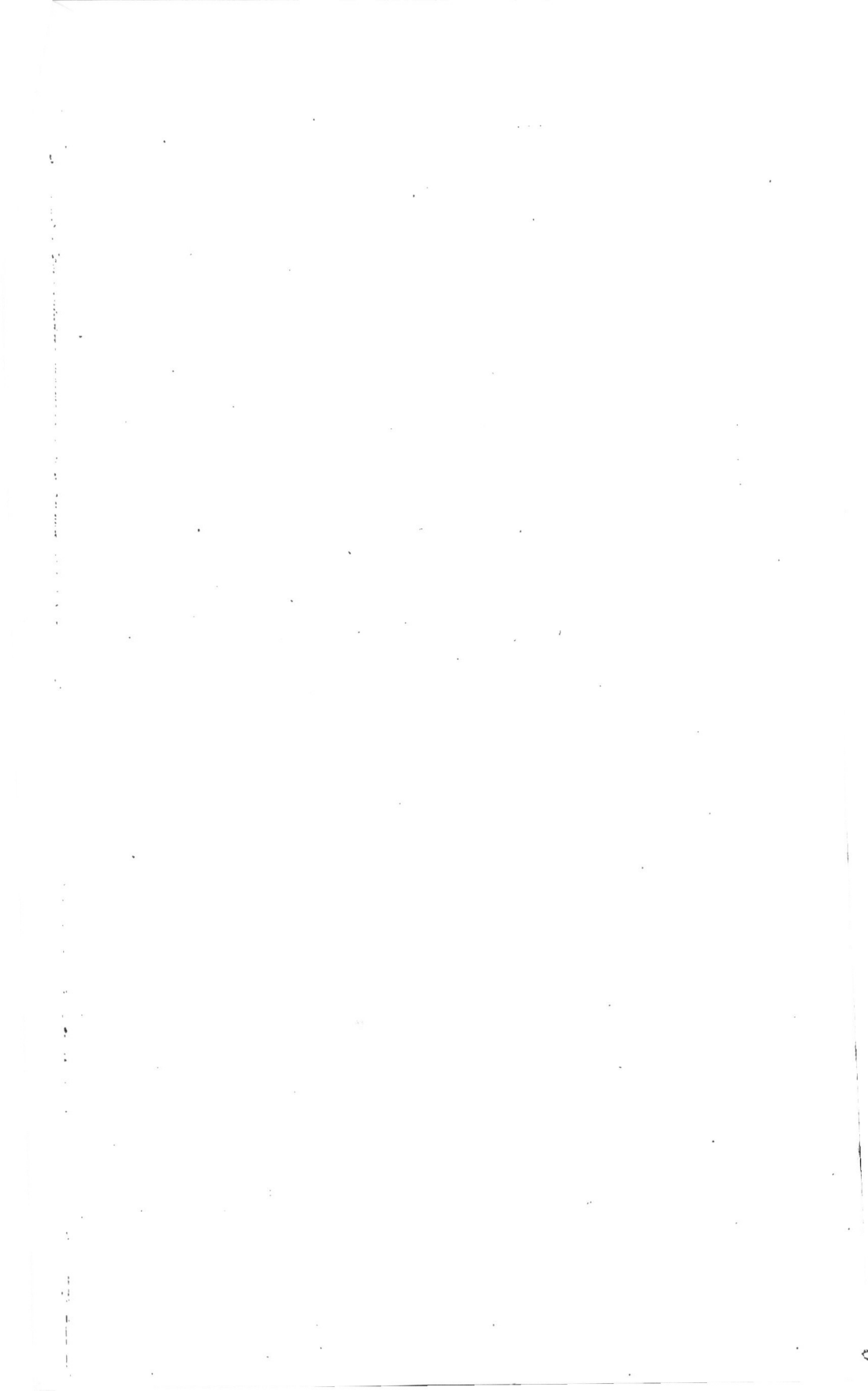

LEÇONS

SUR LES

MALADIES DE LA PEAU

FAITES

A LA FACULTÉ DE MÉDECINE ET A L'HÔPITAL SAINT-LOUIS

PAR

E. GAUCHER

PROFESSEUR AGRÉGÉ A LA FACULTÉ DE MÉDECINE DE PARIS
MÉDECIN DE L'HÔPITAL SAINT-ANTOINE

AVEC FIGURES DANS LE TEXTE

PARIS
OCTAVE DOIN, ÉDITEUR
8, PLACE DE L'ODÉON, 8

1895

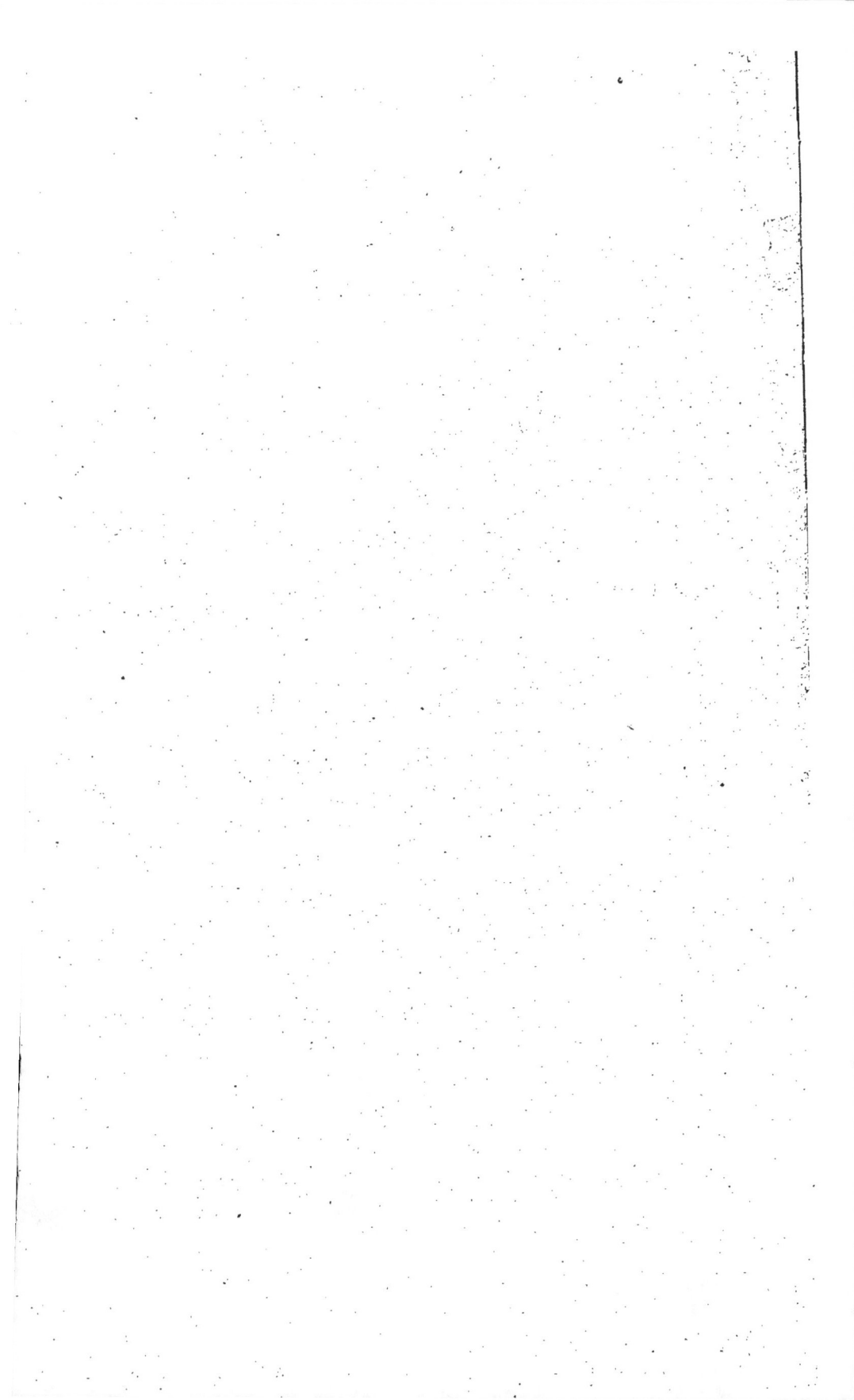

LEÇONS

SUR LES

MALADIES DE LA PEAU

TOURS. — IMPRIMERIE DESLIS FRÈRES.

LEÇONS

SUR LES

MALADIES DE LA PEAU

FAITES

A LA FACULTÉ DE MÉDECINE ET A L'HÔPITAL SAINT-LOUIS

PAR

E. GAUCHER

PROFESSEUR AGRÉGÉ A LA FACULTÉ DE MÉDECINE DE PARIS
MÉDECIN DE L'HÔPITAL SAINT-ANTOINE

AVEC FIGURES DANS LE TEXTE

PARIS
OCTAVE DOIN, ÉDITEUR
8, PLACE DE L'ODÉON, 8

1895

PRÉFACE

Cet ouvrage est la reproduction sténographique intégrale des leçons que j'ai faites, en qualité d'Agrégé, à la Faculté de Médecine et à l'Hôpital Saint-Louis, en 1893.

Il comprend, non pas toute la dermatologie, mais les *affections de la peau les plus communes :*

Les érythèmes ;

Les éruptions médicamenteuses ;

L'urticaire ;

Le pityriasis rosé ;

L'eczéma ;

Les séborrhées et les acnés ;

Le psoriasis ;

Les lichens ;

L'herpès et le zona ;

Le pemphigus et la dermatite herpétiforme ;

Les dermatoses suppuratives : impétigo, ecthyma et rupia ;

Les tuberculoses cutanées et le lupus ;

Les principales maladies parasitaires, dues aux parasites animaux (gale et phthiriase) et aux parasites végétaux (teignes ; trichophytie ; favus) ;

La pelade ;

Et, enfin, un type de difformité cutanée : l'ichthyose.

J'ai cru devoir faire précéder la description spéciale des dermatoses d'une étude des *lésions cutanées élémentaires* et d'un résumé de l'*histologie normale de la peau.*

Une nouvelle série de leçons comprendra, s'il y a lieu, les affections cutanées qui n'ont pu trouver place dans ce volume.

ERN. GAUCHER.

1er Mai 1895.

LEÇONS

SUR LES

MALADIES DE LA PEAU

PREMIÈRE LEÇON

GÉNÉRALITÉS. — STRUCTURE DE LA PEAU ET DE SES ANNEXES

Sommaire : Simplification de la nomenclature dermatologique. — La pathologie générale doit servir de guide dans l'étude des affections cutanées.

Structure de la peau et des muqueuses dermo-papillaires. — Derme ; épiderme. Cryptes et phanères. — Structure du derme et des papilles. Basement-membrane. — Vaisseaux papillaires. Nerfs du derme et des papilles ; terminaisons nerveuses de la peau : corpuscules de Krause, de Pacini et de Meisner. — Structure de l'épiderme. Couche basilaire ; cellules pigmentaires ; fluorescence de la peau. Couche de Malpighi ; cellules crénelées. *Stratum granulosum* ; éléidine. *Stratum lucidum*. Couche cornée.

Annexes de l'épiderme. — Glandes sudoripares. — Glandes sébacées. — Poils et follicules pileux. — Ongles.

Messieurs,

C'est la première fois qu'un cours didactique de dermatologie est institué à la Faculté de Médecine, et, s'il est permis aujourd'hui à un Agrégé de vous enseigner les maladies de la peau, n'oubliez pas, comme je ne l'oublie pas moi-même, que c'est au libéralisme de M. le Professeur Fournier et à la sollicitude de M. le Doyen que nous le devons. C'est un devoir pour moi, et un devoir agréable à remplir, de les remercier

Généralités
Exposé doctrinal.

publiquement ici de la confiance dont ils m'ont honoré en me chargeant de ce cours.

Messieurs, l'enseignement que je commence aujourd'hui sera un enseignement élémentaire et essentiellement pratique. Je chercherai à étudier avec vous, cette année, non pas toutes les maladies de la peau, mais les principales d'entre elles, celles que vous êtes exposés à rencontrer chaque jour, celles qu'il vous est indispensable de connaître.

Au surplus, la dermatologie n'est pas une science aussi complexe qu'on pourrait le croire ; on l'a compliquée à plaisir.

Dans ces dernières années surtout, on a chargé la nomenclature nosologique d'une foule de dénominations nouvelles, aussi inutiles que longues et diffuses ; on a multiplié sans raison les variétés et sous-variétés des dermatoses : on a cherché à créer de nouveaux mots, faute de pouvoir trouver de nouvelles choses. La plupart de ces prétendues découvertes récentes ne sont que des changements de noms, et ces dénominations nouvelles s'appliquent à des faits connus et décrits depuis longtemps en France sous un autre nom.

C'est ce que je m'efforcerai de vous montrer dans la suite de ces leçons. Je crois qu'il est temps de réagir contre l'envahissement progressif de la phraséologie allemande, et que l'intérêt de l'enseignement exige que nous conservions la nomenclature consacrée par l'usage, la nomenclature simple des anciens auteurs français.

Messieurs, ce ne sont pas seulement les mots anciens que nous conserverons, nous resterons également fidèles aux idées anciennes. Il ne faut pas que le dermatologiste soit un spécialiste, dans le sens étroit du mot, et ne voie pas plus loin que la lésion locale. La pathologie générale doit être votre principal guide dans l'étude des maladies de la peau ; la plupart de ces maladies ne sont, en effet, que des déterminations cutanées d'altérations humorales diathésiques. Les rapports de causalité des maladies internes avec les dermatoses sont évidents ; vous ne devez pas les méconnaître, sous peine de commettre les plus graves erreurs et d'arriver, par exemple, à décrire, comme le fait l'École de Vienne, la variole comme une maladie de la peau. Voilà à quelles exagérations conduit la spécialisation exclusive, et ce sont de telles doctrines qu'on a essayé d'implanter chez nous.

Cependant, bien qu'on ait cherché dans ces derniers temps à bouleverser l'ancienne dermatologie, on a été obligé de conserver les termes classiques de désignation des lésions élémentaires de la peau. Ce sont ces lésions élémentaires, qui sont à la dermatologie ce que les corps simples sont à la chimie, ce que les éléments anatomiques sont à l'histologie, ce sont ces lésions que nous étudierons tout d'abord, car il importe que vous soyez, dès le début, bien fixés sur le sens des mots que nous emploierons constamment dans le cours de ces leçons.

Préalablement à l'étude des lésions élémentaires, il est également nécessaire que je vous rappelle brièvement aujourd'hui la structure histologique de la peau normale.

Structure de la peau.

La peau est le tégument externe, qui revêt toute la surface du corps et se continue au niveau des orifices naturels avec les muqueuses. Ces muqueuses ont reçu le nom de muqueuses dermo-papillaires, parce qu'elles présentent la même structure que la peau. Cela est important à retenir, car vous pouvez observer sur ces muqueuses des maladies semblables à celles de la peau elle-même. L'eczéma, par exemple, peut envahir la muqueuse linguale, en même temps que les lèvres et la peau de la face. Les plaques muqueuses peuvent s'observer sur les lèvres et dans la bouche, sur la langue, sur le voile du palais, sur la muqueuse pharyngienne

Muqueuses dermo-papillaires.

et même dans le larynx. Vous voyez donc que ces muqueuses doivent être rattachées à la peau, non seulement au point de vue de leur structure, mais aussi au point de vue des maladies qui peuvent les affecter.

Couches de la peau.

La peau, chez l'adulte, présente deux couches bien distinctes : une couche profonde qui a reçu le nom de *derme* ou *chorion*, et une couche superficielle, l'*épiderme*.

Cryptes et phanères.

A l'épiderme doivent être rattachées les productions épidermiques, que De Blainville a classées en deux groupes : les unes sont situées dans la profondeur de la peau, on les appelle des *cryptes;* les autres sont saillantes à la surface de la peau, ce sont les *phanères*. Les cryptes sont les glandes, les phanères comprennent les ongles et les poils.

Telles sont les annexes de la peau.

Derme.

Le derme lui-même peut être subdivisé en deux couches : le derme proprement dit, et la couche superficielle ou corps papillaire.

Structure du derme.

Le *derme proprement dit*, ou trame dermique, est constitué par un tissu conjonctif dense, continu avec le tissu cellulaire sous-cutané. Si, sur une coupe perpendiculaire de la peau, vous observez les couches superposées de la profondeur vers la superficie, vous voyez que le feutrage des faisceaux conjonctifs devient de plus en plus serré à mesure qu'on s'éloigne du tissu sous-cutané et qu'on se rapproche de la surface de la peau.

Le tissu dermique est composé de faisceaux conjonctifs, de fibres élastiques anastomosées et de fibres musculaires lisses. Les fibres musculaires lisses sont éparses dans toute l'étendue du derme, mais quelquefois elles sont réunies sous forme de muscles distincts, tel, par exemple, le muscle sous-aréolaire du mamelon.

Enfin, pour réunir tous ces éléments, ces faisceaux conjonctifs, ces fibres, vous avez une matière amorphe qui est surtout abondante dans la partie supérieure, qui avoisine le corps papillaire. Cette matière amorphe renferme un certain nombre de cellules embryonnaires.

Corps papillaire.

Le *corps papillaire*, qui surmonte le derme et qui est en continuité directe avec lui, présente des saillies auxquelles on a donné le nom de *papilles*. Ces papilles sont dites *simples* ou *composées*, suivant qu'elles présentent une simple saillie, ou que cette saillie est subdivisée en plusieurs autres.

Structure des papilles.

Les papilles sont composées presque exclusivement de matière amorphe, de fibres élastiques fines, de cellules embryonnaires et fusiformes et de quelques leucocytes.

Basement-membrane.

La matière amorphe, que vous trouvez si abondante dans le corps papillaire, qui est d'autant plus abondante que vous approchez de la superficie des papilles, se condense à la surface de celles-ci en une couche continue, qu'on appelle la *basement-membrane*.

Cette dénomination appartient à Biesadecki, qui a bien décrit cette couche fondamentale qui sépare le derme de l'épiderme et qui forme la limite entre les deux parties constituantes de la peau.

Revenons maintenant aux papilles. Ces papilles sont de deux sortes : les papilles vasculaires et les papilles nerveuses.

Papilles vasculaires, vaisseaux des papilles.

Les *papilles vasculaires* renferment une anse vasculaire ou deux et même trois anses vasculaires, qui présentent des anastomoses multiples, dans lesquelles la circulation est ralentie, et forment une sorte de *réseau admirable*, dans lequel la pression sanguine est considérable. Retenez bien cette disposition, car le réseau capillaire des papilles tient sous sa dépendance toutes les congestions et toutes les inflammations cutanées ; et c'est de la congestion papillaire que dérivent toutes les lésions élémentaires de la peau.

Chaque anse papillaire se continue par ses deux extrémités avec le réseau sanguin dermique. Il y a donc pour chaque papille un vaisseau afférent et un vaisseau efférent.

Les *papilles nerveuses*, qui sont des papilles composées, renferment les terminaisons nerveuses, sur lesquelles nous reviendrons tout à l'heure.

Vaisseaux du derme. Quant aux *vaisseaux* du derme, ils sont en communication avec les deux extrémités des anses vasculaires des papilles. Ces vaisseaux forment dans le derme deux réseaux: un réseau superficiel à mailles larges, d'où partent les vaisseaux papillaires ; et un réseau profond à mailles plus serrées.

Lymphatiques du derme et des papilles. Annexé à chacun de ces deux réseaux sanguins, se trouve un réseau lymphatique sous-jacent. Il y a donc un réseau lymphatique profond, ou dermique, et un réseau lymphatique superficiel sous-papillaire. Ces deux réseaux lymphatiques sont faciles à mettre en évidence par des injections au bleu soluble, dans la peau du gland. Du réseau superficiel partent des troncules, terminés en culs-de-sac, qui pénètrent perpendiculairement dans les papilles, à la façon du lymphatique central de la villosité intestinale.

Nerfs du derme et des papilles. Les nerfs du derme sont constitués par des branches venant des nerfs profonds. Ces nerfs forment un plexus à mailles serrées, composé principalement de fibres sans myéline, à l'union du derme et du corps papillaire. De ce plexus partent des ramifications qui se distribuent au derme et aux papilles. Il y a de plus des fibres nerveuses à myéline, qui pénètrent seules dans les corpuscules du tact.

Terminaisons nerveuses, corpuscules du tact. Les terminaisons nerveuses dans la peau, ou les corpuscules du tact, présentent un certain nombre de variétés, parmi lesquelles trois sont à distinguer.

Ces trois sortes de corpuscules du tact sont les suivants:

Corpuscules de Krause. D'abord les corpuscules qu'on appelle *corpuscules de Krause*. Ceux-ci existent surtout dans la région où la peau est fine, sur les semi-muqueuses, particulièrement sur les lèvres, les petites lèvres, le clitoris, le gland.

Ces corpuscules ont un volume de 30/1000 à 40/1000 de millimètre environ, une forme arrondie ou ovoïde. Ils sont formés par une enveloppe externe, mince, parsemée de noyaux et continue avec le périnèvre du tube nerveux.

Dans l'intérieur de cette membrane d'enveloppe, vous trouvez une masse granuleuse qui est réductible, d'après les travaux de Merkel, de Frey, de Ranvier, en un certain nombre de cellules à gros noyau, juxtaposées les unes à côté des autres et aplaties par pression réciproque.

Le tube nerveux, réduit au cylindre-axe, pénètre dans les corpuscules, se bifurque, se ramifie, et chaque division se termine par un petit disque tactile nummulaire enclavé entre deux cellules adjacentes.

Corpuscules de Pacini.

D'autres corpuscules plus complexes et aussi plus volumineux sont les corpuscules de *Pacini*, qui s'observent surtout sur le trajet des nerfs cutanés de la main et du pied. Ces corpuscules sont ovoïdes, d'un volume de 1 à 3 et 4 millimètres. Ils sont constitués par une enveloppe épaisse, continue avec le périnèvre, formée de lamelles superposées, entre lesquelles rampent de fins capillaires. L'enveloppe entoure un bulbe central granuleux. Le tube nerveux privé également de sa myéline, réduit au cylindre-axe, pénètre dans la masse centrale du corpuscule, se bifurque ou se trifurque, et chaque ramification se termine par une petite extrémité renflée.

Corpuscules de Meisner.

La troisième variété de corpuscules, que vous trouverez dans la peau, a reçu le nom de *corpuscules de Meisner*. Ces corpuscules sont, en réalité, les corpuscules du tact proprement dits, les vrais corpuscules du tact ; ce sont les seuls que vous observiez dans les papilles. Ils sont surtout nombreux à la paume des mains et à la plante des pieds. Ils ont une structure un peu plus complexe que les précédents.

Ils sont formés par une enveloppe dense, striée, présentant de distance en distance des noyaux ovoïdes, et par un bulbe central, réductible en cellules propres. Un

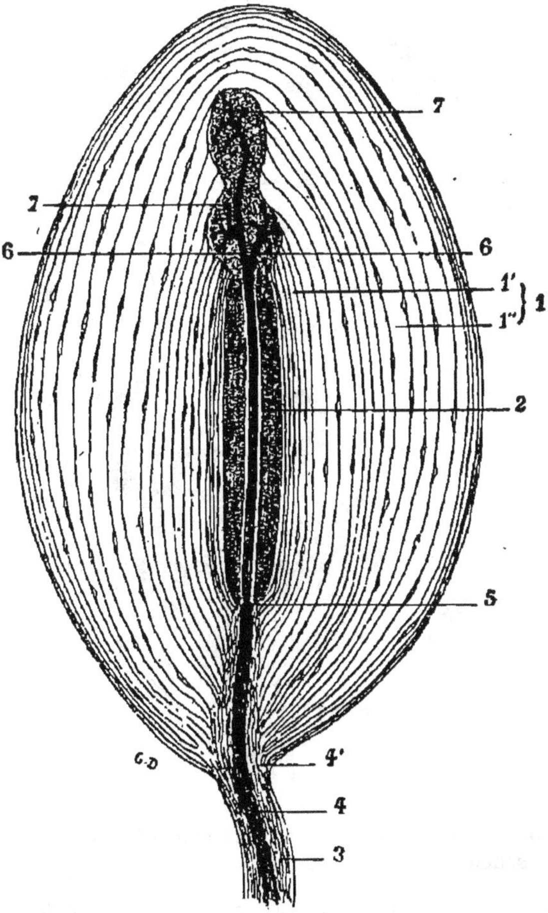

FIG. 1. — Un corpuscule de Pacini, coupé suivant son grand axe. (TESTUT, *Anatomie humaine.*)

1, enveloppe conjonctive du corpuscule, avec 1' ses capsules internes, 1" ses capsules externes. — 2, bulbe central. — 3, nerf afférent du corpuscule. — 4, son périnèvre, se continuant en 4' avec l'enveloppe conjonctive. — 5, entrée du nerf dans la masse centrale. — 6, ses ramifications terminales. — 7, boutons terminaux.

ou plusieurs tubes nerveux s'enroulent autour du corpuscule. Le cylindre-axe de ces tubes pénètre dans la masse centrale et s'y ramifie. La terminaison de chaque ramification est, d'ailleurs, assez mal connue ; d'après certains auteurs, cette terminaison se ferait par un renflement, par une sorte de disque tactile, qui n'a pas été vu par tous les observateurs.

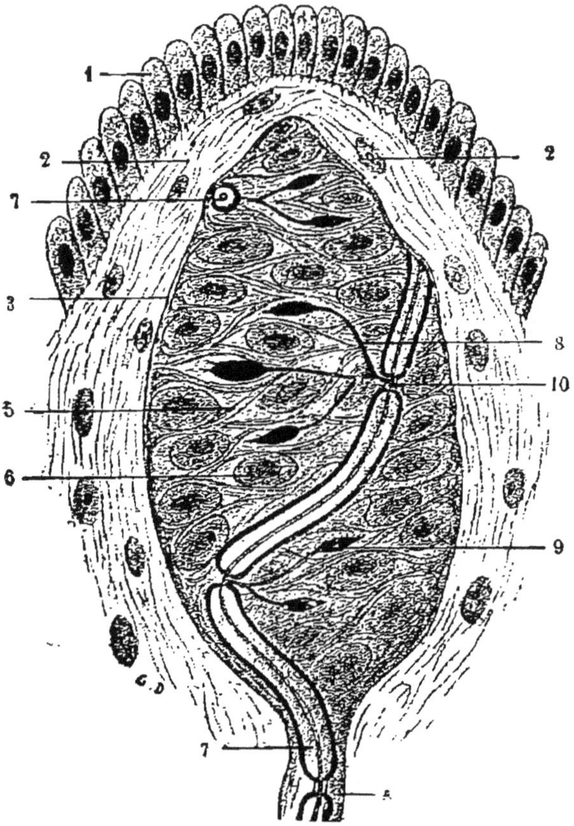

Fig. 2. — Corpuscule du tact, vu sur une coupe longitudinale (demi-schématique). (Testut, *Anatomie humaine.*)

1, couche génératrice de l'épiderme. — 2, papille avec 2' ses noyaux de tissu conjonctif. — 3, gaine fibreuse du corpuscule. — 4, gaine du nerf. — 5, cloison de la charpente du corpuscule. — 6, cellules propres du corpuscule. — 7, nerf afférent, revêtu de myéline. — 8, cylindre-axe nu. — 9, disque tactile. — 10, bouquet de cylindre-axes nus partant d'un étranglement annulaire.

Je vous citerai seulement pour mémoire d'autres terminaisons nerveuses de la peau, notamment les terminaisons épidermiques, décrites par Langerhans, sous forme de petites cellules étoilées, situées entre les cellules de l'épiderme ; ces terminaisons ont été très contestées.

Telle est la structure du derme avec ses vaisseaux, ses nerfs, ses papilles.

Structure de l'épiderme.

Le derme est recouvert par l'*épiderme*, qui est moulé sur les papilles par sa face profonde, et présente des concavités en rapport avec les convexités des papilles ; au contraire, l'épiderme est lisse sur sa face superficielle.

La structure de l'épiderme est importante à connaître, car ce sont surtout les altérations épidermiques qui caractérisent les maladies communes de la peau; je vous prie donc de vouloir bien suivre attentivement les détails de structure que je vais vous indiquer.

Si vous considérez les papilles dermiques, vous voyez à leur surface la couche amorphe, que je vous ai décrite sous le nom de basement-membrane et au-dessus de laquelle commence l'épiderme.

Couche basilaire. Cellules pigmentaires, fluorescence de la peau.

La première couche épidermique, dite *couche basilaire*, est formée par des cellules cylindriques ou prismatiques, disposées perpendiculairement à la surface des papilles, munies d'un noyau volumineux, ovalaire ou arrondi, et dont le protoplasma renferme le pigment cutané. Aussi bien chez les blancs que chez les nègres, et quelle que soit son abondance, le pigment est localisé dans cette couche; il a une importance physiologique considérable, car c'est lui qui rend la peau fluorescente. Stockes a donné le nom de *fluorescence* à cette propriété que possèdent certaines substances d'absorber les rayons chimiques du spectre solaire. Le spath fluor, le sulfate de quinine, le verre d'urane sont des matières fluorescentes. La peau, grâce au pigment de la couche basilaire de l'épiderme, est également douée de cette faculté d'absorber les rayons chimiques, les rayons violets et ultra-violets. C'est la fluorescence qui empêche la rubéfaction de la peau par les rayons solaires. MM. Charcot, Perroud et Bouchard ont montré, en effet, que, dans l'action rubéfiante de la lumière solaire, l'influence nocive appartenait aux rayons chimiques. Cependant, la propriété fluorescente de la peau n'est pas telle que les rayons solaires ne puissent jamais provoquer une éruption artificielle, car le pigment n'est pas toujours assez abondant pour neutraliser l'action de la lumière solaire, quand celle-ci est très intense et que son action est prolongée. La fluorescence de la peau est surtout marquée chez les nègres et chez les naturels des pays chauds, parce que le pigment est plus abondant chez eux ; et c'est la raison pour laquelle les nègres peuvent supporter des températures solaires que ne peuvent pas supporter les blancs.

Couche de Malpighi. Cellules crénelées

Au-dessus de la couche basilaire, il y a plusieurs étages de cellules superposées, qui constituent la *couche de Malpighi* proprement dite. Ces cellules renferment un gros noyau et elles sont crénelées, dentelées sur leurs bords, de telle façon que les dentelures de chaque cellule s'engrènent exactement, comme les dents d'une roue, avec les dentelures des cellules voisines. Voilà l'aspect que vous observez, mais les travaux de M. Ranvier ont montré que cette apparence de dentelures n'était qu'une apparence, qu'en réalité les prolongements de chaque cellule se continuaient avec les prolongements des cellules voisines, et que l'aspect dentelé résultait d'une segmentation cellulaire incomplète. Il n'y a pas d'engrènement entre les cellules, mais continuité du protoplasma de l'une avec le protoplasma de l'autre.

Stratum granulosum éléidine.

Ces cellules malpighiennes se trouvent superposées en plusieurs couches successives. Puis, au-dessus d'elles vous voyez des cellules aplaties, constituant une nouvelle couche de l'épiderme à laquelle on a donné le nom de *stratum granulosum*. Les cellules de cette couche présentent, en effet, un aspect granuleux spécial; ces granulations sont des grains de substance kératogène ou kératoplastique de l'épiderme, substance à laquelle on a donné le nom d'éléidine.

atum idum. Au-dessus du stratum granulosum se trouve une couche de cellules claires, qui sont surtout visibles sur les préparations de peau traitées par l'acide osmique

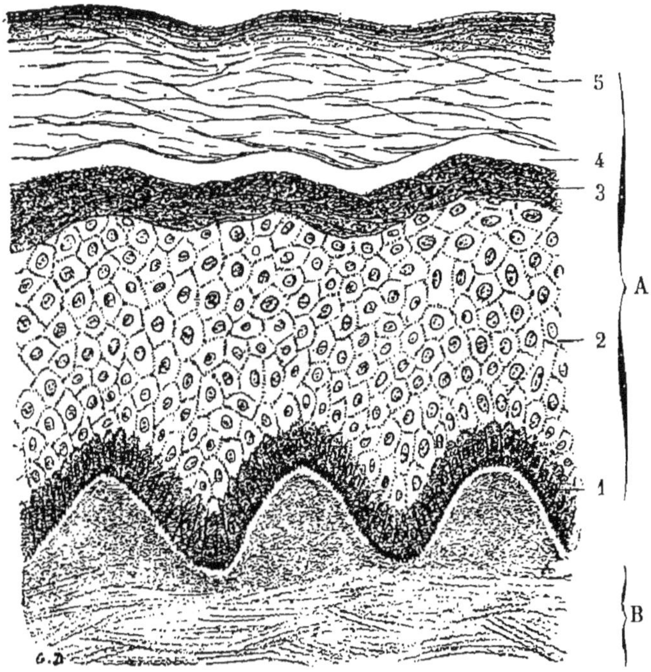

FIG. 3. — Coupe transversale de la peau, pour montrer les différentes couches de l'épiderme. (TESTUT, *Anatomie humaine*.)

A, épiderme. — B, derme. — 1, couche basilaire ou génératrice. — 2, couche de Malpighi. — 3, couche granuleuse (stratum granulosum). — 4, couche transparente (stratum lucidum). — 5, couche cornée (stratum corneum).

et dans lesquelles la substance kératogène forme une sorte de nappe translucide; c'est pourquoi on a donné à cette couche le nom de stratum lucidum. C'est le second degré, pour ainsi dire, de kératinisation de l'épiderme.

Couche cornée. Le troisième degré de kératinisation de l'épiderme est représenté par les *cellules cornées* proprement dites, qui recouvrent la surface de la peau. Les cellules aplaties de la couche cornée sont encore munies d'un noyau à la partie profonde, mais elles n'ont bientôt plus l'apparence de cellules et se présentent comme des lamelles stratifiées, dépourvues de noyau.

Les *annexes de l'épiderme* sont les *glandes*, les *poils* et les *ongles*. Annexes de l'épiderme. Glandes.

Les glandes sont de deux sortes : les *glandes sudoripares* et les *glandes sébacées*. Les premières ont l'aspect d'un tube qui s'enroule dans la profondeur de la peau en forme de corne ; la partie droite constitue le conduit excréteur, et l'autre partie, enroulée, constitue la partie secrétante de la glande. Cette partie secrétante enroulée a reçu le nom de *glomérule*, et se termine en cul-de-sac. Parmi les glomérules, les uns sont situés dans les aréoles du derme; les autres, dans le pannicule sous-cutané. Ils sont tous entourés par un riche réseau vasculaire, qui les enveloppe comme un filet et qu'on appelle quelquefois le *panier vasculaire*. Examinons le conduit excréteur et la partie secrétante. Glandes sudoripares. Glomérule.

Le conduit excréteur varie d'aspect et de structure, suivant qu'on le considère dans sa portion épidermique ou dans sa portion dermique. Le conduit excréteur épidermique est une simple lacune tubulaire creusée entre les cellules, et, par conséquent, n'a pas de paroi propre. Il est spiroïde dans la couche cornée et, au contraire, rectiligne dans le corps muqueux de Malpighi ; il s'ouvre à la surface de la peau. Structure des glandes sudoripares.

Arrivé dans le derme, le conduit excréteur pénètre dans les espaces interpapillaires ; il reste rectiligne, mais ici il possède une paroi propre. Le conduit est constitué d'abord par une tunique celluleuse adventice, formée par le tassement du tissu cellulaire du derme. En dedans de la tunique adventice il présente une paroi propre hyaline, et un épithélium polyédrique, disposé sur plusieurs rangées et revêtu lui-même d'une cuticule. Telle est la structure du conduit dermique de la glande.

La portion secrétante de la glande présente une structure plus complexe, bien étudiée par Heynold, par

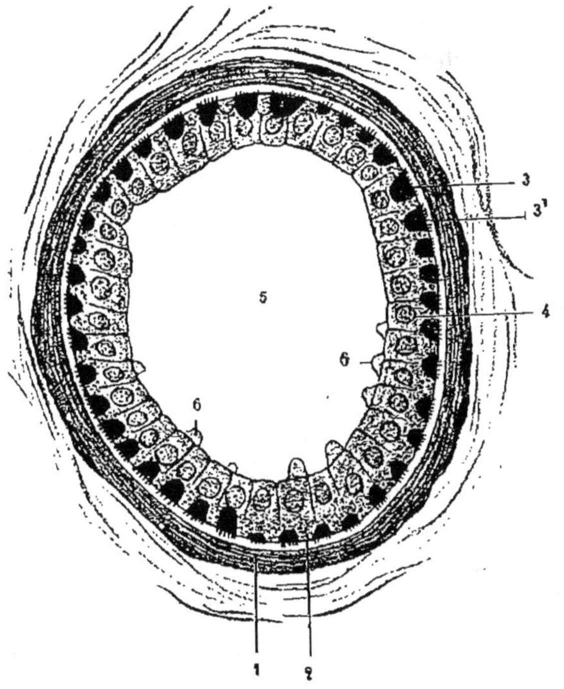

Fig. 4. — Coupe transversale du tube sécréteur d'une glande sudoripare de la pulpe du doigt de l'homme (d'après Ranvier). (Testut, *Anatomie humaine.*)

1, tunique conjonctive. — 2, membrane propre. — 3, fibres musculaires avec 3' leurs dents d'insertion sur la membrane propre. — 4, cellules glandulaires. — 5, lumière centrale du tube. — 6, gouttelettes d'une substance homogène se dégageant des cellules.

Ranvier et par Hermann. D'abord, au niveau de sa partie secrétante, le conduit subit une dilatation. Il est formé d'une tunique cellulaire, semblable à celle du canal excréteur, en dedans de laquelle se trouve également une paroi propre amorphe, hyaline. Puis, en dedans de cette couche hyaline, on voit des fibres musculaires lisses qui forment une couche sous-épithéliale. La tunique musculaire n'est donc pas située en dehors de la paroi propre, mais en dedans de celle-ci.

L'épithélium est formé d'une seule rangée de cellules prismatiques, dont la base d'implantation présente des prolongements qui s'engrènent directement avec les fibres musculaires lisses, sous-épithéliales. De plus, ces cellules ne sont pas contiguës par leurs faces latérales : elles laissent entre elles un espace qui les sépare les unes des autres. L'extrémité libre de la cellule, celle qui regarde dans la cavité du tube, est claire ; au contraire, le noyau est refoulé, avec le protoplasma granuleux, du côté de la base d'implantation. Ces granulations protoplasmiques sont disposées sous forme de stries, qui font ressembler les cellules secrétantes sudoripares aux épithéliums des tubes contournés du rein.

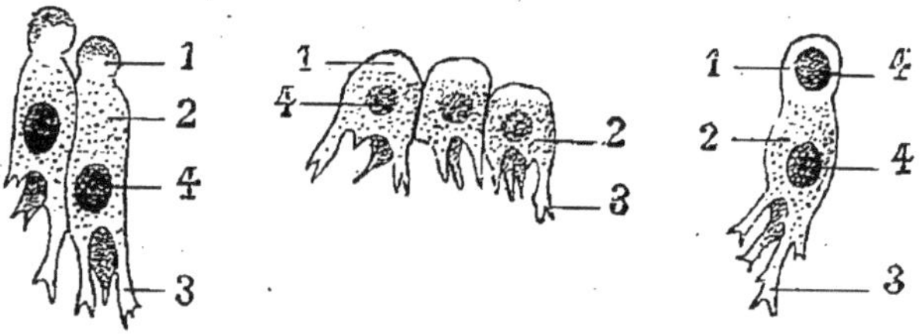

FIG. 5. — Cellules épithéliales du tube sudoripare (d'après FICATIER). (TESTUT, *Anatomie humaine.*)

A, deux cellules isolées, avec des expansions basilaires très longues et dont la partie hyaline fait saillie en forme de gouttes au sommet des cellules. — B, cellules cubiques. — C, une cellule à deux noyaux. — 1, zone hyaline. — 2, zone granuleuse. — 3, expansions basilaires. — 4, noyau.

La tunique externe celluleuse des glandes sudoripares renferme un riche réseau vasculaire ; elle renferme aussi des nerfs.

Les *glandes sébacées* présentent une structure plus simple, une structure presque exclusivement épithéliale. Les glandes sébacées sont des glandes en grappe, situées dans la couche superficielle du derme ; elles manquent à la paume des mains et à la plante des pieds. Elles s'ouvrent, pour la plupart, dans la cavité

Glandes sébacées.

d'un follicule pileux ; quelques-unes cependant s'ouvrent directement à la surface de la peau, au prépuce, au gland, à l'entrée du vagin.

Structure des glandes sébacées. Mécanisme de la sécrétion sébacée.

Ces glandes sont formées par une paroi propre, tapissée d'épithélium polyédrique, disposé en couche régulière ; à la surface de cette couche de revêtement, se trouvent d'autres cellules, qui sont de plus en plus volumineuses, de plus en plus arrondies, à mesure qu'on

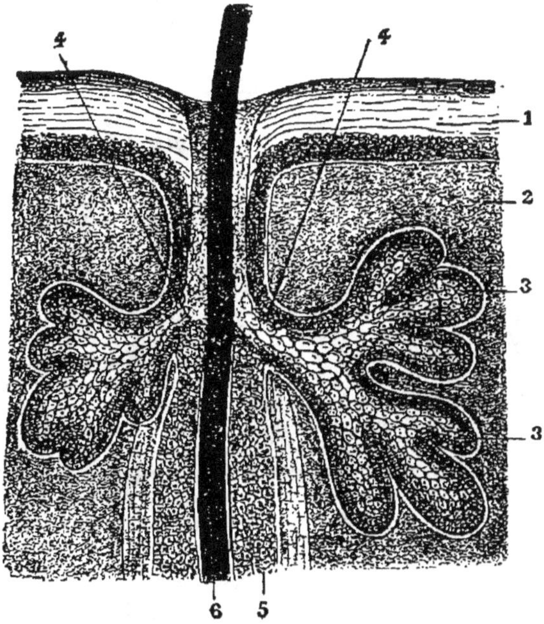

Fig. 6. — Glandes sébacées s'ouvrant, à titre d'annexe, dans un follicule pileux. (Testut, *Anatomie humaine.*)

1, épiderme. — 2, derme. — 3, cul-de-sac de la glande sébacée. — 4, son canal excréteur. 5, follicule pileux. — 6, poil.

s'approche du centre, et qui remplissent la cavité glandulaire. Ces cellules renferment des granulations graisseuses ; elles se crèvent, se déchirent, et leur rupture donne lieu à la sécrétion sébacée. Vous voyez donc que le mécanisme de la sécrétion dans les glandes sébacées est différent du mécanisme de la sécrétion dans les glandes sudoripares.

Poils. Follicules pileux.

J'en ai fini, Messieurs, avec ce que De Blainville appelait les cryptes, et j'arrive maintenant à la structure des phanères, c'est-à-dire des poils et des ongles.

Le poil se comporte, en quelque sorte, comme une papille qui traverse le follicule pileux de bas en haut.

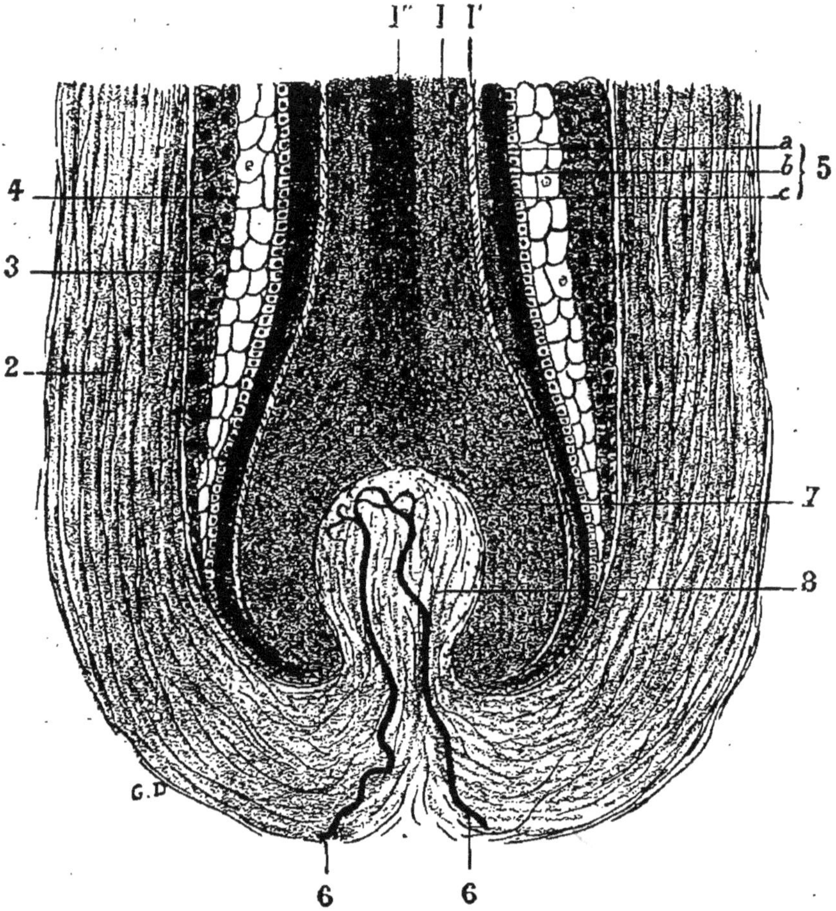

FIG. 7. — Coupe longitudinale de la racine d'un poil. (TESTUT, *Anatomie humaine.*)

1, corps du poil, avec 1' son épiderme, 1" ses cellules médullaires. — 2, couche fibreuse externe. — 3, membrane vitrée. — 4, gaine externe de la racine. — 5, gaine interne avec : *a*, couche de Henle ; *b*, couche de Huxley ; *c*, cuticule de la gaine. — 6, vaisseau sanguin. — 7, bulbe du poil. — 8, papille.

Si vous considérez la cavité du follicule, vous voyez le poil s'élever de la partie inférieure de cette cavité, pour sortir à la surface de la peau. Or, le follicule est formé par une involution de l'épiderme, de sorte que la papille du poil, repoussant le fond du follicule, se trouve coiffée par les mêmes couches qui constituent la paroi folliculaire.

On trouve donc dans le poil, d'une part, et dans les parois du follicule, d'autre part, toutes les couches de l'épiderme modifiées, de telle façon que la couche la plus superficielle de l'épiderme du follicule se trouve en contact avec la couche la plus superficielle de l'épiderme appartenant au poil ; il y a, entre le poil et le revêtement folliculaire, contact de deux surfaces épidermiques cornées.

Structure du poil.

Le poil présente une structure plus simple que le follicule. Si vous faites une coupe de poil, ou plutôt si vous arrivez à couper un poil dans sa longueur, vous voyez qu'il est formé au centre par de grosses cellules, qui constituent la *moelle du poil*, grosses cellules arrondies ou polyédriques et qui correspondent aux cellules de Malpighi. En dehors de celles-ci, vous voyez des cellules qui ont un aspect strié et qu'on appelle l'écorce du poil ; ce sont déjà des cellules cornées, très allongées, filamenteuses. Enfin, à la surface de cette écorce du poil, vous voyez d'autres cellules qui sont imbriquées comme les tuiles d'un toït ; elles sont de nature cornée, comme les précédentes. Ce sont des cellules lamellaires, qui constituent l'épiderme du poil.

Bulbe pileux.

Le poil repose sur une papille, qui renferme des vaisseaux et des nerfs, et qui est, en quelque sorte, la partie productrice du poil ou le bulbe pileux.

Structure du follicule pileux.

Sur la paroi du follicule pileux, vous allez retrouver les mêmes couches que dans le poil, un peu modifiées :

Vous avez, d'abord, à la partie externe, une tunique dermique renfermant des vaisseaux et des nerfs, et qui a reçu le nom de *couche fibreuse externe*. C'est à cette couche que s'insèrent les fibres musculaires lisses et notamment un faisceau musculaire qu'on appelle le muscle arrecteur du poil et dont la contraction produit le phénomène de l'horripilation.

En dedans de cette couche, vous avez une couche hyaline ou *membrane vitrée*, constituant en quelque sorte la paroi propre du follicule pileux et qui représente la basement-membrane, formée par un épaississement de la matière amorphe.

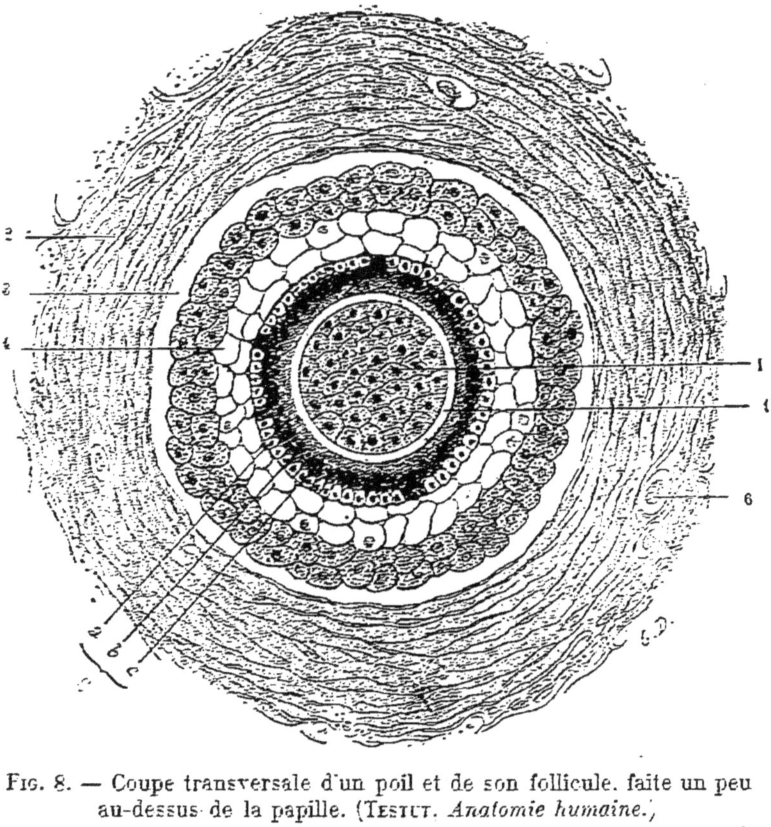

Fig. 8. — Coupe transversale d'un poil et de son follicule, faite un peu au-dessus de la papille. (Testut. *Anatomie humaine.*)

1, corps du poil, avec 1' son épiderme. — 2, couche fibreuse externe. — 3, membrane vitrée. — 4, gaine externe de la racine. — 5, gaine interne de la racine, avec : *a*, couche de Henle ; *b*, couche de Huxley ; *c*, cuticule de la gaine. — 6, vaisseau sanguin.

Telle est la tunique dermique du follicule. La tunique épidermique se compose de deux couches, qui sont, de dehors en dedans :

D'abord, la couche qu'on a appelée la *gaine externe*

de la racine, formée de cellules polyédriques, et qui répond aux cellules de Malpighi.

En dedans de la gaine externe de la racine, vous avez d'autres cellules qui constituent la *gaine interne de la racine*, représentant la couche cornée, et que vous pouvez subdiviser en deux couches : une, externe, qu'on appelle la couche de Henle ; et une, interne, qu'on appelle la couche de Huxley. La couche externe est formée de cellules arrondies ou polyédriques, et la couche interne est formée, au contraire, de cellules allongées. Celle-ci est recouverte d'une cuticule.

Tous ces détails, Messieurs, sont importants à retenir, car il est absolument indispensable que vous connaissiez la structure du poil, pour l'étude ultérieure des maladies parasitaires de la peau.

Ongles.

Les *ongles* sont les autres phanères que nous avons à étudier. Les ongles sont des produits cornés, situés à l'extrémité des doigts et des orteils, sur la face dorsale des dernières phalanges. Ils sont enchâssés dans la peau qui les recouvre, formant le *repli sus-unguéal*. Les ongles sont blancs dans leur portion libre et, au contraire, rosés dans leur portion adhérente ; cette coloration rose est due à la transparence du derme vasculaire sous-jacent. A la partie postérieure de l'ongle se trouve une partie blanche de forme semi-lunaire, à convexité antérieure, qu'on appelle la *lunule ;* cet aspect spécial tient à des caractères particuliers des cellules du corps muqueux dans cette région.

Repli sus-unguéal.

Lunule.

Vous pouvez étudier facilement la structure de l'ongle et du derme sous-unguéal, après avoir fait macérer l'extrémité d'un doigt dans le liquide de Muller.

Structure de l'ongle.

D'autre part, en soumettant un ongle à l'action de la soude, vous pouvez dissocier les éléments qui le composent, et vous voyez alors qu'il est formé de cellules cornées lamelleuses. Les cellules unguéales sont aplaties, ovoïdes, et renferment un noyau atrophié. A la face profonde de l'ongle, les cellules prennent les caractères du stratum lucidum; mais il n'y a pas de cellules correspondant au stratum granulosum. La kératinisation ne se fait pas ici de la même façon que dans l'épiderme corné de la peau. Il y a, d'après Ranvier, entre la substance onychogène et la substance kératogène de l'épiderme des différences sur lesquelles je ne puis insister, car cela nous prendrait trop de temps.

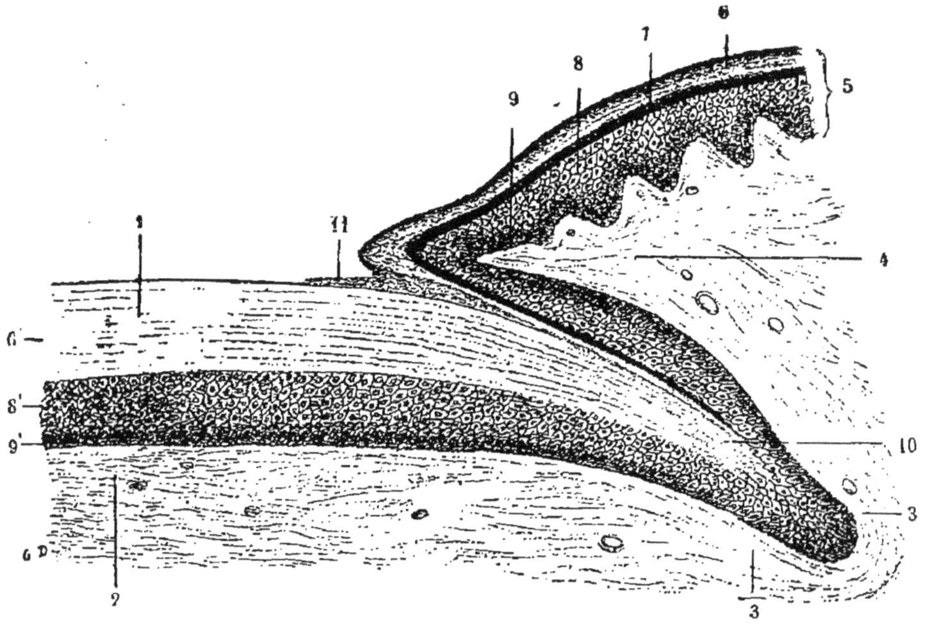

FIG. 9. — Mode de continuité de l'ongle avec le derme et l'épiderme. (TESTUT, *Anatomie humaine.*)

1, corps de l'ongle. — 2, lit de l'ongle. — 3, matrice de l'ongle. — 4, derme sous-unguéal. — 5, épiderme avec : 6, sa couche cornée ; 7, sa couche granuleuse ; 8, le corps muqueux de Malpighi ; 9, sa couche basilaire ou génératrice. — 6', 8', 9', diverses couches de l'ongle, correspondant aux couches 6, 8 et 9 de l'épiderme. — 10, continuité de l'épiderme, avec la racine de l'ongle. — 11, superficie de l'ongle.

L'ongle repose sur ce qu'on a appelé le *derme sous-unguéal*, qui diffère peu du derme proprement dit. Le derme sous-unguéal est très adhérent au périoste; il forme le *lit de l'ongle*, qui présente des sillons qu'on a appelés sillons de Henle, et des crêtes saillantes qui

Derme sous-unguéal. Lit de l'ongle.

ne sont autre chose que des papilles très étroites, allongées dans le sens de l'axe du doigt, pleines d'anses vasculaires et de nerfs.

Le derme sous-unguéal présente à sa surface, au-dessus du feutrage dermique proprement dit, deux couches de cellules : d'abord, une couche profonde de cellules prismatiques, analogues aux cellules génératrices de la couche basilaire de l'épiderme ; puis, une couche de plusieurs rangées de cellules polyédriques, semblables à celles du corps muqueux. Au niveau de la lunule, certaines des cellules précédentes présentent un semis granuleux qui, d'après M. Ranvier, donne à cette partie de l'ongle l'aspect blanc spécial dont je vous ai parlé tout à l'heure.

Matrice de l'ongle.

On appelle *matrice de l'ongle* la partie de la peau dans laquelle l'ongle est implanté : c'est une rainure, en forme de fer à cheval, à concavité antérieure. Dans la matrice de l'ongle vous n'avez pas de papilles, vous n'avez pas d'anses vasculaires. Les vaisseaux forment un réseau planiforme très riche, en rapport avec le développement de l'ongle.

Telle est, Messieurs, la structure de la peau et de ses annexes. Ce préambule anatomique aura son utilité, car il vous permettra de suivre plus facilement l'explication des lésions des différentes affections cutanées.

DEUXIÈME, TROISIÈME ET QUATRIÈME LEÇONS

LÉSIONS ÉLÉMENTAIRES DE LA PEAU

SOMMAIRE : Importance des lésions élémentaires dans la séméiologie cutanée. — Classification de Willan : Lésions primitives et lésions secondaires. — La plupart des lésions élémentaires dérivent de la tache congestive.

Taches. — Taches congestives et inflammatoires : Érythèmes. — Érythème scarlatiniforme. — E. polymorphe. — Lupus érythémateux. — Raschs et érythèmes infectieux. — E. syphilitiques. — E. médicamenteux. — E. de cause externe : Solaire, pernio, etc.

Taches vasculaires : Angiectasies. — Nœvi. — Purpura simplex.

Taches hématiques : Ecchymose. — Pétéchies. — Purpura.

Taches pigmentaires : Lentigo. — Nœvi pigmentaires. — Nigritie. — Éphélides. — Chloasma. — Pigmentations secondaires : Lèpre, Pellagre. — Maladie d'Addison. — Pigmentations cachectiques. — Pigmentations de la syphilis. — Pigmentations pathogénétiques. — Pigmentations de cause externe. — Mélanodermies professionnelles.

Atrophies pigmentaires : Albinisme. — Vitiligo. — Dépigmentations secondaires.

Vésicules. — Morphologie et anatomie pathologique. — Séméiologie : Varicelle. — Suette militaire. — Sudamina. — Dysidrosis. — Herpès. — Hydroa. — Eczéma. — Syphilide vésiculeuse. — Herpès circiné. — Gale. — Éruptions vésiculeuses de cause externe. — Éruptions vésiculeuses professionnelles.

Bulles. — Pemphigus. — Syphilides bulleuses. — Bulles secondaires (Érythème, Érysipèle). — Phlyctènes et bulles de cause externe.

Pustules. — Évolution anatomique. — Pustules phlysaciées et psydraciées. — Séméiologie : Variole. — Vaccine. — Peste. — Ecthyma. — Rupia. — Syphilides pustuleuses. — Acné. — Sycosis et folliculites. — Impétigo. — Sycosis parasitaire. — Gale. — Pustules de cause externe.

Efflorescences sèches. — Papules. — Morphologie et anatomie pathologique ; démangeaisons. — Particularités de certaines papules (urticaire. — Syphilide papuleuse. — Acné miliaire). — Séméiologie : Lichen simplex. — Lichen plan. — Prurigo. — Strophulus. — Urticaire. — Syphilide papuleuse. — Phthiriase. — Gale. — Papules de cause externe.

Tubercules. — Morphologie et anatomie pathologique. — Séméiologie : Tuberculose cutanée; Lupus tuberculeux, tubercule anatomique et tuberculose verruqueuse, gommes tuberculeuses. — Syphilides tuberculeuses; Gommes syphilitiques. — Cancer de la peau. — Épithélioma. — Kéloïde. — Lèpre. — Xanthélasma. — Acné varioliforme. — Molluscum fibreux. — Bouton de Biskra. — Mycosis fongoïde. — Furoncle.

Squames. — Squames secondaires. — Affections squameuses primitives : Ichthyose. — Pityriasis simplex et séborrhée. — Pityriasis rubra et dermatite exfoliatrice. — Pityriasis rosé. — Psoriasis. — Syphilides squameuses. — Squames de cause externe et squames parasitaires.

Lésions élémentaires secondaires. — *Excoriations.* — *Ulcérations.* — Caractères différentiels des ulcérations de la tuberculose, de la syphilis, du cancer, de la lèpre et du mycosis. — Fissures ou rhagades.

Croûtes : Impétigo. — Scrofulo-tuberculose. — Syphilis. — Séborrhée. — Favus.

Cicatrices. — Évolution des cicatrices. — Séméiologie (tuberculose, syphilis. — Lèpre).

Hypertrophies cutanées : Cors et verrues. — Végétations. — Éléphantiasis des Arabes.

Atrophies cutanées : Sclérodermie.

MESSIEURS,

Importance des lésions élémentaires dans la séméiologie cutanée.

Nous abordons aujourd'hui l'étude des lésions élémentaires de la peau. Ces lésions élémentaires ont une importance capitale; leur étude doit être la base fondamentale de tout enseignement dermatologique et elle me permettra de vous donner un aperçu général de la séméiologie cutanée.

Classification de Willan.

Les lésions élémentaires de la peau ont été classées autrefois par Willan, et les auteurs suivants ont peu modifié cette classification. On doit admettre aujourd'hui, comme lésions élémentaires, des lésions primitives et des lésions secondaires.

Lésions primitives et lésions secondaires.

Les lésions primitives comprennent : les macules ou taches, les vésicules, les bulles, les pustules, les papules, les tubercules, les squames.

Les lésions secondaires sont : les excoriations et ulcérations, les croûtes et les cicatrices.

Toute maladie de la peau, au point de vue de sa lésion élémentaire, est réductible dans l'une de ces formes, et il est facile de voir que la plupart de ces lésions élémentaires ne sont que des transformations de la forme la plus simple, la tache congestive, qu'elles en dérivent le plus souvent, et, en d'autres termes, qu'elles représentent des degrés différents de congestion et d'inflammation cutanées. A propos de la vascularisation de la peau, je vous ai dit que le réseau vasculaire des papilles tenait sous sa dépendance toutes les hyperémies et toutes les inflammations cutanées; en effet, c'est dans la congestion des vaisseaux papillaires et dans l'inflammation qui en résulte qu'il faut chercher l'origine anatomique de la plupart des lésions de la peau. La plupart des lésions élémentaires dérivent de la tache congestive.

Si la lésion consiste en une congestion simple des vaisseaux papillaires, vous avez une tache qu'on appelle tache érythémateuse. Si cette congestion est accompagnée d'exsudation séreuse et si cette exsudation est rapide et abondante, vous avez, suivant la dimension du soulèvement épidermique, soit une vésicule, soit une bulle. Si cette exsudation n'est pas simplement séreuse, mais suppurative, vous avez une pustule. Si, au contraire, cette congestion est accompagnée d'une exsudation lente, avec inflammation du tissu conjonctif et prolifération embryonnaire des papilles, il en résulte une élevure à laquelle on a donné, selon ses dimensions, le nom de papule ou celui de tubercule.

Après cette vue générale de la pathologie cutanée, nous allons étudier chacune de ces lésions élémentaires en particulier.

La *tache*, ou *macule*, est la plus simple des lésions élémentaires de la peau. Toutes les taches ne sont pas dues à une hyperémie des vaisseaux papillaires, toutes n'ont pas une origine inflammatoire; la plupart dérivent de la congestion des papilles, mais il y en a qui ne sont ni congestives, ni inflammatoires, ni même d'origine vasculaire. Taches ou macules.

On doit distinguer trois espèces de taches : d'abord, les *taches congestives* et *inflammatoires;* puis, les *taches vasculaires* ou *hématiques*, formées soit par la dilatation permanente des vaisseaux, soit par l'infiltration du sang dans l'épaisseur de la peau, et, enfin, les taches produites non plus par le sang, non plus par la dilatation temporaire ou permanente des vaisseaux, mais par l'accumulation du pigment et qu'on appelle les *taches pigmentaires*.

Nous avons, dans la séméiologie des taches, à étudier ces trois variétés.

Taches congestives et inflammatoires: Anatomie pathologique.

Les *taches congestives et inflammatoires* présentent des lésions anatomiques très fugaces, comme toutes les congestions simples, et, après la mort, elles disparaissent; vous n'en trouvez plus trace. Quelquefois cependant, l'épiderme présente quelques lésions inflammatoires cellulaires, c'est-à-dire qu'un certain nombre des cellules dites de Malpighi présentent une altération spéciale, décrite sous le nom d'altération vésiculaire ou cavitaire. Cette altération débute par le noyau ou plus exactement par le nucléole, qui se gonfle; le noyau se gonfle également, prend un aspect arrondi, globuleux, et remplit toute la cellule. Cette lésion inflammatoire a été surtout décrite par M. Vulpian.

Morphologie des taches congestives.

Ces taches congestives présentent des caractères morphologiques généraux, sur lesquels j'ai à insister maintenant. Leur coloration doit, d'abord, nous arrêter un instant.

La couleur des taches congestives varie du rose au rouge, et cette couleur s'efface momentanément sous la pression du doigt. Leur forme est généralement arrondie ou polycyclique; quand elle est arrondie, la lésion prend le nom de *roséole*.

La dimension est variable; quelquefois la rougeur s'étend sur toute la surface de la peau; dans d'autres cas, elle se présente sous l'aspect de taches limitées, plus ou moins étendues. Pendant leur période d'activité, les taches donnent lieu à des phénomènes réactionnels, dont les principaux sont un peu de cuisson et de démangeaison. Elles se terminent par desquamation.

Parmi les taches congestives et inflammatoires, on peut ranger, d'abord, différentes maladies générales que je ne ferai qu'énumérer : en premier lieu, l'érysipèle; puis, les exanthèmes fébriles ou fièvres éruptives, telles que la rougeole, la roséole vernale, la rubéole, la scarlatine.

En dehors de ces maladies, sur lesquelles je n'ai pas à insister, au point de vue dermatologique pur, car elles ressortissent à la pathologie commune, les taches congestives comprennent seulement cette grande classe d'affections cutanées, qu'on appelle les *érythèmes*.

Érythèmes. Érythèmes fugaces.

La variété la plus simple de l'érythème est cette rougeur que vous connaissez tous, qui apparaît rapidement et disparaît de même, à laquelle on a donné quelquefois le nom d'*érythème fugace*. C'est une sorte d'érythème réflexe, auquel il faut rattacher la roséole pudique.

Érythème scarlatiniforme.

Dans d'autres cas, la rougeur congestive occupe toute la surface de la peau ; on lui donne le nom d'érythème scarlatiniforme, à cause de sa ressemblance avec la scarlatine.

Érythèmes maculeux marginé, circiné.

D'autres érythèmes ont été réunis sous le nom d'*érythèmes polymorphes*, parce qu'ils comprennent plusieurs formes éruptives différentes. Parfois, ce sont de simples taches, mal délimitées, qui constituent l'*érythème maculeux simple* ou diffus.

Les éléments éruptifs peuvent aussi affecter des dispositions particulières. On a appelé *érythème marginé* un érythème caractérisé par des taches arrondies, à bords saillants. On donne le nom d'*érythème circiné* à un érythème disposé en cercle, laissant au centre une portion de peau saine.

Érythèmes papuleux et noueux.

Mais l'érythème est quelquefois plus saillant et forme de véritables papules. Vous avez vu, d'après le développement anatomique des lésions élémentaires de la peau, qu'une tache pouvait facilement se transformer en papule; les taches saillantes, papuleuses, constituent l'*érythème papuleux*. Quelquefois même la saillie est plus profondément enchâssée dans la peau; on donne à cette lésion le nom d'*érythème noueux*.

Lupus érythémateux.

Enfin, l'érythème quelquefois, au lieu de se présenter sous forme de saillie limitée, offre l'aspect d'une infiltration cutanée étalée en surface, plus ou moins étendue, accompagnée d'induration du derme. Vous avez alors sous les yeux le *lupus érythémateux*, affection érythématoïde, à extension périphérique, que Biett avait appelée, pour cette raison, érythème centrifuge.

Rash et érythèmes infectieux.

J'ai maintenant à vous parler de toutes les éruptions érythémateuses symptomatiques des maladies infectieuses. Je ne vais qu'énumérer ces érythèmes, au point de vue séméiologique, car nous devons les étudier complètement plus tard; mais je dois vous les signaler en passant.

Vous avez, d'abord, tous les *rash de la variole*, qui sont tantôt des érythèmes rubéoliformes, tantôt des érythèmes scarlatiniformes, qui deviennent quelquefois hémorrhagiques, par rupture de quelques capillaires cutanés.

La vaccine donne parfois lieu aussi à un érythème, qui est connu sous le nom de *roséole vaccinale*.

Vous connaissez tous les *taches rosées de la fièvre typhoïde*; ce sont aussi des taches érythémateuses. Le *typhus* donne également lieu à un érythème, comme la fièvre typhoïde.

Enfin, d'autres maladies infectieuses peuvent donner lieu à des taches : la diphtérie maligne, la pyémie, le choléra lui-même s'accompagnent d'éléments éruptifs maculeux qui, au point de vue de leur forme, doivent être rapprochés des précédents.

Il y a une autre maladie, qui n'est plus observée aujourd'hui, qui a été décrite sous le nom d'*acrodynie*, et dans laquelle il existait un érythème spécial des extrémités, accompagné de fourmillements dans les membres et de troubles digestifs. Acrodynie.

Je dois m'arrêter un peu plus longtemps sur les érythèmes syphilitiques, car ils ont une plus grande importance.

Le plus vulgaire des érythèmes syphilitiques est la *roséole*. C'est une éruption de taches arrondies, généralisées ou localisées, le plus souvent généralisées, ayant leur siège principal aux avant-bras, à la face antérieure de la poitrine et au bas-ventre. Ces taches rosées apparaissent six semaines ou un mois après le chancre ; au bout de quelque temps, la rougeur s'éteint et prend un aspect cuivré caractéristique. Cette roséole peut être quelquefois papuleuse. D'autres fois, elle peut affecter une disposition spéciale, qui a été décrite par Hardy sous le nom de roséole annulaire ; elle est caractérisée par des traits rouges, qui forment des sortes d'anneaux à la surface de la peau. En dehors de cette éruption précoce, vous pouvez observer des érythèmes semblables à la période tertiaire de la syphilis. Érythèmes syphilitiques.

J'ai encore un mot à vous dire des taches produites par l'ingestion de certains médicaments, et qui constituent les éruptions dénommées par Bazin *érythèmes pathogénétiques*. Je ne fais que les mentionner. Érythèmes pathogénétiques médicamenteux.

Le type de ces érythèmes est l'*érythème balsamique*, qui survient après l'usage du copahu. D'autres médicaments peuvent donner lieu à des érythèmes, par exemple le chloral, l'antipyrine, la belladone, le stramonium, la quinine, le mercure. Les préparations mercurielles, administrées à l'intérieur ou appliquées localement à la surface de la peau, peuvent donner lieu à une éruption rouge qui ressemble tantôt à un érythème, tantôt à un eczéma. Enfin, l'arsenic lui-même provoque parfois une éruption de taches qui présentent une teinte bistre caractéristique.

Érythème solaire. Pellagre.

En dernier lieu, les agents extérieurs peuvent déterminer également l'apparition de taches congestives, de la classe des érythèmes. C'est ainsi que l'exposition prolongée au feu ou à l'action des rayons solaires donne lieu parfois à un *érythème igné* ou à un *érythème solaire*, connu sous le nom vulgaire de coup de soleil et qui occasionne une cuisson assez considérable. L'érythème solaire peut se présenter dans une maladie que je vous décrirai plus tard, et qu'on appelle la *pellagre*. L'érythème pellagreux est dû à l'action des rayons solaires sur les parties découvertes de la peau, particulièrement sur le dos des mains. A côté de la pellagre vraie, on peut observer chez les individus cachectiques, soumis à l'action prolongée du soleil, la même teinte érythémateuse de la peau, qu'on a désignée sous le nom d'*érythème pellagroïde*. Non seulement le feu et la chaleur, mais le froid peut donner lieu à des taches érythémateuses. Vous connaissez tous les engelures, le gonflement et la douleur qui les accompagnent; les engelures sont décrites sous le nom d'*érythème pernio*.

Érythème pernio.

Érythèmes divers de cause externe.

Enfin, toute irritation locale de la peau peut déterminer des taches congestives érythémateuses. Parmi les substances étrangères, dont l'action irritante provoque des érythèmes de cause externe, il faut citer principalement les frictions avec des pommades quelconques et, en particulier, avec les pommades à base de mercure. Les taches érythémateuses ainsi produites ont exactement la configuration du siège de l'irritation cutanée.

Intertrigo.

Il y a une autre variété d'érythème, connue sous le nom d'*érythème paratrime*, que vous observez sur les membres œdématiés, soumis à une pression continue, par exemple chez les cardiaques et chez les albuminuriques. Je vous cite, enfin, l'*érythème intertrigo*, dû à l'action irritante des sécrétions cutanées et qui s'observe principalement dans le pli inguino-scrotal et inguino-vulvaire, aux aisselles et au-dessous des mamelles.

Je ne fais que vous signaler tous ces érythèmes, car nous en ferons l'étude plus tard.

Telles sont les principales taches congestives auxquelles convient, d'une façon plus particulière, la dénomination de *taches érythémateuses*.

Vous avez vu que les taches comportaient trois variétés : les taches congestives ou inflammatoires ; ce sont celles que nous venons d'étudier ; puis, les taches vasculaires et hématiques ; et, enfin, troisièmement, les taches pigmentaires. Il nous reste à faire la séméiologie de ces deux dernières classes.

Les *taches vasculaires*, qui doivent être distinguées des taches hématiques, sont formées par le développement des petits vaisseaux de la peau, par la dilatation permanente de ces petits vaisseaux, constituant ce qu'on a appelé des *angiectasies*. Elles sont ordinairement congénitales, mais cependant il y en a d'acquises. Elles sont bien différentes des taches examinées précédemment : elles ont une surface lisse, ne s'accompagnent pas de desquamation, n'occasionnent ni douleur, ni cuisson, ni prurit. Ce sont elles qui constituent les lésions décrites en pathologie sous le nom de *nœvi*. Ces nœvi sont formés par la dilatation des capillaires préexistants et, en même temps, par le développement de vaisseaux capillaires nouveaux. Il n'y a pas seulement dilatation des vaisseaux normaux, mais formation de vaisseaux nouveaux. Ces taches se présentent tantôt sous un aspect rouge, tantôt sous un aspect violacé. Les rouges sont d'un rouge framboisé ; les taches violacées ont un aspect lie de vin. On a voulu conclure de cette coloration différente à une différence de nature : on a appelé les premières des nœvi artériels, et les

Taches vasculaires. Angiectasies.

Nœvi.

autres des nœvi veineux. Cette distinction n'est pas exacte ; tous sont d'origine capillaire.

Télangiectasies acquises.

Parfois, ces taches sont acquises et ne se développent qu'à une certaine période de l'existence. Elles sont toujours constituées par la dilatation des extrémités terminales des capillaires : ce sont des *télangiectasies*. On peut les observer soit à l'état localisé, soit à l'état généralisé.

Purpura simplex.

Enfin, il est une maladie qu'on a rattachée inexactement au purpura, lésion dont je vous parlerai dans un instant à propos des taches hématiques, et qu'on a appelée *purpura simplex*. Cette affection a été décrite aussi, par certains auteurs, sous le nom de péliose rhumatismale. Eh bien! cette péliose rhumatismale n'est pas un purpura, c'est une télangiectasie, ainsi que l'a montré Hillairet. Cette télangiectasie est particulière, en ce sens que le développement des petits vaisseaux se fait surtout autour des follicules sébacéo-pileux ; elle se présente sous forme de petites taches rouges, siégeant particulièrement aux jambes.

Taches hématiques.

Nous abordons maintenant l'étude séméiologique des *taches hématiques*, qui ne sont pas dues au développement des vaisseaux, mais à l'infiltration du sang dans le derme ou dans les papilles. Le type de ces taches vous est connu ; ce sont ces taches noirâtres qui constituent l'ecchymose traumatique et qui passent par plusieurs nuances consécutives, depuis le violet jusqu'au jaune.

Ecchymose.

Ces mêmes taches hématiques traumatiques peuvent s'observer à la suite de piqûres d'insectes ou d'orties.

Pétéchies.

Les taches hématiques peuvent exister également dans certaines maladies infectieuses ; elles sont dues à la rupture de petits vaisseaux, et on leur donne le nom de *pétéchies*. Elles s'observent particulièrement dans la fièvre typhoïde, le typhus, la variole, la peste, l'ictère grave et dans toutes les maladies dites hémorrhagipares. Enfin, vous pouvez observer ces mêmes taches chez les vieillards, où elles constituent le *purpura cachectique*, et aussi chez les individus qui présentent une gêne de la circulation, par exemple chez les personnes atteintes de maladies du cœur. Purpura cachectique.

Le purpura hémorrhagique est une des manifestations du *scorbut;* il existe également dans une maladie curieuse, qu'on appelle la *maladie de Werlhoff*. Dans cette maladie, les taches hémorrhagiques sont violacées, livides, irrégulières, et, par leur résorption graduelle, présentent tous les caractères d'une ecchymose véritable. Purpura hémorrhagique.

Passons maintenant à la troisième classe de taches, aux *taches pigmentaires*. Taches pigmentaires.

Ces taches, qui sont caractérisées par l'accumulation du pigment, que je vous ai montré siégeant, à l'état normal, dans les cellules perpendiculaires situées à la profondeur de l'épiderme, ces taches présentent une coloration plus ou moins foncée; elles n'occasionnent ni douleur, ni démangeaison. Ce sont plutôt des difformités que des maladies véritables.

Nous avons, d'abord, dans cette classe, le *lentigo;* ce terme n'est que le nom scientifique des taches de rousseur. Le lentigo s'observe surtout, vous le savez, chez les individus qui ont les cheveux roux ; il est constitué par des taches brunâtres ou jaunâtres, de dimensions plus ou moins étendues, qui siègent particulièrement sur les parties découvertes, c'est-à-dire sur le visage, les mains et le cou. Lentigo.

Le lentigo peut être congénital ou acquis. Dans ce dernier cas, il s'observe à la suite de l'action prolongée du feu et, surtout, du soleil ; c'est pourquoi les individus qui sont sujets aux taches de rousseur les ont plutôt l'été que l'hiver.

Le pigment peut être accumulé d'une façon plus considérable que dans le lentigo et former alors ce qu'on

Nœvi pigmentaires.

appelle des *nœvi pigmentaires*. Ces nœvi pigmentaires sont quelquefois très petits et constituent alors les *grains de beauté ;* dans d'autres cas, ils sont beaucoup plus étendus, présentant des saillies qui quelquefois sont couvertes de poils.

Nigritie.

Enfin, l'hypertrophie du pigment cutané peut exister, à l'état congénital, presque sur toute la surface du corps, sous forme de plaques noires isolées, plus ou moins étendues ; c'est alors la *nigritie*.

Éphélides.

Nous avons encore à considérer, comme taches pigmentaires, les *éphélides* qui ont reçu le nom vulgaire de taches hépatiques. On a attribué leur production au tempérament bilieux ; elles siègent aux paupières, aux joues et aux mains, leurs dimensions atteignent 1 à 2 centimètres de diamètre et même davantage.

Chloasma.

Le *chloasma*, ou le masque des femmes enceintes, est également une pigmentation cutanée. Vous savez que les femmes pendant leur grossesse, et même quelquefois après leur accouchement, présentent une coloration brunâtre de la peau, surtout marquée au front et aux joues.

Enfin, il y a des maladies dans lesquelles la pigmentation constitue un phénomène important, bien qu'elle soit secondaire. Ainsi, dans la *sclérodermie*, vous observez des taches bistres qui siègent particulièrement aux plis articulaires et sur la poitrine. Dans la *lèpre maculeuse*, vous observez des taches variant du jaune au brun, et qui ont ce caractère particulier d'être habituellement insensibles.

Taches pigmentaires de la sclérodermie, de la lèpre.

Pigmentation de la pellagre.

Dans la *pellagre*, à la rougeur érythémateuse qu'on trouve au début de la maladie et qui apparaît, d'une façon générale, au mois de mars, fait place, à partir de mai, une coloration brunâtre qui dure jusqu'en octobre et qui précède la desquamation ; de sorte que, dans cette maladie, il faut considérer comme un phénomène secondaire la pigmentation qui succède à la rougeur.

Vous connaissez tous la *maladie d'Addison.* — Dans cette maladie, avant l'établissement de la coloration générale, vous trouvez des taches isolées, brunâtres, qui siègent particulièrement à la poitrine, aux aines, au visage et aux mains. Maladie bronzée.

Je ne vous parle pas des autres colorations de la peau, qui sont généralisées ou très étendues, dont la nature est encore contestée et imparfaitement connue. Telle, cette coloration jaunâtre particulière que vous trouvez chez les *cachectiques*, notamment chez les *tuberculeux*, et dans la fièvre puerpérale; telle, la teinte jaune paille des *cancéreux*. Je laisse également de côté la coloration jaune de l'ictère, due à l'imprégnation des tissus par la bile, la coloration jaune grisâtre spéciale des *saturnins*, qu'on a attribuée au reliquat de l'ictère hémaphéique, déterminé par la destruction globulaire, et la teinte bleuâtre généralisée de la *cyanose*. Mais je dois vous dire un mot des pigmentations de la syphilis. Pigmentations cachectiques.

Vous savez que la pigmentation cutanée de la *syphilis* peut être un phénomène secondaire : ainsi, dans la roséole, quand la tache rouge disparaît, elle laisse à sa suite une tache brunâtre plus ou moins pigmentée. La même pigmentation se produit à la suite des papules, des tubercules ou des pustules syphilitiques. Vous trouvez, après la résorption ou la cicatrisation de ces lésions, une tache brunâtre lisse, qui se décolore d'une façon spéciale, du centre vers la périphérie, de sorte qu'au bout d'un certain temps la macule est blanche au centre et présente une auréole brunâtre ou cuivrée. Mais, en dehors de cette pigmentation consécutive, vous pouvez observer, dans la période secondaire de la syphilis, une pigmentation primitive, décrite pour la première fois par Hardy, et qui a reçu le nom de *syphilide pigmentaire primitive*. La syphilide pigmentaire siège au cou et à la nuque, et pas sur le reste du corps. Elle présente ce caractère que les taches sont Syphilides pigmentaires.

confluentes, et confluentes d'une certaine façon; elles forment un réseau; la pigmentation est aréolaire, si je puis dire. Ce caractère est pathognomonique. La syphilide pigmentaire primitive apparaît trois ou quatre mois après le chancre. Elle n'occasionne aucun phénomène réactionnel, ni cuisson, ni démangeaison.

Pigmentations pathogénétiques.

L'ingestion de certains médicaments peut donner lieu également à des pigmentations de la peau, à des *taches pigmentaires pathogénétiques*, selon la dénomination de Bazin. C'est ainsi que les malades qui ont absorbé du *nitrate d'argent* à l'intérieur présentent une coloration ardoisée générale de la peau. Vous savez qu'à une époque le nitrate d'argent était ordonné fréquemment, comme médicament, dans certaines affections médullaires. Il y avait encore, il y a deux ans, à la Charité, un malade qui avait été soigné par Vulpian et qui présentait cette teinte ardoisée.

Nitrate d'argent.

Arsenic.

L'ingestion des préparations *arsenicales* peut déterminer des taches fauves qui ont été niées par certains auteurs, mais qui existent, car j'ai moi-même été à même de constater le fait chez un tuberculeux qui avait pris pendant très longtemps des granules de Dioscoride.

Pigmentation des vésicatoires.

Les *agents extérieurs* peuvent produire des pigmentations de la peau. Vous connaissez tous la pigmentation qui succède à l'application des vésicatoires; le vésicatoire laisse quelquefois des marques indélébiles, particulièrement chez les individus à peau brune. C'est un fait qu'il importe de connaître, car, chez une femme brune, l'application d'un vésicatoire laisse souvent une tache pigmentée, persistante, impossible à faire disparaître.

Pigmentations phthiriasiques. Taches bleues.

Je dois vous signaler encore d'autres variétés de taches cutanées. D'abord, les *taches bleues* que vous observez dans certaines maladies fébriles, particulièrement dans la fièvre typhoïde, et qui siègent au bas-ventre et à la partie supérieure des cuisses ; ce sont des taches dues à la pénétration sous la peau du produit de sécrétion des *pediculi pubis*. Les lésions de grattage de la *phthiriase du corps* laissent aussi à leur suite des stries ou des taches brunâtres qui sont, elles, de véritables taches pigmentaires, tandis que la coloration des taches bleues est produite par une matière spéciale, et non par du pigment.

Il y a une autre coloration jaunâtre de la peau, qui est due à la présence d'un parasite végétal, d'un champignon, le *microsporon furfur*. L'accumulation de ce champignon, mêlé à des écailles épidermiques, à la surface de la peau, donne lieu à des taches de couleur café au lait, qui caractérisent le *pityriasis versicolor*. Pityriasis versicolor.

Enfin, il y a des *pigmentations professionnelles*, si je puis dire, c'est-à-dire des mélanodermies qui se produisent chez certains ouvriers et qui sont dues à leur profession même ; mais ces taches ne sont pas produites par des dépôts de pigment. Je vais vous signaler les principales de ces mélanodermies. Vous connaissez cette coloration noire spéciale de la peau, qui existe chez les mineurs, chez les forgerons, chez les charbonniers ; chez ces ouvriers, les taches noires sont dues aux parcelles de charbon qui pénètrent sous l'épiderme, dans les régions découvertes. Chez les tailleurs de grès, il y a des taches, qu'il importe de distinguer des véritables taches pigmentaires, et qui sont dues à la pénétration sous la peau de particules de grès et de plomb, employé pour aveugler les meules. Mélanodermies professionnelles.

Messieurs, à côté des taches produites par des dépôts de pigment, vous pouvez en observer d'autres, qui résultent, au contraire, de l'atrophie du pigment. Ce sont des macules au niveau desquelles le pigment cutané naturel fait défaut. Atrophies pigmentaires.

La *dépigmentation*, quand elle est généralisée, a reçu le nom d'*albinisme*. Mais il y a aussi des dépig- Albinisme.

mentations localisées ; c'est ainsi que la maladie qu'on appelle *vitiligo* est caractérisée par des plaques blanches, décolorées, qui siègent surtout aux mains, au visage, aux organes génitaux, et qui s'accompagnent également de décoloration des poils. A la vérité, le vitiligo est plutôt une dystrophie pigmentaire qu'une atrophie de pigment ; car, à côté de taches complètement décolorées, vous avez des parties de la peau plus brunes et plus pigmentées qu'à l'état normal.

Vitiligo.

Parmi les autres dépigmentations cutanées, je ne fais que mentionner les décolorations secondaires des syphilides, dont je vous parlais tout à l'heure, et les plaques blanches atrophiques de la pelade.

Dépigmentations secondaires.

J'ai hâte d'arriver à la séméiologie d'une autre lésion élémentaire de la peau, à l'étude des *vésicules*.

Vésicules.

Les vésicules sont des élevures transparentes ou opaques, de consistance molle, renfermant un contenu liquide. Ces vésicules ont une forme variable, tantôt hémisphérique, tantôt acuminée ; leur volume est également variable et peut différer depuis un grain de millet jusqu'à un grain de chènevis.

Morphologie et anatomie pathologique.

Le liquide contenu dans la vésicule est clair, opalin, rarement sanguinolent, par rupture de quelques capillaires. Sa réaction est habituellement alcaline.

Ce liquide renferme des leucocytes, des débris épithéliaux, des microbes et des granulations. Il provient toujours de l'exhalation des capillaires, excepté dans les sudamina, où il est formé par la sécrétion sudoripare. Hormis ce cas, le liquide vésiculaire est de la sérosité exhalée des vaisseaux et accumulée dans l'épaisseur de l'épiderme, dont les cellules s'écartent pour former la cavité de la vésicule. Celle-ci, en effet, siège, ainsi que l'a montré Vulpian, en plein dans le corps muqueux. On croyait autrefois que la vésicule était située immédiatement au-dessous de la couche cornée ; il n'en est rien, elle siège au milieu de la couche de Malpighi. Par l'examen microscopique, vous pouvez voir encore les débris des cellules disjointes subsister sous forme de travées épithéliales, cloisonnant la cavité.

Les vésicules se développent de la manière suivante: d'abord, apparaît une simple rougeur, une tache résultant de la congestion papillaire et accompagnée d'un peu d'exsudation. Cette exsudation devient de plus en plus abondante et s'accumule dans l'épiderme pour former la vésicule. Les cellules de Malpighi présentent, en même temps, une lésion qu'on a décrite sous le nom de *dégénérescence vésiculeuse*. Je vous ai déjà parlé de cette dégénérescence cellulaire, à propos de l'histologie des taches. Les cellules ainsi altérées deviennent en quelque sorte globuleuses et vésiculeuses. Elles finissent par se rompre, par se détruire en partie et par s'ouvrir les unes dans les autres. De leur destruction partielle résulte une cavité qui s'accroît, se remplit de liquide et soulève l'épiderme. Les vésicules ainsi formées restent dans le même état pendant un certain temps; puis, leur contenu se concrète pour former une *croûte;* d'autres se rompent et donnent lieu à une exulcération, qui se recouvre également d'une concrétion croûteuse. Finalement, quand la croûte tombe, la peau qu'elle recouvrait est le siège d'une desquamation momentanée, et toute trace de la lésion disparaît.

Développement anatomique de la vésicule.

Tels sont, Messieurs, les caractères généraux, anatomiques et cliniques, de la vésicule. Examinons maintenant les *principales affections vésiculeuses.*

Séméiologie des vésicules.

C'est d'abord la *varicelle*, fièvre éruptive bénigne, qui procède par poussées successives, et dans laquelle les vésicules, à contenu opaque, sont déchirées et remplacées par des croûtelles sanguinolentes, dont la chute laisse une cicatrice.

Varicelle.

La *suette miliaire* est également un exanthème fébrile, dans lequel l'éruption est constituée par des

Suette miliaire.

vésicules. Ces vésicules miliaires, papuleuses, sont tantôt entourées d'une auréole rouge, et constituent la *miliaire rouge*, tantôt dépourvues de toute rougeur à leur pourtour, et constituent la *miliaire blanche*. L'éruption de la suette est généralisée, plus ou moins confluente, mais respecte la face. Elle est accompagnée de fièvre, d'une sudation abondante et d'une sensation de constriction à l'épigastre. L'éruption, la diaphorèse et la constriction épigastrique constituent les trois symptômes cardinaux de la suette miliaire, maladie générale sur laquelle je n'ai pas à insister plus longtemps.

Sudamina. Les sueurs abondantes peuvent donner lieu à une éruption vésiculeuse, fréquente dans beaucoup d'affections fébriles, et à laquelle on donne le nom de *sudamina*. Les sudamina sont de petites vésicules transparentes, renfermant un contenu clair, à réaction acide, dépourvu d'albumine, contrairement à ce qu'on observe dans le contenu de la plupart des autres vésicules. — La rupture des sudamina donne lieu à une légère desquamation de la peau, quelquefois suivie d'une pigmentation peu durable.

Dysidrosis. Il est une autre éruption vésiculeuse qui a été décrite sous le nom de *dysidrosis*. Ce nom appartient à Tilbury Fox. C'est la même maladie qui a été décrite, sous le nom de *cheiropompholix*, par Hutchinson. C'est une éruption sudorale qui siège aux mains et aux avant-bras; on l'a souvent confondue avec l'eczéma.

Herpès. L'*herpès* est également constitué par des vésicules. Vous connaissez tous l'*herpès fébrile*, dont l'éruption occupe le pourtour de la bouche et qu'on appelle vulgairement des boutons de fièvre. Les vésicules de l'herpès sont globuleuses, régulièrement arrondies et reposent sur une base rouge. L'herpès fébrile, buccal, paramuqueux, donne lieu à des croûtes jaunâtres ou brunâtres. Quand elles siègent au prépuce, les vésicules herpétiques se terminent par des ulcérations d'un diagnostic quelquefois difficile. Quand elles siègent sur la peau, les vésicules sont parfois groupées suivant une disposition spéciale, correspondant au trajet des nerfs cutanés ; elles constituent alors la maladie qu'on appelle le *zona*.

Il est une autre maladie vésiculeuse de la peau, désignée sous le nom d'*hydroa*, ou *herpès iris*, ou herpès en cocarde. La dénomination d'herpès iris appartient à Bateman ; celle d'hydroa appartient à Bazin. C'est une affection spéciale ou, au moins, une forme spéciale d'érythème vésiculeux, rattachée par beaucoup d'auteurs à l'érythème polymorphe. — Quoi qu'il en soit, cette maladie est caractérisée par la présence d'une vésicule centrale, reposant sur une tache rouge, et environnée d'une couronne de petites vésicules périphériques. D'autres vésicules peuvent encore se produire excentriquement ; vous avez alors sous les yeux des cercles alternativement blancs et rouges, produisant cet aspect irisé qui a fait donner à la maladie le nom d'herpès iris. Hydroa.

L'*eczéma* peut être considéré comme le type des affections vésiculeuses. Les vésicules de l'eczéma sont petites, acuminées, confluentes, reposant sur un fond rouge, contrairement aux vésicules de l'herpès, qui sont volumineuses, isolées et globuleuses. Elles sont très fugaces, se rompent rapidement et donnent lieu à une exsudation, qui est bientôt remplacée par des croûtes. C'est une affection qui occasionne une violente cuisson et des démangeaisons. Eczéma.

La syphilis peut donner lieu aussi à une lésion cutanée vésiculeuse, qu'on a appelée à tort la varicelle syphilitique. C'est une *éruption secondaire*, par conséquent généralisée, ordinairement discrète et disséminée, caractérisée par la présence de vésicules plus ou moins nombreuses, et accompagnée parfois de la fièvre carac- Syphilide vésiculeuse.

téristique de la période secondaire de la syphilis. Cette syphilide vésiculeuse donne lieu à de petites croûtes qui présentent le caractère de toutes les lésions syphilitiques ; elles sont entourées d'une partie d'épiderme soulevé en forme de collerette, connue sous le nom de *collerette de Biett*, du nom du dermatologiste qui a, le premier, décrit cet aspect spécial des lésions spécifiques. La présence de cette collerette est tout à fait caractéristique.

Herpès circiné trichophytique.

Les *agents extérieurs* peuvent aussi donner lieu à des *éruptions vésiculeuses de cause externe;* et, en premier lieu, il faut citer le champignon parasite de la teigne tondante, le *trichophyton tonsurans*. Ce parasite, quand il occupe les parties glabres, donne lieu à de petites vésicules groupées en cercle, suivant une disposition circinée, et évoluant d'une façon excentrique, c'est-à-dire que le centre de la plaque guérit à mesure que la périphérie s'accroît. Cette affection parasitaire prurigineuse est connue sous le nom d'*herpès circiné*. Le même parasite, quand il occupe le cuir chevelu, produit la teigne tondante, et donne lieu quelquefois à de petites vésicules semblables, mais éphémères.

Gale.

A côté de ce parasite végétal, d'autres parasites, des *parasites animaux*, donnent également naissance à des vésicules. Vous connaissez tous la *gale;* la vésicule fait partie du cortège symptomatique de la gale, mais elle n'est jamais isolée; l'éruption scabieuse est polymorphe, de sorte que, avec les vésicules, vous observez des papules, des pustules, etc. La gale a aussi des sièges d'élection particuliers; elle occupe surtout les espaces interdigitaux, les poignets, les seins, les organes génitaux de l'homme, la partie antérieure des aisselles. Les lésions cutanées polymorphes sont accompagnées des sillons caractéristiques de la présence du parasite.

Éruptions vésiculeuses des applications vésicantes.

Les irritations cutanées, dues à des substances étrangères non parasitaires, appliquées à la surface de la peau, peuvent se manifester sous forme de vésicules, qui, en l'absence de commémoratifs, ont donné lieu fréquemment à des erreurs de diagnostic. Mais ces erreurs sont faciles à éviter, quand on connaît la cause de l'éruption artificielle. D'une manière générale, ces éruptions sont limitées aux points d'application de la substance irritante. Parmi les agents irritants, qui peuvent provoquer des éruptions vésiculeuses, il faut citer, en première ligne, l'*huile de croton*. C'est par des applications de cette substance à la surface de la peau qu'on a déterminé l'eczéma artificiel sur l'oreille du lapin. L'huile de croton donne lieu à une éruption vésiculeuse typique, ressemblant à l'eczéma par ses vésicules petites, acuminées et confluentes. Le diagnostic de cette éruption artificielle est quelquefois difficile, mais il devient très facile quand on en a déterminé l'origine.

Les emplâtres de *thapsia* peuvent donner lieu à des vésicules semblables ; il en est de même de l'application des emplâtres et des sparadraps de toutes sortes.

Éruption vésiculeuse mercurielle.

Les *frictions mercurielles* déterminent parfois une éruption de vésicules, reposant sur un fond rouge, à laquelle on a donné le nom d'*hydrargyrie*, éruption très cuisante, mais non tenace, et qui disparaît rapidement, quand on a cessé l'application du topique médicamenteux irritant. Le suc de certaines plantes, comme l'euphorbe, appliqué à la surface de la peau, provoque aussi une éruption vésiculeuse. Enfin, les bains sulfureux, d'après certains auteurs, pourraient donner lieu à des vésicules très éphémères, accompagnées d'une légère cuisson.

Eruptions vésiculeuses professionnelles.

Messieurs, vous avez vu qu'il existait des taches professionnelles ; il y a également des vésicules professionnelles, c'est-à-dire des vésicules que vous trouvez chez certains ouvriers, et qui sont dues à leur profession. La plus connue de ces éruptions vésiculeuses professionnelles est cette éruption eczématiforme que l'on rencontre chez les ouvriers qui manient des substances irritantes, des acides, des alcalis, des matières pulvérulentes, et qui est connue sous le nom de *gale des épiciers*. C'est une sorte d'eczéma vésiculo-croûteux ou papuleux, qui siège particulièrement aux mains et aux avant-bras et qui guérit facilement par la suppression de la cause qui l'a fait naître et qui l'entretient.

Les ouvriers qui fabriquent le sulfate de quinine, d'après les recherches de MM. Bergeron et Proust, présentent aussi, sur les parties découvertes, des vésicules éphémères, semblables à celles de l'eczéma aigu.

Les ouvriers employés à la fabrication du vert arsenical, le vert de Scheele ou le vert de Schweinfurth, sont aussi atteints, d'après les constatations de Delpech et d'Hillairet, d'une affection vésiculeuse, qui devient facilement pustuleuse et donne lieu à des ulcérations prises quelquefois pour des plaques muqueuses. Cette éruption siège sur le visage, notamment à l'angle des lèvres, sur la cloison des fosses nasales, dont elle détermine souvent la nécrose, sur les mains et sur les bourses.

Enfin, les ouvriers qui travaillent, dans le Midi, à défiler les cocons, peuvent être atteints de vésicules qui siègent entre les doigts, principalement entre le pouce et l'index, et qui ont été décrites par le Dr Poton sous le nom de *mal de bassine*. Je ne fais que vous mentionner cette éruption, car nous n'en avons pas ici d'exemple sous les yeux.

Bulles.

Passons maintenant à l'*étude des bulles*.

Morphologie, anatomie pathologique et développement.

Les bulles constituent la troisième variété, la troisième forme des lésions élémentaires de la peau. Les bulles sont, en quelque sorte, de grosses vésicules. Ce sont des élevures hémisphériques, transparentes ou opaques, par la présence du pus, quelquefois sanguinolentes.

Au point de vue du développement histologique, on doit distinguer *deux sortes de bulles :* les unes ont le même siège anatomique que la vésicule, ce sont de grosses vésicules ; leur cavité siège en plein dans la couche muqueuse de Malpighi ; ce sont les plus rares. Les véritables bulles résultent d'un simple soulèvement de la couche cornée de l'épiderme ; par conséquent, le siège de la cavité n'est pas le même que celui de la cavité vésiculeuse. Le type de cette sorte est la bulle artificielle que vous faites naître par l'application d'un vésicatoire ; c'est aussi la phlyctène de la brûlure.

Bien que, dans ces bulles, il n'y ait pas de cloisonnement par des cellules étirées, comme dans les vésicules, il peut y avoir des filaments fibrineux, plus ou moins solides et épais, selon la lenteur ou la rapidité de formation de la bulle ; c'est ce que vous observez dans certains vésicatoires, dans lesquels, après avoir ouvert la cloque, le liquide ne s'écoule pas.

Le liquide des bulles est alcalin ou neutre, comme celui des vésicules ; il est albumineux et renferme quelques cellules épithéliales, des leucocytes et des granulations.

La bulle suit la même évolution que la vésicule. C'est, d'abord, une rougeur congestive, accompagnée d'exsudation séreuse, qui produit un soulèvement de l'épiderme ; puis, le soulèvement épidermique se rompt et fait place à une exulcération, ou bien le liquide se concrète sous forme de croûte. Dans d'autres cas, le liquide se résorbe, et la paroi de la bulle affaissée constitue une squame mince et légère. Quand les croûtes tombent, elles laissent une rougeur superficielle, qui disparaît rapidement.

Séméiologie des bulles. Pemphigus.

La principale affection bulleuse est le pemphigus, qui peut être considéré comme le type de la bulle. Il est constitué par des bulles volumineuses, hémisphériques, renfermant un liquide d'abord transparent, puis opalin.

Quelquefois, le pemphigus est formé par une seule bulle énorme, qui se renouvelle plusieurs fois; on lui a donné alors le nom de *pemphigus solitarius*.

La bulle du pemphigus se déchire, ou son contenu se résorbe, et la lésion se recouvre d'une sorte de squame molle (nous verrons plus tard ce qu'il faut entendre par squame), qui tombe à son tour, mais peut se renouveler plusieurs fois. Particulièrement dans le pemphigus foliacé, les bulles sont éphémères, disparaissent rapidement et sont remplacées par des squames foliacées, qui se renouvellent incessamment.

Il y a une autre variété de pemphigus : c'est le pemphigus des nouveau-nés. Ce pemphigus est caractérisé par de petites bulles disséminées à la surface du corps et accompagnées d'un peu d'agitation et de fièvre. Il doit être distingué d'une autre affection bulleuse pemphigoïde, que vous observez chez les jeunes enfants, qui siège à la paume des mains et à la plante des pieds, et qui est une lésion syphilitique : c'est le pemphigus syphilitique palmaire et plantaire. Cette syphilide n'est pas, à proprement parler, une affection bulleuse : c'est une affection papulo-bulleuse, ainsi que l'a bien montré M. Cornil ; au-dessous de la bulle, vous trouvez une infiltration inflammatoire des papilles et du derme, formant une véritable papule.

Pemphigus syphilitique.

Érythème bulleux.

Messieurs, vous pouvez également observer des bulles, comme épiphénomène d'une autre lésion cutanée.

Ainsi, à la surface des taches érythémateuses peuvent se développer des *bulles secondaires*, caractérisant l'érythème bulleux et l'hydroa bulleux. De même, dans l'érysipèle ; vous savez qu'on a décrit un érysipèle bulleux.

Érysipèle bulleux.

Phlyctène de la brûlure.

L'irritation de la peau par les agents extérieurs peut aussi déterminer la production de bulles. La plus connue de ces bulles est la phlyctène de la brûlure. Les applications vésicantes donnent lieu également à des bulles : ainsi, la cloque du vésicatoire est une bulle. Mais ce qu'il faut que vous sachiez, c'est que certains malades se servent de poudre de cantharide, pour provoquer une éruption simulée, qui est souvent prise pour un pemphigus vrai ; dans ce cas, il vous sera facile de distinguer à la loupe quelques parcelles noirâtres de poudre de cantharide, qui subsistent autour des bulles, et de dénoncer la supercherie. Bulles cantharidiennes.

Les applications de sinapismes de moutarde, quand elles sont très prolongées, peuvent également déterminer des soulèvements bulleux. Bulles de la sinapisation.

Vous voyez, en somme, que les bulles constituent une classe restreinte d'affections cutanées. Il n'en est pas de même des *pustules*, qui renferment un grand nombre de maladies. Pustules.

On doit donner le nom de pustule à une vésicule purulente ; toute accumulation circonscrite de pus sous l'épiderme est, en effet, une pustule.

L'évolution anatomique de la pustule est la plus complexe de toutes les lésions élémentaires de la peau ; on a pris, comme type, la pustule variolique, mais ce que je vais vous en dire peut s'appliquer à toutes les pustules, d'une manière générale. Évolution anatomique.

La pustule débute par une tache rouge érythémateuse, occasionnant une légère cuisson. Puis, il se fait une sorte d'exsudation vasculaire, une infiltration séreuse qui gonfle les papilles, de sorte que la tache fait place à une élevure conique, à une papule ; enfin, l'extravasation séreuse dépasse le derme et la couche basilaire, pénètre dans l'épiderme, disjoint les cellules malpighiennes, y forme une cavité qui est la vésicule. Jusqu'à présent, vous voyez que ces différents degrés d'évolution correspondent aux lésions élémentaires que nous avons étudiées antérieurement. Quelques-unes de ces cellules de la couche muqueuse de Malpighi subissent des transformations semblables à celles que je vous ai décrites dans le développement des vésicules : elles se distendent, deviennent arrondies, vésiculeuses, se rompent et s'ouvrent les unes dans les autres ; il en résulte une cavité, une loge, qui est cloisonnée par des débris de cellules et des filaments de fibrine.

Le contenu de cette vésicule, car ce n'est pas encore une pustule, se compose de leucocytes, de cellules altérées et de granulations, dont quelques-unes sont des microbes. Mais les leucocytes, peu à peu, augmentent de nombre, finissent par remplir la vésicule, la font devenir purulente, la transforment en pustule.

Avant même que cette transformation purulente soit complète, certaines pustules présentent une modification connue sous le nom d'*ombilication*. Vous savez qu'un certain nombre de pustules présentent ce caractère d'avoir une dépression centrale, ressemblant, en quelque sorte, à un ombilic. Cette dépression ombiliquée est le propre de la pustule variolique.

Ombilication de la pustule.

Cette ombilication existe ou peut exister dans d'autres pustules, car elle est due à la résorption ou à la concentration d'une partie du liquide contenu dans la cavité, de façon que la paroi supérieure de la pustule s'affaisse au centre, tandis que les bords, qui sont soutenus, restent surélevés. Cette explication est due à Auspitz et Basch ; l'ombilication tient à l'affaissement du centre de la pustule, et non pas, comme le croyait Rindfleisch, à la présence d'un poil, ou, comme l'enseignait Rayer, à l'existence d'un disque pseudo-membraneux, provenant des débris du corps muqueux, et constituant une sorte d'eschare épidermique. On a fait à ce sujet une foule de théories hypothétiques qu'il est inutile que je reproduise ici.

L'ombilication, comme je viens de le dire, n'est pas spéciale à la pustule variolique ; vous pouvez la faire apparaître artificiellement sur des pustules quelconques, en retirant par aspiration, avec une seringue de Pravaz, une petite quantité de liquide de leur cavité. Vous pouvez, au contraire, faire disparaître l'ombilication, en injectant une petite quantité de liquide dans la cavité de la pustule.

Variétés anatomiques des pustules.

Les pustules, en se desséchant, donnent lieu à une croûte et, après la chute de la croûte, deux cas peuvent se présenter : ou bien, dans l'évolution pustuleuse, le corps papillaire est resté à peu près intact; la lésion est surtout épidermique, la croûte tombe, et vous avez, comme trace de la lésion, une tache quelquefois pigmentaire, ou une cicatrice insignifiante. Dans l'autre cas, au contraire, l'évolution pustuleuse a été accompagnée d'infiltration du derme; la lésion n'est pas seulement épidermique, elle est également dermique; les vaisseaux sont étouffés par l'accumulation des leucocytes à leur pourtour; il se produit une destruction d'une partie du corps papillaire et du derme, une véritable eschare, qui laisse à sa suite une cicatrice indélébile.

Vous voyez donc, Messieurs, que la lésion cutanée dans les pustules peut être plus ou moins profonde : dans un cas, presque exclusivement épidermique, et, dans l'autre cas, épidermique et dermique à la fois. Ces deux degrés dans la profondeur des lésions répondent à la distinction établie par deux auteurs allemands, par Virchow et par Rindfleisch, entre les deux variétés de pustules, les unes dites catarrhales, les autres dites parenphymateuses. D'après la théorie allemande, les unes sont dues simplement à un catarrhe de la peau; les autres sont celles qui affectent non pas seulement la surface, mais la profondeur de la peau. Ces dénominations, mauvaises en elles-mêmes, n'apprennent, d'ailleurs, rien de nouveau; il y a longtemps que Willan a divisé les pustules en deux classes :

La première classe comprend les pustules phlysaciées

Pustules phlysaciées et psydraciées.

(du grec φλυζειν, brûler); et la seconde classe comprend les pustules psydraciées (de ψυδρακιον, pustule).

Les *pustules phlysaciées* sont des pustules volumineuses, à base dure et enflammée, présentant une rougeur périphérique ; au-dessous de la croûte, le derme est exulcéré. Ce sont ces pustules qui laissent une trace indélébile.

Les *pustules psydraciées*, au contraire, sont des pustules petites, superficielles, ne présentant ni rougeur ni inflammation périphérique, et ne laissant jamais de cicatrices.

Les principales pustules phlysaciées, c'est-à-dire profondes, sont les pustules de la variole, de la vaccine, de l'ecthyma, de l'acné, de la syphilide pustuleuse.

Le type des pustules psydraciées est l'impétigo.

Examinons toutes ces affections.

Séméiologie des pustules. Variole, vaccine.

La *variole*, qui est le type des pustules phlysaciées, est une maladie générale, une fièvre éruptive que je n'ai pas à vous décrire. Quant à la *vaccine*, vous la connaissez tous également; elle est caractérisée par l'apparition de papules, trois ou quatre jours après l'inoculation ; ces papules deviennent vésiculeuses et pustuleuses, et la vésico-pustule ainsi produite s'ombilique vers le sixième jour. Le septième jour, la pustule est bien formée, elle est *mûre*. Dès le cinquième jour son contenu peut servir à la vaccination. Rappelez-vous, à ce propos, les vers de Casimir Delavigne :

> Quand le soleil cinq fois a rempli sa carrière,
> Puisez le germe heureux dans sa fraîcheur première.

Peste.

Les pustules de la *peste*, ou *charbons*, sont des pustules à base enflammée, à contenu sanguinolent ; elles se rompent facilement, et laissent à nu une surface gangréneuse. Elles sont accompagnées de bubons, d'anthrax et de pétéchies, qui constituent les autres symptômes cutanés principaux de cette maladie.

L'*ecthyma* est caractérisé par des pustules volumineuses, arrondies, présentant une base enflammée qui se recouvre de croûtes, au-dessous desquelles se trouve une ulcération qui laisse une trace indélébile. Il siège principalement aux fesses, aux épaules et aux membres. La cause efficiente de l'ecthyma est la pénétration, dans l'épaisseur de la peau, des agents de la suppuration ; mais l'éruption est grandement favorisée par le mauvais état général de l'organisme ; c'est pourquoi vous observez l'ecthyma chez les enfants mal nourris et chez les individus cachectiques de tout âge, particulièrement chez les vieillards. Cette affection peut apparaître aussi comme *phénomène secondaire*, à la suite de la fièvre typhoïde ou de la variole. Ecthyma.

Une autre variété de pustule est le *rupia*, sorte de bulle pustuleuse, de dimension plus volumineuse que l'ecthyma. Le rupia se développe dans les mêmes conditions de déchéance physique. Les bulles renferment un contenu sanguinolent et purulent, et se terminent par une croûte noirâtre, stratifiée. Rupia.

Ce qu'on appelle quelquefois l'*ecthyma syphilitique* est la *syphilide pustuleuse*. La syphilis peut donner lieu à deux formes de pustules. Syphilide pustuleuse. Deux formes.

La première forme est constituée par des pustules petites, dures, conoïdes, siégeant au front et à la face, se terminant par de petites croûtes, qui laissent une cicatrice cuivrée. L'autre forme est caractérisée par des pustules volumineuses, laissant après elles des croûtes et des ulcérations. Ces pustules peuvent être localisées ou généralisées ; elles sont ordinairement localisées au cuir chevelu, aux jambes, à la poitrine, et appartiennent alors à la période de transition ou à la période tertiaire de la syphilis ; elles sont quelquefois, mais rarement, généralisées, et peuvent faire partie du cortège de la syphilis secondaire. Vous savez, en effet, que les lésions tertiaires sont localisées, tandis que la généralisation des lésions cutanées est spéciale à la période secondaire de la syphilis.

Acné.

Je passe maintenant aux pustules de l'*acné*. L'acné constitue les boutons qui existent souvent sur la figure des jeunes gens. Le siège de ces pustules est dans les follicules sébacés. Ce sont des pustules enflammées, à base rouge, qui proviennent de l'accumulation de la matière sébacée dans les conduits excréteurs; cette accumulation donne lieu à une petite papule conoïde, et la pénétration des agents de la suppuration dans cette papule donne naissance à une pustule. L'acné occupe le plus souvent le front, la face et le dos. Elle est fréquemment liée à la dilatation de l'estomac. On peut l'observer aussi, comme éruption médicamenteuse, chez les malades soumis à l'usage des iodures et des bromures.

Sycosis et folliculites.

L'inflammation des follicules pileux peut donner lieu aussi à des pustules qui caractérisent le *sycosis non parasitaire*. Ce sont des folliculites, qui deviennent suppurées par la pénétration des agents extérieurs, et qui ont été décrites quelquefois sous le nom de sycosis arthritique ou eczémateux.

Impétigo.

Un mot maintenant des pustules de la seconde catégorie, des pustules psydraciées, qui constituent particulièrement les pustules de l'*impétigo*. La pustule impétigineuse est déterminée par l'inoculation des agents de la suppuration, comme l'ecthyma; mais, tandis que, dans l'ecthyma, les agents pyogènes sont multiples, l'impétigo est seulement une infection cutanée staphylococcique.

L'impétigo est constitué par des pustules petites, très fragiles, tantôt discrètes et permettant de donner à la maladie le nom d'*impétigo sparsa*, tantôt agglomérées sous forme de plaques plus ou moins larges, constituant alors l'*impétigo figurata*. Ces pustules sont fragiles, et, quand elles se rompent, elles donnent lieu à un suintement melliforme, qui se concrète sous forme de croûtes jaunâtres. Les croûtes sont tout à fait caractéristiques ; ce sont elles qui sont connues sous le nom de gourmes. Au-dessous d'elles, se trouve une surface luisante qui ne laisse pas de cicatrice, à moins qu'il y ait eu ulcération, par suite de grattage.

Les parasites peuvent donner lieu également, à la surface de la peau, à des pustules. Les parasites végétaux autres que les microbes, les champignons de la teigne, les *trichophyton*, déterminent des pustules qui constituent le sycosis parasitaire ou la mentagre. Ces pustules laissent à leur suite une sorte d'induration tuberculeuse du derme, qui persiste plus ou moins longtemps. Sycosis trichophytique.

Les parasites animaux donnent naissance aussi à des pustules, les parasites de la gale, par exemple. La gale pustuleuse est une des formes les plus fréquentes de l'éruption scabieuse, qui est essentiellement polymorphe et occupe avec prédilection certaines régions du corps : les mains, les seins, les organes génitaux. Gale pustuleuse.

Enfin, *toutes les irritations cutanées*, déterminées par des substances minérales ou végétales diverses, peuvent provoquer une éruption de pustules. Je vous signalerai seulement les *emplâtres stibiés*, très en usage autrefois, et dont vous pourrez encore observer des traces aujourd'hui. L'éruption pustuleuse, produite par ces emplâtres, laisse des cicatrices indélébiles, que vous aurez l'occasion de voir parfois sur la poitrine d'individus de quarante ou cinquante ans, à qui ces emplâtres ont été appliqués dans leur enfance, à un moment où cette médication était encore en honneur. Pustules dues aux applications irritantes.

J'en ai fini avec les efflorescences humides de la peau ; nous abordons maintenant l'étude des efflorescences Efflorescences sèches.

sèches. Les *efflorescences sèches* comprennent les papules, les tubercules et les squames.

Papules. Morphologie et anatomie pathologique.

La *papule* est constituée par une élevure solide, résistante, de couleur rouge, d'une forme conique ou aplatie, d'un volume qui varie d'une tête d'épingle à une lentille. Quelquefois, elle est beaucoup plus volumineuse, formant une véritable plaque papuliforme, comme dans l'urticaire. Les papules peuvent être isolées et discrètes, ou agglomérées et confluentes ; elles sont ou localisées ou généralisées. Leur siège de prédilection est à la base des poils.

Démangeaisons des papules.

De toutes les lésions élémentaires de la peau la papule est celle qui occasionne les démangeaisons les plus vives, excepté dans la syphilis.

Les démangeaisons provoquent le grattage, d'où résultent des excoriations qui se recouvrent de croûtelles sanguinolentes. C'est ce qui fait que vous observez toujours un certain nombre de papules recouvertes d'une petite croûte rougeâtre, formée de sang desséché.

La papule est donc une lésion très prurigineuse ; en effet, son siège anatomique est dans la papille cutanée, qui renferme, comme vous savez, les corpuscules du tact. La papule est formée par une papille agrandie dans tous les sens, ou par un groupe de papilles juxtaposées, comme cela se voit dans le lichen plan.

Évolution anatomique des papules.

L'évolution anatomique de la papule vous est déjà connue. Elle résulte, en quelque sorte, de l'exagération de la congestion qui produit la tache. Il y a, d'abord, congestion papillaire simple ; puis, exsudation vasculaire qui gonfle les papilles ; prolifération conjonctive, accompagnée d'altération vésiculeuse des cellules de Malpighi. L'épiderme corné est intact, ou n'est altéré que secondairement.

Les papules se terminent par résolution, c'est-à-dire par affaissement de la saillie papuleuse, et par desquamation.

Certaines papules présentent des particularités anatomiques que j'ai à vous signaler. Particularités de la plaque ortiée.

Les plaques ortiées, qui sont de larges saillies papuleuses aplaties, sont blanches au centre et rouges à la périphérie; cela tient à l'abondance de l'exsudat, qui comprime les vaisseaux et produit l'anémie et la pâleur du centre de la plaque, tandis qu'au contraire la périphérie devient rouge par le fait de l'hyperémie collatérale.

Les papules syphilitiques présentent une autre particularité. Je vous ai dit que ce sont les seules qui n'occasionnent pas de démangeaisons ; cela tient à ce que l'exsudat est plutôt péripapillaire que papillaire La lésion siège, non pas dans la papille elle-même, mais autour d'elle ; la papille se trouve comprimée par l'exsudat et atrophiée, de sorte qu'après la résorption de celle-ci elle s'affaisse et laisse à sa place une dépression cicatricielle. Particularités des papules syphilitiques.

Il y a une variété de papules qui n'est pas due à l'hyperplasie papillaire, c'est la saillie papuleuse qui caractérise la maladie connue sous le nom d'*acné miliaire*. Cette affection est constituée par de petits grains jaunâtres ou blancs, que vous observez particulièrement au-dessous des paupières, et qui sont dus à l'accumulation du sebum dans l'intérieur des follicules sébacés. Acné miliaire.

Voyons maintenant, Messieurs, quelles sont les principales affections papuleuses. Le type de la papule est réalisé par le *lichen*. Les papules du lichen sont coniques, acuminées, au moins dans le *lichen simplex* et dans cette variété qu'on a appelée le *lichen ruber*. Au contraire, elles sont plates dans une autre variété de lichen, connue sous le nom de *lichen plan* ou lichen planus. Séméiologie des papules. Lichen. Lichen simplex. Lichen plan.

Les papules du lichen sont rouges et donnent lieu à des démangeaisons très vives, de sorte qu'elles sont excoriées par le grattage. Le prurit et les excoriations artificielles existent surtout dans une forme très pénible de lichen simplex, à laquelle on a donné le nom de lichen agrius.

Prurigo.

Le *prurigo* est aussi une affection papuleuse ; il donne lieu à des démangeaisons plus ou moins intenses, qui occasionnent des lésions de grattage. Chaque papule se trouve alors recouverte par une croûtelle sanguinolente. Le prurigo peut exister dans l'ictère ; les papules du prurigo hépatique sont ordinairement très petites ; elles peuvent même faire complètement défaut ; l'affection est alors uniquement constituée par le prurit.

Strophulus.

Il est une affection papuleuse qu'on observe chez les jeunes enfants et qui a reçu le nom de *strophulus*. C'est une maladie voisine du prurigo, constituée par des papules rosées, volumineuses, apparaissant par poussées successives, sur la face, les membres et le tronc, et mêlées de taches érythémateuses et ortiées. Le strophulus est quelquefois en rapport avec la dentition. C'est une affection qui ne présente aucune gravité.

Urticaire.

L'*urticaire* est constituée également par des papules ; mais ce ne sont pas de petites papules isolées ; ce sont de larges plaques papuliformes, occasionnant des démangeaisons très vives. Ces plaques papuleuses sont blanches au centre et rouges à la périphérie ; elles sont individuellement très fugaces, mais se reproduisent tous les jours pendant un temps assez long. A la face, l'éruption ortiée produit un gonflement tout à fait caractéristique.

Syphilide papuleuse.

La *syphilis* donne lieu à des papules, qui sont plates, lenticulaires, indolentes, de couleur cuivrée, entourées d'une collerette d'épiderme détaché, connue sous le nom de collerette de Biett. Cette syphilide papuleuse siège particulièrement au front, où on lui a donné le nom de *corona veneris*.

Ces papules laissent après elles une pigmentation qui disparaît du centre à la périphérie, comme dans toutes les lésions syphilitiques.

Phthiriase.

Enfin, Messieurs, les agents extérieurs produisent

des éruptions papuleuses. C'est ainsi que l'irritation produite par les poux du corps, par la *phthiriase*, provoque l'éruption de papules aplaties ou acuminées, discrètes ou confluentes, mais toujours isolées les unes des autres, accompagnées de lésions de grattage, qui siègent au dos, sur les membres, sur le tronc, et qui donnent lieu à des démangeaisons assez vives. Cette éruption est connue sous le nom de prurigo pédiculaire.

Piqûres d'insectes.

D'autres insectes peuvent donner lieu à une éruption papuleuse, par exemple les *cousins;* les piqûres de cousins ont la forme des papules de l'urticaire et déterminent une cuisson et des démangeaisons semblables.

Gale papuleuse.

Dans la *gale*, les papules ne font jamais défaut. J'ai déjà insisté sur le polymorphisme de la gale, sur le caractère de ses démangeaisons, sur le siège des lésions scabieuses; je n'y reviens pas. Je vous ai déjà parlé de la gale pustuleuse : or, toutes les gales ne sont pas pustuleuses ; mais, dans toute gale, même pustuleuse, il y a des papules.

Papules déterminées par les irritations cutanées.

Parmi les autres agents extérieurs, je vous citerai les *orties*, qui donnent lieu à des papules semblables à celles de l'urticaire, constituant vraiment une urticaire artificielle.

Toutes les frictions pratiquées avec des *pommades irritantes*, et particulièrement les frictions avec la pommade mercurielle, provoquent des éruptions qui peuvent prendre le caractère papuleux.

Lichen tropicus.

L'action prolongée de la chaleur du soleil, dans les pays tropicaux, provoque quelquefois une éruption de papules, siégeant sur les parties découvertes, sur la face, sur les mains, et désignée sous le nom de *lichen tropicus*.

Papules professionnelles.

Enfin, vous pouvez observer des *éruptions papuleuses professionnelles*. Vous voyez notamment des papules, associées aux vésicules que je vous ai déjà signalées, chez les ouvriers qui manient des substances irritantes. Les *ouvriers cannissiers* sont atteints fréquemment d'une éruption de papules rouges, miliaires, due à l'irritation produite sur la peau par les poussières piquantes. C'est le lichen des cannissiers.

Tubercules.

Selon l'ordre que nous avons établi, après les papules nous devons étudier les *tubercules*.

Définition du tubercule dans son sens dermatologique.

Dans son acception dermatologique, le mot *tubercule* n'a rien à voir avec la tuberculose, maladie générale; il signifie tubérosité. Un tubercule est donc une tubérosité, une nodosité de la peau; c'est à peu près le seul caractère commun que vous puissiez assigner aux tubercules. Cette lésion élémentaire présente une très grande diversité, selon la nature de la maladie, sous le rapport du siège, du nombre, de la localisation ou de la généralisation, de la forme, de la couleur ou du volume de l'élément tuberculeux.

Morphologie.

Le volume est, en effet, très variable. Parmi les tubercules, les uns sont petits, les autres volumineux et même très volumineux. La limite, d'ailleurs, n'est pas exactement tranchée entre ce qui est un tubercule et ce qui est une tumeur. D'une façon artificielle et arbitraire, on appelle tumeurs les tubérosités dont le volume dépasse celui d'une noisette.

Les tubercules provoquent une réaction très différente : les uns sont le siège de prurit, comme le bouton de Biskra ; d'autres occasionnent des douleurs vives, comme le cancroïde ; d'autres sont indolents, et leur indolence est précisément un de leurs caractères essentiels ; c'est ce que vous observez dans la syphilis ; d'autres sont caractérisés par une anesthésie absolue, ce sont ceux de la lèpre.

Anatomie pathologique des tubercules.

L'anatomie pathologique des tubercules est également très différente suivant la maladie qui leur a donné naissance; cependant on peut dire, d'une manière générale, que le tubercule cutané est formé par une prolifération embryonnaire, une néoplasie conjonctive, qui occupe les papilles, la partie superficielle et même la profondeur du derme.

La terminaison spontanée des tubercules, quand ils ne sont pas irrités et qu'ils sont abandonnés à leur évolution naturelle, présente aussi une grande diversité. Les uns sont indéfiniment stationnaires ou s'accroissent progressivement sans changement notable d'aspect; tels sont, par exemple, les tubercules du molluscum ou ceux du xantélasma. Je vous parlerai tout à l'heure de ces maladies. Les autres s'affaissent sans laisser de trace ; c'est le cas d'un certain nombre de tubercules syphilitiques. D'autres, au contraire, après leur résorption, laissent une dépression cicatricielle ; c'est le cas de la plupart des tubercules d'origine syphilitique. D'autres s'ulcèrent, et, à la suite de l'ulcération, vous voyez une croûte plus ou moins persistante, comme dans le bouton de Biskra. D'autres, enfin, suppurent et laissent à leur suite une induration quelquefois très prolongée ; c'est le cas du furoncle.

Évolution des tubercules.

Vous voyez, Messieurs, par cet exposé sommaire, combien la pathologie générale des tubercules est difficile à faire ; cela tient à ce que la dénomination de tubercule est très étendue, mal délimitée, peu précise.

Les principales affections tuberculeuses, qui constituent des types de tubercules, sont le lupus, le cancroïde, la syphilide tuberculeuse et la lèpre. Je comprendrai également, dans la classe des tubercules, la kéloïde, le xantélasma, le molluscum, le bouton de Biskra, le mycosis fongoïde et les gommes, toutes affections formées par des nodosités, qui constituent le caractère essentiel du tubercule cutané.

Affections tuberculeuses.

Je ferai même rentrer dans les tubercules des affections suppuratives comme le furoncle, qui commence par une induration inflammatoire de forme tuberculeuse, et qui laisse à sa suite une induration souvent persistante, qui a l'aspect d'un tubercule.

Séméiologie du tubercule.

Passons en revue maintenant les principales affections cutanées, dont la lésion élémentaire est constituée par un tubercule. En premier lieu, nous avons à examiner les tubercules de la tuberculose cutanée.

Tuberculose cutanée.

Les tubercules de la *tuberculose*, prise dans son sens de maladie générale, causée par le bacille de Koch, étaient décrits autrefois sous le nom de scrofulides. C'est cette dénomination que vous trouverez dans les anciens auteurs, dans Bazin, notamment, et dans Hardy.

Lupus tuberculeux.

Ils comprennent, en première ligne, le *lupus tuberculeux* ou vulgaire. Les tubercules du lupus sont des élevures plus ou moins saillantes, d'une coloration rouge foncé, parfois un peu livide, ne présentant pas de démangeaisons et offrant à leur surface une desquamation légère. Ces tubercules lupiques sont quelquefois isolés ; mais, le plus souvent, ils sont, au contraire, agglomérés en masses, qui présentent un aspect d'un rouge vineux. Ce qui caractérise spécialement ces tubercules du lupus, c'est leur tendance très rapide à l'ulcération.

Tubercule anatomique.

Parmi les autres tubercules dépendant de la tuberculose cutanée, il y en a un que vous connaissez tous, c'est le *tubercule anatomique*. Il est prouvé aujourd'hui que le tubercule anatomique résulte de l'inoculation du bacille tuberculeux dans la peau. Ce tubercule siège aux points qui sont exposés aux piqûres anatomiques, c'est-à-dire particulièrement aux mains ; il débute soit par une petite ulcération superficielle, soit par une vésicule ou une papule.

Quel qu'ait été le début de la lésion, celle-ci ne tarde pas à se recouvrir d'une croûte, au-dessous de laquelle vous trouvez une surface ulcérée, saignante, papillomateuse. La croûte se reforme, de sorte qu'au bout d'un certain temps la lésion a l'aspect d'un papillome croûteux. L'inflammation peut se propager aux lymphatiques et aux ganglions correspondants, et, dans la plupart des cas, vous observez des engorgements ganglionnaires.

Tuberculose verruqueuse.

A côté du tubercule anatomique, il faut placer un autre tubercule, de nature tuberculeuse, qui présente la plus grande analogie de structure avec lui : c'est une affection à laquelle deux auteurs allemands, Riehl et Paltauf, ont donné le nom de *tuberculose verruqueuse de la peau*. Cette affection est constituée par de petits tubercules papillomateux et croûteux, présentant le même aspect que le tubercule anatomique ; ces tubercules sont entourés quelquefois de pustules et de croûtelles, et présentent une zone érythémateuse à leur périphérie.

Gomme tuberculeuse.

C'est encore parmi les tubercules de la tuberculose (et ce pléonasme n'en est pas un, car les deux mots ont un sens différent) qu'il faut ranger les *gommes cutanées*, ce qu'on appelait autrefois les *gommes scrofuleuses ;* ce sont des nodosités occupant le derme ou l'hypoderme, et dont la nature tuberculeuse est aujourd'hui démontrée.

Ces gommes, qui se rapprochent, par leur forme, des gommes syphilitiques, sont plus ou moins volumineuses, plus ou moins profondes. Elles sont peu douloureuses, donnent peu de réaction générale, mais ont une grande tendance au ramollissement et à la suppuration. Les nodosités gommeuses suppurées, dermiques ou hypodermiques, s'ouvrent à la surface de la peau et laissent une ulcération plus ou moins étendue et à bords décollés.

Syphilide tuberculeuse.

La *syphilis*, comme vous le savez, donne lieu très fréquemment à des tubercules cutanés, à des nodosités ou à des tubérosités de la peau. Les tubercules syphilitiques ne sont pas acuminés et saillants, mais aplatis ; ils présentent non pas une coloration rouge, et rouge livide, comme le lupus, mais une coloration sombre, d'un rouge un peu cuivré ; ils sont couverts de squames grisâtres, et entourés parfois de ce décollement épidermique connu sous le nom de collerette de Biett.

Le caractère de ces tubercules, c'est de ne pas tendre à l'ulcération, c'est de se terminer par affaissement et par résolution.

Gommes syphilitiques.

La syphilis peut donner lieu à d'autres tubérosités de la peau : ce sont les gommes. Les *gommes syphilitiques*, qui sont bien connues, dont vous avez vu certainement des exemples, se présentent sous l'aspect de nodosités plus ou moins profondes, qui se ramollissent et s'ouvrent comme les gommes tuberculeuses, mais donnent lieu à une ulcération dont les caractères sont différents de ceux de l'ulcération tuberculeuse. Les ulcérations syphilitiques sont taillées à pic et recouvertes d'un liquide plus particulièrement visqueux.

Cancer cutané.

Le *cancer de la peau* est constitué également par des tubercules. Vous avez tous vu, dans les services de chirurgie, les grosses masses cancéreuses qui constituent le cancer du sein, par exemple. Dans la plupart des cas, vous avez observé de petits tubercules douloureux, aplatis, qui siègent autour de la tumeur principale, et vous avez entendu dire que c'étaient des tubercules cancéreux de la peau. C'est, en effet, sous cet aspect que se présentent ces tubercules, qui sont remarquables par leur marche envahissante très rapide, par les douleurs très vives qu'ils occasionnent, douleurs qui ont un caractère lancinant tout à fait caractéristique. Les tubercules du cancer s'ulcèrent très rapidement, et sont toujours accompagnés d'engorgement ganglionnaire.

Épithélioma de la peau.

Les tubercules du *cancroïde* ou de l'épithélioma cutané, qu'on appelait autrefois : *Noli me tangere*, présentent le même aspect que ceux du cancer proprement dit. Les tubercules du cancroïde, comme ceux du cancer, sont douloureux et saignants ; ils s'ulcèrent aussi facilement ; l'ulcération ainsi produite s'étend progressivement et peut devenir parfois très large.

J'ai rattaché aux tubercules, comme je vous l'ai dit, d'autres lésions tubéreuses de la peau et, notamment, la *kéloïde*.

Qu'appelle-t-on kéloïde? Vous savez que les cicatrices laissent souvent à leur suite une petite tumeur irrégulière et saillante : c'est ce qu'on appelle la kéloïde cicatricielle. Mais il y a aussi des kéloïdes qu'on appelle *spontanées*, non pas qu'en réalité celles-ci elles-mêmes soient toujours vraiment spontanées, car souvent à l'origine vous trouvez une petite lésion de la peau ; mais, enfin, c'est une lésion minime, qui a pu passer inaperçue ; ce n'est pas une ulcération. Quoi qu'il en soit, quelle que soit leur origine, les kéloïdes se présentent sous l'aspect de tubercules blancs ou rouges, ce qui fait que Bazin les a divisées en deux groupes : les kéloïdes blanches et les kéloïdes rouges. Ces tubercules sont quelquefois arrondis, mais le plus souvent allongés et irréguliers. Leur siège de prédilection est la partie antérieure de la poitrine, la région sternale. Kéloïde.

La *lèpre* donne lieu aussi à des tubercules. La lésion élémentaire de la lèpre est un tubercule qui présente des caractères spéciaux. Les tubercules lépreux sont étalés, confluents, pressés les uns à côté des autres, accompagnés d'induration et d'épaississement de la peau, non seulement de la peau sur laquelle ils siègent, mais des téguments périphériques. Ils sont d'une couleur un peu rougeâtre, plutôt bistre, et ils présentent ce caractère pathognomonique d'être absolument insensibles. Lèpre.

Il est une autre variété de tubercules de la peau qui présentent une marche très lente, dont l'aspect est indéfiniment stationnaire : ce sont ces tubercules qui appartiennent à la maladie décrite sous le nom de *xan-* Xantélasma.

télasma ou xanthoma. Le xantélasma existe quelquefois à l'état isolé ; dans d'autres cas, au contraire, il accompagne l'ictère, de sorte que, dans les hôpitaux, généralement, vous observez ces tubercules sur des malades qui présentent un ictère chronique, par exemple dans des cas de cirrhose hypertrophique ou de lithiase biliaire.

Les tubercules du xantélasma ont une coloration particulière: ils sont jaunes ou bruns, disent les auteurs ; en réalité, ils sont le plus souvent d'une couleur jaune chamois, tout à fait caractéristique. Habituellement, ils sont saillants, quoique aplatis ; dans d'autres cas, ils sont constitués par de simples taches peu saillantes.

Leur siège de prédilection est sur les paupières, les mains, les organes génitaux. Ceux-ci sont rarement épargnés : si vous voyez un malade présentant du xantélasma sur les paupières et les mains, examinez les organes génitaux, et vous verrez des tubercules de même aspect.

Acné varioliforme.

L'*acné*, que je vous ai dit être une maladie des glandes sébacées, donne quelquefois lieu à des tubercules. Ces tubercules, que je rattache à l'acné, car ils sont dus à une lésion des glandes sébacées, constituent l'affection décrite sous le nom d'*acné varioliforme* ou *molluscum contagiosum*. Ce sont de petits tubercules saillants, arrondis, blanchâtres, présentant ce caractère, tout à fait spécial, d'être ombiliqués à leur partie centrale, absolument comme une pustule de variole, différant beaucoup des pustules, bien entendu, en ce que leur saillie est dure et résistante. Le molluscum contagiosum est dû à une altération spéciale des glandes sébacées.

Molluscum fibreux.

A côté du molluscum contagiosum, il faut placer le *molluscum vrai*, tout à fait différent du précédent, comme forme et comme nature. Celui-ci est décrit dans les ouvrages sous le nom de *fibrome molluscum*.

Il est sessile ou pédiculé ; quand il est sessile, il est constitué par une petite élevure tuberculeuse, saillante à la surface de la peau ; ce sont ces molluscums sessiles dont les pédicules s'allongent de plus en plus et qui finissent par former les molluscums pédiculés. Le molluscum fibreux est mou et flasque; il présente quelquefois un tel volume qu'on doit le ranger parmi les tumeurs.

J'ai à vous parler maintenant d'une autre variété de tubercules, appartenant à une maladie observée en Afrique, que les médecins militaires ont étudiée dans ce pays, et qui est connue sous le nom de *bouton de Biskra*. C'est la même affection que celle qui a été décrite sous le nom de bouton d'Alep et de bouton du Nil ; c'est la même lésion, ce qui fait que certains auteurs ont proposé, pour désigner ces tubercules, la dénomination commune de bouton d'Orient. Bouton de Biskra.

Le bouton de Biskra, qu'il faut prendre pour type, car c'est celui que nous connaissons le mieux, ce sont le plus souvent des malades venant d'Afrique que nous en voyons atteints, ce bouton de Biskra siège sur les parties découvertes, surtout au visage. Il a une durée limitée de huit mois ou un an ; c'est pourquoi les Arabes l'appellent bouton d'un an. Il est formé par un tubercule qui occasionne des démangeaisons assez vives, ne tarde pas à s'ulcérer et se recouvre d'une croûte ; la croûte tombe et laisse une cicatrice brunâtre indélébile.

Il y a une autre maladie qui donne lieu à des élevures tuberculeuses de la peau, élevures qui deviennent de véritables tumeurs : c'est la dermatose décrite sous le nom de *mycosis fongoïde*. Le mycosis est caractérisé par des nodosités moins consistantes que les tubercules précédents ; ce sont des nodosités molles, présentant une couleur caractéristique, tantôt d'un rouge vif, tantôt rosée. L'apparition de ces tubercules est, d'ailleurs, précédée de taches érythémateuses. Les tubercules du Mycosis fongoïde.

mycosis sont mous, globuleux, et atteignent quelquefois de grandes dimensions; quelques-uns se résorbent sans ulcération, les autres s'ulcèrent.

Furoncle.

Enfin, j'ai rangé également parmi les affections tuberculeuses une lésion suppurative de la peau, le *furoncle.* Vous connaissez tous cette affection ; je n'ai pas à la décrire. Je vous dirai seulement que les furoncles sont des nodosités de forme tuberculeuse, nodosités inflammatoires, reposant sur une base dure et se terminant par suppuration. Une fois que le bourbillon est sorti, l'ulcération se cicatrise; mais le furoncle laisse, à sa suite, une induration qui persiste quelquefois pendant longtemps.

Telles sont, Messieurs, les principales maladies dont la lésion élémentaire est constituée par un tubercule; tels sont les principaux caractères séméiologiques des tubercules cutanés. J'arrive maintenant à la dernière lésion élémentaire, c'est-à-dire aux squames.

Squames.

Morphologie et anatomie-pathologique.

Les *squames* sont des écailles épidermiques plus ou moins larges : voilà une définition générale très simple et très exacte. Quand ces écailles sont très fines, on dit que les squames sont furfuracées, c'est-à-dire qu'elles ressemblent à du son.

Les squames sont plus ou moins adhérentes à la surface sous-jacente; celle-ci est blanche ou rouge, suivant qu'il y a eu des phénomènes inflammatoires ou non.

Ordinairement les squames sont dues à un processus irritatif de la peau; elles résultent de la prolifération exagérée des cellules de l'épiderme, accompagnée d'un trouble de la kératinisation, ce qui fait que les cellules sont incessamment soulevées et desquament, sans avoir eu le temps de se stratifier et de constituer le revêtement corné de l'épiderme normal.

Squames consécutives.

Le plus souvent, elles sont consécutives à d'autres lésions élémentaires de la peau, et vous avez vu qu'on observait une desquamation épidermique à la suite de toutes les taches érythémateuses, après les fièvres éruptives, par exemple. Vous avez vu que les autres lésions, comme les papules et les tubercules, pouvaient également se recouvrir de squames et que les lésions humides, les vésicules et les pustules, se terminaient aussi par desquamation. A la suite des bulles, les squames sont quelquefois très larges, comme dans le *pemphigus foliacé*, où elles présentent une odeur caractéristique, rappelant celle de la souris. Mais, dans d'autres cas, la squame est primitive, de sorte qu'à côté des lésions squameuses secondaires, il faut admettre une lésion élémentaire de la peau, primitive et protopathique, caractérisée par des squames.

Lésions squameuses primitives.

Le type de ces affections squameuses primitives est l'*ichthyose*. Vous connaissez tous certainement cette affection, car c'est une difformité de la peau très fréquente, qui est caractérisée par la présence, à la surface cutanée, d'écailles épidermiques incessamment renouvelées. C'est donc une difformité de la peau, et, à ce titre, c'est une affection congénitale, qui ne présente aucun caractère inflammatoire. Les squames de l'ichthyose sont blanches, le plus souvent, et ont ce caractère de ne pas être imbriquées; l'épiderme semble simplement craquelé, et les écailles sont juxtaposées, sans être superposées les unes au-dessus des autres.

Ichthyose.

Parmi les autres affections squameuses, j'ai à vous mentionner les diverses espèces de *pityriasis*, et, d'abord, ce qu'on appelait autrefois le *pityriasis simplex*. Celui-ci a été rattaché, par beaucoup d'auteurs, soit à l'eczéma sec, soit à la séborrhée sèche; mais il demande à être décrit séparément comme lésion élémentaire. Les squames du pityriasis simplex sont petites et constituent, sur la figure, la *dartre farineuse;* au cuir chevelu les mêmes squames peuvent exister, et donnent lieu à des démangeaisons très vives.

Pityriasis simplex.

Séborrhée croûteuse.

A côté de ces squames sèches, il y en a d'autres molles, graisseuses, peu consistantes, s'écrasant facilement sous le doigt et facilement soulevées par l'ongle : ce sont les squames de la maladie connue sous le nom de *séborrhée croûteuse*. Les squames, observées dans cette maladie, résultent de la concrétion de la matière sébacée à la surface de la peau.

Pityriasis rubra. Dermatite exfoliatrice.

Le pityriasis simplex est constitué par des squames reposant sur un fond blanc ou rosé, suivant les cas. Dans une autre forme, les squames reposent sur un fond rouge foncé, et caractérisent le *pityriasis rubra* et la *dermatite exfoliatrice*. Dans ce pityriasis rubra, la peau présente une rougeur généralisée, d'apparence scarlatiniforme, se recouvrant de squames qui se renouvellent abondamment.

Pityriasis rosé.

Il y a encore un autre pityriasis, c'est le *pityriasis rosé*. Cette dénomination appartient à Gibert ; cette affection a reçu d'autres noms et, notamment, le nom de roséole squameuse, pour rappeler que l'affection a l'apparence d'un érythème couvert de squames abondantes, et le pityriasis diffère précisément de la roséole en ce que les squames sont plus abondantes. Le pityriasis rosé est une éruption généralisée, pseudo-exanthématique. La peau, au-dessous des squames, présente un aspect rosé tout à fait caractéristique, d'où le nom de pityriasis rosé. Les squames sont furfuracées et reposent sur des taches, qui offrent deux aspects différents : les unes sont arrondies, circinées ; les autres sont également arrondies, mais uniformément rouges, au centre comme à la périphérie ; d'où les deux variétés de pityriasis rosé de Gibert, décrites, l'une, sous le nom de pityriasis circinata, l'autre, sous celui de pityriasis maculata.

Psoriasis.

Enfin, j'arrive à une affection squameuse très fréquente, le *psoriasis*. Celui-ci n'est pas uniquement une affection squameuse, c'est une affection papulo-squameuse. Quand vous examinez un psoriasis, vous voyez que les squames sont épaisses, blanchâtres, micacées; mais, si vous grattez les squames, vous constatez qu'elles reposent sur une sorte d'élevure papuleuse rouge, saignant facilement. Le psoriasis est donc une éruption papuleuse qui se recouvre de squames; mais, comme les squames sont prédominantes, on doit ranger cette affection parmi les lésions squameuses.

Les squames psoriasiques typiques ont été comparées à des taches de bougie, en raison de leur coloration. Quelquefois, les papules squameuses sont isolées et constituent le *psoriasis guttata*. Dans d'autres cas, au contraire, les squames sont confluentes et groupées sous forme de placards plus ou moins étendus. Certaines plaques sont circinées, et cette apparence tient à ce que la lésion guérit au centre, à mesure qu'elle se développe à la périphérie.

La syphilis donne également lieu, en dehors de la desquamation consécutive, à une lésion squameuse primitive, siégeant à la paume des mains et à la plante des pieds, et qu'on appelle la syphilide plantaire et palmaire. Cette syphilide n'est pas, à proprement parler, une lésion de la période secondaire, mais de la période de transition, que vous observez entre la période secondaire et la période tertiaire. Les squames sont grisâtres, détachées sur leurs bords sous forme de collerette de Biett.

Syphilide squameuse primitive.

Il y a enfin, Messieurs, des *squames de cause externe*. C'est ainsi que vous pouvez observer la desquamation de la peau à la suite des irritations cutanées de toutes sortes, à la suite du frottement prolongé, par exemple.

Squames dues aux irritations cutanées.

Les parasites qui vivent à la surface de la peau donnent lieu aussi à des lésions squameuses.

Squames parasitaires.

A propos des taches pigmentaires je vous ai déjà signalé le *pityriasis versicolor*, affection caractérisée

Pityriasis versicolor.

par des taches qui présentent une couleur café au lait; eh bien! ces taches sont constituées par des squames épidermiques, renfermant les spores et le mycélium d'un champignon parasite, le microsporon furfur.

Pityriasis alba trichophytique.

La teigne tondante, déterminée par le trichophyton tonsurans, donne lieu, à une période de son évolution, à un aspect pityriasique, désigné sous le nom de *pityriasis alba* trichophytique. C'est le second degré de la teigne tonsurante.

Lésions élémentaires secondaires.

Telles sont, Messieurs, les lésions élémentaires primitives de la peau. J'ai maintenant un mot à vous dire des *lésions élémentaires secondaires*.

Les lésions élémentaires secondaires de la peau sont au nombre de trois principales; ce sont: les excoriations et les ulcérations, les croûtes et les cicatrices.

Certaines des lésions élémentaires, que je vous ai décrites précédemment comme des lésions élémentaires primitives, sont quelquefois secondaires; c'est ainsi que vous avez vu que les pustules du sycosis laissaient à leur suite des indurations tuberculeuses de la peau; c'est ainsi que les squames sont souvent des lésions secondaires, tout en étant parfois aussi des lésions primitives; vous les observez à la suite des érythèmes, des papules, des vésicules, etc. Mais les lésions secondaires que nous allons étudier maintenant, les excoriations et les ulcérations, les croûtes, les cicatrices, sont uniquement et toujours secondaires.

Excoriations.

Examinons d'abord les *excoriations*. On donne le nom d'excoriations à de petites pertes de substance superficielles, épidermiques, n'atteignant pas le derme. Ces excoriations superficielles se recouvrent d'une croûte mince, qui tombe et ne laisse pas de cicatrice, de sorte qu'il y a trois caractères des excoriations: elles sont superficielles, elles sont épidermiques, elles ne laissent pas de cicatrices. Ces excoriations succèdent particulièrement aux vésicules, aux bulles et aux pustules psydraciées de l'impétigo.

Les *ulcérations* sont, au contraire, plus profondes; elles ne sont pas seulement épidermiques ; elles atteignent le derme, et même la profondeur du derme, et parfois le tissu cellulaire sous-cutané. Elles sont plus ou moins profondes, quelquefois irrégulièrement étendues en surface, et reçoivent alors le nom de serpigineuses. Elles présentent une surface purulente, quelquefois sanguinolente, et se recouvrent d'une croûte épaisse qui, après sa chute, laisse une cicatrice indélébile. Elles sont donc bien différentes des excoriations, qui ne laissent pas de cicatrices. Ulcérations.

Ces ulcérations succèdent aux pustules phlysaciées de la variole, de l'ecthyma et du rupia.

Les ulcérations, d'une façon générale, présentent peu de caractères, qui permettent de les distinguer les unes des autres ; cependant il y a certaines ulcérations qui possèdent des caractères particuliers, dépendant uniquement de la nature de la maladie, et quelle que soit la forme de la lésion élémentaire qui leur a donné naissance : ce sont celles de la tuberculose, de la syphilis, de la lèpre, du cancer et du mycosis fongoïde, surtout celles de la tuberculose et de la syphilis.

Quelle qu'ait été la nature de la lésion élémentaire qui leur a donné naissance, les *ulcérations tuberculeuses*, ou scrofuleuses, présentent des caractères spéciaux ; ce sont des ulcérations dont les bords sont amincis, décollés et saignants, qui présentent une coloration d'un rouge lie de vin, dont la surface est couverte de fongosités, et qui laissent à leur suite une cicatrice déprimée, violacée, irrégulière, à tendance kéloïdienne. Ulcérations tuberculeuses.

Les *ulcérations syphilitiques* ont des caractères bien différents et importants à connaître, car, en pratique, c'est presque toujours entre les ulcérations tuberculeuses et les ulcérations syphilitiques que vous aurez Ulcérations syphilitiques.

à faire le diagnostic. Les ulcérations syphilitiques ont leurs bords taillés à pic ou en évidoir; leur surface est sanieuse. De plus, ces ulcérations ont une grande tendance à s'étendre; on a donné à cette tendance extensive rapide le nom de phagédénisme. Enfin, elles laissent après elles une cicatrice pigmentée, régulière et plate, et non pas une cicatrice irrégulière, comme celles de la tuberculose cutanée.

Ulcérations de la lèpre, du cancer, du mycosis.

La *lèpre* donne lieu à des ulcérations blafardes, saignantes ou ichoreuses.

Les *ulcérations cancéreuses* ont des bords irréguliers, saillants et indurés. Leur surface est couverte de bourgeons charnus, mollasses, et saignant facilement; elles sont habituellement le siège de douleurs assez vives.

Dans le *mycosis*, les ulcérations sont quelquefois très profondes et très étendues; elles présentent des bords décollés et irréguliers, sans tendance à la cicatrisation.

Fissures.

Il faut rattacher aux ulcérations une forme particulière de lésions de la peau, connues sous le nom de *fissures* ou de *rhagades*. Les fissures, ou rhagades, sont des pertes de substance linéaire de la peau; elles siègent particulièrement au niveau des plis cutanés. Ce sont des ulcérations indurées extrêmement douloureuses, et vous en avez un exemple dans la *fissure à l'anus*, qui cause des douleurs intolérables.

Fissure à l'anus.

Chancre fissurique.

Les fissures sont observées dans un certain nombre de cas; c'est ainsi que le *chancre* peut prendre quelquefois un aspect fissurique, particulièrement lorsqu'il siège à l'anus; d'autres lésions syphilitiques, les plaques muqueuses, quand elles siègent aux commissures labiales, peuvent également prendre le caractère fissurique. Le psoriasis des plis articulaires, des lèvres, de l'anus et de mamelon, peut donner lieu aussi à des fissures secondaires, quelquefois très douloureuses.

Croûtes.

La seconde lésion élémentaire secondaire est constituée par les *croûtes*. Les croûtes sont des concrétions résultant de l'exsudation qui se fait à la surface des ulcérations. La forme des croûtes, leur couleur, leurs dimensions, leur épaisseur sont très variables, et on ne peut pas donner de règle fixe à cet égard. Les unes sont confluentes, les autres isolées, suivant que la lésion élémentaire, qui a donné naissance à la croûte, est elle-même confluente ou isolée.

Au-dessous des croûtes, vous voyez une mince couche d'exsudat dont la concrétion a précisément servi à former la croûte ; cet exsudat est tantôt séreux, tantôt purulent, tantôt séro-sanguinolent, comme, par exemple, dans l'ecthyma et le rupia. Quand la croûte tombe, au-dessous d'elle il y a une cicatrice.

La croûte succède à d'autres lésions élémentaires de la peau, particulièrement aux vésicules, aux pustules, aux papules et aux tubercules ulcérés. Les maladies dans lesquelles vous observez des croûtes sont nombreuses.

Croûtes de l'eczéma et de l'herpès.

Parmi les vésicules, l'eczéma et l'herpès donnent des croûtes. Dans l'*eczéma* suintant et impétigineux, les croûtes sont grisâtres ou jaunâtres, quelquefois sanguinolentes, par suite du grattage. Les vésicules de l'*herpès* se terminent aussi par des croûtes jaunâtres, quelquefois rouges et sanguinolentes, pour la même raison que les précédentes.

Croûtes melliformes de l'impétigo.

Les pustules donnent également lieu à des croûtes ; l'*impétigo* est caractérisé par des croûtes jaunâtres, melliformes, molles, quelquefois étendues en nappe, comme dans l'impétigo larvalis. Ce sont ces croûtes qui ont fait donner à la maladie, par Alibert, le nom de *mélitagre*.

Au contraire, les croûtes de l'*ecthyma* ne sont plus jaunâtres, mais brunâtres, épaisses, irrégulières, stratifiées et profondément enchâssées dans le derme.

Croûtes de la tuberculose cutanée.

Les lésions ulcéreuses de la *tuberculose* ou de la scrofule, comme on disait autrefois, se couvrent aussi de croûtes molles, jaunâtres, peu adhérentes ; les bords qui les entourent, les bords des téguments voisins sont épais et violacés, bien différents d'aspect des lésions syphilitiques.

Croûtes syphilitiques.

Dans la *syphilis*, les croûtes sont brunes, noirâtres, stratifiées, présentant l'aspect d'une écaille d'huître, à laquelle on les a comparées souvent ; elles sont épaisses, très adhérentes ; elles sont entourées d'un liseré cuivré qui est caractéristique des lésions syphilitiques.

Croûtes de la séborrhée.

Il est une autre variété de croûtes, qui ne reposent pas sur une ulcération, ce sont les croûtes de la *séborrhée*. Cette maladie est produite par un trouble de la sécrétion des glandes cutanées ; elle est caractérisée par des croûtes molles, malléables, graisseuses, grisâtres, reposant sur un fond rouge, mais non ulcéré, sur lequel on peut voir les orifices des glandes sébacées dilatés et béants ; on trouve parfois sur les bords un peu de matière sébacée non concrétée.

Croûtes faviques.

Une autre variété spéciale de croûtes, qui ne succèdent pas à des ulcérations, est la croûte parasitaire du *favus*. Le favus est une maladie du cuir chevelu, une teigne qui est due à un parasite appelé *achorion Schœnleinii*. L'accumulation des parasites donne lieu à des croûtes jaunâtres, d'un jaune soufre tout à fait caractéristique, présentant aussi une odeur spéciale, qui rappelle celle de la souris, et qui est bien connue des dermatologistes. Le favus est parfois disséminé ; il est alors constitué par de petites croûtes arrondies, déprimées en cupule à leur partie centrale, présentant la forme de godets, qu'on appelle des godets faviques. On a donné à cette forme le nom de favus urcéolaire. Ces godets sont isolés ; quand, au contraire, les lésions faviques sont agglomérées, les croûtes deviennent confluentes ; elles sont très épaisses et très larges et constituent le favus squarrheux. Ces croûtes ne sont pas formées par les cellules épidermiques, mais surtout par les parasites de la teigne.

Telles sont, Messieurs, les principales variétés de croûtes, et tels sont les caractères qui servent à les distinguer les unes des autres.

J'arrive aux dernières lésions de la peau, aux cicatrices.

Les *cicatrices* sont formées par un tissu conjonctif nouveau, destiné à réparer la perte de substances produite par les ulcérations. Cicatrices.

La forme et la couleur des cicatrices sont variables. Les cicatrices peuvent évoluer de plusieurs façons : généralement, au bout d'un certain temps, la lésion cicatricielle s'atrophie, s'affaisse, diminue de volume. Dans d'autres cas, la cicatrice s'hypertrophie, forme une kéloïde. Dans d'autres cas, enfin, la cicatrice persiste indéfiniment, s'indure en présentant la rétractilité spéciale au tissu conjonctif fibreux ; vous avez le type de ces cicatrices fibreuses, rétractées, irrégulières, à la suite des brûlures. De sorte que l'évolution générale des cicatrices peut présenter trois cas : ou bien l'affaissement et la diminution, ou bien l'hypertrophie kéloïdienne, ou enfin la persistance indéfinie avec rétraction. Kéloïdes cicatricielles.

Les cicatrices succèdent surtout aux pustules et aux nodosités suppurées de la peau. Dans la plupart des cas, ces cicatrices ne présentent pas de caractères spéciaux; cependant, contrairement à l'opinion d'Hebra, qui prétend que jamais les cicatrices ne sont caractéristiques, certaines cicatrices sont véritablement pathognomoniques, notamment les cicatrices de la scrofule et de la syphilis.

Les cicatrices de la *scrofule*, ou de la *tuberculose*, sont épaisses, irrégulières, avec des brides périphériques ; elles sont d'une coloration livide ou violacée. Au contraire, les cicatrices de la *syphilis* sont régulières, déprimées, minces, lisses, présentant une coloration brunâtre, une pigmentation cuivrée caractéristique, et

Cicatrices de la tuberculose.

Cicatrices de la syphilis.

vous savez, car je vous l'ai déjà dit plusieurs fois, que cette pigmentation s'efface avec le temps et que la dépigmentation va du centre à la périphérie, de sorte qu'au bout d'un certain temps, les cicatrices sont blanches au centre et restent entourées d'une auréole brunâtre.

Cette pigmentation, qui est ordinairement caractéristique, n'est cependant pas exclusivement liée à l'existence de la syphilis; il importe que vous connaissiez cette particularité. Ainsi, parmi les cicatrices pigmentées, il y en a une très fréquente, celle qui succède aux *ulcères variqueux;* mais vous ne confondrez pas ces cicatrices avec les précédentes, car ce sont des cicatrices larges, profondes, irrégulières et ne présentant pas la forme arrondie et régulière des cicatrices syphilitiques.

Cicatrices des ulcères variqueux.

Cicatrices de la lèpre.

Les cicatrices, qui succèdent aux ulcérations de la *lèpre*, possèdent également des caractères spéciaux; ce sont des cicatrices déprimées, irrégulières, couvertes de tractus et de brides fibreuses, et présentant surtout ce caractère d'être absolument insensibles au toucher.

Hypertrophies et atrophies.

Messieurs, certaines lésions cutanées ne rentrent pas dans les classes précédentes, je dois vous en dire un mot : ce sont les hypertrophies et les atrophies, sur lesquelles je serai très bref.

Hypertrophies épidermiques.

Parmi les *hypertrophies*, les plus fréquentes sont les hypertrophies épidermo-papillaires, qui constituent les *cors* et les *verrues*. D'autres hypertrophies sont exclusivement papillaires : ce sont les végétations, les *condylomes*, comme on dit en langage dermatologique. Vous connaissez tous ces végétations.

Végétations.

Dans d'autres cas, c'est la totalité du derme qui est hypertrophiée. Cette maladie curieuse, qui est connue sous le nom d'*éléphantiasis des Arabes*, est constituée par une hypertrophie considérable du derme.

Éléphantiasis des Arabes.

Scléro-dermie.

Au contraire, vous pouvez observer des atrophies de

la peau, par exemple l'atrophie scléreuse qui caractérise la *sclérodermie*, et qui fait que le derme présente une consistance particulière.

Enfin, parmi les atrophies localisées, je vous signalerai les atrophies de la peau, qui succèdent aux plaques de la pelade ; cette affection laisse à sa suite une sorte de dépression atrophique des régions atteintes.

Telles sont, Messieurs, les lésions élémentaires, primitives ou secondaires de la peau, dans lesquelles vous pouvez ranger toutes les affections cutanées. Ces lésions élémentaires sont très importantes à connaître, car ce sont elles surtout qui vous permettront d'établir votre diagnostic. C'est la lésion élémentaire qu'il faut, tout d'abord, reconnaître et spécifier dans la détermination d'une maladie de la peau.

Cette étude générale des lésions élémentaires m'a permis de jeter avec vous une sorte de coup d'œil d'ensemble sur les lésions cutanées et de vous familiariser avec les dénominations, quelquefois un peu spéciales, de la dermatologie. Nous aborderons dans la prochaine leçon l'étude des maladies de la peau considérées en particulier.

CINQUIÈME ET SIXIÈME LEÇONS

ÉRYTHÈMES

ÉRYTHÈME POLYMORPHE ET ÉRYTHÈME SCARLATINIFORME

SOMMAIRE. — Définition ; Morphologie générale, variétés, causes et classification des érythèmes.

Érythème polymorphe. — Nature de la maladie. Causes. Récidives. Symptômes : Prodromes. Éruption ; formes sèches (taches, papules et tubercules) ; forme humide vésico-bulleuse ; éruption sur les muqueuses. — Érythème noueux ; symptômes généraux et éruption.
Complications de l'érythème polymorphe : Complications articulaires et viscérales.
Diagnostic des diverses formes.
Anatomie pathologique.
Traitement.
Hydroa. — Description symptomatique. — Hydroa des muqueuses.
Diagnostic. — Traitement.
Érythème induré chronique. — Description et diagnostic. — Traitement.

Érythème scarlatiniforme. — Indépendance nosologique de cette affection.
Synonymie.
Prodromes. — Éruption. — Forme exsudative. — Éruption sur les muqueuses. — Symptômes fonctionnels.
Rechutes et récidives.
Anatomie pathologique.
Étiologie.
Traitement.
Diagnostic.

MESSIEURS,

Définition des érythèmes.

Nous commençons aujourd'hui la pathologie spéciale de la peau par l'étude des érythèmes.

Les érythèmes sont des dermatoses généralement à marche aiguë, caractérisées par des taches roses ou rouges, de formes et de dimensions variables, localisées ou généralisées, taches s'effaçant momentanément sous la pression du doigt, surmontées parfois d'élevures papuliformes ou tubéreuses, de vésicules ou de bulles, et dont la terminaison spontanée se fait par desquamation.

Cette définition est un peu longue, mais il est nécessaire qu'elle comprenne tous les caractères que l'érythème peut présenter.

Morphologie générale et variétés des érythèmes.

Un mot maintenant de la morphologie générale des érythèmes. L'aspect, la forme et l'étendue des taches ont servi à établir les variétés morphologiques des érythèmes. On a décrit :

Un *érythème diffus*, caractérisé par des taches rouges ou roses, mal délimitées, ne présentant aucune saillie, laissant des intervalles de peau saine et occasionnant un léger prurit ;

Un *érythème marginé*, constitué par des plaques arrondies, plus ou moins saillantes, dont les bords sont proéminents et durs au toucher, accompagnées de tension de la peau et de démangeaisons ;

Un *érythème papuleux*, caractérisé par des taches saillantes, papuleuses, d'un rouge vif ;

Un *érythème papulo-tuberculeux*, qui n'est que l'érythème papuleux à un degré plus avancé, dont les taches papuleuses sont plus larges, rouges ou violacées ;

Un *érythème noueux*, qui est constitué par des nouures profondes, des nodosités occupant non seulement le derme, mais quelquefois le tissu cellulaire sous-cutané, siégeant surtout aux jambes, nodosités douloureuses, d'abord rouges, puis passant à leur déclin par toutes les nuances successives de l'*ecchymose*.

On a décrit encore un *érythème circiné*, caractérisé par des cercles rouges, à bords légèrement saillants, laissant au centre une partie de peau complètement saine;

Puis, des *érythèmes humides :*

Un érythème *vésiculeux*, un érythème *bulleux*, érythèmes vésiculeux et bulleux caractérisés par un soulèvement épidermique, occupant le centre ou toute la surface des plaques rouges primitives, et renfermant un liquide plus ou moins abondant.

Une variété de cet érythème vésiculeux et bulleux est l'érythème iris, ou érythème en cocarde ; c'est une sorte de combinaison de l'érythème circiné simple et de l'érythème vésiculeux, c'est-à-dire que les cercles rouges, au lieu d'être durs, saillants, sont couverts de petites vésicules, groupées en cercles et formant des circonférences concentriques autour d'un centre de peau saine. C'est à cette variété qu'il faut rattacher l'hydroa ou herpès iris.

Toutes ces variétés d'érythèmes peuvent exister isolément et aussi être réunies, associées, sur le même sujet. Leur réunion constitue alors l'*érythème polymorphe*, dont nous ferons bientôt une étude détaillée.

Enfin, il y a une autre variété d'érythème, à laquelle on a donné le nom d'*érythème scarlatiniforme* ou scarlatinoïde, qui peut être partielle ou généralisée, et qui est constituée par une rougeur uniforme, semblable à celle de la scarlatine, et suivie de desquamation.

Il y a donc *deux grands types principaux d'érythèmes :* l'érythème polymorphe et ses variétés, et l'érythème scarlatiniforme.

Causes multiples des érythèmes.

Mais, Messieurs, n'oubliez pas que chacun de ces aspects morphologiques n'est pas en rapport avec une cause unique. Des causes multiples et très diverses peuvent produire la même forme éruptive ou plusieurs formes associées. Des érythèmes scarlatiniformes peuvent aussi bien être provoqués par des irritations extérieures et des ingestions médicamenteuses que produits par des maladies infectieuses diverses.

De même, toutes les variétés de l'érythème polymorphe peuvent être réalisées, comme épiphénomène secondaire, par des infections de toutes sortes et par l'absorption de certains médicaments.

C'est ce qui a porté certains auteurs à nier la spécificité de l'érythème polymorphe et de l'érythème scarlatiniforme dans tous les cas, et à considérer chacun de ces types érythémateux comme un syndrôme.

Cette manière de voir n'est pas exacte ; il est impossible de confondre dans une description commune des affections de nature si différente, bien que d'aspect semblable, car l'étiologie doit être la base scientifique de toute classification nosologique.

Or, bien que des causes externes et des irritations cutanées, l'absorption de certains médicaments, la plupart des maladies infectieuses puissent produire des érythèmes scarlatiniformes ou des érythèmes papuleux, vésiculeux, polymorphes, néanmoins, à côté de ces éruptions provoquées, il faut distinguer deux maladies déterminées, qui sont des entités morbides indépendantes : l'érythème polymorphe et l'érythème scarlatiniforme ; ces maladies, je n'ose les appeler idiopathiques, bien que ce terme réponde à ma pensée.

Les éruptions érythémateuses de causes multiples, soit *provoquées directes*, c'est-à-dire dues aux agents extérieurs, soit *pathogénétiques*, c'est-à-dire résultant de l'ingestion des médicaments, soit symptomatiques d'une maladie infectieuse, peuvent revêtir le même aspect que l'érythème polymorphe et l'érythème scarlatiniforme ; mais il n'en reste pas moins vrai que l'érythème polymorphe est une maladie spéciale, et que l'érythème scarlatiniforme est également une maladie *sui generis*. De même, la roséole et la rubéole existent à l'état d'entités morbides spéciales, à côté des roséoles symptomatiques.

Je décrirai donc séparément :

Classification des érythèmes.

1° L'érythème polymorphe et ses variétés ;

2° L'érythème scarlatiniforme, auquel il faut donner une autre qualification, qu'il faut appeler également *récidivant*, car c'est un des caractères essentiels de la maladie ;

3° Les érythèmes symptomatiques infectieux ;

4° Les érythèmes pathogénétiques, auxquels je rattacherai toutes les éruptions produites par les ingestions médicamenteuses ;

5° Les érythèmes de cause externe, dus aux irritations de la peau ;

6° Enfin, nous étudierons les *érythèmes de cause nerveuse*, qui constituent une classe à part, qui présentent des degrés très différents, pouvant aller depuis la rougeur à peine sensible de la roséole pudique, jusqu'à ces troubles trophiques de la peau, qui ont été décrits à la suite des blessures des nerfs.

Érythème polymorphe.

J'aborde immédiatement l'étude de l'érythème polymorphe. Un mot, d'abord, sur la nature de la maladie.

Nature de la maladie.

Vous vous rappelez que je vous ai dit, à plusieurs reprises, que le réseau vasculaire des papilles était l'origine de toutes les hyperémies cutanées ; or, la circulation papillaire est sous la dépendance du système nerveux. L'action prépondérante du système nerveux est évidente dans les troubles vaso-moteurs de la peau, dans cette rougeur subite qui caractérise l'érythème émotif.

L'érythème polymorphe n'échappe pas à cette règle générale, qui régit toutes les congestions et les inflammations de la peau ; de sorte que l'irritant pathogène, producteur de l'érythème, n'agit sur la peau que par l'intermédiaire du système nerveux. C'est ce qui a fait dire à M. Besnier que l'érythème polymorphe était une angio-névrose ; cette qualification peut être conservée, car elle explique bien, en effet, le mode pathogénétique des érythèmes, qui est essentiellement névro-vasculaire.

Mais, quand il s'agit de déterminer la nature de l'agent morbide provocateur de la lésion cutanée, c'est alors que les controverses commencent.

Vous avez vu que l'érythème polymorphe pouvait être déterminé par des causes multiples, infectieuses, pathogénétiques ou autres. D'après M. Besnier, c'est la prédisposition individuelle qui règle la pathogénie des érythèmes et la forme éruptive, de sorte que, pour lui, l'érythème polymorphe n'est pas une affection spécifique, c'est un érythème qui peut reconnaître des causes multiples et diverses les unes des autres.

D'après d'autres dermatologistes, et cette opinion a été soutenue par un certain nombre de bons auteurs, l'érythème polymorphe est une maladie infectieuse spéciale.

Origine rhumatismale.

D'après d'autres enfin, il reconnaît une cause rhumatismale. C'est, d'ailleurs, l'ancienne opinion relative à la nature rhumatismale des érythèmes, opinion fondée sur la coexistence des arthropathies et sur les complications cardiaques et pleurales, que vous observez fréquemment dans le cours de l'érythème polymorphe.

Je me rattacherais, pour mon compte, assez volontiers à cette dernière théorie; il est vrai, d'autre part, que l'érythème polymorphe a toutes les allures d'une maladie infectieuse, mais cet argument, comme le fait remarquer justement M. le professeur Potain, n'a plus aucune valeur, depuis qu'on sait que le rhumatisme articulaire aigu lui-même est une maladie infectieuse.

Conditions étiologiques.

L'érythème polymorphe doit donc être considéré comme une *affection rhumatismale ;* en dehors de cette cause primordiale, les autres notions étiologiques sont peu importantes. On sait seulement que c'est surtout une affection de l'âge adulte, à l'exception de l'érythème noueux, qui est plus fréquent chez les enfants, et de l'érythème marginé, qui serait plus commun chez les vieillards, au dire de Bateman.

Le sexe féminin paraît constituer une prédisposition notable.

Enfin, l'érythème polymorphe s'observe surtout au printemps, puis à l'automne.

Récidives. Voilà toutes les notions étiologiques que je puis vous fournir ; j'ajoute que cet érythème est sujet à récidiver, qu'il récidive souvent chez le même sujet, c'est-à-dire que, la maladie une fois terminée, vous pouvez voir survenir une poussée nouvelle. Dans d'autres cas, l'érythème polymorphe est périodique ; il revient tous les ans, ou après un intervalle de plusieurs années.

Description symptomatique. Prodromes. Arrivons à la *description symptomatique* de cet érythème polymorphe. Le plus souvent, avant l'apparition de l'érythème, vous observez une *période prééruptive*, caractérisée par des prodromes vagues, comme ceux de toutes les maladies infectieuses.

Ces prodromes consistent dans de la fièvre, fièvre qui cesse avec l'éruption, ou, au contraire, augmente ou n'apparaît qu'avec elle, un peu d'embarras gastrique et des troubles gastro-intestinaux plus ou moins prononcés, quelquefois de la diarrhée, des vomissements.

Vous constatez aussi d'autres symptômes qui ne sont que des manifestations concomitantes du rhumatisme : une courbature générale, des mélalgies, des myalgies ou douleurs musculaires, des arthralgies ou douleurs articulaires ; dans quelques cas, un peu de congestion pharyngée et bronchique et, enfin, des arthropathies. Ces arthropathies, quand elles existent, précèdent ordinairement l'éruption, et c'est un argument important en faveur de la nature rhumatismale de la maladie ; d'autres fois, elles coïncident avec l'éruption ; dans des cas plus rares, elles n'apparaissent qu'après l'éruption.

Éruption. Peu de temps après le début de ces prodromes, l'éruption apparaît, et elle se présente sous trois formes :

Une première forme qu'on pourrait appeler la *forme*

sèche, dans laquelle vous constatez simplement des taches rouges érythémateuses, couvertes d'élevures papuleuses et quelquefois tuberculeuses, comprenant donc des taches, des papules et des tubercules ; Forme sèche érythèmes et papules.

Une seconde forme, qu'on pourrait qualifier d'*humide*, dans laquelle, au contraire, à la surface des taches érythémateuses, vous voyez l'épiderme se soulever sous forme de vésicules ou de bulles, suivant l'étendue du décollement épidermique. C'est de cette dernière forme que se rapproche l'éruption particulière connue sous le nom d'hydroa, que je vous décrirai, d'ailleurs, plus tard séparément ; Forme humide : vésicules et bulles.

Enfin, la troisième forme est la *forme noueuse*, ou l'érythème noueux. Érythème noueux.

Ces trois formes sont parfois associées sur le même sujet ; cependant, ordinairement, elles évoluent séparément et, pendant toute leur durée, avec le même caractère.

La forme sèche, maculo-papuleuse, conserve ce type pendant toute la durée de la maladie. Bien plus, l'éruption reste tout le temps ou papuleuse, ou circinée, ou maculeuse, dans les cas où ces formes isolées existent seules dès le début.

De même, la forme humide reste vésiculeuse ou bulleuse pendant toute son évolution.

Mais c'est surtout l'érythème noueux qui est le plus souvent isolé, si bien qu'on l'a décrit quelquefois comme une maladie spéciale.

Je reviens maintenant sur les variétés respectives de chacune de ces formes. Description et variétés de la forme sèche.

La forme sèche comprend les érythèmes maculeux ou diffus, — je vous ai donné l'explication de ces termes, je n'y reviens pas, — les érythèmes circinés, les érythèmes marginés, les érythèmes papuleux et les érythèmes papulo-tuberculeux.

D'une façon générale, l'éruption dans la forme

Taches, papules et tubercules.

sèche est constituée par des taches rouges, sans saillie ou saillantes, des plaques papuliformes plus ou moins larges, des papules et des tubercules.

Cet érythème polymorphe, maculo-papulo-tuberculeux, comme on pourrait l'appeler, siège aux poignets, à la face dorsale des mains, sur les doigts, autour des coudes et autour des genoux.

Plaques ortiées. Plaques hémorrhagiques.

L'éruption présente peu de phénomènes réactionnels ; cependant on observe le plus souvent une cuisson plus ou moins vive, accompagnée de prurit. Quelquefois, les éléments érythémateux sont mêlés de *plaques ortiées* très démangeantes, rappelant les plaques de l'urticaire. Dans d'autres cas, par l'exagération des phénomènes congestifs, quelques capillaires se rompent ; il en résulte une suffusion sanguine, qui produit des *plaques hémorrhagiques*.

Évolution de l'éruption.

D'une manière générale, l'éruption présente une coloration dont les nuances se modifient, à mesure qu'elle vieillit ; chaque élément éruptif est, d'abord, rouge vif, puis devient violacé au centre, pendant que la périphérie reste rouge sombre. Enfin, ces éléments pâlissent ; ils durent, en moyenne, de une ou deux semaines à un mois, rarement davantage. Ils s'affaissent peu à peu ; après s'être affaissés, ils s'effacent et laissent seulement à leur suite un peu de desquamation.

Tels sont les caractères de la forme sèche de l'érythème polymorphe.

Description de la forme humide : érythèmes vésiculeux et bulleux.

La forme humide comprend les érythèmes vésiculeux et bulleux. Ceux-ci sont caractérisés par des taches rouges, d'un rouge assez vif également, à la surface desquelles l'épiderme est soulevé pour constituer des bulles ou des vésicules. Dans la maladie connue sous le nom d'hydroa, vous constatez une disposition spéciale des vésicules, sur laquelle je n'ai pas à insister en ce moment, car je vous la décrirai plus tard.

Les taches vésiculeuses et bulleuses de la forme

humide de l'érythème polymorphe donnent lieu à une cuisson et à des phénomènes douloureux plus intenses que la forme sèche.

Cette éruption siège, comme la précédente, autour des poignets, autour des articulations ; vous l'observez aussi au ventre et au bas-ventre, à la face et même sur le gland, comme j'en ai vu un cas, dont le moulage se trouve au Musée de l'hôpital Saint-Louis.

Évolution et terminaison.

La durée de cette forme humide est un peu plus longue que celle de la forme sèche. Quant à la terminaison, elle se fait d'une façon un peu différente aussi : le liquide contenu dans les vésicules ou dans les bulles se concrète peu à peu ; les vésicules et les bulles se dessèchent et donnent lieu ensuite à une desquamation en lamelles plus larges que dans les érythèmes maculeux ou papuleux ; ces lamelles sont constituées par les débris des parois des vésicules et des bulles.

Éruption sur les muqueuses.

C'est dans cette forme qu'on voit quelquefois l'éruption envahir la muqueuse bucco-pharyngée. Vous constatez alors dans la bouche, sur la langue, sur le voile du palais, la présence de plaques rouges, à la surface desquelles se produit un soulèvement épithélial, qui donne aux parties atteintes de la muqueuse un aspect grisâtre caractéristique. Ces soulèvements se rompent et donnent lieu à de petites exulcérations douloureuses, qui finissent par se cicatriser au bout d'un certain temps, relativement assez court.

Description de l'érythème noueux.

La troisième forme de l'érythème polymorphe est l'érythème noueux. Celui-ci est quelquefois associé aux formes précédentes ; mais, le plus souvent, il est isolé ; ainsi que je vous l'ai déjà dit, il a même été décrit dans beaucoup d'ouvrages comme une maladie à part ; vous verrez, notamment dans Trousseau, une clinique consacrée à l'érythème noueux.

Cet érythème noueux est constitué par des nodosités dermiques, nodosités qui forment de véritables petites tumeurs arrondies ou ovoïdes, d'un volume variable, quelquefois grosses comme une noisette, quelquefois atteignant la dimension d'un œuf de pigeon. Ces tumeurs sont enchâssées profondément dans le derme et même dans l'hypoderme, dans le tissu cellulaire sous-cutané; elles sont très douloureuses au toucher.

Siège. Leur siège est également spécial ; ces nodosités existent particulièrement à la partie inférieure de la jambe. Elles peuvent, néanmoins, affecter les quatre membres, surtout autour des articulations ; on les observe très rarement à la face.

Prodromes. L'éruption est précédée de prodromes importants à connaître. C'est, d'abord, de la fièvre, une fièvre qui est quelquefois très vive, particulièrement chez les enfants, accompagnée de courbature, de troubles gastriques et de symptômes pouvant faire craindre une fièvre typhoïde; car, remarquez-le bien, chez beaucoup d'enfants à la période d'invasion de l'érythème noueux, avant l'éruption, on avait porté le diagnostic de fièvre typhoïde.

Éruption, ses caractères. Les nodosités sont d'abord dures, rouges; puis, au bout d'un certain temps, elles deviennent empâtées, non pas qu'elles se ramollissent tout à fait, mais elles paraissent plus molles, et donnent cette sensation particulière connue en chirurgie sous le nom d'empâtement; elles deviennent alors livides, au lieu de rester rouges. Les nodosités se résolvent, en moyenne, en huit ou dix jours, laissant une tache bleuâtre, qui devient ensuite verdâtre, puis jaune, et passe, en un mot, par toutes les nuances de l'ecchymose. Vous savez, en effet, que l'érythème noueux est surtout caractérisé par une congestion intense des vaisseaux capillaires, suivie d'extravasation, qui donne lieu à une infiltration sanguine dans le derme.

Évolution et terminaison. Les nodosités se résolvent donc en huit ou dix jours en moyenne; mais la maladie n'est pas terminée pour cela, car son caractère particulier consiste précisément en ce qu'après la première poussée de nodosités, vous en voyez une seconde, et quelquefois une troisième.

L'érythème noueux, bien que faisant partie de l'érythème polymorphe, est observé surtout chez les enfants ; on le voit moins fréquemment chez les adultes, et alors plus particulièrement chez les femmes mal réglées.

Complications de l'érythème polymorphe en général.

Dans ses trois formes, l'érythème polymorphe peut présenter des complications, qui dépendent de la même cause que l'éruption elle-même, c'est-à-dire du rhumatisme.

Arthropathies et arthrites.

Je vous ai déjà cité les arthropathies, qui sont tantôt des arthralgies, tantôt de véritables arthrites. Ces arthrites présentent tous les caractères des arthrites rhumatismales; elles siègent dans toutes les jointures, particulièrement à l'épaule et au genou.

Angine, laryngite. Complications broncho-pulmonaires et pleurales.

De plus, vous pouvez observer des manifestations viscérales ; d'abord, du côté du tube digestif, l'angine pharyngée, semblable à celle du rhumatisme articulaire aigu. Vous pouvez observer des laryngites, des trachéo-bronchites, et même des complications plus graves : la broncho-pneumonie, la congestion pulmonaire, la pneumonie et, enfin, quelquefois même, la pleurésie.

Endocardites et myocardites.

D'autres complications du côté de l'*appareil vasculaire*, et surtout du côté du cœur, complètent cette ressemblance de l'érythème polymorphe avec les affections rhumatismales. Les endocardites et les myocardites ne sont pas rares, comme dans le rhumatisme articulaire aigu lui-même. Dans ces cas-là, quand vous auscultez le cœur, vous constatez que les bruits sont sourds, qu'il y a des altérations du rhythme cardiaque, parfois l'égalisation des deux silences. Quelquefois même, dans les cas les plus graves, les battements deviennent irréguliers, il y a de l'arhythmie, en même temps qu'une précipitation des battements, connue sous le nom de tachychardie ; puis, vous entendez de véritables souffles endocardiques.

Phlébites. Troubles urinaires ; complications rénales.

On a observé aussi des phlébites et, enfin, des troubles urinaires, consistant tantôt dans l'oligurie, tantôt dans la polyurie, quelquefois dans l'hématurie et dans l'albuminurie. Les complications rénales de l'érythème polymorphe présentent tous les caractères des néphrites congestives rhumatismales.

Congestion du foie et de la rate.

On a noté encore d'autres symptômes, d'autres phénomènes communs à toutes les maladies infectieuses, tels que la congestion et l'hypertrophie du foie et de la rate.

Adénopathies.

Enfin, vous pouvez observer également des adénopathies, en rapport avec l'éruption cutanée ; mais celles-ci ont été surtout signalées dans la forme humide de l'érythème polymorphe.

Forme bénigne et forme grave.

D'après cette description, veus voyez qu'on peut distinguer deux formes cliniques de l'érythème polymorphe : une forme bénigne, qui est la plus fréquente, caractérisée par l'éruption et par quelques douleurs articulaires ; et une forme grave, accompagnée d'arthrites plus ou moins tenaces et de complications viscérales, tout à fait semblables à celles du rhumatisme.

Diagnostic.

En raison de ces symptômes si caractéristiques, le *diagnostic* de l'érythème polymorphe est, en général, facile.

L'érythème simple diffus, maculeux, ne peut être confondu avec l'*érysipèle*, qui présente un aspect différent, dont les plaques sont saillantes, entourées d'un rebord très net, dont le début est plus brusque et les phénomènes fébriles plus intenses. La *lymphangite réticulaire* est quelquefois étalée sous forme de taches rouges ; mais vous pouvez toujours distinguer, sur ces taches, de petits réseaux de lymphatiques enflammés, et, partant d'elles, des traînées qui s'étendent longitudinalement plus ou moins loin et qui correspondent à des troncs lymphatiques. Les phénomènes généraux sont aussi différents.

Les érythèmes maculeux et papuleux peuvent être confondus, au début, avec les *fièvres éruptives*, notamment avec la roséole vernale, dite roséole idiopathique, que vous observez quelquefois au printemps et à l'automne, et qui est distincte de la rougeole. La roséole est une éruption généralisée, à petits éléments, dont l'évolution diffère beaucoup de celle de l'érythème. Il en est de même de la rougeole, qui est, de plus, accompagnée du catarrhe caractéristique. Les formes maculeuse et papuleuse associées peuvent être confondues avec une *variole* au début, d'autant plus que dans la période prééruptive de la variole, vous observez des taches rouges érythémateuses, connues sous le nom de rash, qui précèdent l'éruption variolique proprement dite. Le diagnostic est donc quelquefois difficile, mais ce diagnostic se fera par l'intensité des phénomènes généraux de la variole, par la rachialgie et par les autres symptômes concomitants. Le diagnostic de l'érythème simple avec les *rash varioliques* est d'autant plus important à faire que, quelquefois, dans la variole maligne, vous voyez le malade succomber avant l'apparition des pustules, de sorte que c'est pendant la période érythémateuse que vous devez faire ce diagnostic.

L'érythème maculeux ne peut être confondu avec le *purpura*, dont les taches rouges ne s'effacent pas sous le doigt.

Les *taches syphilitiques* seront facilement distinguées, à cause de leur coloration cuivrée et de la présence de la collerette de Biett.

Les taches de la *lèpre* ont une couleur différente aussi ; elles sont fauves et, de plus, insensibles.

L'érythème vésiculeux et bulleux doit être distingué du *pemphigus aigu*, qui est une maladie essentiellement bulleuse. Vous avez également des bulles dans l'érythème polymorphe; mais, dans le pemphigus, les bulles sont plus nombreuses, plus régulières que dans l'érythème polymorphe et, de plus, constituent l'élément principal de l'éruption.

L'*herpès fébrile* est constitué par de petites vésicules, reposant sur un fond rouge, bien différentes de celles de l'érythème polymorphe. Ces vésicules sont groupées autour des orifices naturels et se terminent par des croûtes. Le *zona* a une disposition spéciale, qui ne rappelle en rien l'aspect d'un érythème polymorphe généralisé ou localisé.

Diagnostic de l'érythème noueux.

Le diagnostic de l'érythème noueux doit être fait à part. Une erreur de diagnostic est souvent commise; elle consiste à confondre l'érythème noueux avec des *gommes* syphilitiques ou tuberculeuses. Quand l'érythème noueux est constitué seulement par un petit nombre de nodosités dermiques, il pourrait être pris pour des gommes; il y a, néanmoins, des différences caractéristiques. A la période dure, les gommes ne présentent pas d'empâtement et n'ont pas la même nuance; les nouures de l'érythème sont rouges, tandis que les nouures des gommes sont blanches avant d'être ramollies; une fois que les gommes sont ramollies, elles présentent de la rougeur, mais elles ne tardent pas à s'ouvrir. Vous n'observez rien de semblable dans l'érythème noueux.

Anatomie pathologique.

Je serai bref sur les *lésions anatomiques de l'érythème polymorphe*, parce que ces lésions sont à peu près les mêmes que celles que vous observez dans toutes les inflammations cutanées.

Forme sèche et noueuse.

Dans les formes sèche et noueuse, vous constatez, d'abord, la congestion des vaisseaux papillaires, comme dans toutes les hyperémies de la peau, et parfois quelques ruptures vasculaires, pouvant donner à l'érythème une teinte hémorrhagique. Cette congestion est suivie d'une exsudation peu abondante, infiltrant le derme et les papilles, et même l'hypoderme dans l'érythème noueux.

Dans la forme humide, l'exsudation est plus abondante et, au lieu d'infiltrer seulement les papilles, elle décolle et soulève l'épiderme et forme des bulles ou des vésicules, dont la cavité siège dans le corps muqueux ou au-dessous de l'épiderme corné. Forme humide.

Vous observez, de plus, dans le plus grand nombre des cas, l'altération cavitaire des cellules du corps muqueux, qui donne aux cellules un aspect vésiculeux, mais qui ne présente rien de spécial à l'érythème polymorphe.

Quant au *traitement* de cette maladie, il est très simple, ainsi que vous allez le voir.

Le traitement général consiste simplement dans le repos, l'administration d'un purgatif pour combattre l'état gastrique, les alcalins et particulièrement l'eau de Vichy ou le bicarbonate de soude. Vous pouvez administrer le salicylate de soude, quand vous observez des arthropathies, et le sulfate de quinine dans les formes fébriles, surtout dans les érythèmes à caractère infectieux, accompagnés de complications viscérales. Traitement. Traitement général.

Il y a un médicament qui a été préconisé par Villemin : c'est l'iodure de potassium à la dose de 1 à 3 grammes par jour. Cet auteur voulait en faire, en quelque sorte, un spécifique de l'érythème, ce n'est pas exact ; l'iodure de potassium peut rendre des services dans les érythèmes noueux et papuleux, bien que souvent aussi il n'ait pas beaucoup d'action ; mais, dans les formes humides, il est plutôt dangereux et peut provoquer des hémorrhagies.

Quant au traitement local, il varie suivant que vous avez affaire aux formes sèches ou aux formes humides. Traitement local.

Les formes sèches doivent être traitées par l'application de poudres inertes, de poudres d'amidon, de talc, de bismuth, d'oxyde de zinc. Formes sèches.

Dans l'érythème noueux, il est quelquefois utile d'appliquer des calmants à la surface de la peau, et dans ce cas vous prescrirez un liniment opiacé quelconque.

Formes humides.

Quant aux formes humides, lorsque l'éruption des bulles et des vésicules est peu abondante, vous pouvez vous contenter de poudre d'amidon; mais il est bon d'ajouter à l'amidon un peu d'acide borique; vous formulerez, par conséquent, un mélange constitué par vingt parties de poudre d'amidon et cinq d'acide borique pulvérisé.

Dans les cas où les bulles sont volumineuses, vous ferez faire des onctions avec le liniment oléo-calcaire, recouvert d'enveloppement ouaté ; ce traitement, qui est le traitement classique des brûlures, est tout à fait indiqué dans les formes humides des érythèmes. C'est Hillairet qui, le premier, l'a employé dans les affections cutanées bulleuses, et notamment dans le pemphigus.

J'ai maintenant à vous dire quelques mots de deux maladies spéciales rattachées à l'érythème polymorphe ; l'une est l'hydroa ou l'herpès iris; l'autre est un érythème induré des membres inférieurs, considéré comme une forme particulière de l'érythème noueux.

Hydroa.

D'après certains auteurs, l'hydroa ne serait qu'une forme éruptive un peu spéciale de l'érythème polymorphe humide; d'après d'autres, c'est une maladie à part; mais, si c'est une maladie à part, elle est, en tous cas, bien voisine de l'érythème polymorphe humide.

Quoi qu'il en soit, comme l'hydroa présente des allures particulières, cette affection mérite une description séparée.

L'*hydroa*, ou *érythème hydroïque*, ou hydroa vésiculeux, comme l'a dénommé Bazin, représente l'ancien herpès iris de Bateman.

Description.

A sa période d'état, l'hydroa est caractérisé par des

bulles, reposant sur une tache érythémateuse, qui les déborde et forme autour d'elles un cercle rouge, rosé ou bleuâtre, et d'apparence irisée.

L'éruption est ordinairement précédée de prodromes plus ou moins marqués, qui sont ceux de toutes les maladies aiguës : fièvre modérée, état saburral des voies digestives, malaise général.

Sièges de l'éruption.

Au bout de peu de temps, l'éruption apparaît ; elle siège habituellement au pourtour des articulations et surtout sur le dos des mains et aux poignets ; mais elle peut envahir le reste du corps et même atteindre la face. J'ai observé jadis, à l'hôpital Cochin, un cas très net d'hydroa, dans lequel l'éruption était prédominante à la face. L'éruption peut se montrer aussi sur les muqueuses et, notamment, sur la muqueuse bucco-pharyngée ; dans le cas dont je viens de vous parler, il y avait, en même temps, des vésicules sur les conjonctives.

Les éléments éruptifs de l'hydroa sont isolés, bien distincts les uns des autres, et, même quand l'éruption est généralisée, elle est ordinairement très discrète.

Évolution des éléments hydroïques.

Voici comment évolue l'hydroa : vous voyez d'abord apparaître une tache rouge, discoïde, arrondie, présentant une dimension qui varie depuis une lentille jusqu'à une pièce de cinquante centimes et même un peu plus. Au centre de cette tache, se produit un petit soulèvement vésiculeux, une vésicule d'abord claire, puis jaunâtre, qui s'affaisse dès le second jour. Le centre de la vésicule se dessèche et forme une petite croûte, tandis qu'au contraire le soulèvement épidermique persiste autour de la croûtelle centrale ; de sorte que, le troisième ou le quatrième jour, voici quel est l'aspect de la lésion hydroïque : au centre, une petite croûtelle jaune ou brune, puis un soulèvement périphérique blanc ; autour de celui-ci, un cercle érythémateux qui représente la tache primitive, puis enfin un anneau rose phériphérique, beaucoup plus pâle que le cercle intérieur, d'où la dénomination d'herpès iris, parce qu'en effet, d'une façon un peu grossière, vous avez sur cette lésion à peu près toutes les teintes de l'arc-en-ciel.

Au bout de cinq à six jours, la rougeur s'éteint, la croûte tombe et laisse à sa suite une desquamation légère. Mais la maladie dure généralement plus longtemps, car l'hydroa se présente par poussées successives ; de sorte que, quand un certain nombre de vésicules hydroïques sont guéries, d'autres apparaissent; ce qui fait que la maladie peut durer de une à trois semaines.

Parfois, la lésion prend un autre aspect; vous voyez se produire plusieurs anneaux vésiculeux excentriques, reposant sur une base rouge, autour de la vésicule centrale.

Il en résulte une extension périphérique de la tache primitive, qui s'accroît par l'apparition successive de nouveaux cercles vésiculeux, disposés autour les uns des autres et reposant chacun sur un anneau érythémateux.

Dans d'autres cas, au contraire, l'éruption est moins marquée ; il n'y a qu'une vésicule avortée, formant un point blanchâtre sur une tache rouge.

Hydroa des muqueuses.

Sur les muqueuses, l'hydroa présente des caractères spéciaux, sur lesquels il est bon d'insister un instant. C'est une éruption tenace et récidivante, que vous observez dans la cavité bucco-pharyngée, sur la langue, les lèvres et aussi autour des orifices ano-génitaux.

M. Quinquaud a particulièrement étudié l'hydroa buccal; il lui reconnaît quatre phases. C'est, d'abord, une plaque érythémateuse, sur laquelle se fait, en second lieu, un soulèvement de la muqueuse, une phlyctène, remplie par un exsudat séro-fibrineux, comme toutes les phlyctènes occupant la surface des muqueuses. La phlyctène se crève, l'exsudat s'élimine et laisse au-dessous de lui une exulcération opaline; cette dernière, enfin, au bout de sept à huit jours, se cicatrise et est remplacée par une tache brune persistante.

L'hydroa de la conjonctive, qui est toujours accompagné d'une éruption semblable sur la face, se présente sous la forme de deux ou trois petites vésicules isolées, entourées de rougeur et d'injection périphérique de la muqueuse, et occasionnant du larmoiement. Ces lésions se réparent assez rapidement.

Le *diagnostic* de l'hydroa est quelquefois assez difficile; il doit être fait avec l'herpès labial, le zona, le pemphigus. Diagnostic.

L'herpès labial présente des caractères différents de l'hydroa, un siège bien limité.

L'éruption zostérienne a une disposition spéciale.

Le pemphigus n'offre pas le même aspect; ce sont des bulles saillantes et non aplaties comme celles de l'hydroa, qui ne présentent pas non plus à leur pourtour ce cercle rouge, irisé de l'hydroa.

L'hydroa des muqueuses ne peut être confondu avec les syphilides érosives ou les plaques muqueuses; les exulcérations de l'hydroa sont plus diffuses, plus nombreuses et plus douloureuses que les plaques muqueuses. Aux lèvres, d'après l'observation de M. Quinquaud, l'hydroa siège surtout à la partie médiane, tandis qu'au contraire les plaques muqueuses occupent surtout les commissures.

L'hydroa buccal est bien différent des aphtes, qui sont représentées par des ulcérations plus nombreuses, arrondies, régulières, plus profondes et, en quelque sorte, évidées.

La stomatite ulcéro-membraneuse peut être confondue avec l'hydroa à la période exsudative; mais la stomatite ulcéro-membraneuse présente une fétidité spéciale, est accompagnée de salivation et d'engorgement ganglionnaire, que vous n'observez pas dans l'hydroa.

Traitement.

Le *traitement* de l'hydroa est le même que celui de l'érythème bulleux ; je n'y reviens pas.

Quant à l'hydroa des muqueuses, il doit être traité par des gargarismes émollients ou par des lavages avec une solution d'acide borique.

Érythème induré chronique.

Messieurs, de même que nous avons distingué l'hydroa de l'érythème polymorphe vésiculeux ou bulleux, de même nous devons séparer de l'érythème noueux, à l'exemple de Bazin, un érythème qui a été souvent confondu avec lui, mais qui en diffère notablement. C'est un *érythème induré chronique*, spécial aux jeunes sujets lymphatiques et particulièrement aux jeunes filles. Cet érythème induré des jeunes filles, comme on l'appelle, présente, comme élément étiologique spécial, le lymphatisme. C'est chez les jeunes filles lymphatiques que vous l'observez. L'autre élément étiologique de cette affection est le surmenage et la station debout longtemps prolongée. C'est pourquoi cet érythème est surtout fréquent chez les jeunes blanchisseuses et chez les jeunes domestiques.

Description et diagnostic.

L'érythème induré des jeunes filles se présente sous l'aspect de plaques plus ou moins étendues d'infiltration dermique profonde, ou de nodosités plus ou moins volumineuses.

Ces plaques infiltrées et ces nodosités diffuses siègent particulièrement à la partie inférieure et externe des jambes. C'est également le siège de l'érythème noueux ; c'est pourquoi les deux affections ont été souvent confondues.

La couleur de ces nouures ou plaques est rouge ou violacée ; mais cette couleur est uniforme, et vous n'observez pas, sur ces nouures, les nuances ecchymotiques qui caractérisent l'érythème noueux. De plus, ces nouures sont à peine douloureuses, et, quand vous les pressez avec le doigt, elles ne présentent pas cette sensation d'empâtement qui est particulière à l'érythème noueux. Marche.

L'érythème induré présente une marche chronique ; il dure plusieurs mois, d'autant plus longtemps qu'on ne fait pas reposer le malade assez tôt.

Traitement. Le seul traitement qui lui convienne est le repos horizontal plus ou moins prolongé et le changement de profession. A cela il faut ajouter l'huile de foie de morue et l'iodure de fer, pour combattre le lymphatisme.

Telles sont, Messieurs, les principales formes de l'érythème polymorphe ; telles sont également les maladies qui peuvent s'y rattacher. Vous voyez que leur importance est grande et que leur étude présente de nombreux points de contact avec la médecine générale. J'arrive maintenant à la description de notre seconde espèce d'érythème, l'*érythème scarlatiniforme*.

Érythème scarlatiniforme. A cette dénomination d'érythème scarlatiniforme il faut ajouter les deux qualificatifs : *desquamatif* et *récidivant*, car ce sont deux caractères importants de la maladie.

Indépendance nosologique de cette affection. L'indépendance de cette entité morbide a été très discutée. Je vous ai déjà dit qu'il fallait distinguer un érythème scarlatiniforme, en quelque sorte idiopathique, des érythèmes scarlatiniformes symptomatiques ou pathogénétiques. Je ne reviendrai pas sur cette discussion, que vous avez encore présente à l'esprit. D'autre part, certains auteurs ont donné également le nom d'érythème scarlatiniforme à une forme atténuée de la dermatite exfoliatrice; celle-ci, bien qu'*érythémato-squameuse*, est surtout squameuse; elle est subaiguë et plus grave que l'érythème scarlatiniforme proprement dit, et doit être rapprochée du pityriasis rubra, plutôt que des érythèmes. Il faut donc distinguer la dermatite exfoliatrice de l'érythème scarlatiniforme vrai.

Synonymie. Cet érythème scarlatiniforme, ainsi dénommé par

Bazin et par Hardy, a été quelquefois décrit sous des noms différents, sous le nom d'érythème généralisé desquamatif et d'érythème diffus; Alibert l'a appelé érythème spontané. Toutes ces dénominations sont importantes à connaître, car, comme je vous le disais dans la première leçon, ce qui encombre surtout la dermatologie, ce sont les dénominations; c'est pourquoi je crois utile de vous indiquer toute cette synonymie.

Symptômes prodromiques.

Quoi qu'il en soit, l'éruption de l'érythème scarlatiniforme est ordinairement précédée de prodromes. C'est, d'abord, une fièvre plus ou moins intense, pouvant atteindre 38 degrés, 39 degrés et 40 degrés. Cette fièvre est accompagnée d'un malaise général, de douleurs vagues généralisées, occupant surtout le thorax; c'est, en quelque sorte, un point de côté sans lésion. On observe avec cela de l'embarras gastrique, quelquefois de la diarrhée. Ces prodromes durent vingt-quatre ou quarante-huit heures; ils peuvent simuler une véritable maladie aiguë, et il vous est impossible parfois, le premier ou le deuxième jour, de faire le diagnostic, excepté si le malade a déjà été atteint de la même affection.

Éruption.

L'éruption apparaît le lendemain ou le deuxième jour, sous forme de plaques pointillées, isolées d'abord, mais qui ne tardent pas à devenir confluentes et prennent une teinte rouge uniforme, semblable à celle des plaques de la scarlatine, mais quelquefois plus rouge encore et plus foncée.

Siége.

Ces plaques siègent d'abord aux aines, au tronc, aux mains, aux membres inférieurs; elles s'étendent plus ou moins, de sorte que l'éruption reste localisée ou peut devenir généralisée; elle peut même envahir la face.

Marche.

La desquamation se montre rapidement, dès le troisième ou le quatrième jour; elle est générale le cinquième jour et terminée le dixième jour, excepté aux mains où elle dure plus longtemps. Vous voyez combien cet érythème est semblable à l'éruption de la scarlatine véritable.

Forme exsudative.

Quelquefois, la congestion érythémateuse est tellement intense qu'elle produit une sorte d'exsudat eczématiforme, provenant de fines vésicules, qui peuvent se réunir par confluence et dont le contenu se dessèche rapidement, sous forme de croûtes minces, jaunâtres, sous-jacentes aux squames.

Desquamation.

La desquamation se fait en lamelles plus ou moins larges sur le tronc et les membres; elle est fine, furfuracée et farineuse à la face; mais aux pieds et aux mains elle se fait en larges lambeaux, comme dans la scarlatine.

Alibert raconte une histoire amusante à ce propos : celle d'un homme de lettres, atteint d'érythème scarlatiniforme, chez qui la desquamation des mains et des pieds fut tellement large que ce malade, sur une des plaques, fit faire son portrait, et sur les autres fit imprimer des sonnets qu'il envoya à ses amis.

Éruption sur les muqueuses.

L'érythème scarlatiniforme peut envahir les muqueuses. Du côté de la muqueuse de la gorge, il ne donne pas lieu à une véritable angine, mais à une rougeur accompagnée de sécheresse. Il envahit aussi la muqueuse nasale et provoque un peu d'enchifrènement. Enfin, il peut déterminer de l'injection de la muqueuse conjonctivale, accompagnée de larmoiement.

Lésions des phanères.

Dans cette affection, les phanères sont quelquefois atteints. On a pu voir, dans certains cas, la chute des poils; les ongles sont quelquefois, mais rarement, altérés et sillonnés ; on a observé leur chute totale ou partielle. Ces faits sont exceptionnels, mais il faut les connaître, car ils établissent une sorte de transition entre l'érythème scarlatiniforme et la dermatite exfoliatrice, où, au contraire, l'altération des phanères est un fait constant.

Symptômes fonctionnels.

Les symptômes fonctionnels de l'érythème scarlatiniforme sont peu marqués; ils consistent simplement dans des démangeaisons plus ou moins vives et dans un picotement tout à fait particulier à l'extrémité des doigts.

Rechutes. Tel est l'érythème scarlatiniforme à évolution régulière ; mais la marche de la maladie ne suit pas toujours la même régularité. C'est ainsi que vous observez, quand la première évolution éruptive est presque terminée, des rechutes subintrantes ; une nouvelle éruption apparaît, au moment où la première desquame, et vous pouvez voir plusieurs poussées successives. Ces rechutes m'ont semblé plus fréquentes dans la forme localisée de la maladie.

Récidives. L'érythème scarlatiniforme est aussi sujet à des *récidives*, qui se produisent régulièrement tous les ans ou au bout de plusieurs années, d'où cette qualification d'*érythème scarlatiniforme desquamatif récidivant*. Ces récidives sont très fréquentes ; un sujet, atteint d'un érythème scarlatiniforme une première fois, a bien des chances de présenter la même éruption l'année suivante, ou à des intervalles plus ou moins éloignés. Quelquefois, les récidives sont annuelles, régulièrement annuelles ; d'autres fois, elles sautent plusieurs années, elles sont périodiques, et présentent une périodicité régulière ou irrégulière.

Pronostic. D'ailleurs, le pronostic de la maladie est toujours bénin.

Anatomie pathologique. Cependant, malgré cette bénignité habituelle, on a pu faire l'*anatomie pathologique* de l'érythème scarlatiniforme. Chez un malade mort de néphrite interstitielle, pendant le cours d'un érythème scarlatiniforme, auquel il était sujet depuis plusieurs années et qui revenait chaque année, j'ai pu constater des lésions analogues à celles de toutes les inflammations cutanées ; ce sont, d'abord, des lésions congestives et inflammatoires du derme, caractérisées par la congestion des vaisseaux papillaires et un certain degré d'exsudation. Quelques-unes des cellules du corps muqueux subissent la dégénérescence vésiculeuse. On observe aussi une lésion plus importante, plus particulière, que vous retrouverez dans l'eczéma et qui est en rapport avec la desquamation ; c'est la disparition du stratum granulosum et du stratum lucidum. La kératinisation de l'épiderme ne se fait pas ou se fait d'une façon imparfaite ; les lamelles épidermiques sont soulevées au fur et à mesure de leur formation, et alors, dans les cellules, vous trouvez des noyaux, qui n'existent pas dans les cellules cornées ordinaires. En somme, malgré ces particularités, vous voyez que les lésions cutanées de l'érythème scarlatiniforme sont celles de la plupart des inflammations de la peau.

L'*étiologie* de cet érythème est complètement inconnue; on a voulu le rattacher au rhumatisme, mais sans aucune preuve décisive; on a voulu le mettre sous la dépendance des *ingesta*, et on a dit qu'un certain nombre d'aliments pouvaient le produire, mais on l'a alors confondu avec l'urticaire. Étiologie.

Quant aux érythèmes scarlatiniformes d'origine médicamenteuse, ce sont des érythèmes bien distincts de l'érythème scarlatiniforme proprement dit, idiopathique; nous n'avons pas à parler aujourd'hui de ces éruptions pathogénétiques, car nous les étudierons dans une prochaine leçon.

Le *traitement* de l'érythème scarlatiniforme est également très simple : pour combattre l'état gastrique, vous emploierez les laxatifs; l'éruption sera traitée par l'application de poudres inertes, d'amidon, de talc, d'oxyde de zinc, de sous-nitrate de bismuth; ajoutez-y, si vous voulez, un peu de poudre d'acide borique, comme antiseptique; cette addition n'a, d'ailleurs, pas beaucoup d'importance, car la peau n'est pas ulcérée dans cet érythème, sauf le cas de grattage. Traitement.

Le *diagnostic* de l'érythème scarlatiniforme, d'après ce que vous venez d'apprendre, est quelquefois diffi- Diagnostic.

cile. Il est souvent à faire avec la *scarlatine;* il y a, en effet, de nombreux traits communs entre les deux maladies, au point de vue objectif seulement, car leur nature est complètement différente : l'une est contagieuse, et l'autre ne l'est pas.

Ce qui distingue la scarlatine, c'est la violence habituelle de sa période d'invasion ; c'est surtout l'angine, l'angine qui précède l'éruption, tandis qu'au contraire vous observez bien un peu d'irritation pharyngée dans l'érythème, mais ce n'est jamais une véritable angine ; le mal de gorge accompagne l'érythème, mais ne le précède pas. De plus, la marche générale de la scarlatine est tout à fait différente; l'éruption scarlatineuse ne procède pas par poussées successives comme l'érythème. C'est surtout au début que le diagnostic est difficile à faire; au bout d'un certain temps, il devient facile. Mais il faut reconnaître que c'est surtout au début qu'il est important de faire un diagnostic exact, afin de prendre les précautions nécessaires contre la contagion, s'il s'agit de la scarlatine.

Le *pityriasis rubra* et la *dermatite exfoliatrice* sont bien distincts de l'érythème scarlatiniforme par leur évolution plus longue, par leur desquamation prolongée et toujours plus abondante, distincts également par leur gravité et par l'atteinte qu'ils portent à la santé générale.

Quant à l'*eczéma rubrum aigu*, il présente une rougeur qui rappelle celle de l'érythème scarlatiniforme, mais il n'est jamais aussi généralisé que ce dernier ; vous observez toujours dans l'eczéma des intervalles de peau saine, et souvent même des intervalles assez étendus ; de plus, quand vous examinez avec soin la surface d'un eczéma rubrum aigu à son début, vous voyez de petites vésicules, qui se rompent facilement et qui donnent lieu à un suintement et à des croûtes jaunâtres.

SEPTIÈME ET HUITIÈME LEÇONS

ÉRYTHÈMES (*suite et fin*)

ÉRYTHÈMES SYMPTOMATIQUES. — ÉRYTHÈMES PATHOGÉNÉTIQUES ET ÉRUPTIONS MÉDICAMENTEUSES. — ÉRYTHÈMES DE CAUSE EXTERNE. — ÉRYTHÈMES DE CAUSE NERVEUSE.

SOMMAIRE : *Érythèmes symptomatiques* des maladies infectieuses : — Rash. — Roséole typhique. — Érythème cholérique. — Érythèmes pyémiques et septicémiques. — Scarlatinoïde puerpérale. — Érythème diphtéritique. — Érythème blennorrhagique. — Érythèmes syphilitiques : Roséole et érythèmes tertiaires.

Éruption urémique.

Éruptions médicamenteuses et toxidermies ; — Pathogénie générale de ces éruptions. — Hydrargyrie ; ses formes. — Érythèmes balsamiques. — Éruptions iodiques. — Éruptions bromiques. — Éruptions déterminées par l'antipyrine, le chloral, la quinine, l'acide salicylique, les préparations d'opium, etc. — Éruptions arsenicales. — Diagnostic et traitement des éruptions pathogénétiques.

Érythèmes de cause externe : Érythème igné. — Érythème solaire. — *Pellagre* : Causes et variétés ; — Description : Symptômes digestifs ; Symptômes nerveux. — Érythème pellagreux. Érythèmes pellagroïdes. — Erythème pernio. — Intertrigo. — *Érythrasma*. — Érythèmes des nouveau-nés ; diverses formes. — Érythème paratrime. — Erythema lœve. — Erythema ab acribus ; Érythème iodoformique. — Traitement des érythèmes de cause externe.

Érythèmes de cause nerveuse : Érythème fugace et roséole pudique ; Érythèmes réflexes ; Érythèmes trophiques.

MESSIEURS,

Nous allons, aujourd'hui et dans la leçon suivante, finir l'étude des érythèmes et étudier successivement les érythèmes symptomatiques, les érythèmes pathogénétiques, les érythèmes de cause externe et les érythèmes de cause nerveuse.

Érythèmes sympto-matiques des maladies infectieuses.

Je donne le nom d'*érythèmes symptomatiques* aux érythèmes et aux roséoles qu'on observe, comme épiphénomène secondaire, dans le cours de certaines maladies infectieuses.

Variétés de forme de ces érythèmes.

Comme je vous l'ai déjà dit, tous les types de l'érythème multiforme et l'érythème scarlatiniforme avec ses caractères objectifs complets, toutes ces variétés d'érythème peuvent être réalisées par les maladies générales infectieuses.

On a observé les formes éruptives diverses de l'érythème dans la pyémie, la septicémie, la fièvre puerpérale, l'endocardite infectieuse, la diphtérie, le choléra, la variole, la fièvre typhoïde, la blennorrhagie, la syphilis.

Cependant, dans cette multiplicité des formes érythémateuses, scarlatiniformes, morbilliformes, papuleuses, vésiculeuses, etc..., il y en a quelques-unes qui sont plus particulièrement propres à telle ou telle maladie infectieuse et qui méritent d'être distinguées spécialement. Nous allons décrire les principales.

Je vous ai déjà signalé quelques-uns de ces érythèmes, à propos de la séméiologie des taches congestives, mais il faut revenir sur leur description d'une façon plus complète.

Rash varioliques.

Dans la *variole*, avant l'éruption caractéristique, pendant la période prodromique, vous observez parfois des érythèmes qui ont reçu le nom de *rash*. Ces érythèmes présentent deux aspects : les uns ressemblent à une rougeole ou à une roséole, on leur donne le nom de rash rubéoliformes ou morbilliformes ; les autres, au contraire, sont étendus sous forme de taches rouges plus ou moins larges, on les appelle rash scarlatiniformes, à cause de leur ressemblance avec la scarlatine. Ces rash sont habituellement localisés, ce ne sont pas des éruptions qui occupent tout le corps ; leur siège de prédilection est aux aines, à la partie inférieure du ventre, et, remontant sur les flancs plus ou moins haut, du côté des aisselles. Leur couleur est d'un rouge foncé, qui devient très facilement hémorrhagique. Vous savez que Trousseau a constaté que les rash étaient plus fréquents dans la variole modifiée, ou varioloïde, que dans la variole vraie.

Le diagnostic de ces rash est très important à faire, car, dans certaines varioles malignes, hémorrhagiques, les rash existent seuls, et les malades peuvent succomber avant l'éruption variolique.

Roséole vaccinale.

La *vaccine*, maladie voisine de la variole, donne lieu à un érythème à peu près semblable. C'est un érythème rubéoliforme ou affectant la forme de roséole, qui apparaît du troisième au huitième jour de l'éruption vaccinale. Il débute aux bras, autour des boutons d'inoculation vaccinale, puis se généralise plus ou moins.

Taches rosées de la fièvre typhoïde.

Dans la *fièvre typhoïde*, vous observez aussi un érythème spécial, qui a reçu le nom de roséole typhique ou de *taches rosées lenticulaires*.

Je serai bref sur ces taches qui, vous le savez, apparaissent à la fin du premier ou au commencement du second septenaire de la fièvre typhoïde, vers le septième jour. Ce n'est pas, à proprement parler, un érythème symptomatique, car, par sa constance, il constitue un des symptômes caractéristiques de la maladie.

Vous savez que ces taches rosées sont quelquefois un peu saillantes et papuleuses, que leur siège de prédilection est sur l'abdomen et ensuite dans le dos. Habituellement cette éruption est discrète. Il n'y a quelquefois qu'un très petit nombre de taches ; d'autres fois, il y a des taches plus nombreuses, et il est tout à fait exceptionnel de voir l'éruption se généraliser ; cependant je me rappelle avoir vu, à l'hôpital Necker, il y a une dizaine d'années, un cas de roséole typhique généralisée à toute la surface du corps, avec une confluence telle qu'on aurait pu croire à l'existence de la rougeole. Il faut que je vous signale ces faits, bien qu'ils soient extrêmement rares, car vous pouvez être par hasard exposés à les rencontrer.

Éruption du typhus.

Le *typhus*, qui est une maladie voisine de la fièvre typhoïde, donne également lieu à une éruption rubéoliforme, à une roséole, plus précoce que celle de la fièvre typhoïde et qui devient facilement pétéchiale.

Érythèmes cholériques.

Dans le *choléra*, vous voyez aussi quelquefois des érythèmes symptomatiques ; mais, contrairement aux autres maladies infectieuses, dans lesquelles la présence de l'érythème est habituellement un symptôme grave, dans le choléra, au contraire, l'apparition de cet érythème est un symptôme de bon augure. L'érythème cholérique n'apparaît que pendant la période de réaction ; c'est, par conséquent, un symptôme final, qui précède la guérison.

Formes de l'érythème cholérique.

L'érythème cholérique se présente sous plusieurs formes : tantôt il est maculeux, ressemblant à la roséole ; tantôt, au contraire, il est papuleux, constitué par des papules aplaties, peu saillantes ; dans d'autres cas, il se présente sous forme de plaques scarlatiniformes, plus ou moins larges et plus ou moins confluentes. Cet érythème peut occuper toute la surface du corps, mais son siège de prédilection est sur les membres.

Érythèmes pyémiques et septicémiques.

L'*infection purulente* et la *septicémie* peuvent donner lieu à toutes les formes d'érythèmes. Ce que vous observez surtout, c'est un érythème diffus ou en larges plaques, et quelquefois un érythème scarlatiniforme. Cet érythème peut se montrer dans toutes les suppurations, quels que soient leur siège et leur nature ; vous pouvez l'observer, par exemple, dans la pleurésie purulente, comme j'en ai rapporté un cas. C'est lui que vous voyez également dans l'infection puerpérale, et je

Scarlatinoïde puerpérale.

ne fais que vous signaler les scarlatinoïdes puerpérales, sur lesquelles les accoucheurs ont pendant longtemps discuté et qui ne sont autre chose que des érythèmes symptomatiques de la pyémie ou de la septicémie.

Ces érythèmes de la septicémie, de la fièvre puerpérale, de l'infection purulente, sont le plus souvent, comme je vous l'ai dit, des érythèmes scarlatiniformes ou des érythèmes diffus ou en plaques ; mais vous pouvez observer aussi d'autres formes ; on a noté, dans différents cas, toutes les variétés de l'érythème polymorphe : l'érythème papuleux, l'érythème morbilliforme et même l'érythème noueux.

Érythèmes de l'endocardite ulcéreuse.

Les mêmes érythèmes, avec les formes que je viens de vous décrire, peuvent être observés également dans l'*endocardite ulcéreuse*.

D'autres maladies infectieuses donnent lieu à des érythèmes symptomatiques ; nous allons les passer rapidement en revue.

Érythème de la méningite cérébro-spinale.

Dans la *méningite cérébro-spinale* épidémique, vous pouvez voir un érythème qui affecte la forme de roséole.

Érythèmes diphtéritiques.

Dans la *diphtérie maligne hypertoxique*, vous observez aussi fréquemment un érythème diffus, qui devient facilement hémorrhagique et qui, dans d'autres cas, prend la forme de roséole ; cet érythème, qui a été signalé par M. le professeur Sée, est toujours d'un pronostic très grave.

Érythèmes blennorrhagiques.

La *blennorrhagie*, en dehors des cas où les malades ont été soumis à l'ingestion de balsamiques, peut parfois déterminer des érythèmes, qui sont, à la vérité, très rares. On a observé toutes les formes érythémateuses ; le plus souvent, ce que vous constatez, c'est un érythème polymorphe, à la fois maculeux et papuleux, et, dans d'autres cas, un érythème scarlatiniforme. Mais, encore une fois, l'érythème est rare comme manifestation de la blennorrhagie.

Érythèmes syphilitiques.

Les *érythèmes syphilitiques* sont plus importants à connaître ; il en existe deux catégories.

Érythèmes polymorphes.

D'abord, à toutes les périodes de la syphilis, vous pouvez observer des érythèmes de toutes les formes, qui surviennent à titre d'épiphénomène secondaire. Ces érythèmes sont d'un diagnostic très difficile, surtout les

Érythèmes tertiaires.

érythèmes tertiaires, qui prennent des aspects si divers et qui, en l'absence de commémoratifs, peuvent souvent vous induire en erreur. Ce sont les cas les plus rares.

Roséole syphilitique.

La seconde variété d'érythème syphilitique est, au contraire, très fréquente ; on peut dire qu'elle est constante comme phénomène de la période secondaire. Le type de cet érythème syphilitique, c'est la roséole syphilitique qui apparaît, comme vous le savez, un mois, six semaines après le chancre, qui est accompagnée de fièvre et de courbature, fièvre qui n'est autre chose que la fièvre syphilitique secondaire. Cette fièvre, accompagnée de roséole, peut quelquefois faire croire à une fièvre typhoïde ; elle a été décrite par certains auteurs sous le nom de fièvre pseudo-typhoïde syphilitique.

L'éruption secondaire de la syphilis peut affecter plusieurs formes. Le plus souvent, c'est la forme maculeuse simple, la roséole, qui siège avec prédilection à la partie inférieure du thorax, sur le ventre et à la région inférieure des avant-bras, mais qui peut envahir toute la surface du corps en respectant la face. Cette roséole, cet érythème maculeux ou rubéoliforme de la syphilis peut prendre, comme je vous l'ai dit déjà, une forme annulaire, c'est-à-dire qu'au lieu d'être constitué par des taches, il est formé par des anneaux dont le centre reste sain.

La roséole présente une coloration d'un rouge pâle, qui devient bientôt cuivrée, s'efface peu à peu, et donne lieu finalement à des taches jaunâtres, suivies d'une desquamation légère.

Roséole papuleuse.

La roséole est la variété la plus fréquente de l'érythème syphilitique secondaire. Quelquefois les éléments éruptifs présentent une légère saillie, constituant ce qu'on a appelé la *roséole papuleuse*.

Mais, par les progrès de l'exsudation vasculaire et de l'infiltration des papilles, qui caractérisent toute inflammation cutanée, l'éruption syphilitique secondaire peut revêtir d'autres formes. Vous avez vu que toutes les lésions élémentaires de la peau dérivent de la macule, en quelque sorte par l'exagération des phénomènes congestifs et exsudatifs du début; eh bien! le fait peut se produire dans l'érythème syphilitique et, au lieu d'une roséole simple, d'un érythème maculeux, vous pouvez avoir non seulement une syphilide papuleuse, mais, dans certains cas, une éruption papulo-tuberculeuse, dans d'autres cas, une éruption vésiculeuse, généralisée, qui a été parfois décrite très improprement sous le nom de varicelle syphilitique, quelquefois même une éruption de pustules ecthymateuses; de sorte que vous voyez que l'éruption syphilitique secondaire peut prendre toutes les formes; et ce qui caractérise alors la période secondaire, ce n'est pas la forme, l'aspect morphologique des lésions cutanées, c'est leur généralisation à toute la surface du corps.

Variétés de l'éruption syphilitique secondaire.

J'ai fini, Messieurs, de vous énumérer les principales variétés d'érythèmes symptomatiques des maladies infectieuses; je voudrais maintenant vous dire un mot d'un érythème symptomatique qui n'est pas infectieux, mais toxique, qui est le résultat d'une auto-intoxication; je veux parler de l'éruption qui a été décrite sous le nom d'*érythème urémique.*

Érythème urémique; éruptions urémiques.

Dans certaines néphrites chroniques, et notamment dans la néphrite chronique interstitielle, il n'est pas rare d'observer un érythème, qui apparaît sous forme de roséole ou d'éruption papuleuse, parfois vésiculeuse, et qui peut prendre un caractère eczématiforme.

Cette éruption a une grande importance par elle-même, car elle est le résultat de l'élimination par la peau des substances excrémentitielles retenues dans le sang. C'est, en quelque sorte, une soupape de sûreté, si vous me permettez l'expression, et j'ai vu pour mon compte un certain nombre de malades préservés d'accidents urémiques plus graves, uniquement par l'apparition de cet érythème symptomatique.

Érythèmes pathogénétiques. Toxidermies.

Beaucoup plus importants que les érythèmes symptomatiques sont les *érythèmes pathogénétiques*, que nous allons examiner maintenant. Cette dénomination appartient, comme vous le savez, à Bazin; c'est lui qui a donné ce nom aux éruptions qu'on observe à la suite des ingestions médicamenteuses. Ces érythèmes sont, en réalité, des *toxidermies*, c'est-à-dire des éruptions causées par l'élimination de substances toxiques, administrées à titre de médicaments.

Éruptions médicamenteuses en général.

Rarement ces érythèmes pathogénétiques se présentent sous l'aspect d'érythèmes simples, scarlatiniformes ou rubéoliformes; le plus souvent, à la rougeur érythémateuse vous voyez associées soit des papules, soit des vésicules, soit des bulles, et même quelquefois des pustules. Parfois même, l'éruption pathogénétique devient hémorrhagique ; dans d'autres cas, elle prend le caractère de l'urticaire.

Vous voyez donc que les éruptions médicamenteuses sont des érythèmes polymorphes au premier chef. L'étude de ces éruptions est extrêmement importante, car elle va nous permettre de passer en revue les principales dermatoses qui sont dues à l'ingestion et à l'élimination des médicaments.

Pathogénie des éruptions médicamenteuses.

Il y a deux facteurs à considérer dans la pathogénie des éruptions médicamenteuses. D'abord, le médicament en lui-même : certains médicaments donnent plus facilement un érythème que d'autres; puis, les doses des médicaments : d'une façon générale, ce sont les doses considérables qui donnent lieu à une éruption secondaire pathogénétique.

Le second facteur est la prédisposition individuelle,

ce qu'on a appelé l'idiosyncrasie, prédisposition individuelle qui est, d'ailleurs, parfois singulière, tellement singulière que certains malades ne peuvent supporter la plus petite dose de médicament. Cette idiosyncrasie est souvent sous la dépendance d'une cause inconnue, mais souvent aussi elle tient au défaut de perméabilité du rein. Vous savez que l'élimination des substances étrangères, introduites dans l'organisme, est réglée d'une façon générale par la filtration rénale ; c'est principalement par le rein que s'éliminent les substances ingérées à titre de médicaments. Il est donc extrêmement important, avant d'administrer un médicament à un malade, d'examiner ses urines, de voir si elles contiennent de l'albumine, car, s'il en est ainsi, vous devez être très circonspect relativement aux doses que vous prescrirez.

Vous voyez, Messieurs, que les dermatoses médicamenteuses sont, en quelque sorte, des éruptions vicariantes, qui suppléent à l'insuffisance rénale; vous les observez dans les cas où le rein ne peut suffire, à lui seul, à éliminer les substances médicamenteuses.

La plus importante peut-être des éruptions médicamenteuses est l'éruption mercurielle, ou *hydrargyrie*. Elle a été étudiée par Alley, en Angleterre, par Rayer, par Bazin et par M. Fournier. C'est là surtout, dans cette éruption, que l'idiosyncrasie joue un grand rôle, idiosyncrasie de nature inconnue et sans lésion rénale. Cette idiosyncrasie fait que les individus, qui en sont atteints, sont également sensibles à l'administration interne du mercure et aux applications externes des préparations mercurielles. C'est ainsi que les pommades mercurielles de toute espèce et même les plus simples et les plus innocentes, comme la pommade au calomel, peuvent, chez certains sujets, donner lieu à une éruption extrêmement intense et qui dure quelques jours. J'ai observé récemment un malade de ce genre, qui, après une seule

Hydrargyrie.

Importance de l'idiosyncrasie.

application de pommade au calomel, eut une éruption érythémateuse et eczématiforme qui couvrit presque la moitié du corps. Ce même malade, une fois guéri de son éruption provoquée, prit, pour traiter sa syphilis, deux pilules de sublimé de 1 centigramme chacune, deux pilules seulement, et, dès le lendemain, il avait un érythème scarlatiniforme généralisé, desquamatif, accompagné d'exsudation vésiculeuse avec apparence eczématiforme.

Vous voyez combien la susceptibilité individuelle est quelquefois grande, de sorte qu'ici une question se pose : comment traiter les malades qui présentent une telle sensibilité ? Eh bien, il ne faut pas renoncer d'une façon absolue à l'administration du mercure ; mais, étant donné que ce mercure est mal toléré, il est vraisemblable qu'à plus petites doses il peut produire chez eux des effets semblables à ceux qui sont produits, chez d'autres malades, avec des doses plus grandes ; il faut donc procéder chez eux par des doses d'abord minimes et progressivement croissantes ; peu à peu, par accoutumance, vous arriverez à leur donner, je ne dis pas la totalité, mais la moitié et jusqu'aux 2/3 de la dose qu'ils n'auraient pas supportée tout d'abord, et qu'ils finissent par tolérer au bout d'un certain temps.

Trois formes d'hydrargyrie.

Quoi qu'il en soit, depuis Alley, on décrit trois formes d'hydrargyrie ou d'érythème mercuriel : 1° une forme bénigne ; 2° une forme fébrile plus longue et plus grave ; 3° une forme maligne.

Hydrargyria mitis.

La forme bénigne, qui est la plus fréquente heureusement, et que Alley appelait *hydrargyria mitis*, est constituée par un érythème qui siège particulièrement à la partie inférieure de l'abdomen, au niveau des aines, sur le scrotum et à la face interne des cuisses.

Cette rougeur érythémateuse se complique quelquefois de soulèvement de la peau, sous forme de vésicules plus ou moins nombreuses, qui ont été décrites sous le nom d'*eczéma mercuriel*. Cette éruption donne lieu à des démangeaisons très vives, à un sentiment de cuisson plus ou moins prononcé. Elle n'est, d'ailleurs, pas accompagnée de fièvre ; elle disparaît rapidement et est suivie d'une desquamation légère.

Hydrargyria febrilis.

La seconde forme a été décrite par Alley sous le nom d'*hydrargyria febrilis*, hydrargyrie fébrile ; elle succède à la précédente, dans le cas où on n'a pas interrompu à temps le traitement mercuriel, mais elle peut aussi s'établir d'emblée ; elle est accompagnée de fièvre, d'embarras gastrique et peut présenter elle-même deux variétés : une *variété localisée*, et une *variété généralisée*.

Variété localisée.

Dans la première variété, l'éruption est plus ou moins étendue, quelquefois très étendue ; elle est constituée par des plaques rouges, scarlatiniformes, qui se recouvrent de vésicules et de vésico-pustules. Celles-ci donnent lieu à des croûtes jaunâtres, qui ressemblent un peu à celles de l'eczéma impétigineux. Cette éruption provoque une démangeaison et des cuissons plus ou moins vives. Les croûtes tombent au bout de quelques jours, laissent à leur suite une légère desquamation, et tout rentre dans l'ordre.

Variété généralisée.

La seconde variété est l'*hydrargyrie fébrile généralisée*. Elle est constituée par un érythème scarlatiniforme généralisé : c'est, on peut le dire, une des variétés les plus fréquentes de l'érythème mercuriel de cause interne. L'érythème mercuriel de cause interne a été longtemps contesté ; cette forme surtout a été longtemps méconnue ; elle n'est cependant pas rare, et je vous en ai montré un exemple dans notre dernière conférence à l'hôpital Saint-Louis.

Quoi qu'il en soit, cette forme d'érythème peut envahir toute la surface du corps et même la face, qui est le siège d'un gonflement particulier. Cet érythème généralisé scarlatiniforme est constitué par une rougeur érythémateuse générale qui, comme dans le cas précédent, se recouvre aussi de vésicules, de vésico-pustules et de croûtes.

L'éruption peut envahir la muqueuse de la bouche et celle du pharynx ; — elle vous donne tout à fait le tableau de la dermatite exfoliatrice. Elle est suivie d'une desquamation abondante, par larges squames, surtout aux mains et aux pieds, ce qui complète encore sa ressemblance avec cette dernière maladie.

Hydrargyria maligna.

Enfin, Messieurs, il y a une troisième forme d'érythème mercuriel, qui n'est que l'exagération de la forme précédente, et qui a été décrite sous le nom d'*hydrargyria maligna*. Cette troisième forme n'est, pour ainsi dire, jamais observée; elle a été surtout vue en Angleterre; elle apparaît dans les cas où on a continué d'une façon intempestive l'usage prolongé du mercure. L'éruption se présente sous la forme d'une rougeur qui devient très facilement livide, qui se recouvre également de vésicules, de bulles, comme dans le cas précédent; mais ces vésicules deviennent rapidement purulentes et sanguinolentes. L'éruption est, d'ailleurs, accompagnée d'angine et de stomatite, à tendance gangréneuse, c'est-à-dire de symptômes d'intoxication mercurielle. L'état général est très grave; la température peut atteindre 40 degrés, et le malade succombe le plus souvent aux progrès de l'intoxication mercurielle.

Traitement des érythèmes mercuriels.

Le *traitement* de ces érythèmes mercuriels est bien simple. Il faut d'abord cesser le médicament, appliquer à la surface de la peau des topiques pulvérulents ; puis, contre l'intoxication mercurielle elle-même, donner des gargarismes et des potions au chlorate de potasse.

Érythème balsamique.

Après l'érythème mercuriel, le plus fréquent des érythèmes pathogénétiques est l'*érythème balsamique;* c'est celui qui succède à l'ingestion de la térébenthine, du copahu, du cubèbe. Il est assez fréquent; il est soumis, comme l'érythème mercuriel, à une sorte d'idiosyncrasie individuelle; mais ce qui est remarquable, c'est que les individus qui ont le plus fréquemment ces érythèmes sont ceux qui supportent le mieux le copahu, ceux qui l'assimilent le mieux, à qui il n'apporte pas de troubles digestifs ni de diarrhée.

Forme localisée.

Cet érythème peut se présenter sous deux formes : une forme localisée et une forme généralisée. La *forme localisée* est caractérisée par des plaques saillantes, rouges, douloureuses, extrêmement prurigineuses, qui siègent au pourtour des articulations et particulièrement autour des poignets, autour des articulations des mains et des pieds. C'est une éruption très bénigne, qui disparaît au bout de trois ou quatre jours par résolution, laissant seulement une desquamation légère.

Forme généralisée.

La seconde forme d'érythème balsamique est la forme généralisée ; dans cette forme, les plaques sont semblables aux précédentes, mais confluentes, de façon à constituer une rougeur presque généralisée à toute la surface du corps. Ces plaques présentent, d'ailleurs, la même coloration rouge, la même saillie et provoquent la même réaction de prurit que celles de la forme localisée. Mais cette éruption généralisée atteint aussi la face, qui est rouge, œdématiée et devient le siège de démangeaisons intenses.

Variétés morphologiques et cliniques.

Vous pouvez observer, à la suite de l'ingestion des balsamiques, toutes les formes de l'érythème polymorphe ; le plus souvent, ce sont des plaques telles que je viens de vous les décrire ; mais, dans d'autres cas, on a noté l'érythème papuleux ; quelquefois, des soulèvements bulleux ; dans quelques cas même, un érythème d'aspect hémorrhagique ; parfois, un érythème ortié. Toutes ces formes sont rares ; le plus souvent, ce que vous observez, ce sont ces plaques rouges, saillantes, qui peuvent être considérées comme le type de l'érythème balsamique.

Exceptionnellement, cet érythème peut prendre des

allures très graves. J'ai vu, cette année, à l'hôpital Saint-Antoine, un cas d'érythème copahique polymorphe, maculo-papulo-bulleux hémorrhagique, généralisé, avec tendance gangréneuse, accompagné d'hypothermie, de vomissements porracés, de phénomènes hypertoxiques, de délire, etc., et qui se termina par la mort au bout de vingt jours. Le malade avait pris du copahu pendant six jours seulement.

Érythème balsamique des muqueuses.

L'érythème balsamique généralisé peut envahir les muqueuses de la bouche et de la gorge; il s'accompagne d'œdème sous-muqueux et donne lieu à des troubles de la déglutition et de la mastication. Il peut envahir aussi la muqueuse du larynx; il gêne alors la respiration et peut occasionner des phénomènes d'œdème de la glotte. Il peut même déterminer de véritables symptômes d'asphyxie. Je me rappelle avoir été appelé près d'un jeune homme, un étudiant en médecine, qui avait absorbé de la térébenthine à dose massive, et qui éprouvait une telle gêne, une telle angoisse respiratoire, qu'il me demanda avec instance de lui faire la trachéotomie. La dyspnée céda, d'ailleurs, assez rapidement à quelques inhalations d'éther.

Éruptions iodiques.

Parmi les autres substances médicamenteuses qui donnent lieu à des érythèmes pathogénétiques, il faut placer, en première ligne, les préparations iodiques.

Tous les *iodures alcalins*, et particulièrement l'iodure de potassium, peuvent provoquer cet érythème. L'éruption est, d'ailleurs, accompagnée ou non des autres sym ptômes d'intoxication iodique, de coryza, de larmoiement, d'angine érythémateuse.

Variétés morphologiques.

Cet érythème est essentiellement polymorphe ; toutes les formes éruptives ont été observées isolément, ou associées les unes aux autres. C'est ainsi qu'on peut voir l'érythème diffus, l'érythème papuleux, l'érythème urticant, l'érythème vésiculeux et bulleux. Dans d'autres cas, ce sont de véritables pustules, résultant de l'inflammation des glandes sébacées et caractérisant l'acné iodique ; l'iode s'élimine, en effet, par les glandes sébacées. Ces pustules acnéiques siègent particulièrement à la face et dans le dos. Dans d'autres cas encore, ce sont des pétéchies ; celles-ci occupent surtout les membres inférieurs.

Toutes ces éruptions peuvent être observées à la suite de l'ingestion des iodures ; mais les formes les plus fréquentes sont l'érythème diffus, l'érythème papuleux, l'acné iodique et le purpura ou les pétéchies. Cette dernière éruption inquiète parfois les malades, bien qu'elle ne présente pas beaucoup de gravité ; dans certains cas, il est possible de la faire disparaître ou de prévenir son retour, même en continuant l'usage de l'iodure. Il m'est arrivé de guérir et de prévenir le purpura iodique, en faisant prendre aux malades, en même temps que l'iodure, du tannin, sous forme d'extrait de ratanhia. Je vous signale le fait en passant parce qu'il a pour vous une utilité pratique.

Éruptions bromiques.

L'ingestion des *préparations bromurées* donne lieu également à des éruptions analogues aux précédentes. Vous observez, suivant les cas, soit l'érythème vrai, soit l'érythème papuleux, qui peut, comme dans le cas précédent, se compliquer de vésicules et surtout de pustules, pustules épidermiques simples, ou pustules acnéiques, siégeant dans les follicules sébacés.

Dans d'autres cas, l'éruption va même beaucoup plus loin ; elle affecte le caractère de véritables furoncles, qui donnent lieu, par leur ouverture, à des ulcérations soit simples, soit papillomateuses. Celles-ci peuvent persister pendant longtemps et atteindre la santé générale ; les toxidermies bromiques comptent certainement parmi les plus graves des éruptions médicamenteuses.

Éruptions dues à l'antipyrine.

Tous les autres médicaments peuvent donner lieu à des éruptions. C'est ainsi qu'à la suite de l'ingestion de l'*antipyrine*, vous pouvez observer des érythèmes, soit un érythème en plaques, qui siège particulièrement sur les membres, soit des érythèmes roséoliforme, rubéoliforme, scarlatiniforme. Tous ces érythèmes se terminent assez rapidement par desquamation.

Éruptions chloraliques. A la suite de l'administration du *chloral*, vous pouvez aussi observer un érythème, qui se présente sous forme de larges plaques rouges, siégeant sur la face ou sur les membres, rarement d'une rougeur scarlatiniforme généralisée, plus rarement encore d'une éruption hémorrhagique.

Éruptions quiniques. La quinine donne lieu d'une façon tout à fait exceptionnelle à des érythèmes. Je vous ai déjà dit que les ouvriers, qui fabriquaient le sulfate de quinine, étaient sujets à des éruptions de cause externe ; mais la quinine administrée à l'intérieur, comme médicament, peut aussi donner naissance à des érythèmes. Ceux-ci se présentent surtout sous la forme de roséole et ont été décrits sous le nom de roséole quinique. Cette roséole siège particulièrement à la face et au cou. Il est encore plus rare d'observer des érythèmes en plaques ou des érythèmes scarlatiniformes.

Éruptions dues aux préparations salicylées. L'*acide salicylique* et les *salicylates* provoquent également des éruptions semblables à celles qui sont déterminées par l'antipyrine ; c'est surtout un érythème diffus, dans certains cas une roséole ou un érythème scarlatiniforme.

Éruptions médicamenteuses diverses. Enfin, d'autres médicaments : la *belladone*, le *stramonium*, la *jusquiame* peuvent, dans un certain nombre de cas, donner lieu à des érythèmes qui sont tantôt simples, tantôt d'aspect scarlatiniforme.

Éruptions dues aux préparations d'opium. Les préparations d'*opium* et, en particulier, la *morphine* produisent très rarement des éruptions de même nature. Je n'en ai, pour mon compte, jamais observé aucun cas ; mais ces éruptions ont été signalées par un certain nombre d'auteurs. Ce sont tantôt des érythèmes simples, tantôt des érythèmes papuleux, tantôt des érythèmes scarlatiniformes.

Éruptions arsenicales.

L'*arsenic* peut déterminer des érythèmes de toutes formes, tantôt simples, tantôt scarlatiniformes, tantôt papuleux, tantôt même vésiculeux ou bulleux et même pustuleux. Ce sont là des faits rares. Mais il y a une forme spéciale de dermatose due à l'arsenic, forme qui a été décrite autrefois par Imbert-Goubeyre, et ensuite par Bazin. C'est un érythème qui se présente sous forme de taches jaunâtres, de coloration bistre, qui sont semblables aux taches du psoriasis en voie de disparition; si bien que, comme ces taches ont été observées surtout chez des psoriasiques, à qui on avait administré de l'arsenic, certains auteurs ont prétendu qu'on avait pris les éléments psoriasiques eux-mêmes pour des taches pathogénétiques médicamenteuses. Messieurs, il n'en est rien; l'érythème arsenical existe, en dehors du psoriasis. Je me rappelle, pour mon compte, en avoir observé un cas très net à la Charité, chez un malade qui n'était atteint d'aucune affection cutanée psoriasique ou autre, et qui avait pris, pendant longtemps, de l'arsenic, sous forme de granules de Dioscoride. Ce malade, qui était un tuberculeux, présentait, disséminées sur le corps, des taches fauves ou bistres, qu'il était impossible de rattacher à une autre cause que la médication arsenicale.

Érythème de l'ergot de seigle.

L'*ergot de seigle* peut aussi donner lieu à un érythème, mais à un érythème de forme tout à fait spéciale et surtout de pronostic tout à fait particulier; car ces plaques rouges érythémateuses, limitées, ne sont que le prélude de la gangrène cutanée et d'une gangrène à marche rapide.

Diagnostic des éruptions médicamenteuses.

Vous voyez, Messieurs, par ces différents exemples, que le diagnostic des éruptions médicamenteuses est ou très facile ou très difficile. Avec les commémoratifs, il est très facile; en l'absence de commémoratifs, il peut être quelquefois insoluble. De sorte qu'en présence d'un érythème polymorphe et, je puis même dire, en présence d'une éruption de nature douteuse, quelle qu'elle soit, il faut toujours vous enquérir des médicaments qu'a pu prendre le malade, pour éclairer votre diagnostic.

Traitement des éruptions pathogénétiques.

Le *traitement* des érythèmes pathogénétiques est très simple. Il faut, d'abord, supprimer le médicament, puis donner au malade des évacuants, sous forme de purgatifs et de diurétiques.

Quant au traitement local, il varie selon la forme de la lésion élémentaire et selon l'intensité de cette lésion. Quand la dermatose pathogénétique est très prurigineuse, vous pouvez faire des applications calmantes et émollientes ; dans les formes humides, vous vous contenterez d'appliquer simplement des poudres inertes; mais, d'une façon générale, il faut vous méfier des applications de pommades, qui ne font qu'irriter la peau. A toutes les pommades médicamenteuses ou autres vous ferez bien de préférer, suivant les cas, les poudres inertes ou les lotions émollientes.

Érythèmes de cause externe.

J'arrive, maintenant, à une autre classe d'érythèmes, ce sont *les érythèmes de cause externe*, c'est-à-dire ceux qui sont dus à l'irritation produite sur la peau par les agents extérieurs.

De ces agents extérieurs, les plus fréquents, ceux qui donnent le plus souvent lieu à des éruptions, sont les agents atmosphériques, c'est-à-dire le froid et le chaud.

Érythème igné.

La *chaleur* excessive provoque un érythème, qui est connu sous le nom d'*érythème igné* ou *erythema per adustionem*, comme disaient les anciens auteurs. Cet érythème est dû à l'action du calorique rayonnant ou aux applications d'eau chaude non bouillante, par conséquent d'eau à 60 degrés environ. L'érythème igné n'est autre chose que le premier degré de la brûlure; il se présente sous forme d'une rougeur diffuse, accompagnée de tuméfaction quelquefois très douloureuse et de prurit. Il se termine par desquamation simple.

Cet érythème igné peut se présenter sous la *forme chronique*. Celle-ci s'établit peu à peu, par la répétition incessante des mêmes causes. Vous l'observez particulièrement chez les ouvriers constamment exposés au feu, comme les serruriers, les forgerons, les fondeurs, les souffleurs de verre, les chauffeurs. Dans ces professions, l'action continue du calorique donne lieu à un érythème chronique, qui présente l'aspect suivant : la peau est rouge, non d'un rouge vif, mais d'un rouge brunâtre; elle est épaissie, indurée ; elle est même fendillée et présente des vergetures, des marbrures caractéristiques, qui siègent sur les parties exposées au feu, à la face, aux mains, aux avant-bras. Forme chronique.

Ce même érythème igné, accompagné de marbrures, de fendillements de la peau, de vergetures, peut s'observer à la face interne des cuisses chez les femmes qui ont l'habitude de se servir de chaufferettes. C'est là un fait important à connaître, à cause des erreurs de diagnostic qui ont quelquefois été commises.

Il faut rapprocher de l'érythème igné l'*érythème solaire*, qui est dû aux mêmes causes. Le même érythème peut être produit également par l'action de la lumière électrique. Érythème solaire et électrique.

Je vous ai dit, dans une des précédentes leçons, que, dans le spectre solaire, c'étaient les rayons violets et ultra-violets qui donnaient lieu à l'érythème solaire. Celui-ci, vulgairement connu sous le nom de coup de soleil, se présente sous le même aspect que l'érythème igné ; il est caractérisé par la même rougeur, la même cuisson, la même desquamation simple, au bout de deux ou trois jours.

Messieurs, nous devons rattacher à l'érythème solaire

Érythème pellagreux. un érythème dépendant d'une maladie générale, qui est du ressort de la dermatologie, je veux parler de la *pellagre*, maladie sur laquelle il importe que je vous donne quelques détails.

Pellagre. La pellagre est une maladie générale chronique, à exacerbations vernales, caractérisée par des désordres variés du tube digestif et de l'axe cérébro-spinal et par un érythème qui siège sur les parties exposées aux rayons solaires. C'est la définition de M. Bouchard. Vous voyez donc que, dans la pellagre, l'érythème n'est qu'un des trois symptômes principaux de la maladie.

Conditions étiologiques. La pellagre peut se présenter dans plusieurs conditions différentes. On a décrit une pellagre *endémique :* c'est celle qu'on observe dans certains pays, où existent, d'une façon permanente, un grand nombre de pellagreux, particulièrement en Espagne, dans les Asturies, où elle a été désignée sous le nom de *mal de la Rosa*, en Italie, dans la Vénétie et dans la Lombardie, en France, dans les Landes, où elle a été décrite par le Dr Hameau d'Arcachon.

La pellagre peut aussi exister à l'état *sporadique* à peu près dans tous les pays. On l'a observée en Autriche, en Allemagne, en France. Dans notre pays, elle a été étudiée surtout dans le département de la Marne par Landouzy père.

Enfin, vous observez la pellagre dans une troisième condition, chez les *aliénés*. La pellagre des aliénés a été vue dans différents asiles ; elle a été bien décrite par Billod.

Il y a donc *trois formes de pellagre :* la pellagre endémique, la pellagre sporadique et la pellagre des aliénés. Ces trois formes présentent, d'ailleurs, les mêmes symptômes, et l'érythème pellagreux affecte les mêmes caractères morphologiques dans tous les cas.

Causes de la pellagre. L'étiologie de la pellagre a été très discutée ; on a incriminé plusieurs causes différentes.

On a imputé autrefois la pellagre à l'alimentation par le maïs ; mais il est prouvé aujourd'hui que l'alimentation par le maïs est seulement une alimentation défectueuse et n'agit pas autrement que comme nourriture insuffisante. Alimentation.

En réalité, la pellagre s'observe chez les populations misérables ou chez les individus misérables, qui présentent une dépression physique et morale très accentuée. C'est pour cette dernière raison qu'on l'observe chez les aliénés. Dépression physique et morale.

Les excès peuvent donner lieu également à la pellagre ou, du moins, à des érythèmes pellagroïdes semblables à la pellagre. C'est ainsi que l'alcoolisme peut déterminer une pellagre qui a été décrite sous le nom de *pellagre des alcooliques* par Strambio, par Gintrac, par Hardy. Chez les alcooliques, exposés d'une façon permanente aux rayons solaires, vous pouvez observer un érythème pellagroïde, qui présente tous les caractères de l'érythème pellagreux vrai. Alcoolisme.

Dans ces derniers temps, on a dit que la pellagre était d'origine microbienne ; mais cette assertion, quelque probable qu'elle soit, n'a pas été démontrée.

Je vous ai dit, Messieurs, que l'érythème n'était que l'un des trois symptômes principaux de la pellagre et que les autres symptômes étaient des troubles digestifs et des accidents dépendant du système nerveux. Description symptomatique.

Les altérations du tube digestif peuvent s'étendre dans toute sa longueur, depuis les lèvres jusqu'à l'intestin. La muqueuse des lèvres et de la bouche est sèche, gercée, fendillée et ulcérée. L'estomac est également malade ; vous constatez de la dyspepsie, de la gastralgie, du pyrosis, des vomissements et une espèce de boulimie tout à fait particulière, qui a été signalée par tous les auteurs qui se sont occupés de cette maladie. Enfin, vous observez très fréquemment de la diarrhée, et même, à la période terminale, une diar- Troubles digestifs.

rhée colliquative qui emporte quelquefois les malades.

Symptômes nerveux.

Les symptômes nerveux sont également très variés; ils consistent en céphalalgie, en vertiges, en une parésie semblable à celle de la paralysie générale. La remarque en a été faite depuis longtemps par Baillarger. Cette parésie peut aboutir à la paralysie complète. Ces accidents nerveux sont accompagnés de troubles de la vue et de troubles de l'intelligence. La pellagre, en dehors des cas où elle se développe d'emblée chez les aliénés, la pellagre, par elle-même, donne lieu à des troubles mentaux, à la lypémanie, à la manie aiguë, à la monomanie du suicide et à la monomanie spéciale du suicide par submersion. C'est pourquoi Strambio, qui, le premier, a bien étudié la pellagre, a décrit cette monomanie sous le nom d'*hydromanie*.

Hydromanie.

C'est sur cet ensemble symptomatique très complexe, occupant, comme vous le voyez, l'appareil nerveux et l'appareil digestif, que se développent les symptômes cutanés de la pellagre, ceux qui nous intéressent le plus ici.

Description de l'érythème pellagreux. Siège.

Les symptômes cutanés consistent en un érythème, qui siège exclusivement sur les parties découvertes du corps, principalement sur le dos des mains, sur l'avant-bras et sur la face. Il est même remarquable que, là où commence le vêtement, l'érythème s'arrête et donne lieu à une espèce de manchette caractéristique. Vous observez aussi l'érythème sur le cou de pied des individus qui marchent pieds nus, et enfin à la partie antérieure de la poitrine, chez les manouvriers qui ont généralement la chemise ouverte.

Début au printemps.

Cet érythème débute au moment de l'équinoxe de printemps, à l'époque de l'année où la lumière solaire est le plus riche en rayons chimiques. Il est constitué par une rougeur d'aspect érysipélateux, occupant particulièrement le dos des mains et accompagnée d'une cuisson très vive. Il dure du mois de mars au mois de mai; puis, il s'atténue et s'éteint. Du mois de mai au mois d'octobre, l'érythème pellagreux présente une coloration brunâtre, en même temps qu'il se met à desquamer. Cette desquamation dure plus ou moins longtemps. Dans les premiers temps de la maladie, toutes les manifestations de la pellagre cèdent pendant l'hiver; l'érythème disparaît, en même temps que les phénomènes digestifs et nerveux cessent également. Mais, au bout de plusieurs années, tous les symptômes aussi bien digestifs que nerveux et cutanés, tous ces symptômes persistent même pendant l'hiver; ils deviennent permanents, mais ils subissent néanmoins toujours des exacerbations vernales très accentuées.

Exacerbations vernales.

Quelle est la nature de cet érythème? Est-ce un érythème spécial? Est-il dû à la pellagre en elle-même? Non, Messieurs; les recherches de M. Bouchard ont montré depuis longtemps que l'érythème pellagreux n'était autre chose qu'un érythème solaire, développé chez les pellagreux. Cet érythème solaire se montre plus facilement chez eux, à cause de la déchéance spéciale de la peau, qui rend cette peau plus vulnérable à l'action des rayons solaires; et ce qui le prouve, ce sont précisément ces érythèmes semblables, que vous observez en dehors de la pellagre proprement dite, chez les individus misérables, chez les individus débiles, érythèmes qui occupent le même siège que les érythèmes pellagreux vrais, c'est-à-dire les parties découvertes, la face et surtout le dos des mains. Ces *érythèmes pellagroïdes*, ces pseudo-pellagres ont été observées, comme je vous l'ai dit, dans certains cas de déchéance physique, chez les individus mal nourris ou à la suite des excès de toutes sortes, particulièrement des excès alcooliques.

Nature de l'érythème pellagreux.

Érythèmes pellagroïdes.

Telles sont, Messieurs, les différentes variétés de l'érythème igné et de l'érythème solaire.

Le froid peut donner lieu à un érythème, comme la chaleur; cet érythème a été décrit sous le nom d'*érythème pernio*, ou vulgairement sous le nom d'*engelures*.

Érythème pernio.

L'érythème pernio se présente sous la forme d'une rubéfaction de la peau semblable à celle de la brûlure, accompagnée de tuméfaction du derme et du tissu cellulaire sous-cutané. Il donne lieu à une douleur, à une cuisson plus ou moins vives, douleur et cuisson qui se réveillent surtout sous l'influence des variations de température, quand les malades, qui sont atteints de cette forme d'érythème, passent du chaud au froid et surtout du froid au chaud. L'érythème pernio siège, comme vous le savez, particulièrement aux doigts, aux orteils, aux oreilles, c'est-à-dire à la périphérie du corps, là où la circulation est moins active. La rougeur érythémateuse peut s'accompagner de fissures et même de véritables ulcérations très douloureuses. Elle se termine par desquamation simple, excepté dans les cas où se sont produites des fissures; celles-ci peuvent alors persister plus ou moins longtemps et se terminent par de véritables cicatrices.

Cet érythème pernio peut s'observer à l'état chronique, particulièrement chez les individus lymphatiques, et vous savez qu'il y a des enfants qui sont sujets à des engelures, récidivant tous les hivers.

Intertrigo.

Il y a une autre forme d'érythème très importante, qui a été décrite sous le nom d'*érythème intertrigo;* c'est aussi un érythème de cause externe, dû à l'irritation produite par les sécrétions cutanées, dans les régions où la peau présente des plis profonds et se trouve en contact avec elle-même.

Cet érythème qui est dû aux frottements de deux surfaces cutanées et, en même temps, à la nature particulièrement irritante des sécrétions, chez certains individus diathésiques, cet érythème intertrigo s'observe particulièrement aux plis inguinaux, aux plis inguino-scrotaux et vulvaires, dans le pli interfessier, à la face interne des cuisses, aux oreilles et sous les mamelles tombantes de certaines femmes, c'est-à-dire partout où la peau est en contact avec elle-même, là où les sécrétions cutanées peuvent séjourner et s'altérer.

L'érythème intertrigo se présente au début sous la forme d'une rougeur vive, surtout vive à la partie profonde du pli cutané, là où le frottement est plus immédiat. Cette rougeur est moins vive et plus atténuée sur les bords de la plaque érythémateuse. Le séjour des sécrétions cutanées dans le fond des plis de la peau donne lieu à une odeur fétide, tout à fait caractéristique. Ces sécrétions accumulées peuvent même produire une sorte de macération de la peau, et secondairement des excoriations allongées suivant les plis cutanés, excoriations accompagnées d'un suintement séro-purulent plus ou moins abondant, et qui augmente encore la fétidité de la région enflammée.

Intertrigo des diabétiques.

L'érythème intertrigo présente une variété spéciale : c'est celle qu'on observe chez les diabétiques et qui donne lieu à des lésions qui ont été désignées par M. le professeur Fournier sous le nom de *diabétides*. L'intertrigo des diabétiques a été décrit autrefois par Marchal de Calvi : il siège particulièrement au prépuce, au gland, aux grandes lèvres, c'est-à-dire sur les points qui sont le plus facilement en contact avec l'urine sucrée. Cet érythème dégénère facilement en éruption vésiculeuse eczématiforme ; il devient également facilement croûteux.

Cette éruption, comme je viens de vous le dire, est due à l'action irritante de l'urine sucrée, favorisée par le mauvais état général des sujets et par la nutrition imparfaite de la peau chez les diabétiques.

Messieurs, il faut distinguer de l'intertrigo une affection parasitaire qui a été assez souvent confondue avec lui, qui présente le même siège et à peu près le même aspect. Cette affection a reçu le nom d'*érythrasma*.

Érythrasma.

L'érythrasma a été bien décrit par Burchart, par Boerensprung, par Koebner; il a été étudié, en France, surtout par M. Balzer et par M. Besnier. Il siège, comme l'intertrigo, au niveau des plis inguino-scrotaux ou inguino-vulvaires, à la face interne de la partie supérieure des cuisses.

Description symptomatique.

Cette éruption est constituée par des plaques rouges, brunâtres, à bords bien délimités et comme festonnés. Ces plaques présentent des dimensions variables, depuis la dimension d'une pièce de 5 francs jusqu'à la grandeur de la main et même davantage ; leur surface est rugueuse, peu desquamante et ne desquame que par le grattage, sous forme de lamelles très fines. Autour de la plaque principale, qui siège à la partie interne des cuisses, le plus souvent vous voyez quelques ilots aberrants, quelques petites taches, qui se réunissent par confluence à la plaque principale, et augmentent peu à peu son étendue.

Outre la région inguino-scrotale, vous pouvez observer l'érythrasma dans le pli interfessier, sur les cuisses, sur l'abdomen, sous les aisselles, sur la partie antérieure et latérale de la poitrine et au niveau des plis articulaires. Dans toutes ces régions, l'éruption présente les mêmes caractères qu'aux plis inguino-scrotaux.

Cette éruption passe très longtemps inaperçue, tellement qu'elle est le plus souvent découverte par hasard; les malades ne s'en plaignent pas et ne consultent pas pour cette forme d'érythème. L'affection persiste d'ailleurs indéfiniment, quand elle n'est pas soignée. Elle est sujette de temps en temps à des poussées inflammatoires, qui donnent aux plaques une rougeur érythémateuse plus vive ; pendant ces poussées, les plaques s'étendent aussi en surface.

L'érythrasma est une éruption parasitaire, dont le parasite a été découvert par Burchardt. C'est une affection surtout fréquente chez les sujets gras et chez les arthritiques.

Microsporon minutissimum.

Le parasite a été décrit sous le nom de *microsporon minutissimum*, en raison de la ténuité de ses spores. Le mycelium de ce champigon est constitué par des tubes isolés, enchevêtrés les uns avec les autres. Les spores sont extrêmement petites, rondes ou ovalaires ; ce sont les plus petites de toutes les spores des champignons qui vivent à la surface de la peau. Ce parasite occupe la couche cornée de l'épiderme.

Diagnostic de l'érythrasma.

Messieurs, il faut savoir distinguer l'érythrasma des autres maladies qui peuvent lui ressembler et particulièrement de l'intertrigo.

L'intertrigo, avec lequel il a été si souvent confondu, présente une rougeur plus vive, une surface humide que n'a pas l'érythrasma.

L'*eczéma* s'en distingue par son exsudation séreuse, par ses vésicules et par ses croûtes.

Le *pityriasis versicolor*, qui est aussi une affection parasitaire, diffère essentiellement de l'érythrasma. Dans l'érythrasma, vous avez une desquamation farineuse, uniquement produite par le grattage, mais vous n'avez pas cette desquamation jaunâtre, en lamelles assez larges, qui caractérise le pityriasis versicolor.

La *trichophytie cutanée*, qui est décrite aussi quelquefois sous le nom d'érythème circiné ou d'herpès circiné, ne doit pas non plus être confondue avec l'érythrasma. L'éruption du trichophyton est constituée par des cercles plus réguliers, qui s'étendent à la périphérie, tandis que le centre se guérit ou est resté sain, ce qui n'a jamais lieu dans l'érythrasma ; les bords sont vésiculeux ou papuleux ; enfin, l'examen microscopique fait lever tous les doutes, car les caractères morphologiques des parasites sont tout à fait différents. L'érythrasma n'envahit pas les poils, contrairement au trichophyton, et sa surface ne se recouvre ni de papules ni de vésicules.

Traitement.

Le *traitement* de l'érythrasma doit nous arrêter un instant. Bien que ce ne soit pas une affection grave, que le malade en soit atteint depuis longtemps sans s'en douter, sans s'en apercevoir, il est bon de la traiter pour empêcher son extension. C'est une maladie quelquefois assez difficile, assez longue à faire disparaître ; voici le traitement que je vous conseille : il faut, d'abord, décaper, en quelque sorte, la peau par des frictions de savon noir, ensuite appliquer de la teinture d'iode en badigeonnages, ou faire des lotions avec une solution de sublimé au 1/1000 ou au 1/500, fréquemment répétées. Quand l'inflammation de la peau est trop vive, vous pouvez vous contentez d'appliquer des pommades parasiticides, soit de la pommade au turbith, au 1/10, soit de la pommade soufrée également au 1/10, soit de la pommade salicylée au 1/100.

Érythèmes des nouveau-nés.

Messieurs, j'arrive maintenant à une forme particulière d'érythème qui a été décrite chez les nouveau-nés.

Conditions étiologiques.

Les *érythèmes des nouveau-nés* sont très importants à connaître ; ils étaient considérés autrefois comme symptomatiques de l'inanition ou de l'athrepsie. En réalité, ils sont sous la dépendance indirecte du mauvais état général des enfants, de la nutrition défectueuse de la peau ; mais leur cause directe est l'irritation de la peau par les déjections, par les fèces et par les urines. Ce sont des *érythèmes de cause externe*, entretenus par le défaut de soins et par la malpropreté, et favorisés, préparés par la cachexie infantile.

Ces érythèmes siègent particulièrement aux fesses, aux cuisses, c'est-à-dire sur les points qui sont soumis à l'action directe et permanente de l'urine et des matières fécales ; ils peuvent s'étendre aux jambes jusqu'aux malléoles.

Ils sont caractérisés par une rougeur très vive, cuisante, accompagnée de desquamation, et qui se complique quelquefois d'excoriations superficielles ou même de véritables ulcérations.

Dans ces derniers temps, on a décrit une forme spéciale d'érythème infantile, qui a été étudiée surtout par les médecins d'enfants, par M. Sevestre et par un de ses élèves, M. Jacquet. Cette étude a été reprise par M. le professeur Fournier. Forme spéciale d'érythème infantile.

Cet érythème infantile a été confondu autrefois avec des lésions syphilitiques, particulièrement avec les lésions cutanées de la syphilis héréditaire ; mais il doit en être distingué, il est tout à fait indépendant de la syphilis. Il se présente sous deux formes : une première forme vésiculeuse et une autre forme lenticulaire, constituée par des papules aplaties, à centre déprimé ; c'est cette forme lenticulaire qui a été particulièrement décrite par M. Fournier sous le nom d'éruption *vaccino-syphiloïde*, en raison de la forme des papules, ou encore sous le nom d'*herpès vacciniforme*.

Ces dénominations, comme vous le voyez, indiquent l'aspect morphologique de l'éruption. Celle-ci, comme l'érythème simple, occupe particulièrement les fesses ; elle peut exister aussi au périnée, sur les parties génitales, aux cuisses et aux jambes.

La première forme de cet érythème infantile est constituée par des taches soit isolées, soit confluentes sous forme de plaques. La lésion débute par de petites vésicules, qui se dessèchent en laissant une tache rouge, ou qui s'excorient assez facilement. Variété vésiculeuse.

La seconde forme est habituellement consécutive à la précédente, c'est-à-dire que les petites vésicules du Variété lenticulaire.

début font place à des papules lenticulaires, lisses, à centre déprimé, un peu suintant. D'ailleurs, entre ces papules vous trouvez des taches, vous trouvez des vésicules initiales, n'ayant pas encore subi la transformation papuleuse.

Ces érythèmes sont des érythèmes de cause externe, bien différents des lésions syphilitiques ; mais, en somme, comme dans l'érythème simple, vous devez considérer, comme des facteurs étiologiques importants, la digestion imparfaite, le mauvais état général des enfants, l'alimentation défectueuse.

Ainsi que je viens de vous le dire, ces érythèmes ont été habituellement confondus avec les syphilides. Ils s'en distinguent toutefois en ce que les enfants ne présentent pas d'autres signes de syphilis et que les lésions disparaissent par un traitement très simple en dix ou quinze jours, tandis qu'il n'en est pas ainsi des syphilides.

Érythème paratrime.

Il existe encore une autre variété d'érythème de cause externe, sur lequel je serai bref : c'est celui qui a été décrit sous le nom d'*érythème paratrime*.

L'érythème paratrime, ou par pression continue, est celui que vous observez chez les malades soumis à un décubitus prolongé, dans les fractures des membres inférieurs, dans les paralysies qui exigent un long séjour au lit, dans les fièvres typhoïdes de longue durée. Cet érythème est grandement favorisé par l'action irritante des déjections. Il est souvent le point de départ d'ulcérations de la peau et le début d'une eschare sacrée. Il siège, en effet, surtout aux fesses et à la région sacrée.

Erythema lœve.

Sous le nom d'*erythema lœve* ou *érythème lisse*, on entend un érythème spécial, qui a été décrit par Bateman, par Gibert, par Rayer, par Devergie. Cet érythème se présente sous l'aspect de taches luisantes, rouges, siégeant sur les membres œdématiés, particulièrement sur les membres inférieurs, chez les cardiaques et les albuminuriques. Il est dû à la distension de la peau par l'œdème.

Messieurs, toutes les substances irritantes, appliquées à la surface de la peau, donnent lieu à des érythèmes, qui ont été décrits d'une façon générale sous le nom d'*erythema ab acribus*. Erythema ab acribus.

Toutes les substances chimiques, minérales ou végétales, appliquées sous forme de poudre ou sous forme de pommades, peuvent produire cet érythème. Les plus fréquentes de ces éruptions artificielles sont celles qui sont dues à l'application des pommades mercurielles; je vous les ai déjà décrites et je vous ai montré quelle part il fallait faire à l'idiosyncrasie dans leur pathogénie. Mais toutes les pommades médicamenteuses peuvent donner naissance à des érythèmes semblables. Les pommades à l'acide pyrogallique, à l'acide salicylique, à l'acide chrysophanique, qui sont, vous le savez, des substances très usitées en dermatologie, toutes ces pommades peuvent donner lieu à des érythèmes. Ceux-ci sont tantôt des érythèmes simples, tantôt des érythèmes scarlatiniformes, ressemblant à la dermatite exfoliatrice; dans d'autres cas, ce sont des éruptions papuleuses, vésiculeuses, bulleuses ou même pustuleuses.

De ces éruptions de cause externe il en est une qu'il faut particulièrement distinguer et qui a été étudiée dans ces derniers temps, c'est celle qui est due aux applications d'*iodoforme*. L'application de l'iodoforme en poudre ou en pommade, à la surface de la peau, donne lieu à une éruption localisée, rouge, se recouvrant de vésicules, pouvant devenir, dans certains cas, généralisée et prendre l'aspect scarlatiniforme. Érythème iodoformique. Erythèmes salolé et phéniqué.

Il en est de même des applications de *salol*, qui peuvent provoquer des érythèmes très étendus et même, parfois, assez graves.

L'*acide phénique*, chez certains sujets, donne également lieu à des érythèmes, qui peuvent, exceptionnellement, aboutir à la gangrène des téguments.

Tous ces érythèmes sont sous la dépendance d'une prédisposition spéciale, de nature inconnue.

Tous les acides faibles et les alcalis, appliqués à la surface de la peau, peuvent produire des érythèmes du même genre, limités au siège d'application de la substance chimique.

Enfin, les sécrétions pathologiques elles-mêmes peuvent donner lieu à des érythèmes. C'est ainsi que vous observez un érythème du nez et de la lèvre supérieure à la suite du coryza. C'est ainsi que vous voyez des érythèmes des cuisses à la suite de la leucorrhée ou de l'incontinence d'urine ; des érythèmes des fesses ou du périnée dans la dysenterie ou chez les gâteux, chez tous les individus dont les parties génitales ou les fesses sont perpétuellement en contact avec les matières fécales.

Traitement des érythèmes de cause externe.

Les érythèmes de cause externe, considérés dans leur ensemble, n'ont besoin que d'un traitement très simple. Le premier, le plus important des traitements, consiste dans des soins de propreté extrêmement fréquents, au moyen desquels vous pouvez éviter ces érythèmes dans bien des cas, et qui toujours vous servent beaucoup à les guérir. Il faut y joindre, quand les érythèmes sont très douloureux, des lotions émollientes ; dans d'autres cas des lotions astringentes, par exemple dans les engelures ; contre les engelures, je vous recommande particulièrement la solution de chlorhydrate d'ammoniaque au 1/10. Dans d'autres cas, particulièrement quand il y a des soulèvements bulleux ou vésiculeux sur la surface érythémateuse, vous prescrirez des lotions antiseptiques boriquées ou salicylées faibles. On emploie ces lotions dans l'érythème des nouveau-nés, surtout dans la forme vésiculeuse et papuleuse.

Dans le plus grand nombre des cas, en dehors des

soins de propreté, vous devez vous contenter de l'application de poudres inertes, et surtout éviter avec soin les pommades qui ne font qu'irriter la peau davantage.

Certains érythèmes présentent des indications thérapeutiques spéciales. C'est ainsi que, chez les enfants, il faudra prescrire une alimentation exclusivement lactée ; c'est ainsi que, dans l'intertrigo, il faudra séparer les surfaces enflammées pour prévenir les excoriations de la peau.

Notre sixième classe d'érythèmes, qui comprend les *érythèmes de cause nerveuse*, ne nous retiendra pas longtemps. Ces érythèmes présentent des degrés différents, depuis les simples troubles vaso-moteurs qui constituent ce qu'on a appelé l'érythème fugace ou la roséole pudique, jusqu'aux troubles trophiques de la peau, en passant par les érythèmes réflexes. Érythèmes de cause nerveuse.

On peut donc admettre trois catégories d'érythèmes de cause nerveuse :

1° Les érythèmes fugaces ;

2° Les érythèmes réflexes, d'origine viscérale ;

3° Les érythèmes trophiques.

Les *érythèmes fugaces* sont dus à des perturbations vaso-motrices passagères ; ils sont caractérisés par une rougeur subite, qui disparaît rapidement sans laisser de traces. Ce sont ces érythèmes que vous voyez sur la poitrine des sujets dont la peau est délicate, quand vous les découvrez brusquement. C'est cette rougeur du visage qui constitue l'érythème émotif. Ces érythèmes n'ont pas besoin d'être décrits longuement, non plus que les suivants. Érythèmes fugaces.

Les *érythèmes réflexes* sont ceux qui ont été considérés comme symptomatiques de lésions internes ; ils présentent des lésions plus durables que les précédents. Les auteurs allemands ont décrit un érythème polymorphe réflexe, d'origine uréthrale, et un autre, Érythèmes réflexes.

symptomatique de lésions utérines. Je vous signale les faits sans les avoir observés moi-même; mais Lewin de Berlin, notamment, en a rapporté plusieurs cas.

Érythèmes trophiques.

L'*érythème trophique* est certainement le plus important de ces érythèmes d'origine nerveuse. Il peut s'accompagner d'efflorescences vésiculeuses et bulleuses. Il a été bien étudié par Mougeot et par Couyba. C'est cet érythème que vous voyez parfois à la suite des plaies des nerfs, qui a été observé particulièrement et bien décrit par les médecins de la guerre de sécession américaine, par Weir Mitchell, par Keen et par Morehouse. La même dermatose érythémateuse peut se montrer, non seulement à la suite de lésions des nerfs périphériques, mais aussi dans les affections du système postérieur de la moelle épinière, dans l'ataxie locomotrice par exemple; elle a été bien étudiée par Brown Sequard, par Charcot et par Vulpian.

Dans les deux cas, cet érythème trophique se présente sous l'aspect d'une rougeur uniforme, lisse, luisante, qui a été décrite par les auteurs américains sous le nom de *Glossy skin*. C'est un érythème d'un rouge plus ou moins foncé, tantôt d'un rouge vif, tantôt d'un rouge pâle, et qui devient quelquefois violacé. L'éruption est accompagnée de douleurs cuisantes, qui ont été décrites sous le nom de *causalgie*. Cet érythème siège surtout aux extrémités, aux mains, aux pieds, aux doigts, aux orteils; il est le siège de desquamation, ou il se complique de crevasses et d'ulcérations. Dans d'autres cas, la rougeur érythémateuse se couvre de bulles ou de vésicules et peut prendre l'aspect eczématiforme. Quelle que soit la forme de la lésion, celle-ci est manifestement le résultat d'un trouble trophique de la peau, sous la dépendance des lésions nerveuses.

NEUVIÈME ET DIXIÈME LEÇONS

PITYRIASIS ROSÉ. — URTICAIRE

SOMMAIRE : *Pityriasis rosé.* — Synonymie. — Symptômes et description de l'éruption. — Étiologie. — Diagnostic. — Pronostic et traitement.

Urticaire. — Définition ; formes symptomatiques.
Urticaire aiguë fébrile et non fébrile. — Description et marche de l'éruption ; prurit. — Variétés morphologiques de l'éruption : U. noueuse ; U. œdémateuse (U. de la face) ; U. bulleuse ; U. hémorrhagique ; U. des muqueuses. — Discussion de l'urticaire interne.
Urticaire chronique. — Urticaire intermittente.
Formes spéciales. — Urticaire autographique ; *dermographisme.*
Urticaire pigmentée ; ses formes.
Diagnostic général de l'urticaire.
Anatomie pathologique.
Pathogénie : troubles de l'innervation vaso-motrice.
Étiologie : U. de cause externe. — U. réflexe, symptomatique ; U. réflexe de cause psychique. — U. toxique (alimentaire, pathogénétique, infectieuse). — U. hydatique.
Cause diathésique ; arthritisme et tempérament nerveux.
Traitement de l'urticaire ; traitement local : Bains, lotions, poudres et pommades.
Traitement interne : médication vaso-motrice. — Médication diathésique. — Antisepsie intestinale. — Calmants et antispasmodiques.
Formulaire thérapeutique.

MESSIEURS,

A la suite des érythèmes, nous allons étudier deux maladies de la peau, dont les lésions élémentaires sont voisines des taches érythémateuses : le pityriasis rosé et l'urticaire.

Le *pityriasis rosé* a été ainsi dénommé par Gibert. Je crois devoir rapprocher son étude de celle des érythèmes, car c'est une affection érythémato-squameuse, Pityriasis rosé de Gibert.

que certains auteurs ont même rangée parmi les érythèmes. Ainsi M. Vidal l'appelle érythème papuleux desquamatif; M. Besnier, pseudo-exanthème érythémato-desquamatif; et M. le professeur Fournier, roséole squameuse.

Synonymie.

Bazin lui a donné le nom de *pityriasis rubra aigu*, *maculata* et *circinata*, ou d'arthritide pseudo-exanthématique; Hardy, celui de pityriasis circiné; Erasmus Wilson, celui d'eczéma érythémateux.

Telle est la synonymie du pityriasis rosé. Vous voyez une fois de plus, Messieurs, combien les auteurs ont encombré à plaisir la nomenclature dermatologique.

La dénomination de pityriasis rosé est la plus simple, la meilleure, la première en date; elle mérite d'être conservée.

Indépendance nosologique du pityriasis rosé.

Ce pityriasis rosé, décrit pour la première fois par Gibert, est une espèce nosologique bien définie, distincte des autres formes de pityriasis par ses caractères pseudo-exanthématiques et par sa bénignité, distincte aussi des érythèmes, en ce que sa lésion est surtout et essentiellement squameuse.

Symptômes prodromiques.

Le plus souvent, l'éruption du pityriasis rosé débute d'emblée; rarement, elle est précédée de prodromes fébriles, consistant dans une légère élévation de la température, un peu d'embarras gastrique, un malaise général; vous voyez que ce sont là des symptômes très vagues.

Éruption.

En tous cas, l'éruption ne tarde pas à apparaître; elle est caractérisée par des taches isolées, irrégulièrement arrondies, présentant d'une façon générale les dimensions de l'ongle, ainsi que Gibert l'a constaté le premier. Quelquefois elles sont plus petites. La couleur de ces taches est rosée, d'où le nom de pityriasis rosé, et elle s'efface sous la pression du doigt, pour réapparaître ensuite. Cette forme d'éruption est le *pityriasis maculata* ou en taches.

Pityriasis maculata.

Pityriasis circinata.

Il y a une autre forme, qui est constituée par des anneaux, anneaux complets ou incomplets, au centre desquels la peau reste saine; c'est celle qu'on a décrite sous le nom de *pityriasis circinata*. D'après certains auteurs, notamment d'après Hillairet, ce pityriasis circinata ne serait autre chose qu'un pityriasis maculata, dont le centre s'est effacé et dont la périphérie subsiste.

D'après M. Vidal, la tache n'existe pas d'emblée ; elle serait précédée par une petite papule, une papule lenticulaire qui s'affaisse dès le lendemain; mais le plus souvent, quand le malade se présente à l'observation, il n'y a que des taches, sans aucune saillie, et toute trace de papules a disparu.

Desquamation.

Quoi qu'il en soit, rapidement la rougeur de cette éruption s'atténue, et les taches se recouvrent de squames. Ces squames sont farineuses, furfuracées, de petites dimensions; elles se détachent facilement au centre et, au contraire, présentent un adhérence plus grande à la périphérie.

La desquamation du pityriasis rosé est continue; elle est plus prononcée que celle des érythèmes, mais elle est, au contraire, beaucoup moins abondante que dans d'autres formes de pityriasis, et notamment dans la maladie décrite aujourd'hui sous le nom de pityriasis rubra.

Évolution de l'éruption.

Ces taches squameuses s'étendent en prenant des configurations diverses; elles sont, le plus souvent, isolées; très rarement, elles deviennent confluentes sur certains points; mais, et c'est un fait important, cette éruption ne se fait pas d'une seule venue, elle s'établit par plusieurs poussées successives, de sorte que, quand vous observez un malade atteint de pityriasis rosé, vous voyez sur la surface du corps des taches à divers degrés d'évolution.

Siége.

Où siège l'éruption du pityriasis rosé? Messieurs, elle siège sur toute la surface du corps, mais elle a un siège de début, un siège de prédilection, qui a été bien indiqué par Gibert. Le pityriasis rosé débute sur le cou, sur le haut de la poitrine, sur les épaules, et, fait également très important, l'éruption s'étend de haut en bas sur la totalité du corps. Elle s'étend de haut en bas sur chaque membre, c'est-à-dire depuis l'épaule jusqu'au poignet, s'il s'agit des membres supérieurs; depuis les cuisses jusqu'au bas de la jambe, s'il s'agit des membres inférieurs. Elle envahit aussi la totalité du tronc, débutant par la partie supérieure, pour s'étendre à la partie inférieure...

Cette éruption ne provoque, d'ailleurs, aucune réaction générale; il n'y a qu'un peu de démangeaison.

Marche et terminaison.

La *marche* du pityriasis rosé est très simple : vers le quinzième jour environ, la tache pâlit et, de rosée, devient jaunâtre; la desquamation diminue peu à peu et, au bout de cinq semaines à peu près, la guérison est complète. Mais, en réalité, la maladie dure plus longtemps, parce que cette durée de cinq semaines ne s'applique qu'aux taches considérées individuellement, et, comme il y a plusieurs poussées successives, la durée totale de la maladie peut être prolongée jusqu'à deux mois et même davantage...

Étiologie.

L'*étiologie* du pityriasis rosé est absolument inconnue. Bazin avait rattaché cette dermatose au rhumatisme, sans aucune preuve d'ailleurs, car elle ne présente aucun des caractères des affections rhumatismales. Tout ce qu'on sait, c'est que c'est une affection qui n'est pas contagieuse; ceux qui la disent contagieuse l'ont confondue à tort avec l'érythème trichophytique, c'est-à-dire avec l'herpès ou l'érythème circiné, dû au parasite dont je vous ai déjà parlé, sous le nom de trichophyton tonsurans.

Diagnostic.

En effet, l'école de Vienne ne reconnaît pas l'existence du pityriasis rosé et en fait une forme de l'herpès circiné ou de la trichophytie cutanée. C'est une erreur;

il y a une différence capitale entre l'*éruption trichophytique* et l'éruption du pityriasis rosé : la trichophytie cutanée, ou herpès circiné, siège particulièrement sur le dos des mains, aux poignets et sur le cou ; c'est une éruption prurigineuse, dont les taches présentent une marche extensive et excentrique, c'est-à-dire qu'elles s'étendent par la périphérie; les bords de cet érythème trichophytique sont rugueux ou vésiculeux. Il n'y a rien de tel dans le pityriasis rosé. Enfin, l'examen microscopique lèvera tous les doutes, en faisant reconnaître dans l'érythème trichophytique les spores caractéristiques du trichophyton tonsurans.

M. Vidal a distingué du pityriasis rosé une affection très voisine de lui, si elle ne lui est pas identique, qu'il a appelée le *pityriasis circiné* ou *marginé*. Ce pityriasis circiné ou marginé serait caractérisé par de petites taches rouges squameuses, siégeant sur le tronc, les bras et les cuisses, et causées par un champignon spécial, auquel M. Vidal a donné le nom de microsporon dispar ou anomœon. Je dois vous avouer que, pour mon compte, l'existence de ce champignon ne m'est pas du tout démontrée.

Le diagnostic le plus important du pityriasis rosé est à faire avec la *roséole syphilitique*. C'est, en effet, toujours avec la roséole syphilitique qu'on le confond, et même des médecins très instruits commettent journellement cette erreur de diagnostic. Rappelez-vous donc que le siège des deux éruptions est différent : la roséole syphilitique siège particulièrement sur la partie inférieure de l'abdomen, à la base de la poitrine, aux avant-bras, tandis qu'au contraire le siège de prédilection du pityriasis rosé est au cou, sur les parties supérieures du corps. Les taches de la roséole syphilitique sont plus saillantes, elles ont une teinte moins franchement rosée, plus sombre, tirant sur le jaune, d'un aspect cuivré. Ces taches sont peu squameuses ; quelquefois, elles ne sont pas squameuses du tout, elles ne desquament que quand on les gratte. Enfin, dans la syphilis, vous trouvez d'autres accidents syphilitiques, notamment des adénopathies et des syphilides des muqueuses.

J'ai peu de chose à vous dire du diagnostic du *pityriasis versicolor*, dont le siège de prédilection est également très différent. Vous savez que c'est une éruption parasitaire, qui siège particulièrement au devant de la poitrine. Les taches du pityriasis versicolor ont une coloration *café au lait* tout à fait caractéristique.

La *roséole vernale* est un exanthème, caractérisé par une éruption généralisée de taches roses, dans laquelle la desquamation ne se fait pas aussi rapidement et, en tous cas, est toujours moins marquée.

La *rougeole* est également caractérisée par des taches roses, mais qui présentent des caractères si différents qu'il n'est pas utile d'insister sur ce diagnostic.

Quant aux squames du *psoriasis*, elles sont nacrées, larges, beaucoup plus abondantes que celles du pityriasis, plus épaisses aussi; on ne peut donc confondre cette affection avec le pityriasis rosé.

Enfin l'*eczéma* ne peut pas non plus être confondu avec le pityriasis rosé; il est tout à fait différent à la période suintante ou croûteuse; mais, même à la période squameuse, l'erreur est généralement facile à éviter. Les squames de l'eczéma sont molles; l'éruption ne présente ni la même généralisation, ni la même évolution régulière que le pityriasis rosé.

L'*eczéma séborrhéique* est parfois d'un diagnostic plus difficile, quand il s'étend du tronc aux épaules, au cou, aux bras; mais il n'est pas aussi généralisé que le pityriasis rosé; ses taches sont plus larges, un peu jaunâtres, d'une coloration moins vive; ses squames sont plus molles et plus larges; il est souvent accompagné d'acné du visage ou de comédons, de séborrhée sèche du cuir chevelu; il n'a pas la même évolution.

Le *pronostic* de cette maladie est essentiellement bénin. Pronostic et traitement.

Le *traitement* est aussi simple que possible. On a proposé, pour guérir le pityriasis rosé, l'application de pommades soufrées à 5 pour 100, on a même proposé d'ajouter à cette pommade soufrée du savon noir. D'autres appliquent des pommades au calomel ou au turbith minéral au 1/10. D'autres même ont proposé des lotions boratées, et bien d'autres topiques encore, que je ne vous signalerai pas, car rappelez-vous que toute cette thérapeutique est absolument inopportune et qu'elle ne peut avoir qu'un effet, c'est d'être parfois dangereuse et de provoquer une irritation cutanée, en retardant la guérison spontanée du pityriasis rosé, contre lequel vous n'aurez qu'une chose à faire : prescrire des bains d'amidon, quelques onctions avec le glycérolé d'amidon et un laxatif, s'il y a lieu.

Telle est cette affection très simple, comme vous le voyez, mais dont le diagnostic est quelquefois difficile. C'est sur ce diagnostic que j'ai cru devoir m'étendre un instant.

J'arrive maintenant, Messieurs, à la description de l'*urticaire*. Urticaire.

Au point de vue morphologique, l'urticaire doit également être rapprochée des érythèmes. La plaque ortiée est, en effet, une lésion érythémato-papuleuse.

Nous définirons l'urticaire : une dermatose aiguë ou chronique, caractérisée par l'éruption subite ou rapide d'efflorescences maculeuses ou papuleuses, larges, aplaties, pâles et décolorées au centre et rouges à la périphérie. Définition.

Ces efflorescences cutanées, objectivement semblables aux lésions produites par la piqûre de l'ortie, occasionnent, comme celles-ci, une sensation de cuisson et de démangeaison intolérable.

Formes symptomatiques.

Au point de vue symptomatique, on doit distinguer deux formes d'urticaire : l'urticaire aiguë et l'urticaire chronique. L'urticaire aiguë elle-même peut être fébrile ou non fébrile, et, parmi les formes non fébriles, il y en a une qui doit être distinguée spécialement et décrite à part : c'est cette éruption qui est connue sous le nom d'urticaire autographique.

De même, il y a une forme d'urticaire chronique qu'on doit examiner séparément : c'est la maladie décrite dans ces derniers temps sous le nom d'urticaire pigmentée.

Nous étudierons donc successivement l'urticaire aiguë, dans ses formes fébrile et non fébrile, et l'urticaire chronique. Puis, nous verrons quelles sont les particularités de l'urticaire autographique ; et, enfin, je vous décrirai en quelques mots l'urticaire pigmentée.

Urticaire aiguë fébrile. Symptômes généraux.

Dans la *forme aiguë*, l'éruption ortiée peut être précédée de prodromes, qui caractérisent précisément l'*urticaire fébrile*. Ces symptômes prodromiques sont des phénomènes généraux plus ou moins marqués, qui peuvent durer de quelques heures à deux ou trois jours ; rarement, ils atteignent une durée aussi longue.

Ces phénomènes généraux consistent dans une fièvre légère, quelquefois accompagnée de frissons passagers ou de frissonnements, dans des symptômes d'embarras gastrique, de la céphalalgie, de la courbature, des douleurs épigastriques parfois assez vives, des nausées, des vomissements et, dans certains cas, de la diarrhée.

Forme non fébrile.

Dans d'autres circonstances, au contraire, l'éruption apparaît soudainement, sans être précédée ou accompagnée de phénomènes généraux quelconques, ni de fièvre. C'est la *forme non fébrile*.

Description de l'éruption.

Quel qu'ait été le mode de début, que l'urticaire soit fébrile ou non fébrile, l'éruption est la même, présente les mêmes caractères, les mêmes variétés morphologiques et les mêmes complications.

Cette éruption est précédée de prurit, d'une sensation générale de cuisson et de chaleur sur tout le corps ou, au moins, sur les régions qui vont être atteintes. Prurit.

On a voulu en conclure que l'éruption ortiée était secondaire et factice, que c'était le prurit qui devenait éruptif, à la suite de l'irritation cutanée. C'est la théorie soutenue récemment par un jeune dermatologiste, M. Jacquet. M. Jacquet, chez certains malades sujets à l'urticaire, a pu supprimer le prurit et l'éruption sur les membres soumis à l'enveloppement ouaté. Le fait est possible, mais la conclusion n'est pas exacte; on peut, sans doute, parfois supprimer l'éruption ortiée par l'enveloppement ouaté, mais cela ne prouve pas que l'éruption ortiée soit sous la dépendance du prurit. Celui-ci, en effet, n'est autre chose que la première manifestation réactionnelle du travail congestif et exsudatif de la peau, qui aboutit à la formation de la plaque ortiée.

Quoi qu'il en soit, Messieurs, l'éruption suit de près le prurit.

Elle apparaît sur différentes régions du corps, le plus souvent sur le tronc, sur les fesses, sur les cuisses, sur les épaules, sur les bras. Cette éruption est tantôt localisée, tantôt généralisée. Il est rare de la voir localisée à un membre ou à une partie du tronc; quand elle n'est pas généralisée, elle est au moins diffuse sur un certain nombre de régions du corps. Sièges de l'éruption.

Cette éruption est constituée par des taches saillantes, des élevures papuliformes de dimensions variables, depuis la dimension d'une pièce de 50 centimes et même moins jusqu'à la grandeur d'une pièce de cinq francs en argent et même davantage. Éléments éruptifs; leurs caractères.

La forme des plaques, comme leur dimension, est également variable. Certaines de ces plaques sont arrondies; d'autres sont ovalaires, d'autres sont irrégulières, mais présentent toujours, dans leur forme irrégulière, un contour plus ou moins nettement arrondi.

La couleur de la plaque ortiée est rose, rouge ou pâle. Toutes ces colorations peuvent être observées ; mais, le plus souvent, à sa période d'état, la plaque de l'urticaire est pâle et anémiée au centre, avec une périphérie rouge, érythémateuse.

Ces plaques, — et c'est un de leurs caractères les plus importants — occasionnent des démangeaisons très vives. Ces démangeaisons donnent lieu au grattage, qui réveille encore l'éruption et la rend plus confluente, en donnant naissance à de nouvelles plaques.

Pendant l'éruption, la fièvre persiste, s'il s'agit de l'urticaire fébrile ; au contraire, il n'y a pas plus de fièvre avant que pendant l'éruption, s'il s'agit de l'urticaire non fébrile.

Durée.

Chaque plaque, considérée en elle-même, dure quelques heures ou quelques minutes. Mais l'éruption des plaques ortiées est successive ; toutes ces plaques ne sont pas contemporaines, l'éruption se fait en plusieurs poussées, de sorte que la durée totale d'une urticaire aigüe est d'environ vingt-quatre ou quarante-huit heures, quelquefois un peu plus. D'ailleurs, les plaques s'affaissent et se terminent par résolution spontanée complète, sans desquamation.

Variétés morphologiques.

Cette éruption peut présenter différentes variétés morphologiques, sur lesquelles j'ai à m'étendre maintenant un instant.

Urticaria discreta.

Urticaria conferta.

Quand les plaques sont isolées, on dit qu'il s'agit d'une *urticaria discreta*. On a donné, au contraire, le nom d'*urticaria conferta*, ou d'urticaire confluente, aux cas dans lesquels les plaques sont confluentes et très rapprochées les unes des autres.

Urticaire porcelaine.

Il y a une variété spéciale d'éruption ortiée, caractérisée par de larges plaques blanchâtres, irrégulières, brillantes, reposant sur un fond rouge. C'est cette variété qui a été décrite par Lieutaud sous le nom d'urticaire porcelaine ou de *porcellanæ*.

Dans d'autres cas, ce n'est pas simplement une plaque papuliforme ; l'éruption est constituée par des nodosités très saillantes, atteignant quelquefois le volume d'une noix, nodosités profondément enchâssées dans le derme. Cette variété a été décrite sous le nom d'*urticaire tubéreuse* ou d'urticaire noueuse. Urticaire tubéreuse.

Parfois, il y a une seule tubérosité, mais une tubérosité énorme, qui a reçu de certains auteurs le nom d'*urticaire géante*. Urticaire géante.

Les plaques ortiées sont caractérisées, comme vous le verrez plus loin, quand je vous parlerai de l'anatomie pathologique, par un certain degré d'infiltration, d'œdème du corps papillaire. Dans certains cas, cet œdème aigu de la peau est tellement exagéré qu'il prend le pas sur les phénomènes congestifs. C'est à cette forme, dans laquelle l'œdème prédomine, qu'on a donné le nom d'*urticaire œdémateuse*. Cette urticaire œdémateuse siège particulièrement dans les régions abondamment pourvues d'un tissu cellulaire lâche, c'est-à-dire aux paupières, aux lèvres et sur les parties génitales, au prépuce et au scrotum. Urticaire œdémateuse.

A la face, qui est un des sièges de prédilection, l'urticaire œdémateuse peut donner lieu à une intumescence considérable. Le même gonflement œdémateux existe aussi sur les parties génitales. Chez la femme, il y a de l'œdème des grandes lèvres ; l'orifice du vagin est atteint également, en même temps que le méat urinaire et même le clitoris. Chez les hommes, cette urticaire des parties génitales ne siège pas seulement au prépuce et aux bourses, elle peut envahir la muqueuse anale et donner lieu à un gonflement qui simule l'existence d'un bourrelet hémorrhoïdal.

Quelquefois, l'exsudation vasculaire, caractéristique de l'urticaire, est plus abondante encore, et soulève l'épiderme sous forme de bulles ou de vésicules ; le fait est rare, mais il peut exister ; on a décrit cette

Urticaire bulleuse.

forme sous le nom d'*urticaire bulleuse*. Les bulles, quand elles sont déchirées, donnent lieu, par la concrétion du liquide qu'elles renferment, à des croûtes qui ressemblent aux croûtes de toutes les bulles et tombent comme elles. Après leur chute, ces croûtes laissent quelquefois une pigmentation, qui peut donner lieu à des erreurs de diagnostic et qu'il faut bien se garder de confondre avec l'urticaire pigmentée dont je vous parlerai tout à l'heure.

Urticaire hémorrhagique.

Dans d'autres cas, la congestion qui accompagne l'éruption de la plaque ortiée est tellement intense qu'il se fait une rupture de quelques capillaires. Cette forme nouvelle a été décrite par Bazin sous le nom d'*urticaire hémorrhagique*. Cette hémorrhagie capillaire produit, autour des plaques ortiées, un cercle ecchymotique, qui parfois apparaît seulement quand celles-ci sont affaissées et passe, d'ailleurs, par toutes les nuances habituelles de l'ecchymose.

Urticaire des muqueuses.

Messieurs, l'urticaire envahit les muqueuses ; elle ne reste pas localisée à la peau. Elle envahit les muqueuses et notamment la muqueuse de la bouche, celle de l'isthme du gosier et du pharynx ; elle descend quelquefois plus bas et atteint les muqueuses du larynx et des voies aériennes.

Dans la bouche et dans le pharynx, l'éruption ortiée se présente sous forme de plaques rouges, saillantes, donnant lieu à un œdème considérable, surtout appréciable sur la langue, sur le voile du palais et sur la luette. Elle cause des troubles plus ou moins marqués de la déglutition. Elle peut déterminer aussi de la tuméfaction de la muqueuse nasale, et, quand elle s'étend aux voies aériennes, elle produit un gonflement semblable des replis du larynx, un véritable œdème de la glotte, qui peut donner lieu à des phénomènes d'asphyxie.

Cette propagation aux muqueuses a porté Guéneau

de Mussy à penser que l'éruption pouvait se développer primitivement sur elles, en dehors de la peau. Cet auteur a rattaché à l'*urticaire interne* un certain nombre de phénomènes viscéraux, observés chez des malades sujets à l'urticaire. C'est ainsi que, dans un mémoire sur les *Endermoses*, publié en 1879, il a décrit des alternances d'urticaire externe et d'asthme, admettant que celui-ci est produit par le développement de l'urticaire sur les voies aériennes. Il a décrit également des alternances d'urticaire et de diarrhée ou de vomissements, et il en concluait que l'urticaire peut se développer primitivement sur les voies aériennes et, dans d'autres cas, primitivement sur les voies digestives.

Urticaire interne.

Messieurs, il y a une distinction à établir dans les faits signalés par Guéneau de Mussy. Il est vrai que l'asthme, ou au moins des phénomènes asthmatiformes peuvent exister comme prélude de l'urticaire, précédant une éruption ortiée externe ; j'en ai vu pour mon compte plusieurs cas. A la rigueur, on peut admettre aussi que certains asthmes sont des urticaires internes, quand ils sont observés chez des individus facilement atteints d'urticaire. Mais les troubles gastro-intestinaux ne sont pas des urticaires, il sont simplement les premiers symptômes de l'intoxication dont l'urticaire est la manifestation cutanée. Vous verrez, en effet, dans l'étiologie de l'urticaire, l'influence des intoxications alimentaires, par exemple, sur la production de l'éruption ortiée ; tous les médecins ont observé des faits de ce genre, c'est-à-dire des urticaires débutant par des troubles gastro-intestinaux très graves, pouvant même faire penser, dans certains cas, à un empoisonnement. Ces symptômes prémonitoires sont, en effet, quelquefois effrayants. Il y a deux mois, j'ai eu l'occasion de voir un médecin allemand, qui était venu passer quelque temps à Paris et qui, déjeunant dans un restaurant, mangea des moules. Il paraît qu'on ne mange pas de moules

Discussion des faits rapportés à l'urticaire interne.

dans son pays, de sorte que ce médecin n'était pas habitué aux accidents qui peuvent résulter de ce genre d'alimentation. Toujours est-il qu'au bout de quelques heures, il fut pris de symptômes tellement graves qu'il écrivit à sa mère pour lui annoncer ses derniers moments ; je n'invente rien, cet individu se croyait empoisonné. Ce qu'il y a de plus piquant, c'est que ce médecin était un dermatologiste. Je dois, d'ailleurs, reconnaître qu'il fit rapidement son diagnostic lui-même, car à ces troubles gastro-intestinaux avait succédé une éruption d'urticaire qu'il avait reconnue.

Vous voyez donc que des troubles gastro-intestinaux peuvent précéder l'urticaire, mais, quant à faire de ces phénomènes digestifs une sorte d'urticaire interne, cela n'est pas possible ; ce sont des accidents toxiques précédant l'éruption cutanée, mais il est absolument impossible de les assimiler à l'urticaire vraie. L'urticaire vraie ne peut se développer sur la muqueuse digestive, mais seulement sur les muqueuses dermo-papillaires, sur celles qui dérivent du feuillet externe du blastoderme.

Quant à l'alternance des troubles digestifs et des phénomènes cutanés, admise également par Guéneau de Mussy comme une succession d'urticaire interne et d'urticaire cutanée, l'alternance de ces deux ordres de phénomènes est possible ; mais ce sont simplement des manifestations parallèles de la même diathèse, des manifestations parallèles de l'arthritisme, qui peuvent être remplacées l'une par l'autre, parce qu'elles dérivent de la même cause. On ne peut assimiler ces troubles digestifs à l'urticaire interne, en raison de la dissemblance profonde de la muqueuse des voies digestives et du tégument externe.

Urticaire chronique.

Telles sont, Messieurs, les principales particularités relatives à l'urticaire aiguë. L'*urticaire chronique*, dont j'ai à vous parler maintenant, a été décrite par Bazin sous le nom de *cnidosis*. D'autres auteurs l'ont appelée *urticaria perstans* (persistante), par opposition à l'urticaire aiguë à laquelle on a donné le nom d'*urticaria evanida*, c'est-à-dire transitoire, temporaire.

Cette urticaire chronique présente les mêmes caractères morphologiques et les mêmes variétés que l'urticaire aiguë, si vous ne considérez que l'éruption en elle-même ; mais ce qui caractérise l'urticaire chronique, c'est que cette éruption se renouvelle tous les jours ou plusieurs fois par jour. Dans l'intervalle même des éruptions spontanées, le grattage réveille la même éruption artificiellement.

L'éruption de l'urticaire chronique est quelquefois exclusivement diurne, quelquefois exclusivement nocturne ; dans d'autres cas, elle est réveillée par les variations de température, par l'impression du froid ou, au contraire, par une chaleur excessive.

Le plus souvent, en dehors de ces formes évolutives spéciales, les poussées, dans l'urticaire chronique, se font particulièrement le matin et le soir, quand le malade sort du lit ou quand il se met au lit.

La maladie, considérée dans son ensemble, dure plusieurs mois ou plusieurs années. L'éruption se renouvelle incessamment en dépit de tout traitement. A la longue, elle peut amener des troubles fonctionnels, c'est-à-dire l'insomnie, la perte de l'appétit et une sorte de dépérissement, qui provient des démangeaisons excessives, que le patient ne peut calmer par aucun moyen. Quand elle est aussi tenace, on peut dire que cette éruption, au bout d'un certain temps, devient véritablement intolérable. Durée.

Je dois reconnaître, d'ailleurs, que ces faits sont rares et que, le plus souvent, les phénomènes généraux n'ont pas le temps de se produire, car il est exceptionnel de voir une urticaire chronique durer assez longtemps pour produire ces troubles graves.

Urticaire intermittente.

Parmi les formes de l'urticaire chronique, on en a décrit particulièrement une, sous le nom d'*urticaire intermittente ;* mais, sous ce nom, on a confondu deux ordres de faits bien différents. Il y a, en premier lieu, des urticaires chroniques simples, dont l'éruption se répète à intervalles plus ou moins éloignés ; cette forme d'urticaire intermittente n'est qu'une urticaire chronique ordinaire. Mais il y a d'autres faits, auxquels convient plus particulièrement le nom d'urticaire intermittente ; cette urticaire intermittente est une forme de la *fièvre pernicieuse :* c'est celle qui a été décrite jadis par Joseph Franck, sous le nom de *febris intermittens urticata.* Cette forme intermittente de l'urticaire, véritablement paludéenne, est justiciable du sulfate de quinine ; et, pour le dire en passant, c'est même à cause de cette forme qu'on a préconisé le sulfate de quinine comme traitement dans toutes les variétés de l'urticaire, dans lesquelles il est loin de donner les mêmes résultats que dans l'urticaire intermittente paludéenne.

Formes spéciales.

J'ai à vous décrire maintenant, Messieurs, les deux formes spéciales de l'urticaire, qui constituent presque des maladies indépendantes : cette forme aiguë non fébrile à laquelle on a donné le nom d'urticaire autographique, puis une forme chronique très rare, l'urticaire pigmentée. L'étude de ces deux affections doit être faite à part, car chacune d'elles présente des caractères tout à fait particuliers.

Urticaire autographique.

L'*urticaire autographique*, que je vais vous faire connaître d'abord, est une éruption provoquée artificiellement par un attouchement même léger, même superficiel, chez des sujets dont la peau est impressionnable, chez des hystériques, pour dire le mot, sinon chez des hystériques avec attaques, au moins chez des hystériques en puissance ; c'est ce qui fait que cette éruption est beaucoup plus fréquente chez les femmes que chez les hommes.

L'urticaire autographique a été étudiée par différents auteurs, notamment par M. Dujardin-Beaumetz, par M. Chouel de Marseille, par M. Mesnet et, tout récemment, par M. Barthélemy, qui a fait de l'urticaire autographique le sujet d'une communication très intéressante au dernier Congrès de Dermatologie de Vienne.

En quoi consiste cette urticaire spéciale? Si, chez ces sujets particulièrement impressionnables, on promène le doigt ou une pointe émoussée quelconque, un crayon par exemple, à la surface de la peau, on voit les parties touchées se soulever presque instantanément, sous forme de saillies rouges, de un et quelquefois même de plusieurs millimètres de hauteur et de largeur. On peut ainsi tracer des lignes, des figures, des lettres à la surface de la peau. Il y avait, l'année dernière, un malade qui courait tous les hôpitaux de Paris, que certains d'entre vous ont peut-être vu, et qui arrivait à simuler toutes les éruptions ; il s'est fait recevoir successivement dans différents services comme atteint tantôt de rougeole, tantôt de variole, tantôt de scarlatine. En appliquant le doigt sur différents points de la peau, à des intervalles très rapprochés, il produisait de petites taches rouges qu'on prenait pour la rougeole ou pour une roséole. Il simulait l'éruption de la variole d'une façon très curieuse : avec une clef forée il produisait une élevure papuleuse et, au centre de cette élevure, il déterminait l'ombilication avec la pointe d'un crayon. Pour simuler la scarlatine, il se frottait toute la peau. La supercherie, naturellement, a été découverte ; mais cet individu a dû séjourner à peu près dans tous les hôpitaux de Paris. Vous voyez donc combien, chez certains sujets, la peau est sensible, et combien cette forme est tout à fait spéciale, puisqu'il suffit d'un attouchement, même léger, pour provoquer l'éruption.

La saillie ortiée autographique, quand vous l'avez déterminée par la pression du doigt ou d'un objet quelconque, est d'abord rouge ; puis, à mesure qu'elle s'élève, elle pâlit, devient rose ou blanche, en même temps que la peau qui l'entoure prend une teinte érythémateuse. Il se produit là à peu près les mêmes phénomènes que ceux qui donnent naissance à ce qu'on appelle la raie méningitique. Dans tous les cas de paralysie vaso-motrice cutanée, quand le système nerveux est profondément déprimé, dans certaines affections graves et particulièrement dans les maladies infectieuses, vous pouvez observer cette raie méningitique, après avoir tracé avec l'ongle une ligne sur la peau. Vous savez qu'il y a, d'abord, une ligne rouge, que cette ligne devient blanche au centre, en même temps que la périphérie se colore, sous forme d'une large bordure rouge. Eh bien ! ce sont les mêmes phénomènes, dans le même ordre et avec la même coloration, qui se produisent dans l'urticaire autographique ; de sorte qu'à la période d'état les papules de cette urticaire sont constituées par des élevures d'un blanc rosé, reposant sur une base rouge.

Pathogénie du dermographisme.

Cette saillie ortiée dure un temps variable, quelquefois plusieurs heures, et elle s'affaisse peu à peu, en même temps que la rougeur disparaît. Elle reparaît, d'ailleurs, très facilement sous l'influence des mêmes causes, c'est-à-dire des mêmes attouchements. Comme je vous l'ai dit, on peut déterminer cette éruption à volonté, chez les sujets prédisposés.

L'urticaire autographique n'occasionne, d'ailleurs, aucun symptôme réactionnel, aucune douleur, aucune démangeaison et, bien entendu, pas de phénomènes généraux.

Cette éruption est un acte réflexe et, en quelque sorte,

l'expression d'un trouble de l'innervation vaso-motrice. Ce trouble a pour cause une excitabilité spéciale de la peau, chez certains sujets hystériques ou, au moins, profondément nerveux.

Quant à l'*urticaire pigmentée*, c'est une forme tout à fait spéciale et très rare, d'ailleurs, d'urticaire chronique, décrite depuis peu de temps, particulièrement par Colcott Fox. Urticaire pigmentée.

L'éruption de l'urticaire pigmentée est constituée par des plaques ortiées, suivies de taches brunâtres, qui persistent pendant très longtemps.

La maladie apparaît dans la première enfance, quelques jours, quelques semaines, quelques mois après la naissance ; elle est constituée par des plaques plus ou moins saillantes ou par des taches, tantôt des taches rouges, uniformément rouges, tantôt des taches qui présentent tous les caractères de la plaque ortiée ordinaire, qui sont blanches au centre et rouges à la périphérie.

L'éruption peut affecter plusieurs formes ; les auteurs ont décrit une *forme nodulaire*, représentée par des papules un peu saillantes, une *forme maculeuse*, caractérisée presque exclusivement par des taches, et une *forme mixte*, qui est constituée par la réunion des deux formes précédentes : c'est la forme la plus fréquente. Trois formes.

Ces taches ou plaques présentent, d'ailleurs, des dimensions et une configuration variables, tantôt petites, tantôt assez étendues ; tantôt arrondies, tantôt ovalaires ou irrégulières.

Les éléments éruptifs s'affaissent dans le même laps de temps que les plaques ortiées ordinaires, c'est-à-dire qu'elles durent de quelques heures à un ou deux jours. Mais, à la suite de cet affaissement des plaques, persiste une pigmentation d'abord jaune, qui, au bout d'un certain temps, devient brunâtre : c'est l'existence de cette Évolution des éléments éruptifs.

pigmentation consécutive qui est tout à fait caractéristique de cette forme spéciale de l'urticaire.

Siège. L'éruption de l'urticaire pigmentée est, d'ailleurs, successive, de sorte que, sur le même sujet, vous voyez un mélange d'éléments rouges ortiés et de taches pigmentaires. Cette éruption est plus ou moins confluente; elle peut siéger sur toute la surface du corps, mais elle présente des sièges de prédilection; elle occupe surtout le thorax, l'abdomen, puis les membres et la face.

Les poussées de l'urticaire pigmentée sont continues, en quelque sorte subintrantes, ou, au contraire, séparées par des temps de repos plus ou moins longs. Mais, sur cette éruption primitive, vous voyez généralement, pour ne pas dire toujours, se produire des poussées érythémateuses, qui surviennent de temps en temps, tantôt spontanément, tantôt sous l'influence de grattage. En effet, l'urticaire pigmentée, comme toute forme d'urticaire, occasionne des démangeaisons très vives, qui portent le malade à se gratter continuellement et provoquent des lésions de grattage secondaires.

Démangeaisons.

Marche. Quelle est la marche de cette urticaire pigmentée? La production de nouvelles taches ou plaques dure un an, en moyenne. Pendant les années suivantes, il ne se produit pas de taches nouvelles, on voit seulement des poussées érythémateuses apparaître de temps en temps sur les plaques anciennes, qui persistent. Enfin, il y a ensuite une période de régression, une troisième période, qui dure aussi plusieurs années et pendant laquelle la pigmentation s'atténue peu à peu, et les taches finissent par disparaître.

Vous voyez, Messieurs, que cette affection, si on la rattache à l'urticaire, est en tout cas une urticaire tout à fait spéciale et qui méritait de vous être décrite séparément. J'arrive maintenant au *diagnostic général de l'urticaire*.

Ce diagnostic est ordinairement très facile ; il est fondé sur ces trois caractères : la saillie papuliforme des plaques ortiées, la fugacité de l'éruption, les démangeaisons très vives qu'elle détermine. — Diagnostic général de l'urticaire.

Toutes les variétés d'*érythème* se distinguent très facilement de l'éruption urticarienne. L'érythème présente une rougeur uniforme, qui n'a pas le même aspect que la rougeur mêlée de blanc des plaques ortiées; la rougeur érythémateuse est ordinairement plus durable et les démangeaisons sont moindres.

Les *exanthèmes vésiculeux*, tels que l'hydroa et le pemphigus, débutent, comme vous le savez, par une tache érythémateuse; mais cette tache est de courte durée, ne présente pas le caractère de l'urticaire, et l'apparition des soulèvements épidermiques vous fixe bientôt sur le diagnostic.

A ce propos, il faut que je vous dise que l'urticaire peut compliquer certaines affections bulleuses et, notamment, le pemphigus, particulièrement cette variété de pemphigus à petites bulles qui a été désignée par certains auteurs sous le nom de dermatite herpétiforme de Duhring.

L'urticaire, dans ce cas, est une éruption surajoutée, une complication en quelque sorte. Cette même complication ortiée peut s'observer dans d'autres maladies, notamment dans le prurigo chronique diathésique, connu aujourd'hui sous le nom de prurigo de Hebra ; il suffit d'être prévenu de ces éventualités possibles pour éviter les erreurs de diagnostic.

Le diagnostic le plus important de l'urticaire est à faire avec l'*érysipèle*, surtout quand l'éruption ortiée siège à la face. Dans l'urticaire, vous avez un gonflement œdémateux avec rougeur ; mais le gonflement œdémateux prédomine, il y a moins de rougeur et plus de gonflement que dans l'érysipèle. La rougeur de celui-ci est accompagnée d'une tension très vive, d'une douleur qui n'existe pas dans l'urticaire, dans laquelle les symptômes réactionnels sont surtout des démangeaisons. Enfin, il y a la fièvre dans l'érysipèle, beaucoup plus intense que dans l'urticaire ; il y a des engorgements ganglionnaires et des phénomènes généraux, qui ne s'observent pas non plus dans l'éruption ortiée. Mais ce diagnostic est à faire, car il y a, dans un certain nombre de cas, des erreurs possibles.

Anatomie pathologique.

L'*anatomie pathologique* de l'urticaire a été étudiée particulièrement par Renaut (de Lyon), par E. Vidal, par Rindfleisch. Il résulte des travaux de ces auteurs que l'urticaire est une sorte d'œdème aigu du corps papillaire, constitué par la congestion des papilles et par une extravasation séreuse, qui est plus abondante que dans les érythèmes.

Telle est, Messieurs, la lésion caractéristique de l'urticaire, et on peut reproduire artificiellement cet œdème aigu du corps papillaire, on peut faire naître des papules ortiées par une expérience très simple, qui a été instituée par M. le professeur Renaut. Il suffit, avec une seringue de Pravaz, d'injecter quelques gouttes d'un liquide quelconque, d'eau par exemple, dans le derme, pour déterminer des élevures papuliformes, semblables à celles de l'urticaire.

L'aspect de la plaque ortiée, dont la coloration est, comme vous savez, blanche au centre et rouge à la périphérie, est dû à la tuméfaction excessive du corps papillaire; l'infiltration séreuse comprime les vaisseaux et produit l'anémie du centre de la papule. Le sang, au contraire, s'accumule à la périphérie, dans les vaisseaux restés perméables; c'est à cette hyperémie collatérale qu'il faut attribuer la bordure rouge de la plaque ortiée.

Pathogénie.

Par ces détails anatomiques, vous voyez quel rôle le système vasculaire joue dans la production de l'urticaire, et en effet la *pathogénie* de cette affection doit être rapportée à des troubles vaso-moteurs, ainsi que Vulpian l'a établi le premier.

Étiologie.

L'urticaire est donc produite par un trouble de l'innervation vaso-motrice ; mais cette irritation vaso-motrice peut avoir un point de départ très différent.

Urticaire de cause externe.

En premier lieu, le point de départ de ces troubles vaso-moteurs peut être périphérique, dû à l'excitation de la peau par des agents extérieurs : c'est dans cette classe qu'il faut placer toutes les urticaires de cause externe, comme les appelait Bazin. L'éruption déterminée par les piqûres d'orties (urtica dioïca et urtica urens), les éruptions urticariennes artificielles, consécutives aux piqûres de chenilles, aux piqûres de punaises, font partie du premier groupe. Certains acalèphes, tels que les méduses, peuvent donner lieu, quand ils sont appliqués sur la peau, à une éruption semblable. Enfin, chez des sujets hystériques, nerveux, vous avez vu qu'un simple frottement, un attouchement léger peuvent provoquer le développement de l'urticaire, et notamment de l'urticaire autographique ; parfois, chez certains malades, un bain froid, le simple contact de l'eau froide sur la peau suffisent pour donner de l'urticaire. Tous ces faits, y compris le dermographisme, relèvent du même mécanisme pathogénétique.

Urticaire réflexe, symptomatique.

Dans une autre catégorie de faits, les troubles vaso-moteurs semblent dériver d'un acte réflexe, parti, non pas de la peau, mais d'un organe interne. C'est ainsi qu'on a décrit une urticaire symptomatique des maladies utérines ; cette constatation appartient à Scanzoni.

Urticaire réflexe, de cause psychique.

Les mêmes troubles vaso-moteurs peuvent être sous la dépendance d'un simple phénomène psychique. Chez des individus prédisposés, l'éruption ortiée peut se produire à la suite d'une émotion vive ou d'une colère ; elle peut même prendre les allures d'une urticaire chronique et durer très longtemps.

Urticaire toxique.

Dans d'autres cas, le même trouble de l'innervation vaso-motrice cutanée, aboutissant à l'éruption urticarienne, est provoqué par une intoxication. *L'intoxication provocatrice de l'urticaire peut être de trois sortes :* elle peut être alimentaire, elle peut être médicamenteuse, elle peut être infectieuse.

Intoxication alimentaire.

Les causes d'*intoxication alimentaire*, qui donnent lieu à l'urticaire, sont, comme vous le savez, multiples : l'ingestion de certains aliments et, particulièrement, de mollusques, de crustacés, de moules, d'huîtres, d'écrevisses, produit facilement de l'urticaire chez certains sujets. Il en est de même de l'alimentation par la charcuterie.

Il y a même des susceptibilités spéciales à certaines personnes : les fraises, les œufs, l'eau de seltz peuvent provoquer de l'urticaire ; l'éruption apparaît, presque invariablement, chaque fois avec le même aliment.

L'urticaire due à une intoxication alimentaire est précédée habituellement de troubles gastro-intestinaux, de vomissements et de diarrhée, qui ne sont autre chose que les premiers symptômes de l'intoxication.

Quand il s'agit de matières animales, cette urticaire artificielle *ab ingestis* a été attribuée à l'existence de ptomaïnes, c'est-à-dire de poisons animaux contenus dans les aliments ingérés, par exemple dans les huîtres ou dans les moules. C'est de la même façon qu'il faudrait expliquer les urticaires consécutives à différentes affections des voies digestives et particulièrement à la dilatation de l'estomac. Vous savez que M. Bouchard et ses élèves font jouer un grand rôle aux fermentations gastro-intestinales dans la production de l'urticaire, et, dans ce cas-là, l'urticaire serait déterminée par l'action des produits solubles, provenant des ferments qui existent dans le tube digestif.

Urticaire dans la dilatation de l'estomac.

Urticaire médicamenteuse pathogénétique.

Quant à l'*urticaire médicamenteuse*, que Bazin appelait l'urticaire *pathogénétique*, elle peut succéder à l'absorption d'un certain nombre de médicaments. On l'observe, le plus souvent, à la suite de l'ingestion des balsamiques ; dans d'autres cas, à la suite de l'absorption de chloral, etc. Les balsamiques, tels que le copahu, ne donnent pas seulement lieu à des érythèmes, mais quelquefois à de véritables éruptions ortiées.

Urticaire toxique, d'origine infectieuse.

Enfin, la même intoxication productrice de l'urticaire peut être déterminée par des produits solubles de nature infectieuse. C'est ainsi que, dans le cours de certaines maladies infectieuses, vous observez des éruptions ortiées de cause toxique. Dans la fièvre typhoïde, par exemple, vous observez quelquefois de l'urticaire éphémère vers le deuxième septénaire. Dans la variole, au début de l'éruption, il y a quelquefois une urticaire, relevant du même mécanisme pathogénétique. Enfin, la même éruption peut être observée dans certains cas de diphtérie maligne.

La fièvre palustre, comme je vous l'ai déjà dit, peut également donner lieu à l'urticaire, et cela dans deux conditions différentes. Tantôt l'urticaire accompagne les accès palustres, les accès de fièvre intermittente ; dans d'autres cas, au contraire, elle remplace les accès ; ce sont alors des urticaires périodiques, constituant en quelque sorte des accès larvés, justiciables de sulfate de quinine. Ces urticaires, dues à l'intoxication palustre, sont également de même nature, au point de vue de la pathogénie, que toutes les urticaires dues à l'absorption de produits solubles d'origine infectieuse.

Urticaire hydatique.

En dernier lieu, il y a une cause spéciale d'urticaire, que je dois vous signaler et qui doit être rapprochée du groupe précédent : c'est l'urticaire qui est due à la pénétration du *liquide hydatique* dans le péritoine. Vous savez qu'à la suite de la ponction des kystes hydatiques du foie, ou même sans ponction, après la rupture spontanée de vésicules hydatiques dans la cavité abdominale, vous savez, dis-je, qu'on observe dans ces conditions une urticaire, décrite d'abord par les médecins scandinaves, puis par beaucoup d'auteurs français. D'après des recherches récentes de M. Debove, cette urticaire serait très probablement le résultat d'une véritable intoxication par le poison hydatique. C'est donc également une urticaire toxique, du même ordre que celles dont je viens de vous parler, il y a un instant.

Telles sont, Messieurs, les causes multiples de l'urticaire. Toutes ces causes provocatrices de l'éruption, causes extérieures, causes nerveuses, causes toxiques, n'agissent qu'en mettant en branle les vaso-moteurs cutanés.

Cause générale diathésique.

Mais, au-dessus des troubles de l'innervation vasomotrice, au-dessus des causes qui les provoquent, il y a une cause générale qui les rend possibles, qui prépare et favorise en quelque sorte l'éruption cutanée; cette cause est une prédisposition individuelle diathésique, qui rend la peau apte à devenir urticarienne.

Arthritisme et tempérament nerveux.

De quelle nature est cette prédisposition diathésique? Elle appartient à l'arthritisme, et, parmi les arthritiques, ce sont particulièrement les nerveux qui sont prédisposés à l'urticaire. Ne l'oubliez pas, car cette notion étiologique est de la plus haute importance. Elle vous explique pourquoi le même aliment, le même médicament, la même cause extérieure amènent l'urticaire chez certains sujets et restent, au contraire, impuissants à produire chez d'autres la même éruption.

Traitement de l'urticaire.

J'arrive maintenant au *traitement de l'urticaire*. Ce traitement est très simple ou très complexe, suivant que l'éruption est accidentelle, déterminée par une cause extérieure, par une ingestion alimentaire ou médicamenteuse, ou suivant qu'elle est d'origine diathésique.

Si l'urticaire est déterminée par une cause accidentelle, il faut supprimer la cause: éviter, par exemple, les irritations cutanées urticantes; proscrire les aliments ou les médicaments qui donnent lieu à une éruption urticarienne. Dans ces cas-là, pour tout traitement, vous n'avez qu'à ordonner un léger purgatif, à pratiquer l'antisepsie intestinale au moyen de cachets de salicylate de bismuth et de naphtol, de salol, de benzonaphtol; dans ces cas aussi, il est bon d'administrer des alcalins, et c'est tout, comme traitement interne.

Traitement local.

Le *traitement externe* a pour but d'atténuer les démangeaisons.

On a proposé bien des traitements locaux de l'urticaire; si on a préconisé autant de remèdes, c'est qu'il y en a bien peu d'efficaces. Les uns prescrivent des bains, des lotions ; les autres, des poudres ; d'autres, des pommades; et il faut reconnaître, et les malades le savent bien, que bien peu de ces médicaments arrivent au résultat désiré, qui est de calmer le prurit.

Bains et lotions.

Les bains, qu'on prescrit dans l'urticaire, sont le plus souvent des bains d'amidon ou des bains alcalins. Les lotions antiprurigineuses peuvent être des lotions légèrement acides; la plus simple est l'eau tiède, additionnée d'une petite quantité de vinaigre. Dans d'autres cas, vous vous servirez avantageusement d'eau tiède, additionnée d'une certaine proportion d'éther, ou de lotions avec une solution faible d'acide phénique (de l'eau phéniquée au centième), ou de lotions avec une solution faible de chloral.

Poudres inertes.

Si ces lotions ne suffisent pas, vous pourrez appliquer à la surface de la peau des poudres inertes ; les poudres constituent le traitement le plus pratique, particulièrement pour la nuit, alors que les malades ne peuvent passer leur temps à se lotionner. Quelles poudres devrez-vous employer ? Les plus simples sont les meilleures ; la plus usuelle est la poudre d'amidon, que vous pouvez remplacer par toutes les poudres inertes qui agissent comme l'amidon, la poudre de talc ou d'oxyde de zinc, par exemple, ou la poudre de sous-nitrate de bismuth.

Pommades inertes et calmantes.

Vous pourrez essayer aussi de calmer les démangeaisons par l'application d'une pommade à base de poudre inerte, telle que l'oxyde de zinc, dans laquelle vous incorporerez une petite quantité de chlorhydrate de cocaïne, dans la proportion de 1 pour 20 ou de 1 pour 50, ou une petite quantité de menthol; l'addition de 1 à 3 0/0 de menthol, dans une pommade, produira une légère sensation de froid, par suite un soulagement pour le malade, et atténuera les démangeaisons.

Ce traitement externe est aussi le seul applicable à l'urticaire hydatique, qui est un type d'urticaire accidentelle.

Traitement interne de l'urticaire chronique.

Quant à l'*urticaire chronique récidivante*, caractérisée par des poussées successives, dans laquelle l'influence diathésique est prépondérante, c'est dans celle-là qu'il faut instituer un *traitement interne*. Celui-ci est habituellement complexe et souvent bien impuissant.

Ce traitement doit remplir deux indications thérapeutiques : agir d'abord sur les vaso-moteurs, puis sur la diathèse.

Contre le trouble de l'innervation vaso-motrice, on a préconisé plusieurs médicaments internes. On a prescrit le sulfate de quinine, qui doit être continué pendant longtemps et qui n'agit guère que dans la forme intermittente palustre. On a préconisé également l'ergotine, la digitale, la belladone, l'atropine; toutes ces substances comptent bien des insuccès.

Médication diathésique.

Contre la diathèse arthritique, qui domine, comme vous le savez, toute l'étiologie de l'urticaire chronique, il faut donner des alcalins, sous forme d'eau alcaline naturelle ou de bicarbonate de soude. Dans certains cas, le salicylate de soude a réussi. Je ne parle pas de l'arsenic, qui a été préconisé par Bazin et auquel personne ne reconnaît plus aujourd'hui aucune action contre l'urticaire.

Il est bon d'agir également sur les fermentations

digestives excessives ou anormales, qui sont souvent une cause productrice ou adjuvante de l'urticaire ; c'est dans cet ordre d'idées que vous prescrirez les cachets antiseptiques, dont je vous ai déjà parlé à propos du traitement de l'urticaire aiguë.

Hypnotiques, calmants et antispasmodiques.

Quand les démangeaisons sont trop vives, il est quelquefois bon de donner des hypnotiques. Vous aurez recours aux préparations opiacées, aux préparations de chloral, quand le chloral ne donne pas d'éruption chez le malade que vous avez à traiter.

Dans certains cas, l'éruption urticarienne donne lieu à un tel état nerveux qu'il est bon de prescrire des calmants, des antispasmodiques ; vous donnerez alors de la valériane ou du valérianate d'ammoniaque.

Un mot, maintenant, du traitement de l'urticaire des muqueuses. Quand l'éruption occupe la muqueuse bucco-pharyngée, il faut prescrire des collutoires et des gargarismes émollients. Quand l'urticaire interne s'est étendue aux voies aériennes et donne lieu à des accès de suffocation, vous ordonnerez des antispasmodiques ; et, parmi eux, ceux qui vous rendront le plus de services sont l'éther, la liqueur d'Hoffmann, qui est un mélange à parties égales d'éther et d'alcool, et, dans certains cas, l'acétate d'ammoniaque.

Formulaire.

Telles sont, Messieurs, les indications thérapeutiques générales de l'urticaire. Voici maintenant quelques formules de préparations médicamenteuses internes et externes, que vous pourrez employer chez vos malades.

Médicaments internes, agissant sur les vaso-moteurs.

I. — Médicaments internes :

1° Médicaments destinés à agir sur les vaso-moteurs :

Le *sulfate de quinine*, ou le valérianate, ou le bromhydrate de quinine, à la dose de 0,40 à 0,60 centigrammes par jour, en deux cachets.

L'*ergotine de Bonjean* (extrait aqueux d'ergot), à la dose de 1 à 2 grammes par jour, dans une potion, à prendre en quatre fois dans la journée.

La *teinture de belladone* à la dose de X à XX gouttes par jour, dans un julep gommeux de 120 grammes, à prendre par cuillerées d'heure en heure.

Le *sulfate neutre d'atropine*, en granules de un demi-milligramme. Un à deux granules par jour.

La *teinture de digitale*, à la dose de XX à XL gouttes dans les vingt-quatre heures, à prendre en deux, trois ou quatre fois.

Ces divers médicaments peuvent être donnés isolément, ou, dans quelques cas, peuvent être associés.

Médication diathésique.

2° **Médication diathésique,** comprenant les alcalins :

Les *eaux alcalines naturelles* de Vichy (Célestins) ou de Vals.

L'*eau alcaline artificielle* (4 grammes de bicarbonate de soude pour 1 litre d'eau), à prendre à volonté.

Le *sirop alcalin*, dont voici la formule :

℞ Bicarbonate de soude......................	10 à 12 grammes.
Sirop de sucre..........................	250 —

Une cuillerée tous les matins à jeun, dans une tasse de tisane quelconque.

Le *salicylate de soude*, à la dose de deux à quatre grammes par jour.

Antiseptiques intestinaux.

3° **Médicaments destinés à réaliser l'antisepsie intestinale** (cachets antiseptiques).

a. ℞ Naphtol β..............................	ãã 0,30 centigr.
Salicylate de bismuth ou de magnésie......	

Pour un cachet.

Prendre de deux à quatre de ces cachets par jour,

avant le repas. On peut remplacer, dans ces cachets, le salicylate de bismuth ou de magnésie par la magnésie calcinée (magnésie lourde), ou la craie préparée, ou la poudre de charbon végétal :

b. ℞ Benzo-naphtol	ãã 0,30 centigr.
Magnésie calcinée (ou craie préparée)	

Pour un cachet.

Deux à quatre cachets par jour.

c. Salol	ãã 0,30 centigr.
Magnésie calcinée	

Pour un cachet.

Deux à quatre cachets par jour.

4° Médicaments hypnotiques et calmants.

Hypnotiques et calmants.

Vous avez le choix entre les suivants :

Opiacés. — Tous les soirs, une pilule de cynoglosse de 0,20 centigrammes ;

Ou cinq pilules de 0,01 centigramme d'extrait thébaïque chacune, à donner d'heure en heure.

Sulfonal. — De 2 à 4 grammes, par cachet de 0,50 centigrammes, d'heure en heure.

Chloralose en cachets de 0,20 centigrammes ; de un à trois cachets, à donner d'heure en heure.

Bromure de potassium. — De 1 à 4 grammes par jour, en potion.

Extrait de valériane. — De 2 à 4 grammes par jour, en deux lavements, un matin et soir, ou en pilules de 0,20 centigrammes, à prendre deux par deux, d'heure en heure.

5° Médicaments antispasmodiques.

Antispasmodiques.

A employer surtout dans l'urticaire bronchique, pseudo-asthmatique.

XX gouttes d'*éther sulfurique* en une dose, dans un peu d'eau sucrée, ou une cuillerée de sirop d'éther.

XX gouttes de *liqueur d'Hoffmann*, en une dose, dans un peu d'eau sucrée.

L'*acétate d'ammoniaque* (esprit de Mendererus), à la dose de 4 grammes par jour, dans une potion, à prendre par cuillerées d'heure en heure.

La *teinture de musc*, à la dose de 2 à 5 grammes par jour, ou le *musc* à la dose de 0,20 à 0,50 centigrammes, dans une potion à prendre par cuillerées d'heure en heure.

II. — Traitement externe.

Bains. 1° *Bains d'amidon* (500 grammes de poudre d'amidon par bain).

Bains simples prolongés.

Bains tièdes, additionnés de 1 litre de *glycérine*.

Bains alcalins (250 grammes de carbonate de soude par bain).

Bains alcalins amidonnés (500 grammes d'amidon et 250 grammes de carbonate de soude).

Bains boratés (50 grammes de borax par bain).

Lotions. 2° *Lotions d'eau chaude ou tiède*, additionnée d'un tiers de *vinaigre*, ou d'un tiers d'*éther sulfurique*.

Lotions chloralées :

℞ Hydrate de chloral..........................	20 grammes.
Glycérine..	100 —
Eau..	900 —

Lotions alcooliques :

℞ Eau tiède..	2 parties.
Alcool ou eau de Cologne......................	1 —

Lotions glycérinées (eau tiède et glycérine, parties égales).

Lotions phéniquées :

℞ Phénol absolu	2 grammes.
Glycérine	50 —
Eau	150 —

Lotion antiprurigineuse mercurielle (Hillairet) :

℞ Sublimé	ãã 0,10 centigr.
Chlorhydrate d'ammoniaque	
Eau de laurier-cerise	10 grammes.
Eau	240 —

C'est la solution de Gowland, dans laquelle le lait d'amandes amères est remplacé par l'eau de laurier-cerise.

3° Toutes les *poudres* inertes peuvent être employées ; la plus simple est la *poudre d'amidon*, qui est quelquefois remplacée par la poudre de lycopode. Poudres.

On peut associer à la poudre d'amidon une poudre inerte minérale quelconque :

La poudre de talc ;

L'oxyde de zinc ;

Le sous-nitrate de bismuth.

Appliquez, sur les régions malades, un mélange composé de 2 parties de poudre d'amidon et d'une partie d'une des poudres précédentes, ou de parties égales de poudre d'amidon et d'une poudre minérale.

Il est bon d'additionner ces poudres inertes d'une petite quantité de *camphre* finement pulvérisé, dans la proportion de 1 pour 50 ou de 1 pour 100.

4° *Pommades inertes.* Pommades.

Pommade à l'oxyde de zinc :

℞ Oxyde de zinc	3 à 5 grammes.
Vaseline	30 grammes.

L'oxyde de zinc peut être remplacé, dans les mêmes

proportions, par le *sous-nitrate de bismuth* ou le *dermatol.*

Pommades calmantes.

Pommade à la cocaïne :

℞ Oxyde de zinc (ou s.-n. de bismuth).....	3 à 5 grammes.
Chlorhydrate de cocaïne...............	0,60 centigr. à 1 gr. 50
Vaseline...............................	30 grammes.

Pommade au menthol :

℞ Oxyde de zinc (ou s.-n. de bismuth).....	3 à 5 grammes.
Menthol..............................	0,30 à 0,60 centigr.
Vaseline...............................	30 grammes.

Pommade phéniquée :

℞ Oxyde de zinc (ou s.-n. de bismuth)....	3 à 5 grammes.
Phénol...............................	0,30 à 0,60 centigr.
Vaseline...............................	30 grammes.

ONZIÈME, DOUZIÈME ET TREIZIÈME LEÇONS

ECZÉMA

SOMMAIRE : Délimitation nosologique de l'eczéma. — Définition. — Description générale :

Eczéma aigu, trois périodes : 1° congestion et vésiculation; 2° suintement et croûtes ; 3° desquamation. — Symptômes généraux ; complications.

Eczéma chronique, consécutif à l'aigu ou d'emblée. — Caractères de l'éruption ; démangeaisons ; induration et épaississement de la peau.

Marche de l'eczéma aigu et de l'eczéma chronique ; poussées aiguës.

Variétés morphologiques de l'eczéma : E. rubrum. — E. nummulaire. — E. folliculorum. — E. cannelé. — E. fendillé et craquelé. — Formes composées : E. impétigineux ; E. lichénoïde ; E. psoriasiforme.

Variétés régionales de l'eczéma : E. capitis ; ses formes. — E. de la barbe : E. pilaire ; E. sycosiforme. — E. des lèvres ; ses formes. — E. des narines. — E. des paupières. — E. des oreilles ; ses formes. — E. du sein. — E. de l'ombilic. — E. de l'anus. — E. génital de l'homme et de la femme. — E. des plis articulaires. — E. des jambes ; E. variqueux. — E. palmaire et plantaire. — E. des ongles. — E. des muqueuses.

Diagnostic général de l'eczéma, selon ses périodes, avec les affections érythémateuses, vésiculeuses, papuleuses, pustuleuses, croûteuses, squameuses.

Anatomie pathologique : Lésions du derme : Congestion vasculaire et prolifération embryonnaire. — Lésions de l'épiderme : Formation des vésicules ; troubles de la kératinisation épidermique. — Lésions des muqueuses. — Lésions viscérales.

Etiologie. — Causes internes de l'eczéma ; l'eczéma est une affection diathésique ; arthritisme et lymphatisme.

Pathogénie : l'eczéma est une *toxidermie autogène.*

Influence des causes externes.

Influence des ingesta.

Autres causes occasionnelles : dentition ; menstruation ; ménopause ; causes nerveuses.

Pronostic de l'eczéma. — Métastases. — Dangers des traitements actifs.

Traitement. — Traitement interne : — Eczéma aigu : prescriptions alimentaires ; traitement pharmaceutique. — *Eczéma chronique :* Médication diathésique, antiarthritique. — Traitement du lymphatisme. — Emploi de l'arsenic.

Traitement local. Eczéma aigu à ses trois périodes.

Eczéma chronique. — Applications émollientes : Médication substitutive. Huile de cade. Pommades et lotions astringentes et irritantes. — Bains. — Eaux minérales naturelles.

Modifications du traitement local selon les variétés morphologiques.

Modification du traitement local selon le siège de l'eczéma : traitement des diverses variétés régionales de l'éruption eczémateuse.

Formulaire thérapeutique.

MESSIEURS,

Nous commençons aujourd'hui l'étude de l'eczéma. L'eczéma est une affection cutanée, dont la lésion élémentaire, plus ou moins fugace, est une vésicule. C'est une des dermatoses les plus fréquentes, sinon la plus fréquente.

Délimitation nosologique de l'eczéma.

Depuis Willan, qui avait si bien défini et délimité cette maladie, certains auteurs avaient même élargi considérablement le cadre de l'eczéma, en y faisant entrer peu à peu un grand nombre d'affections cutanées, telles que, par exemple, le lichen, le pityriasis, l'impétigo, quelques affections parasitaires et les dermites artificielles, consécutives à l'action des substances irritantes sur la peau. On avait ainsi décrit, outre l'eczéma ordinaire, l'eczéma vésiculeux proprement dit, un eczéma papuleux, un eczéma squameux, un eczéma pustuleux; il n'y avait plus, à proprement parler, un *eczéma*, mais des *affections eczémateuses*, selon la dénomination d'Erasmus-Wilson.

Aujourd'hui, de ce groupe d'affections disparates, on a distrait successivement plusieurs maladies: d'abord l'affection vésiculeuse, dont je vous ai déjà parlé sous le nom de *dysidrosis ;* c'est, comme vous savez, une éruption qui siège aux mains et qui est due à la rétention de la sueur dans ses canaux excréteurs.

On a également, et à juste titre, séparé de l'eczéma l'*impétigo*, dermatose pustuleuse, déjà considérée par les anciens auteurs comme un genre distinct; et, enfin, on décrit à part les *affections vésiculeuses artificielles*, de cause externe, qui constituaient le groupe des eczémas de cause externe de Bazin et qui sont des affections eczématiformes et non des eczémas.

Quant à la forme de lichen connue sous le nom de *lichen simplex*, c'est une affection bien voisine de l'eczéma, sous le rapport de son aspect général, de sa marche et de ses conditions étiologiques.

Le *pityriasis simplex*, décrit quelquefois, depuis les travaux de M. Unna (de Hambourg), sous le nom de séborrhée sèche, est aussi très voisin de l'eczéma.

A la vérité, le lichen simplex et le pityriasis simplex doivent être distingués de l'eczéma, à cause de la différence de leur lésion élémentaire, qui est une papule dans le lichen et une squame dans le pityriasis. Nous leur consacrerons donc une description spéciale; mais, logiquement, leur étude doit suivre de près celle de l'eczéma, car ce sont des affections de même nature, de même origine et qui se développent souvent chez les mêmes sujets.

Messieurs, ce préambule était nécessaire pour bien délimiter la maladie qui nous occupe, pour la séparer des affections qu'on avait à tort confondues avec elle, et pour rapprocher, au contraire, de l'eczéma des éruptions qui présentent avec lui les plus grandes affinités.

Je dois maintenant vous donner la définition de l'eczéma tel que je le comprends. Cette définition est un peu longue, mais il est impossible de la faire courte, si on veut qu'elle soit complète.

L'eczéma est une dermatose inflammatoire superficielle, caractérisée par une rougeur congestive, accompagnée de tuméfaction et de cuisson de la peau, sur laquelle se développent des vésicules, généralement Définition.

petites, acuminées et confluentes, de très courte durée, dont la rupture donne lieu à l'écoulement d'un liquide transparent, visqueux, plus ou moins abondant, se coagulant rapidement sous forme de croûtes, auxquelles succèdent des squames lamelleuses ou furfuracées, puis un épaississement progressif avec induration du derme.

Vous voyez que cette définition comprend les caractères principaux de l'eczéma, c'est-à-dire la tuméfaction de la peau, l'apparition des vésicules, le suintement qui résulte de la rupture de ces vésicules et la formation des croûtes, les squames qui succèdent à la chute des croûtes et, enfin, l'épaississement et la sclérose du derme, qu'on observe surtout dans l'eczéma chronique.

Description générale.

L'eczéma peut se présenter sous la forme aiguë et sous la forme chronique.

Eczéma aigu.

La *forme aiguë* n'est, le plus souvent, qu'un début aigu de la forme chronique ou une poussée aiguë dans le cours d'un eczéma chronique.

L'eczéma vraiment aigu ne s'observe guère qu'à la suite des irritations cutanées, chez les individus prédisposés et diathésiques. En dehors de ce cas, l'eczéma n'est jamais une éruption passagère, mais toujours une affection chronique, de longue durée.

Trois périodes dans l'évolution de l'eczéma aigu.

L'eczéma aigu, typique, présente trois degrés dans son évolution, trois périodes :

Une première période de congestion et de vésiculation;

Une deuxième période, dite de suintement et de formation de croûtes;

Une troisième période, dite de desquamation.

Première période. Congestion et vésiculation.

Dans la première période, la période congestive et vésiculeuse, qui dure de vingt-quatre à quarante-huit heures tout au plus, vous constatez les phénomènes suivants :

Vous voyez d'abord la peau rougir et se tuméfier. Cette rougeur est accompagnée de cuisson, d'une sorte de tension douloureuse de la peau et de démangeaisons quelquefois très vives.

Très rapidement, ou même immédiatement après son apparition, cette rougeur se recouvre de vésicules; ces vésicules sont acuminées, petites, confluentes, transparentes et remplies par un liquide clair. Quelquefois les vésicules sont plus volumineuses, peuvent atteindre la grosseur d'un pois et constituent alors cette variété d'eczéma, décrite par certains auteurs sous le nom d'*eczéma à grosses vésicules;* mais, le plus souvent, elles sont très petites, parfois tellement petites qu'elles ne sont visibles qu'à la loupe, et alors la peau, sur laquelle vous promenez le doigt, présente une sorte de sensation chagrinée au toucher.

Eczéma suintant d'emblée.

Dans certains cas, ces vésicules se rompent aussitôt après leur apparition, et le suintement apparaît d'emblée, immédiatement, sur la rougeur, sans que vous ayez pu constater trace de vésicule.

Eczéma avorté, non suintant.

Dans d'autres cas, les vésicules s'affaissent instantanément par résorption de leur contenu ; alors, il n'y a pas de suintement, et la desquamation apparaît d'emblée sur les plaques rouges érythémateuses du début.

Deuxième période. Suintement et croûtes.

Mais, le plus souvent, les vésicules suivent leur évolution naturelle. Elles sont d'abord très visibles, pendant une période de temps qui peut varier, comme durée, de quelques heures à un jour. Puis, elles se rompent, au plus tard vers le deuxième jour, et leur rupture donne issue à un liquide clair, transparent, poisseux, empesant le linge, qui recouvre la peau, rouge, enflammée et tuméfiée.

Ce liquide se concrète, en englobant des débris épidermiques, et forme alors des croûtes grisâtres. Le caractère habituel des croûtes de l'eczéma est leur couleur grisâtre, mais cette coloration n'existe pas toujours ; ainsi quelquefois les croûtes sont jaunâtres;

dans d'autres cas, elles sont brunâtres. Elles sont jaunâtres, quand un certain nombre de vésicules ont suppuré ; elles sont brunâtres, quand, par le fait du grattage, il y a eu des excoriations et qu'un peu de sang se trouve mélangé aux écailles épidermiques et à la sérosité des vésicules, de façon à donner aux croûtes cet aspect brun ou noirâtre.

Troisième période. Desquamation.

Au bout d'un temps variable, l'eczéma passe à la troisième période. Dans cette troisième période, vous voyez le suintement diminuer et cesser ; les croûtes elles-mêmes sèchent et tombent ; la peau reste lisse et rouge et se couvre d'une desquamation plus ou moins abondante, généralement assez abondante et surtout incessamment renouvelée. Ce sont de minces lamelles épidermiques, qui tombent et qui sont remplacées par d'autres. Cette rougeur de la peau, au-dessous des squames, persiste même quand la desquamation est terminée.

Quand le contenu des vésicules s'est résorbé et que celles-ci ne se sont pas rompues, la desquamation est plus fine et moins prolongée, moins abondante que dans les cas où les vésicules ont suivi leur évolution ordinaire, donnant lieu à du suintement et à des croûtes qui ont précédé la desquamation.

Les trois périodes peuvent exister ensemble.

Mais, Messieurs, il ne faudrait pas croire que ces trois périodes soient isolées, avec des lésions toujours contemporaines sur les différents points de la surface eczémateuse, et que vous les observiez d'une façon régulièrement successive. Le plus souvent, elles sont confondues ou, au moins, combinées sur le même sujet. A cause de l'extension graduelle de la plaque eczémateuse primitive, vous pouvez voir côte à côte les différents degrés d'évolution de l'eczéma : sur un point, des vésicules ; sur d'autres, des croûtes ; sur d'autres, enfin, des squames.

Symptômes généraux.

Les symptômes généraux qui accompagnent l'éruption eczémateuse sont une fièvre légère, un peu d'état gastrique, de la courbature. Ces phénomènes, qui n'existent, d'ailleurs, que dans l'eczéma aigu, peuvent faire, dans certains cas, complètement défaut.

Avec l'éruption, vous pouvez observer des adénopathies, qui deviennent parfois de véritables adénites et qui siègent dans les ganglions où se rendent les lymphatiques de la région enflammée. Retentissement ganglionnaire.

Dans d'autres cas, à la suite de l'éruption eczémateuse, vous observez des furoncles, qui résultent d'une infection secondaire de la peau. Cette éruption furonculeuse est quelquefois très tenace, longtemps récidivante, par auto-inoculations successives, et prolonge de beaucoup la durée de la maladie. Éruption furonculeuse consécutive.

Telle est la description générale de l'eczéma aigu. Quant à l'*eczéma chronique*, il peut succéder à la forme aiguë : vous voyez alors l'éruption persister, puis, peu à peu cette éruption, en même temps qu'elle devient chronique, s'accompagne d'induration de la peau et de sclérose du derme. Eczéma chronique. Forme chronique consécutive à la forme aiguë.

Dans d'autres circonstances, et c'est le cas le plus fréquent, l'eczéma chronique s'établit d'emblée. Il est caractérisé surtout par la prédominance de l'inflammation conjonctive sur la congestion vasculaire. Forme chronique d'emblée.

Ces caractères vous indiquent que les symptômes de l'eczéma chronique doivent être sensiblement différents de ceux de l'eczéma aigu; et, en effet, dans l'eczéma chronique, il n'y a pas de réaction générale, pas de fièvre; la rougeur de la peau est moins vive que dans l'eczéma aigu, la tuméfaction et la tension cutanée sont également moindres; mais, au contraire, les démangeaisons sont beaucoup plus intenses; les malades ne peuvent résister au besoin de se gratter. Cette démangeaison est exaspérée par les variations de température, par la chaleur du lit notamment; elle est exaspérée également par l'ingestion de certains aliments, particulièrement des aliments épicés, et par l'ingestion de boissons excitantes. La sensation prurigineuse est Caractères de l'eczéma chronique. Démangeaisons.

quelquefois si vive que les anciens dermatologistes se sont exercés tour à tour à trouver des expressions et des comparaisons imagées très variées, pour décrire ces démangeaisons insupportables.

Poussées aigües.

Un des caractères essentiels de cet eczéma chronique, c'est de procéder par poussées successives. A chaque poussée, vous voyez apparaître de nouvelles vésicules, vésicules d'ailleurs très éphémères et qui même souvent ne sont pas observées du tout. Cette période aiguë ou plutôt ces recrudescences aiguës sont caractérisées par un suintement moins abondant que dans l'eczéma aigu, mais dans lequel le liquide est plus épais. Les croûtes qui succèdent au suintement séreux sont également plus épaisses que celles de l'eczéma aigu.

Induration et épaississement de la peau.

Mais ce qui caractérise surtout l'eczéma chronique, c'est l'induration et l'épaississement de la peau, induration qui ne fait que croître avec les progrès de la maladie. La peau est épaisse et dure au toucher; elle se gerce facilement; elle se fendille, et, en plus des fissures spontanées dues au défaut d'élasticité de la peau, exposée aux irritations extérieures, vous voyez, à la surface des plaques eczémateuses, des exulcérations superficielles déterminées par le grattage et qui, par le fait des infections secondaires, donnent lieu non plus seulement à un suintement séreux, mais à un suintement séro-purulent.

Fissures et exulcérations. Infections secondaires; suintement purulent.

Eczéma chronique sec, lichénoïde.

Dans quelques cas, l'eczéma chronique prend un autre aspect. Il n'est plus suintant, il est presque exclusivement sec, le suintement fait presque complètement défaut. Dans cette forme, il n'y a pas de croûtes ou très peu de croûtes; la peau est seulement rugueuse, et à sa surface vous constatez un mélange de papules et de vésicules. Ces vésicules s'affaissent, d'ailleurs, très rapidement, sans donner lieu à aucun suintement, et sont remplacées seulement par une légère exfoliation épidermique.

L'eczéma chronique sec donne lieu à des démangeaisons encore plus vives que l'eczéma humide, et c'est cette forme qui constitue, en quelque sorte, l'intermédiaire entre l'eczéma vrai, proprement dit, et le lichen simplex. C'est pourquoi je vous disais tout à l'heure qu'il était logique de rapprocher le lichen simplex de l'eczéma.

Cet eczéma, comme nous le verrons plus loin, a été décrit, en raison de la combinaison des symptômes du lichen et des symptômes de l'eczéma, sous le nom d'eczéma lichénoïde.

Ainsi, dans cette forme il n'y a pour ainsi dire pas de suintement ; mais il y a une autre forme dans laquelle il n'y en a pas du tout. Dans cette nouvelle forme d'eczéma chronique la peau présente une surface uniformément rouge et lisse, couverte de squames fines, incessamment renouvelées. De temps en temps, on peut voir se produire des poussées vésiculeuses discrètes et passagères ; ces vésicules éphémères s'affaissent sans donner lieu à aucun suintement. Cette forme d'eczéma chronique rouge a été quelquefois décrite sous le nom d'*eczéma rubrum chronique*. C'est une éruption qui siège particulièrement aux membres inférieurs, aux jambes. Eczéma rubrum chronique.

Tels sont les caractères généraux de l'eczéma, à l'état aigu et à l'état chronique ; voyons maintenant quelle est la marche de l'éruption eczémateuse. Cette marche est essentiellement irrégulière et variable.

L'eczéma aigu évolue rapidement, mais il procède par poussées successives, de sorte que, ce qui est rapide, c'est la poussée considérée en elle-même, mais la durée de la maladie dans son ensemble peut être assez longue. Les poussées vésiculeuses se succèdent et sont quelquefois subintrantes. C'est dans ces conditions que l'eczéma passe à l'état chronique ; il présente alors une durée indéterminée, et la durée est prolongée encore par l'infec- Marche de l'eczéma aigu.

tion des surfaces excoriées, c'est-à-dire par la suppuration des vésicules, par l'apparition de pustules, de furoncles, dont je vous ai déjà signalé l'existence, et par les adénites qui peuvent en être la conséquence.

Marche de l'eczéma chronique.

Quant à l'eczéma chronique, on peut dire que sa durée est indéfinie. De temps en temps on voit apparaître des recrudescences aiguës sous l'influence d'irritations externes ou internes : chacune de ces recrudescences donne lieu à de nouvelles croûtes et à une nouvelle desquamation. Dans l'intervalle de ces poussées aiguës, vous voyez persister l'épaississement et la sclérose de la peau. Cet épaississement de la peau, tout à fait caractéristique, comme je vous l'ai déjà dit, est très long à disparaître en dépit de tout traitement. De plus, l'eczéma chronique, même lorsqu'il a duré si longtemps, n'est pas encore complètement terminé ; quand vous avez vu peu à peu l'épaississement de la peau s'amoindrir et disparaître, quand la guérison de l'eczéma en lui-même paraît définitive, l'inflammation cutanée laisse encore à sa suite une pigmentation brunâtre de la peau, pigmentation très persistante et quelquefois indélébile.

Variétés de l'eczéma.

Messieurs, la description générale qui précède ne suffit pas pour faire connaître complètement l'eczéma ; cette maladie, en effet, n'est pas univoque et présente de nombreuses variétés, très différentes les unes des autres ; nous allons passer en revue les principales.

Nous rangerons les variétés d'eczéma sous deux chefs. Dans le premier groupe, nous étudierons les variétés selon la forme et l'aspect de l'éruption, ou, si vous aimez mieux, les *variétés morphologiques*. Dans le second groupe, nous examinerons les variétés de l'eczéma selon le siège de l'éruption ; si vous le voulez, nous les appellerons les *variétés régionales*.

Variétés morphologiques.

Voyons, d'abord, les variétés morphologiques de l'eczéma.

L'eczéma peut être *localisé* ou *généralisé ;* mais retenez bien ce fait, qui est de la plus haute importance pour le diagnostic : dans les formes même les plus confluentes, la généralisation n'est jamais complète, il y a toujours des intervalles de peau saine entre les placards eczémateux, si étendus qu'ils soient.

Formes généralisées.

Parmi les formes généralisées, il est une variété spéciale qui mérite d'être distinguée et décrite à part, c'est celle qui a reçu le nom d'*eczéma rubrum aigu*, dénomination adoptée par tous les dermatologistes, par Bateman, Biett, Rayer, Devergie, Hardy. C'est cette forme qui a été dénommée, par Bazin, *herpétide pseudo-exanthématique.*

Eczéma rubrum aigu.

Cet eczéma rubrum doit être distingué de la rougeur congestive du début de tout eczéma aigu. Il doit également être distingué de la rougeur lisse de la peau qui est consécutive à la chute des croûtes dans l'eczéma ordinaire. C'est une variété spéciale d'eczéma, qui se développe ordinairement d'emblée, mais qui parfois aussi a pour point de départ une plaque d'eczéma ancien, torpide pendant longtemps.

Symptômes généraux.

L'eczéma rubrum aigu débute par des phénomènes généraux, par une fièvre, quelquefois très vive, par un état gastrique plus ou moins prononcé. Parfois, mais dans des cas très rares, il y a un peu de délire et d'agitation. Vous le voyez, cette affection débute absolument comme une fièvre éruptive; en effet, c'est une sorte de pseudo-exanthème, c'est une forme tout à fait spéciale d'eczéma.

Dans le cours de l'éruption, vous pouvez même observer de la congestion pulmonaire; il y a dans la science un cas mortel rapporté par Hardy, relatif à un malade mort de congestion pulmonaire dans le cours d'un eczéma rubrum aigu. Mais il faut reconnaître que ce sont là des faits tout à fait exceptionnels.

Tels sont les symptômes du début et les symptômes généraux de l'eczéma rubrum aigu.

Éruption. Quant à l'éruption elle-même, elle est précédée d'une sensation de cuisson et de démangeaison sur tout le corps ou, au moins, sur les régions qui vont être atteintes. Cette éruption ne ressemble pas à celle de l'eczéma ordinaire. Elle n'est pas constituée par une rougeur uniformément étalée, mais se présente sous forme de plaques rouges, saillantes, boursouflées, de dimensions variables. Ces plaques rouges apparaissent simultanément ou successivement sur plusieurs régions du corps; quelquefois, elles s'étendent et se réunissent par confluence; mais, encore une fois, ainsi que je vous l'ai déjà dit, même dans la forme la plus confluente, il y a toujours des intervalles de peau saine.

Siège. Le siège de cette éruption est aux plis articulaires, aux aines, aux aisselles, aux coudes; à la face interne et supérieure des cuisses; sur le scrotum; au niveau des poignets; sur le cou et, enfin, à la face.

Sur ces plaques rouges primitives apparaissent des vésicules. Celles-ci sont habituellement petites et confluentes; quelquefois, au contraire, les soulèvements épidermiques sont plus volumineux et prennent presque l'aspect de petites bulles. Ces vésicules, d'ailleurs, s'affaissent très rapidement par résorption de leur contenu, ou bien elles se rompent et donnent lieu alors à l'issue d'une sérosité abondante, qui se concrète sous forme de croûtes, auxquelles succèdent des squames furfuracées, comme dans toute éruption eczémateuse.

Ce qui caractérise donc surtout l'eczéma rubrum aigu, c'est son début d'apparence pseudo-exanthématique, et c'est l'apparition de plaques rouges, luisantes, boursouflées, qui précèdent le développement des vésicules.

Marche. L'eczéma rubrum suit une marche aiguë; il évolue en deux ou trois septenaires. Mais il faut que vous sachiez qu'il récidive très fréquemment chez le même sujet, et que même, dans certains cas, vous constatez des récidives en quelque sorte subintrantes.

Quant à l'*eczéma localisé*, qui diffère beaucoup de la forme précédente, il présente d'abord à considérer une variété tout à fait spéciale, que j'ai à vous décrire maintenant et qui est connue sous le nom d'eczéma nummulaire, variété qui a été décrite par Devergie et par Bazin. Eczéma localisé.

L'*eczéma nummulaire* est constitué par des plaques arrondies, sèches ou très peu suintantes, présentant la dimension d'une pièce de 5 francs en argent, ou quelquefois plus petites, dont les bords sont assez bien limités, d'où le nom de nummulaire. Ces plaques sont disséminées sur le tronc, sur les membres, particulièrement sur les membres supérieurs. Leur durée est toujours longue ; c'est une affection habituellement très tenace. Eczéma nummulaire.

On doit rapprocher de l'eczéma nummulaire la forme récemment décrite par MM. Malcolm Morris et Unna sous le nom d'*eczéma folliculorum*. Cet eczéma folliculorum est constitué par des plaques disséminées çà et là sur la surface du corps, présentant des dimensions qui peuvent varier d'une pièce de 50 centimes à une pièce de 5 francs en argent, limitées par un bord rouge, saillant et annulaire. Chaque plaque est composée d'éléments éruptifs qui siègent autour des follicules pileux, d'où la dénomination d'eczéma folliculorum. Ces plaques s'agrandissent par leurs bords, en même temps que le centre s'affaisse, prend une teinte jaunâtre et desquame. Eczéma folliculorum.

C'est une affection très rebelle, qui a été considérée par Morris comme une maladie parasitaire et qui sera peut-être, un jour, distraite de l'eczéma proprement dit.

Au début, les plaques de l'eczéma folliculorum ressemblent un peu aux plaques de la maladie connue sous le nom de pityriasis pilaris. Vous ferez le diagnostic par ce fait que, dans le pityriasis pilaris, le centre n'est pas affaissé, comme dans l'eczéma folliculorum.

Eczéma cannelé.

Il faut rapprocher également de l'eczéma nummulaire une autre variété décrite sous le nom d'eczéma *cannelé*. D'après M. Brocq, cet eczéma serait constitué par de petits placards arrondis ou ovalaires, d'un rouge pâle, à bords également bien délimités, qui siègent sur la face dorsale des mains et sur les membres. Mais, ce qui les caractérise spécialement, c'est la présence de cannelures concentriques, qui sont visibles à la loupe et qui font de cet eczéma une sorte de sous-variété spéciale ; mais, en somme, cette forme est bien voisine de l'eczéma nummulaire et doit en être rapprochée de très près.

Eczéma fendillé.

Messieurs, l'eczéma peut se présenter sous un aspect tout à fait spécial, qui, au point de vue morphologique, diffère très notablement de toutes les autres formes d'eczéma : je veux parler de la forme connue sous le nom d'*eczéma fendillé*, décrite par Devergie et par Hardy.

Cette forme peut être associée à l'eczéma vésiculeux ordinaire, mais elle peut exister à l'état isolé et on ne trouve alors aucune trace de vésicule; elle a même servi d'argument à ceux qui ont prétendu que l'eczéma était une dermatose polymorphe, et non une affection exclusivement vésiculeuse.

Quoi qu'il en soit, cet eczéma fendillé est constitué par des fentes épidermiques, par des fissures longues et étroites, plus ou moins profondes, étendues en zigzag, entre-croisées, circonscrivant des intervalles de peau saine. Vous voyez qu'il ne s'agit pas ici de plaques eczémateuses ou de placards eczémateux. Ce sont simplement des fissures linéaires plus ou moins profondes et plus ou moins larges, qui sont entrecroisées à la surface de la peau et dans l'intervalle desquelles les téguments conservent leur aspect normal.

Ces fissures donnent issue à une sérosité poisseuse,

qui empèse le linge, comme celle de l'eczéma ordinaire.

Le fond de ces fissures est d'abord rouge ; il pâlit peu à peu, à mesure qu'approche la cicatrisation ; mais alors vous voyez apparaître de nouvelles fissures, de sorte que la maladie a une durée très longue et présente une marche absolument chronique. L'eczéma fissurique siège particulièrement aux membres inférieurs, surtout aux jambes ; plus rarement vous l'observez aux cuisses, aux avant-bras, aux aisselles. Dans quelques cas, on peut le voir au pourtour des orifices naturels, aux lèvres, à la marge de l'anus, où il donne lieu à des fissures très douloureuses.

Eczéma craquelé.

Il y a une forme spéciale d'eczéma fendillé, qui est connue sous le nom d'*eczéma craquelé*. Celui-ci est caractérisé par la même lésion fissurique que l'ezcéma fendillé ordinaire, mais les fissures sont moins profondes; d'autre part, la surface malade est plus étendue, et, enfin, et avant tout, les fissures, au lieu d'être irrégulièrement entrecroisées, sont disposées d'une façon très régulière, formant une sorte de réseau rouge à la surface de la peau, réseau dont les mailles circonscrivent des intervalles de peau saine. L'aspect de cet eczéma ressemble un peu à celui des émaux cloisonnés, et les espaces limités par les fissures entrecroisées sont à peu près égaux. Cet eczéma siège, d'ailleurs, aux jambes, comme l'eczéma fendillé ordinaire.

Formes composées.

Messieurs, parmi les variétés morphologiques de l'eczéma, j'ai encore à vous signaler des *formes composées*, des éruptions mixtes, connues sous le nom d'eczéma impétigineux, d'eczéma lichénoïde, d'eczéma psoriasiforme; formes composées qui constituent, en quelque sorte, des intermédiaires entre l'eczéma et l'impétigo, entre l'eczéma et le lichen, entre l'eczéma et le psoriasis. Ces éruptions mixtes semblent donner raison au vieil adage : *natura non facit saltum ;* il y a, en effet, des intermédiaires entre toutes les affections cutanées.

Eczéma impétigineux.

L'*eczéma impétigineux*, que nous étudierons d'abord, est le résultat d'une infection secondaire. Il résulte de la transformation pustuleuse de l'éruption vésiculeuse primitive, ou de l'adjonction de pustules d'impétigo aux vésicules de l'eczéma. La suppuration de ces vésicules et leur transformation en pustules proviennent de l'infection de la surface cutanée par les parasites pyogènes de l'impétigo.

L'eczéma impétigineux, comme, d'ailleurs, l'impétigo proprement dit, ainsi que nous le verrons plus tard, se développe sur un terrain spécial, particulièrement chez les jeunes sujets lymphatiques.

Cette forme occasionne moins de démangeaisons que l'eczéma ordinaire; mais elle produit, au contraire, plus de suintement. Les croûtes sont d'un gris jaunâtre, elles ne sont pas grises comme celles de l'eczéma vésiculeux; elles sont, néanmoins, différentes de celles de l'impétigo, qui sont franchement jaunes.

Cet eczéma impétigineux guérit ordinairement plus facilement que l'eczéma ordinaire; mais quelquefois, cependant, il passe à l'état chronique, quand il n'est pas soigné, et il persiste alors pendant un temps assez long.

Eczéma lichénoïde.

L'*eczéma lichénoïde* est un mélange de vésicules et de papules. Si vous vous reportez au développement histologique de la vésicule, vous voyez que toutes les vésicules débutent par un soulèvement papuleux, c'est l'exsudation secondaire qui produit la vésicule; eh bien, il semble que, dans l'eczéma lichénoïde, un certain nombre de vésicules se sont arrêtées en chemin et sont restées à l'état papuleux.

Cet eczéma lichénoïde siège particulièrement à la face externe des membres, où il se présente sous l'aspect de plaques arrondies, irrégulières, occasionnant un peu de suintement au début, mais très peu, se desséchant rapidement et restant alors sèches pendant toute leur durée. Ces plaques déterminent une sorte de rugosité de la peau ; le derme est épaissi et induré ; quand vous promenez le doigt à la surface des placards de l'eczéma lichénoïde, vous sentez que la peau malade est, en quelque sorte, râpeuse.

D'ailleurs, vous trouvez toujours un foyer type d'eczéma sur un point quelconque du corps, et cela vous permet de faire le diagnostic entre l'eczéma lichénoïde et le lichen simplex proprement dit ; car, dans certains cas, la distinction des deux éruptions est très difficile, surtout quand il y a prédominance des papules sur les vésicules.

Eczéma psoriasiforme.

Quant à l'*eczéma psoriasiforme*, c'est une affection qui a été décrite par certains auteurs sous le nom de psoriasis eczémateux. Cette forme est caractérisée par des plaques d'aspect psoriasique, recouvertes de lamelles épidermiques blanchâtres ; mais ces plaques sont moins bien délimitées que celles du psoriasis, elles sont un peu diffuses comme les placards eczémateux ordinaires. De plus, elles sont le siège d'un léger suintement, et vous savez qu'il n'y a jamais de suintement dans le psoriasis. Enfin, elles occasionnent de vives démangeaisons, tandis que le psoriasis est une éruption peu ou point prurigineuse.

L'eczéma psoriasiforme, d'ailleurs, est une éruption chronique, coupée par des phases aiguës, dans lesquelles le suintement augmente comme dans tous les eczémas aigus. Il y a des lésions de grattage, des exulcérations superficielles, qui n'existent pas dans le psoriasis.

Cet eczéma siège aux membres, particulièrement aux jambes et aux avant-bras.

Variétés régionales de l'eczéma.

Messieurs, en dehors de ces variétés morphologiques générales, l'eczéma présente des caractères spéciaux selon la région sur laquelle il siège. Nous allons donc maintenant passer en revue les principales variétés régionales de l'eczéma.

Eczéma capitis.

La tête est le siège de prédilection de l'eczéma, et le cuir chevelu est une des régions les plus fréquemment atteintes.

Eczéma suintant.

L'eczéma du cuir chevelu est parfois un eczéma suintant ordinaire, donnant lieu à un suintement abondant, qui agglutine les cheveux et qui occasionne de vives démangeaisons. Il résulte alors, le plus souvent, de l'extension d'un eczéma de la face; quelquefois, cependant, il est isolé. Mais, même quand il est isolé, vous trouvez toujours des plaques eczémateuses derrière les oreilles.

Eczéma impétigineux.

Il y a une autre forme d'eczéma du cuir chevelu, c'est l'eczéma impétigineux, qui présente les caractères que je vous ai déjà décrits. Celui-ci s'observe surtout chez les jeunes enfants; chez eux, il devient facilement chronique, par défaut de soins, et occasionne la chute des cheveux; quelquefois même, il laisse à sa suite des plaques d'alopécie persistante.

Eczéma sec.

Enfin, l'eczéma du cuir chevelu peut être un eczéma sec. C'est cette forme qui a été décrite jadis par Alibert, sous le nom de *teigne furfuracée*.

L'eczéma sec est souvent la terminaison d'un eczéma suintant ordinaire; dans d'autres cas plus rares, il s'établit d'emblée et succède à une éruption vésiculeuse avortée. Les vésicules s'affaissent par résorption de leur contenu, presque aussitôt qu'elles sont formées, de sorte que, ce qui caractérise surtout cet eczéma sec du cuir chevelu, c'est une desquamation abondante. Dans ces cas-là, vous trouverez encore des plaques eczémateuses derrière les oreilles, et l'existence de ces plaques suffira, le plus souvent, pour vous permettre de faire le diagnostic entre cet eczéma et le pityriasis ou le psoriasis.

Il y a, d'ailleurs, d'autres différences entre l'eczéma

sec et ces deux affections. Les squames pityriasiques sont plus fines et moins adhérentes. Le psoriasis du cuir chevelu a des squames plus épaisses, stratifiées, d'un aspect nacré bien caractéristique. L'éruption psoriasique est exactement limitée au cuir chevelu et ne présente pas les bords festonnés de l'eczéma, qui envahit toujours la peau du front. Il n'y a pas non plus de plaques derrière les oreilles dans le psoriasis, comme dans l'eczéma. Enfin, on trouve généralement, sur un autre point du corps, des lésions caractéristiques d'eczéma ou de psoriasis.

Il importe de distinguer aussi l'eczéma sec du cuir chevelu de la teigne tondante; mais ici le diagnostic est facile : dans la teigne tondante les cheveux sont cassés; il n'y a, pour ainsi dire, pas de desquamation ou au moins pas de lamelles épidermiques véritables, mais simplement une légère desquamation farineuse, et, enfin, l'examen microscopique lèvera tous les doutes.

Eczéma de la barbe et des sourcils.

A côté de l'eczéma du cuir chevelu, j'ai à vous décrire l'*eczéma de la barbe*, qui se présente, d'ailleurs, sous la même forme dans les sourcils. Cet eczéma offre des caractères particuliers; on doit en distinguer deux formes : une première forme qui est un *eczéma pilaire simple*, caractérisé par une rougeur vive, très peu de suintement et une desquamation abondante.

Eczéma pilaire simple.

Cette desquamation présente ici un aspect spécial, en raison du siège des vésicules à l'orifice des poils; les squames épidermiques entourent la base du poil comme une sorte de fine collerette lamelleuse. L'eczéma pilaire simple doit être distingué du pityriasis alba parasitaire, qui est, comme vous le savez, le deuxième degré de la teigne tondante dans la barbe. Dans le pityriasis alba parasitaire, dans la trichophytie, la peau est moins rouge ; de plus, vous ne constatez pas cette collerette épidermique dont je viens de vous parler; le poil est enduit uniformément d'une couche blanchâtre, pulvérulente, qui ne s'observe pas du tout dans l'eczéma pilaire.

Eczéma sycosiforme.

La seconde forme d'eczéma de la barbe a reçu le nom d'*eczéma sycosiforme ;* c'est ce que Bazin appelait le sycosis arthritique. Au lieu d'être constitué uniquement par des squames comme la forme précédente, il est caractérisé par des vésico-pustules volumineuses, qui siègent à la base des poils, vésico-pustules qui donnent lieu à des croûtes jaunes ou grisâtres, agglutinant les poils. Au-dessous de ces croûtes, la peau est rouge. Si vous cherchez à épiler la barbe, vous voyez que l'extraction des poils est très douloureuse et que, d'ailleurs, le poil a conservé ses caractères normaux.

Diagnostic de l'eczéma sycosiforme.

Dans le sycosis parasitaire, au contraire, qui est le dernier degré d'évolution de la trichophytie de la barbe, les poils sont altérés; ils sont plus volumineux que les poils normaux, ils sont inégaux, ils sont secs, ils se cassent facilement par l'épilation. Enfin, dans les squames, vous trouvez des spores de trichophyton. De plus, ce sycosis parasitaire donne rarement lieu à des croûtes; mais ce que vous constatez par contre, c'est la présence de nodosités tuberculeuses, de nodosités dermiques, mêlées aux pustules et qui sont le résultat de la transformation des pustules anciennes.

Eczéma des lèvres.

Parmi les autres variétés d'eczéma de la tête, nous avons à parler maintenant de l'*eczéma des lèvres.* Celui-ci peut résulter de l'extension d'un eczéma de la face; dans d'autres cas, il est isolé, il est même souvent isolé. Il présente plusieurs formes : une forme tout à fait spéciale, qui est l'eczéma des lèvres proprement dit, décrit par certains auteurs sous le nom d'*eczéma*

Eczéma orbiculaire.

orbiculaire. Cet eczéma est limité au bord des lèvres; il est sec, fendillé, rayonné, présentant des fissures transversales, suivant les plis de la peau des lèvres. Il occupe les deux lèvres qui, au bout d'un certain temps, par les progrès de l'affection, se rétractent, deviennent indurées, saignantes, douloureuses, crevassées, en même temps qu'elles sont couvertes de squames.

Il y a deux autres formes spéciales d'eczéma de la lèvre supérieure, qui sont plus rares que la précédente et qui ont été particulièrement décrites par M. Besnier. Tandis que l'eczéma orbiculaire occupe les deux lèvres, les deux formes dont j'ai à vous parler maintenant sont spéciales à la lèvre supérieure. L'une de ces formes a reçu le nom d'*eczéma éléphantiasique ;* on l'observe chez les jeunes sujets lymphatiques. La lèvre supérieure est dure, tuméfiée, empâtée. Vous n'êtes pas sans avoir vu un certain nombre d'enfants présentant cet épaississement de la lèvre supérieure. La peau est rouge, suintante, croûteuse, couverte de croûtes qui ressemblent un peu aux croûtes de l'impétigo. Cet eczéma chronique éléphantiasique est consécutif au coryza chronique, comme, d'ailleurs, la forme suivante.

Eczéma éléphantiasique.

Cette autre forme d'eczéma de la lèvre supérieure, que j'ai à vous décrire maintenant, au lieu de s'observer chez les jeunes sujets lymphatiques, appartient, au contraire, aux adultes et est d'origine arthritique. C'est cet eczéma qui a été décrit sous le nom d'*eczéma sycosiforme* impétigineux, ou d'eczéma récidivant de la lèvre supérieure, car ses récidives sont fréquentes, et c'est un des caractères essentiels de la maladie. C'est un eczéma très tenace, qui peut envahir la barbe ; il est caractérisé par un suintement peu abondant, par l'existence de croûtes plus ou moins épaisses, et par des vésico-pustules, qui peuvent siéger également au niveau des poils.

Eczéma sycosiforme.

L'eczéma de la lèvre supérieure et l'eczéma des lèvres, en général, doivent être distingués de deux maladies qui peuvent présenter le même aspect : le lupus et la syphilis labiale.

Diagnostic de l'eczéma des lèvres.

Le lupus est rarement limité aux lèvres, comme l'eczéma ; il présente aussi des lésions plus profondes. Le lupus, comme vous le savez, est caractérisé par une teinte violacée, bien distincte de la teinte rouge des lésions eczémateuses, et enfin, à mesure qu'il tend vers la guérison, il donne lieu à des rétractions cicatricielles, que vous n'observez jamais dans l'eczéma.

Quant aux syphilides labiales, elles ont un siège spécial sur les lèvres ; elles n'occupent pas toute la lèvre, elles siègent spécialement aux commissures. Elles donnent lieu à des ulcérations fissuriques plus profondes que celles de l'eczéma et aussi plus nombreuses. Elles ne se recouvrent pas de croûtes.

Eczéma des narines.

Chez les sujets lymphatiques, vous pouvez observer, sur le bord des narines et dans les cavités nasales, un eczéma chronique, qui est le résultat du coryza chronique et qui est souvent associé à l'eczéma éléphantiasique de la lèvre supérieure. Celui-ci n'est, d'ailleurs, souvent qu'une propagation de l'eczéma de la cavité nasale.

Dans cet eczéma des narines, vous trouvez la muqueuse nasale tuméfiée, la cavité des narines remplie de croûtes jaunâtres ; l'accumulation de ces croûtes détermine une gêne, une cuisson quelquefois assez douloureuse. Quand l'eczéma a envahi la muqueuse nasale supérieure, il donne lieu à d'autres symptômes ; il produit un rétrécissement de la cavité, une sorte d'obstruction du conduit nasal supérieur.

Messieurs, sur d'autres régions de la face, l'eczéma présente encore des caractères particuliers, notamment aux paupières et aux oreilles.

Eczéma des paupières.

L'*eczéma des paupières* est, le plus souvent, une manifestation lymphatique ; il est ordinairement symétrique, c'est-à-dire qu'il siège sur les deux yeux. Il peut occuper la face interne et la face externe des paupières, donnant lieu alors à une *blépharo-conjonctivite* eczémateuse. Il peut occuper le bord libre des paupières et est alors décrit sous le nom de *blépharadénite*. Enfin, il peut occuper les commissures des paupières. C'est alors un eczéma fissuraire, semblable à l'eczéma orbiculaire des commissures labiales.

L'eczéma des paupières peut siéger isolément ou à la fois sur toutes les parties des paupières dont je viens de parler.

Les paupières sont rouges, douloureuses, tuméfiées et indurées. Au bout de quelque temps, même, cette induration fait place à une rétraction, qui renverse les paupières en ectropion et donne au regard cette expression qui est connue sous le nom d'yeux de lapin blanc. Cette comparaison est d'autant plus exacte, qu'en même temps que les paupières sont enflammées, les conjonctives oculaires sont également atteintes ; celles-ci sont rouges, larmoyantes, injectées ; quelquefois à leur surface, au moyen de la loupe, vous pouvez même voir de petits soulèvements vésiculeux. Cette conjonctivite eczémateuse se comporte comme toutes les conjonctivites aiguës, c'est-à-dire qu'elle peut entraîner des troubles de nutrition de l'œil, qui intéressent la cornée. Elle réclame, d'ailleurs, le même traitement que toutes les conjonctivites ; il faut alors surtout diminuer la tension oculaire, au moyen d'instillations de quelques gouttes de collyre au sulfate d'atropine dans l'œil. Les conjonctives ne sont pas seulement rouges, elles sont aussi larmoyantes, et, comme, dans quelques cas, l'eczéma finit par oblitérer les points lacrymaux, il en résulte un épiphora, un écoulement des larmes à l'extérieur, qui est une nouvelle cause d'irritation de la peau.

Quand l'eczéma siège sur le bord libre des paupières, vous voyez, autour des cils, des vésico-pustules semblables à celles qui caractérisent les eczémas pilaires. Les bords palpébraux sont rouges, couverts de croûtes, et en même temps les vésico-pustules, en se rompant, donnent lieu à un écoulement muco-purulent presque permanent, qui colle les paupières et qui rend la situation du malade extrêmement pénible.

Eczéma des oreilles.

Sur les oreilles, vous pouvez observer un eczéma aigu et un eczéma chronique.

Eczéma aigu impétigineux

L'*eczéma aigu* est un eczéma suintant, que vous observez particulièrement chez les enfants et chez les adolescents. Pour cette raison, l'eczéma aigu des oreilles est, le plus souvent, un eczéma impétigineux. C'est celui qui a été décrit jadis par Lorry, sous le nom de *de auribus suppurantibus*.

Il donne lieu à une douleur vive. Les oreilles sont gonflées; non seulement le pavillon de l'oreille, mais même quelquefois la conque auditive et la région périauriculaire sont rouges, chaudes et tendues. L'éruption s'accompagne presque toujours de gonflement des ganglions lymphatiques.

Eczéma chronique sec.

La seconde forme de l'eczéma des oreilles est un *eczéma chronique*, qui est, au contraire, un eczéma sec et qui s'observe surtout chez les adultes, quelquefois cependant chez les enfants.

L'eczéma chronique sec de l'oreille n'est pas suintant, il est caractérisé surtout et presque exclusivement par une desquamation très abondante. Il siège sur le pavillon de l'oreille, mais aussi dans le conduit auditif externe, donnant lieu à une sorte d'otite eczémateuse. Cette desquamation abondante fait que les squames s'accumulent dans le conduit auditif externe, quelquefois même contre la membrane du tympan, et déterminent alors une surdité temporaire. Cette surdité peut même devenir définitive quand, à l'accumulation des squames, se joignent un épaississement et une induration de la peau, une sorte de sclérose du derme, amenant le rétrécissement du conduit auditif externe. Le diagnostic de cet eczéma sec serait assez difficile par lui-même, s'il n'y avait pas le plus fréquemment quelques plaques d'eczéma sur d'autres régions du corps, permettant de reconnaître la nature de la maladie.

Messieurs, sur le tronc nous aurons à examiner plusieurs variétés spéciales d'eczéma, particulièrement l'eczéma du sein et l'eczéma de l'ombilic. Eczéma du tronc.

L'*eczéma du sein* présente des caractères particuliers sur l'aréole et sur le mamelon. Il peut reconnaître quatre causes : la gale, la grossesse, la lactation et le lymphatisme. Le lymphatisme est, en effet, une cause très fréquente de l'eczéma du sein. Eczéma du sein.

Cet eczéma s'observe surtout chez les femmes. Les plaques eczémateuses présentent une disposition arrondie, donnent lieu à un suintement quelquefois abondant, qui se concrète sous forme de croûtes, et finalement se couvrent de squames comme tous les eczémas. Mais ce qui caractérise surtout l'eczéma du mamelon et de l'aréole, c'est la présence d'excoriations et de fissures très douloureuses. Ce qui le caractérise également, c'est l'existence de démangeaisons très vives, et, enfin, c'est sa ténacité. C'est, en effet, une affection très rebelle. Quand l'eczéma est guéri, il laisse quelquefois à sa suite une pigmentation circulaire, qui entoure l'aréole du sein et qui augmente, en quelque sorte, l'étendue de celle-ci.

Il importe de faire le diagnostic de l'eczéma chronique du sein avec la *maladie de Paget*. Celle-ci est une affection rare qui occupe le mamelon, l'aréole et les parties voisines, et qu'on observe chez certaines femmes, le plus souvent après la ménopause. Elle siège surtout sur le sein droit, est caractérisée par une rougeur vive, prurigineuse, surélevée sur les téguments voisins, à bords nets, arrondis ou polycycliques. Sa surface est granuleuse et même papillomateuse ; la peau malade est infiltrée, dure et épaissie. Au bout d'un certain temps, le mamelon se rétracte, et la lésion se transforme en tumeur maligne, présentant alors les caractères d'un cancer du sein. Vous voyez que cet évolution est tout à fait différente de celle de l'eczéma ; c'est Diagnostic avec la maladie de Paget.

seulement au début qu'on pourrait commettre une erreur de diagnostic.

Eczéma de l'ombilic.

Quant à l'*eczéma de l'ombilic*, il est soit limité à la dépression de l'ombilic, soit étendu aux parties voisines. Comme l'eczéma du sein, il est beaucoup plus fréquent chez les femmes que chez les hommes. Chez les petites filles, chez les jeunes sujets, il a souvent pour cause le lymphatisme. Chez les femmes adultes, sa cause est l'obésité et le séjour des sécrétions cutanées irritantes dans l'intérieur de la dépression ombilicale. Cet eczéma donne lieu à un suintement abondant, d'une odeur assez fétide, accompagné de croûtes et de fissures quelquefois très douloureuses. Cet eczéma est rebelle, presque aussi rebelle que celui de l'aréole et du mamelon. Il est facilement confondu avec des plaques muqueuses. Vous savez qu'on peut observer des lésions syphilitiques ulcéreuses, présentant le caractère des plaques muqueuses, non seulement sur les muqueuses proprement dites, mais aussi sur certaines régions de la peau habituellement humides. Eh bien, il y a parfois sur le nombril de véritables plaques muqueuses, qui sont souvent confondues avec l'eczéma ombilical. Ces plaques sont cependant différentes : ce sont des érosions, qui ne sont accompagnées ni de croûtes ni de squames. De plus, les plaques muqueuses à l'ombilic, comme à la vulve, présentent une odeur particulière, *sui generis*, qu'il suffit d'avoir sentie une fois pour la reconnaître toujours. Enfin, il est rare que vous ne trouviez pas, s'il s'agit de syphilis, soit des lésions syphilitiques, soit des traces de syphilis sur un autre point de la surface cutanée.

Il nous reste, parmi les eczémas du tronc, à étudier l'eczéma de l'anus et celui des parties génitales. Ces deux variétés sont souvent associées, de sorte que leur étude doit être faite l'une après l'autre.

Eczéma anal.

L'*eczéma de l'anus* a reçu des anciens auteurs le nom d'*eczéma podicis*. Il est quelquefois primitif, c'est alors une manifestation de l'arthritisme ; dans d'autres cas, il est consécutif à des affections de l'anus ou du rectum, soit à une diarrhée chronique, soit à des hémorrhoïdes, soit à une fissure anale.

Cet eczéma est caractérisé par une rougeur vive, occupant l'anus et les parties périphériques ; il est accompagné d'un peu de suintement, mais il est surtout remarquable par des démangeaisons très vives, des démangeaisons insupportables, qui portent les malades à se gratter, de sorte que la rougeur primitive se complique de lésions de grattage, quelquefois très prononcées. Les démangeaisons sont exaspérées par la marche et par le frottement des surfaces cutanées, par le séjour au lit.

Comme tout eczéma orbiculaire, l'eczéma de l'anus produit des fissures très douloureuses, de petites fissures rayonnées, dans les plis de la peau, qu'il faut savoir distinguer des fissures chirurgicales. Ces fissures occasionnent des difficultés très grandes pour aller à la garde-robe et, dans un certain nombre de cas, la douleur de la défécation est encore accrue par la propagation de l'eczéma à la muqueuse rectale, qui est enflammée chroniquement plus ou moins haut.

Diagnostic de l'eczéma de l'anus.

Le diagnostic de l'eczéma podicis doit être fait avec le *prurit simple*. Le prurit est une affection commune chez les vieillards, particulièrement à l'anus et au périnée. Vous le diagnostiquerez de l'eczéma par ce fait que, dans le prurit, il n'y a pas de suintement, ou, s'il y a du suintement, celui-ci est secondaire et seulement sous la dépendance des lésions de grattage.

Les *plaques muqueuses* sont, comme vous le savez, très fréquentes à la région anale et souvent, pour un observateur inexpérimenté, elles peuvent être confondues avec l'eczéma. Rappelez-vous que les plaques muqueuses ont un aspect différent de l'eczéma : l'anus présente une teinte opaline tout à fait spéciale ; de plus, les plaques muqueuses ne se recouvrent jamais de croûtes et ne sont pas accompagnées d'épaississement de la peau. Ce sont des ulcérations qui ont une grande tendance, particulièrement à l'anus, à devenir végétantes. Enfin, les plaques muqueuses répandent une odeur tout à fait caractéristique, que je vous ai déjà signalée et qui ne peut être comparée à l'odeur fade du suintement eczémateux.

Eczéma du scrotum et du gland.

L'*eczéma du scrotum* est particulier à l'âge adulte et aux vieillards ; il est quelquefois borné au scrotum, mais, dans la plupart des cas, il est étendu au périnée, à la verge et à la face interne des cuisses, d'une part, et, d'autre part, à l'anus et au pli interfessier.

Dans l'eczéma du scrotum, la peau est rouge, tuméfiée, couverte de vésicules éphémères, qui sont rapidement déchirées et donnent lieu à un suintement abondant. Celui-ci se concrète rapidement sous forme de croûtes, qui tombent et sont remplacées par des squames, comme dans la plupart des eczémas.

Quand l'éruption envahit le prépuce et le gland, ceux-ci présentent une tuméfaction œdémateuse tout à fait spéciale.

Les démangeaisons sont très vives au scrotum, très vives également au gland et au prépuce ; elles portent le malade à se gratter et donnent lieu à des excoriations très douloureuses.

L'eczéma du prépuce et l'eczéma du gland sont souvent symptomatiques du diabète sucré et provoqués par l'irritation que détermine le contact de l'urine sucrée. Je vous ai déjà parlé, à propos des érythèmes, de ces éruptions dues au diabète, de ces *diabétides génitales ;* je n'y reviens pas.

Eczéma de la vulve.

Chez les femmes, l'eczéma des parties génitales occupe la *vulve* et les *grandes lèvres;* il a reçu des anciens auteurs le nom d'*eczema pudendi muliebris*. L'éruption peut s'étendre aux petites lèvres et même à l'orifice du vagin, à la cavité vaginale jusqu'au col de l'utérus ; elle envahit le méat urinaire, le périnée, la face interne des cuisses et peut même se propager au mont de Vénus.

Cette variété d'eczéma est caractérisée par une rougeur vive, accompagnée de tuméfaction, de suintement et de croûtes. En raison du grattage, elle s'accompagne très fréquemment d'excoriations et de fissures ; car elle donne lieu, comme l'eczéma génital de l'homme, à des démangeaisons insupportables.

Quand l'eczéma envahit le vagin, il donne naissance à un écoulement poisseux, dont il importe de faire le diagnostic et qu'il ne faut pas confondre avec la leucorrhée ou avec l'écoulement vaginal blennorrhagique. Le suintement eczémateux est grisâtre et poisseux, comme je viens de vous le dire ; il empèse le linge ; il ne présente pas la coloration blanchâtre caractéristique de la leucorrhée, ni la coloration jaunâtre que vous observez dans la blennorrhagie.

L'eczéma de la vulve peut occasionner des troubles fonctionnels ; c'est ainsi qu'il rend la miction douloureuse. De plus, chez les petites filles ou chez les jeunes filles, il peut devenir l'origine d'habitudes de masturbation.

Causes de l'eczéma vulvaire.

L'eczéma vulvaire a souvent pour cause une affection utérine ; dans d'autres cas, il s'observe chez des femmes enceintes ; mais, dans l'un et l'autre cas, il faut que vous reteniez bien, Messieurs, que la grossesse, de même que l'affection utérine, ne joue que le rôle de cause occasionnelle et qu'il faut une prédisposition diathésique spéciale pour que l'eczéma se développe, dans ces conditions comme dans toutes les autres.

Cet eczéma peut être aussi consécutif à une incontinence d'urine. Il est également fréquent dans le cours de la glycosurie, comme l'eczéma du prépuce et du gland chez l'homme. Rarement l'eczéma de la vulve est consécutif à des écoulements vaginaux. Ainsi que les anciens auteurs l'avaient bien observé, les écoulements leucorrhéiques ou blennorrhagiques donnent, par l'irritation qu'ils déterminent, plutôt de l'érythème que de l'eczéma. Dans tous ces cas, d'ailleurs, quelle que soit la cause productrice de l'eczéma, celle-ci est toujours commandée par une prédisposition eczémateuse antérieure.

Sur les *membres*, l'eczéma peut se présenter avec des caractères particuliers, et notamment aux plis articulaires.

Eczéma des plis articulaires.

L'*eczéma des plis articulaires* est observé aux aisselles, aux aines, aux coudes et aux jarrets. C'est un eczéma localisé aux plis de flexion, qui ne s'étend pas du côté de l'extension des membres. C'est un eczéma très rebelle, difficile à guérir à cause du mouvement incessant des articulations et du frottement des surfaces cutanées contiguës.

Il peut se présenter sous deux formes. Parfois, c'est un eczéma suintant et croûteux, et cette forme s'observe surtout aux aisselles et aux aines. Aux aisselles, il se complique souvent d'inflammation des glandes sudoripares, affection décrite sous le nom d'*hydrosadénite* par M. Verneuil.

Le plus souvent, l'eczéma articulaire est sec et non suintant ; il est chronique, accompagné d'induration et de sclérose du derme, d'épaississement de la peau, et provoque des démangeaisons très vives.

Eczéma des jambes.

Parmi les autres variétés d'eczéma des membres, je dois vous mentionner l'*eczéma des jambes*.

Eczéma variqueux.

L'eczéma des jambes, l'eczéma des membres inférieurs est le plus souvent symptomatique de varices ; il a été décrit sous le nom d'*eczéma variqueux*. On l'observe chez les vieillards ou chez les individus dont la profession exige une station debout prolongée.

Ordinairement il est isolé ; quelquefois, cependant,

vous constatez des plaques d'eczéma sur d'autres régions du corps. Il est constitué par des plaques rouges, d'un rouge foncé, quelquefois brunes, qui tantôt sont sèches ou écailleuses, tantôt au contraire sont humides, suintantes et couvertes de croûtes. C'est une variété d'eczéma très rebelle, à cause de la circulation défectueuse des membres inférieurs et de la stagnation du sang dans les parties déclives du corps. Après leur guérison, ces plaques eczémateuses laissent une pigmentation brunâtre, qui est quelquefois très longue à disparaître et qui est même quelquefois indélébile.

Souvent aussi, l'eczéma variqueux se complique d'ulcérations qui deviennent de véritables ulcères, précisément à cause de la nutrition imparfaite des tissus des membres inférieurs.

Dans d'autres cas, l'eczéma des jambes dégénère ; il subit une sorte de *transformation papillomateuse*, qui a été décrite par les anciens auteurs, sous le nom d'*eczéma dégénéré* ou de *lichen hypertrophique*. Dans ces cas-là, la peau reste indéfiniment végétante, couverte de petites élevures raboteuses ; l'épiderme est épaissi, crevassé et a un aspect pachydermique.

J'ai encore à vous décrire, comme formes spéciales de l'eczéma des membres, l'eczéma des mains et des pieds.

Eczéma des mains et des pieds.

Quand l'eczéma siège sur le dos des mains et des pieds, sur les faces latérales des doigts et des orteils, il ne présente rien de particulier. Je dois seulement vous signaler les petites fissures suintantes, caractéristiques de l'eczéma interdigital. Ordinairement, cet eczéma est de cause externe, déterminé par des irritations extérieures de toutes sortes, chez les individus prédisposés.

Eczéma palmaire et plantaire.

Mais il y a un eczéma des mains et des pieds qui présente des caractères spéciaux, c'est l'*eczéma palmaire* et *plantaire*. Celui-ci est un *eczéma diathésique*, *arthritique*, indépendant des irritations extérieures ; ses particularités sont en rapport avec la structure différente de la peau dans ces régions. L'épaisseur de l'épiderme fait que le soulèvement vésiculeux ne se produit pas ; le liquide est résorbé presque aussitôt après son exsudation ; il en résulte un détachement en masse de l'épiderme, qui s'enlève par plaques plus ou moins épaisses et plus ou moins étendues. Ce sont de larges squames, au-dessous desquelles l'épiderme nouveau apparaît, avec une coloration rouge et un aspect luisant caractéristique.

Dans d'autres cas, cependant, cet eczéma suinte ; il est alors le siège d'une exsudation abondante, qu'on observe chez les individus dont la peau est moins épaisse. Il se produit un soulèvement rapide de l'épiderme, sous forme de véritables bulles pemphigoïdes ; ce ne sont plus des vésicules, mais des bulles, en raison précisément de l'épaisseur de l'épiderme dans les régions plantaire et palmaire.

Dans tous les cas, qu'il soit sec ou suintant, l'eczéma palmaire et plantaire est caractérisé surtout par l'épaississement de la peau, qui est calleuse, dure, fendillée, excoriée. Cet épaississement de l'épiderme est accompagné de fissures douloureuses, qui produisent une gêne fonctionnelle en rapport avec les usages des mains et des pieds.

Diagnostic de l'eczéma palmaire et plantaire.

Il est quelquefois très difficile de distinguer l'eczéma palmaire et plantaire du *psoriasis*. Cependant, voici les éléments du diagnostic : Les plaques de l'eczéma sont plus diffuses ; les fissures épidermiques sont suintantes, les squames ont une coloration grisâtre ou jaunâtre. Dans le psoriasis, au contraire, les lésions sont bien délimitées ; ce sont des plaques qui ont des bords plus nets que dans l'eczéma. Les fissures épidermiques sont sèches et, enfin, les squames sont blanchâtres, plus sèches, plus épaisses, plus abondantes que celles de l'eczéma.

Le diagnostic est, d'ailleurs, facilité par l'existence de plaques eczémateuses ou psoriasiques sur d'autres points du corps.

Il faut également distinguer l'eczéma palmaire ou plantaire des *syphilides*. Les syphilides de la paume des mains et de la plante des pieds appartiennent particulièrement à la période de transition de la syphilis, intermédiaire entre la période secondaire et la période tertiaire. Ce sont alors des plaques squameuses, qui peuvent être confondues avec l'eczéma ; cependant ces plaques sont rouges, cuivrées, circulaires, à contour net, se développant excentriquement, s'étendant par leurs bords, tandis que le centre guérit. Dans d'autres cas, ce ne sont pas des plaques squameuses, ce sont des fissures ; mais ces fissures, qui occupent les plis de la peau, ont une base indurée ; elles sont plus profondes et moins larges que celles de l'eczéma. Enfin, il y a un caractère important : c'est que jamais les syphilides palmaires et plantaires ne donnent lieu à des démangeaisons, comme c'est le propre des éruptions eczémateuses.

Eczéma des ongles.

Aux mains et aux pieds, l'eczéma peut siéger particulièrement *aux ongles*. L'eczéma des ongles est quelquefois associé à celui des doigts et des orteils ; il peut aussi exister à l'état isolé. Il y a *deux formes d'eczéma des ongles :* une *forme sèche*, dans laquelle les ongles sont secs, cassants, fendillés, présentant à leur surface des sillons, des stries, un piqueté tout à fait caractéristique, noirâtre par l'accumulation des poussières atmosphériques. C'est dans cette forme que, si vous soulevez l'ongle, vous voyez une accumulation de squames entassées sur le lit unguéal.

L'autre forme est une *forme humide* et suintante, caractérisée, en plus des lésions précédentes, par une inflammation plus ou moins vive du rebord périonyxique, qui est rouge, tuméfié et douloureux. Il n'y a pas seulement altération de l'ongle, mais il y a égalementment un périonyxis eczémateux. C'est dans cette forme que les ongles peuvent tomber.

L'eczéma des ongles est beaucoup plus douloureux aux orteils qu'aux doigts. Aux doigts, il est à peu près indolent, tandis qu'au contraire, aux orteils, il gêne la marche et cause des douleurs intolérables. C'est toujours une affection très rebelle et d'une durée indéfinie.

Quand l'éruption n'est pas accompagnée d'autres lésions sur d'autres points du corps, son diagnostic est très difficile ; on peut même dire qu'il est à peu près impossible de distinguer l'eczéma du psoriasis des ongles. Quelques auteurs ont prétendu que le piqueté des ongles était caractéristique du psoriasis ; Bazin enseignait que les stries transversales appartenaient surtout au psoriasis et que les stries longitudinales existaient particulièrement dans l'eczéma. Malheureusement, ce sont des caractères différentiels très infidèles, pour ne pas dire inexacts, et le piqueté, aussi bien que les stries, soit transversales, soit longitudinales, s'observent dans les deux affections.

Eczéma des muqueuses.

Telles sont, Messieurs, les principales formes d'eczéma de la peau. L'eczéma peut s'étendre aux muqueuses ; il peut envahir les muqueuses dermo-papillaires. Je vous ai déjà signalé l'eczéma des conjonctives, l'eczéma de la muqueuse nasale, l'eczéma de la muqueuse vaginale et même du col de l'utérus.

Dans d'autres cas, l'eczéma envahit les lèvres et s'étend aux muqueuses de la langue et de la bouche. Vous voyez alors la muqueuse rouge, tuméfiée, douloureuse, exulcérée, recouverte de petites squames molles et humides ; celles-ci naturellement ne peuvent présenter le caractère de sécheresse ordinaire des plaques de desquamation épidermique.

Ce que j'ai dit du diagnostic de l'eczéma des ongles, je pourrais le répéter pour le diagnostic de l'eczéma des muqueuses; il est impossible de faire le diagnostic de la nature de ces lésions, si elles sont isolées et s'il n'y a pas coexistence d'éruption cutanée sur un point quelconque du corps.

M. Besnier croit qu'en plus de ces eczémas, propagés de la peau vers les muqueuses, l'affection décrite sous le nom de *glossite exfoliatrice marginée* est également une forme d'eczéma. Vous savez que cette glossite exfoliatrice est plutôt une infirmité qu'une maladie. Elle est caractérisée par des plaques festonnées, qui siègent sur la langue et n'occasionnent aucun trouble fonctionnel, si ce n'est un peu de picotement, sous l'influence des aliments épicés.

Vous connaissez maintenant les symptômes des différentes formes d'eczémas. Nous avons passé en revue, un peu longuement, toutes ces formes, parce que l'eczéma est une éruption très fréquente et qui se présente, suivant les cas, avec des caractères un peu différents et quelquefois spéciaux. J'arrive au diagnostic général de la maladie.

En traitant des variétés de l'eczéma, je vous ai déjà indiqué, chemin faisant, le diagnostic de quelques-unes de ces variétés et de certaines dermatoses avec lesquelles on pourrait les confondre ; mais j'ai maintenant à vous exposer d'une manière complète le diagnostic général de l'éruption eczémateuse. Diagnostic général de l'eczéma.

Parmi les affections érythémateuses ou érythroïdes, qui peuvent simuler l'eczéma, nous devons mentionner surtout l'érythème. La rougeur du début de l'eczéma aigu peut être confondue avec un érythème ; mais le doute est de peu de durée, car vous voyez bientôt apparaître des vésicules et du suintement, caractéristiques de l'eczéma. Diagnostic avec les érythèmes.

L'eczéma aigu de la face peut être confondu avec l'érysipèle ; il en est de même de l'eczéma de la verge. En effet, la peau est œdémateuse dans les deux cas ; Diagnostic avec l'érysipèle.

mais cependant, dans l'eczéma, vous voyez de petites vésicules ou, tout au moins, un état chagriné de la peau, tandis qu'au contraire la rougeur de l'érysipèle est lisse et luisante. De plus, les plaques érysipélateuses sont mieux limitées que celles de l'eczéma ; elles sont entourées d'un bourrelet circonférentiel et accompagnées d'engorgement ganglionnaire. Enfin, il y a, dans l'érysipèle, de la fièvre et des phénomènes généraux graves, qui n'existent pas dans l'eczéma.

Diagnostic de l'eczéma rubrum avec l'érythème scarlatiniforme, la dermatite exfoliatrice et le pityriasis rubra.

L'eczéma rubrum aigu peut être confondu avec l'érythème scarlatiniforme, au moins à la période de début. Cependant, ainsi que je vous l'ai déjà dit, les plaques de l'eczéma rubrum sont isolées ; elles sont tuméfiées ; toute la surface de la peau n'est pas atteinte et, enfin, vous voyez apparaître généralement du suintement et des croûtes, qui donnent à l'éruption un aspect tout à fait différent de celui de l'érythème scarlatiniforme.

Le même caractère de généralisation, joint à l'abondance et à la largeur des squames, suffit à distinguer l'eczéma de la dermatite exfoliatrice et du pityriasis rubra.

Diagnostic avec les affections vésiculeuses.

Il y a des affections vésiculeuses qu'il importe de différencier de l'eczéma. L'herpès, d'abord.

Diagnostic avec l'herpès.

L'herpès est caractérisé par des vésicules plus grosses que celles de l'eczéma, vésicules arrondies, distinctes, groupées sur une surface rouge assez bien limitée. Au contraire, l'eczéma est caractérisé par des vésicules petites, acuminées, confluentes, siégeant sur des plaques diffuses. L'herpès siège particulièrement autour des orifices des muqueuses, il est *paramuqueux ;* ou bien les vésicules sont disposées le long du trajet connu de certains nerfs, pour constituer le zona. Ces caractères topographiques de l'éruption sont également des éléments de diagnostic.

L'herpès a une durée limitée ; ses vésicules se rompent et donnent lieu, non pas à du suintement, mais à de petites exulcérations douloureuses, qui se recouvrent de croûtes sèches, brunâtres; celles-ci, après leur chute, ne sont jamais suivies de cette desquamation si prolongée, qui est un des principaux symptômes de l'eczéma.

Diagnostic avec la dysidrose.

L'affection dont je vous ai déjà parlé, sous le nom de dysidrosis, est très semblable à l'eczéma aigu. Cette affection siège aux mains, mais elle diffère de l'eczéma par l'absence complète de croûtes, et cette particularité suffit pour distinguer les deux maladies.

Diagnostic avec les sudamina.

Les sudamina sont des vésicules petites, distinctes, blanches, perlées, au-dessous desquelles la peau n'est pas rouge, et qui n'occasionnent pas de démangeaisons. Cette éruption ne présente aucun caractère inflammatoire ; elle est liée à la diaphorèse et s'observe surtout dans les maladies infectieuses aiguës, qui sont accompagnées d'une sudation abondante.

Diagnostic avec la suette miliaire.

Je vous dirai la même chose de la suette miliaire. C'est une fièvre éruptive épidémique, caractérisée par des vésicules semblables à celles des sudamina ; ces vésicules sont plus volumineuses que celles de l'eczéma; elles sont accompagnées de sueurs et d'autres symptômes spéciaux.

Diagnostic avec la varicelle.

La varicelle est aussi une fièvre éruptive, dans laquelle les vésicules sont globuleuses, discrètes, isolées et plus semblables à l'herpès qu'à l'eczéma.

Diagnostic avec le pemphigus.

Le pemphigus aigu ne pourrait être confondu avec l'eczéma que dans la forme spéciale dite *pemphigus à petites bulles;* celles-ci peuvent ressembler jusqu'à un certain point à l'eczéma à grosses vésicules; mais, dans le pemphigus aigu à petites bulles, les bulles, même confluentes, sont bien distinctes, isolées et plus volumineuses que les vésicules de l'eczéma.

Le pemphigus chronique ne peut être confondu avec l'eczéma chronique; les bulles sont très volumineuses, ne ressemblent en rien aux vésicules eczémateuses. De plus, vous n'observez pas cette induration de la peau, caractéristique de l'eczéma; et, enfin, les squames du pemphigus sont larges, superposées, écailleuses, en quelque sorte, et bien différentes de la desquamation fine et furfuracée de l'eczéma.

Diagnostic avec la gale vésiculeuse.

Il est une éruption parasitaire, la gale, qui se manifeste par des vésicules, et il faut reconnaître que les lésions de la gale sont bien semblables à celles de l'eczéma ; mais vous ferez le diagnostic de la gale par le siège de prédilection des lésions scabieuses, qui occupent, comme vous le savez, particulièrement les espaces interdigitaux, la partie antérieure de la poitrine, les organes génitaux, les seins. De plus, en même temps que des vésicules, vous observez dans la gale des sillons caractéristiques ; dans le plus grand nombre des cas, vous pouvez arriver à extraire des acares que vous reconnaîtrez facilement à la loupe. Enfin, le polymorphisme de l'éruption scabieuse est aussi un caractère distinctif important.

Diagnostic avec l'impétigo.

La seule affection pustuleuse qu'on puisse confondre avec l'eczéma est l'impétigo. L'impétigo est caractérisé par des pustules jaunâtres, purulentes, plus volumineuses que les vésicules de l'eczéma ; celles-ci sont remplies par un liquide clair et opalin. Les pustules impétigineuses sont remplacées par des croûtes jaunâtres, melliformes, molles et friables.

Il y a, à la vérité, une forme mixte, un eczéma impétigineux, dans lequel vous trouvez à la fois les caractères de l'eczéma et ceux de l'impétigo ; je vous ai déjà indiqué cette particularité.

Diagnostic avec la séborrhée concrète.

Les croûtes de l'eczéma doivent être distinguées des croûtes de la séborrhée concrète. Vous verrez, dans une prochaine leçon, que le flux sébacé peut se concréter sous forme de croûtes, particulièrement à la face et au cuir chevelu. Les croûtes séborrhéiques sont bien distinctes des croûtes de l'eczéma ; elles sont molles, onctueuses, grasses, tachent le linge et le papier buvard ; elles se détachent facilement. Au-dessous d'elles il n'y a ni inflammation ni exulcérations, et vous voyez les orifices glandulaires béants, laissant échapper le liquide sébacé.

Il y a un autre diagnostic que j'ai à vous faire, bien qu'en somme la confusion des deux affections ne soit guère possible ; mais cependant, comme, dans un certain nombre de cas, il y a eu des erreurs de diagnostic, je suis forcé de vous en parler : c'est le diagnostic de l'eczéma avec les croûtes syphilitiques. La syphilide pustulo-crustacée donne lieu à des croûtes qui ne sont pas semblables à celles de l'eczéma. Elles sont plus épaisses, plus larges, plus adhérentes, d'une couleur brunâtre, reposant sur de véritables ulcérations, accompagnées d'infiltration et d'induration profonde de la peau. De plus, les syphilides ont une disposition circinée particulière, une extension excentrique; les croûtes, en tombant, laissent des cicatrices pigmentées, déprimées au centre, cicatrices qui blanchissent peu à peu et dont la *dépigmentation* s'opère du centre à la périphérie. Vous voyez que ce sont là des caractères tout à fait différents de ceux des croûtes de l'eczéma.

Diagnostic avec la syphilide pustulo-crustacée.

A la période de desquamation, le diagnostic de l'eczéma doit être fait avec toutes les affections squameuses.

Le pityriasis simplex est caractérisé par des squames minces, au-dessous desquelles la peau est souple, non enflammée ; ces squames ne sont précédées ni de suintement ni de croûtes.

Diagnostic avec le pityriasis simplex (séborrhée sèche pityriasique)

Le pityriasis capitis, qui est une variété du pityriasis simplex, est caractérisé par des squames fines, furfuracées, toujours bornées au cuir chevelu, tandis qu'au contraire l'eczéma de la tête s'étend au-delà du cuir chevelu, et, notamment, il y a toujours des plaques derrière les oreilles, ainsi que je vous l'ai déjà dit.

Le pityriasis rosé de Gibert, non plus, ne peut être confondu avec l'eczéma. Vous vous rappelez les caractères de cette éruption, qui se présente sous forme de pe-

Diagnostic avec le pityriasis rosé.

tites taches isolées, roses, squameuses, sans suintement, sans croûtes, et qui n'a rien de commun avec l'eczéma.

Diagnostic avec l'herpès circiné trichophytique.

L'herpès circiné, qui est la trichophytie des parties glabres, dépourvues de poil, doit être distingué de l'eczéma nummulaire. L'eczéma est caractérisé par des démangeaisons vives, il n'est pas contagieux, il a une tendance très grande à la chronicité; l'herpès circiné n'est pas limité à la plaque primitivement atteinte, il présente une évolution excentrique; il est beaucoup moins prurigineux que l'eczéma, et enfin l'examen microscopique vous fera reconnaître la présence des spores de trichophyton.

Diagnostic avec le psoriasis.

Dans le psoriasis, vous n'observez jamais ni suintement, ni excoriations, ni démangeaison. Les squames du psoriasis sont épaisses, blanches, micacées, sèches, nacrées; elles reposent sur une élevure papuliforme. Dans les formes localisées, les plaques psoriasiques sont bien délimitées, tandis que les placards eczémateux sont plus diffus.

Diagnostic avec les affections papuleuses; avec le lichen simplex.

Certaines affections papuleuses peuvent être confonfondues avec l'eczéma.

Le lichen simplex présente quelquefois, et même le plus souvent, à la surface de ses papules, de petites squames fines; mais celles-ci ne sont pas précédées de suintement ni de croûtes. Dans la forme de lichen simplex, connue sous le nom de lichen agrius et caractérisée par son prurit intense, il y a un suintement séro-sanguinolent; mais ce suintement est le résultat du grattage; jamais l'éruption ne donne lieu à des croûtes semblables à celles de l'eczéma; ce sont des croûtelles dures, minces et rouges, qui résultent de l'excoriation des papules.

Diagnostic avec le prurigo.

Le prurigo est également une affection papuleuse, non suintante, caractérisée par des papules isolées, qui se recouvrent de petites croûtelles sanguinolentes, déterminées par le grattage.

Enfin, le lupus érythémateux peut simuler l'eczéma chronique; dans certains cas, il se recouvre de squames, qui ressemblent un peu à celles de l'eczéma. Rappelez-vous cependant que la lésion du lupus est plus profonde, qu'il y a une infiltration du derme, qui n'existe pas dans l'eczéma. De plus, jamais dans le cours du lupus, vous ne constatez d'éléments éruptifs papuleux ou vésiculeux. A la surface du lupus érythémateux, la peau est souvent rétractée par des brides cicatricielles, que vous n'observez pas dans l'eczéma. Enfin, il n'y a jamais, à proprement parler, de suintement dans le lupus; quand il y a des ulcérations, elles ont un caractère particulier, et elles ne peuvent pas être confondues avec les érosions eczémateuses. Diagnostic avec le lupus érythémateux.

Tel est, Messieurs, le diagnostic général de la dermatose eczémateuse; arrivons maintenant aux lésions anatomiques de cette affection.

L'anatomie pathologique de l'eczéma ne date que de l'emploi du microscope. Les lésions de la peau doivent être examinées successivement dans le derme et dans l'épiderme. Anatomie pathologique.

Voyons, d'abord, les altérations du derme. Vous vous rappelez que je vous ai dit que l'eczéma était une dermatose inflammatoire; c'est donc dans les vaisseaux du derme et surtout dans ceux du corps papillaire qu'il faut chercher la lésion originelle de cette affection cutanée. Lésions du derme.

Quand vous faites durcir un fragment de peau eczémateuse et que vous pratiquez des coupes perpendiculaires, sur ces coupes vous voyez que les vaisseaux sont congestionnés et pleins de globules sanguins. Cette hyperémie explique la rougeur de la peau, elle explique aussi l'exsudation séreuse abondante, qui est un des caractères importants de la maladie. Congestion vasculaire.

A côté de cette lésion congestive, le derme présente des lésions inflammatoires. Il y a une infiltration des

Infiltration des papilles par les éléments du tissu conjonctif proliféré.

papilles par les éléments nucléaires du tissu conjonctif proliféré. Cette hyperplasie augmente avec l'ancienneté de l'affection; dans l'eczéma aigu, ce sont surtout des éléments embryonnaires, des noyaux et des cellules; dans l'eczéma chronique, au contraire, vous observez surtout, au lieu de noyaux, des cellules et des fibres conjonctives ou lamineuses, qui résultent de l'évolution naturelle des cellules; de sorte que, ce qui prédomine, au point de vue anatomique, dans l'eczéma chronique, ce sont les fibres lamineuses ; les éléments nucléaires, qui se résolvent facilement, sont surtout abondants dans l'eczéma aigu. Dans l'eczéma chronique, la prédominance des cellules et des fibres conjonctives a pour conséquences l'épaississement et l'induration de la peau.

Cette infiltration des papilles augmente leur volume, surtout dans le sens de leur longueur. Dans l'eczéma chronique ancien, cette hyperplasie conjonctive devient l'origine des productions papillomateuses, que vous observez surtout aux membres inférieurs et que je vous ai déjà décrites sous le nom de lichen hypertrophique, appelé par d'autres eczéma dégénéré.

Lésions de l'épiderme.

Les lésions de l'épiderme sont également très remarquables. Sur une coupe perpendiculaire de la peau, vous voyez que le corps muqueux de Malpighi est, en quelque sorte, parsemé de vésicules brillantes, résultant de la transformation vésiculeuse des cellules malpighiennes. Cette transformation, que vous connaissez déjà, est caractérisée par le gonflement du noyau qui remplit toute la cellule et qui finit par disparaître. Elle est commune à toutes les inflammations cutanées.

Cette lésion cellulaire constitue le premier degré d'altération du corps muqueux.

Formation et siège des vésicules.

Le second degré aboutit à la formation des vésicules eczémateuses. Vous voyez alors, dans le centre de certaines colonnes interpapillaires, des cellules rompues, détruites, ouvertes les unes dans les autres, donnant lieu à une sorte de réticulum fin, sans apparence cellulaire, dont les travées sont formées par les parois des cellules détruites, et qui renferme des leucocytes, des noyaux et des granulations. C'est dans les mailles de ce réticulum que s'accumule la sérosité exsudée des vaisseaux papillaires, qui a dépassé les limites du derme et envahi l'épiderme.

Cette accumulation de sérosité constitue la *vésicule eczémateuse*, qui siège, en effet, ainsi que l'a montré Vulpian, en plein dans le corps muqueux et non au-dessous de la couche cornée.

Troubles de la kératinisation épidermique.

L'altération vésiculeuse et la rupture des cellules du corps muqueux sont la cause de la desquamation incessante et si longtemps prolongée de l'eczéma. En effet, de cette altération vésiculeuse résultent des troubles profonds de la nutrition de l'épiderme et de sa kératinisation. Quand vous observez au microscope des squames épidermiques, recueillies à la surface d'une plaque d'eczéma, ces squames, au lieu d'être constituées par des cellules cornées qui ne renferment plus de noyau, sont, au contraire, formées de cellules encore nucléées. Cette particularité tient à ce que, du fait du trouble de la kératinisation, le stratum granulosum et le stratum lucidum disparaissent dans l'eczéma ; la kératinisation ne se fait plus, et les cellules cornées conservent leur noyau, comme les cellules malpighiennes profondes.

Disjonction du derme et de l'épiderme.

J'ai constaté, enfin, une autre altération de la peau dans l'eczéma ; c'est le décollement en masse de l'épiderme. Vous savez qu'à l'état normal l'union intime de l'épiderme et du corps papillaire est assurée par l'existence d'une couche hyaline, ou *basement-membrane*, formée par la condensation de la matière amorphe des papilles. Cette adhérence du derme et de l'épiderme est telle, qu'elle persiste dans la plupart des maladies cutanées, même au-dessous des pustules de la variole.

Eh bien, dans l'eczéma, l'union est rompue, l'épiderme se trouve disjoint du corps papillaire; ce décollement est donc bien une lésion propre à l'eczéma.

Lésions des muqueuses.

Sur les muqueuses, et notamment sur la langue, comme je l'ai observé, les lésions anatomiques sont les mêmes que sur la peau. Ce sont les mêmes lésions dermiques et épidermiques, la même congestion vasculaire, la même infiltration embryonnaire, la même transformation des cellules malpighiennes. De plus, à cause de la fragilité du revêtement épithélial, on voit se produire des exulcérations, qui se forment plus rapidement que dans l'eczéma cutané.

Lésions viscérales.

Telles sont les lésions de la peau eczémateuse. Quant aux altérations viscérales, qui peuvent accompagner l'eczéma, il n'y en a pas, le plus souvent; cependant, on a pu observer dans certains cas d'eczémas généralisés ou très étendus, à la suite d'un traitement intempestif, des lésions internes qui ont causé la mort du malade. Dans ces cas-là, vous trouvez une congestion générale intense de tous les viscères, semblable à celle que vous observez chez les individus qui succombent à la suite de brûlures étendues. Hardy a publié un cas d'eczéma rubrum aigu terminé par la mort, à la suite de congestions internes.

Étiologie.

Messieurs, j'arrive maintenant à l'étiologie de l'eczéma; c'est, comme vous le savez, un chapitre très important et très difficile.

Théorie française, théorie allemande.

Pour expliquer le développement de l'eczéma, nous nous trouvons en présence de deux théories : une théorie ancienne, française, qui reconnaît à l'eczéma des causes internes, et une théorie moderne, d'origine allemande, sur laquelle je serai bref, car, je vous le dis immédiatement, à mon avis, c'est une théorie fausse, d'après laquelle l'eczéma serait toujours de cause externe. C'est Hebra et son école qui ont conçu cette théorie, d'après laquelle l'eczéma serait une affection locale, qu'il ne faut traiter que par des moyens locaux. Vous voyez combien ces deux conceptions sont différentes au point de vue thérapeutique, puisque, dans l'une, vous devez donner des médicaments internes, et, dans l'autre, vous devez vous en abstenir, car ces médicaments seraient inutiles. Parmi ceux qui admettent la nature exclusivement locale de l'eczéma, il y en a même quelques-uns qui attribuent à cette affection une origine parasitaire.

Examinons d'abord, si vous le voulez, les causes internes de l'eczéma. Il faut commencer par vous exposer la vérité ; je réfuterai ensuite l'erreur. Causes internes de l'eczéma.

L'eczéma vrai est une éruption diathésique. L'eczéma est une affection diathésique.

Quel que soit le nom que vous donniez à la disposition générale, à la diathèse qui produit l'eczéma, que vous l'appeliez arthritisme, herpétisme, ou ralentissement de la nutrition, l'observation journalière montre, de la façon la plus évidente, que les individus sujets à l'eczéma sont les mêmes chez qui on observe l'asthme, l'emphysème pulmonaire, la lithiase biliaire, la lithiase rénale, l'athérome artériel, la goutte, le rhumatisme chronique, etc.

Toutes ces affections viscérales et cutanées appartiennent au même groupe pathologique et se succèdent, se remplacent chez le même individu, ou, par hérédité, chez les individus d'une même famille. Tantôt l'eczéma est directement héréditaire ; tantôt un goutteux, un asthmatique donnera naissance à un eczémateux, ou réciproquement. Et ce que je dis de l'eczéma peut également s'appliquer à une autre dermatose chronique, le psoriasis.

De toutes les manifestations de la même diathèse, la détermination cutanée est peut-être la moins grave.

Voyons maintenant, Messieurs, par quel procédé pathogénique la diathèse engendre l'éruption. L'eczéma résulte de l'élimination par la peau des principes de la Pathogénie de l'eczéma.

nutrition viciée. Ces principes sont les matières azotées incomplètement comburées, depuis l'acide urique jusqu'aux matières extractives : leucine, tyrosine, créatine, xanthine, etc.

L'éruption eczémateuse est donc produite par l'excrétion cutanée des déchets incomplètement oxydés de la désassimilation azotée. Si vous y réfléchissez, vous verrez que rien n'est plus scientifique et plus logique que cette interprétation pathogénique de l'eczéma.

Vous avez vu, dans une précédente leçon, que certaines éruptions vésiculeuses eczématiformes, certains eczémas pathogénétiques, comme les appelait Bazin, peuvent résulter de l'élimination cutanée des substances toxiques ou médicamenteuses, introduites dans l'économie ; je vous ai déjà décrit ces éruptions hydrargyriques, iodurées, bromurées, balsamiques, etc.

Eh bien, Messieurs, le même phénomène peut se produire, la même réaction inflammatoire cutanée peut se manifester, à la suite de l'élimination par la peau de substances toxiques fabriquées par l'organisme lui-même, de substances désassimilées toxiques, azotées ou d'origine animale. Par suite du ralentissement de la nutrition, de la carburation imparfaite des matières albuminoïdes ingérées, l'excès des matières extractives peut être tel, que les émonctoires naturels ne suffisent plus à leur excrétion normale. Ces matières, en s'éliminant par les sécrétions cutanées, produisent une irritation de la peau qui se traduit par une dermatose, le plus souvent eczémateuse.

Voilà comment je comprends la pathogénie de l'eczéma ; c'est l'expression cutanée, si je puis dire, d'un trouble de la nutrition, caractérisé par la production excessive de matières extractives ou de matières azotées incomplètement oxydées.

L'arthritisme est la cause de la plupart des eczémas.

Ce trouble des mutations nutritives, ce ralentissement de la nutrition est réalisé par l'*arthritisme*, ainsi que l'a montré M. Bouchard. L'arthritisme est donc la diathèse productrice dont relèvent la plupart des eczémas.

Il n'est même pas nécessaire, pour le développement de l'eczéma, que la production des matières désassimilées toxiques, d'oxydation inférieure, soit exagérée ; il suffit que leur élimination naturelle, même avec une production normale, soit insuffisante.

Dans quelques cas, exceptionnels à la vérité, mais assez nombreux pour comporter une démonstration décisive, on a pu voir, et j'ai vu moi-même, certains malades affectés de néphrite interstitielle, atteints en même temps d'éruptions eczémateuses, qui se reproduisaient de temps en temps, comme si l'élimination cutanée venait suppléer à l'excrétion imparfaite, par la voie rénale, des matières excrémentitielles accumulées dans l'organisme.

Ces faits prouvent bien l'influence pathogénique des matières extractives, excrétées par les sécrétions cutanées, sur la production de l'eczéma.

Messieurs, le trouble de la nutrition, qui est la cause primordiale des éruptions eczémateuses, appartient-il exclusivement à l'arthritisme ?

Vous savez que tous les auteurs décrivent des eczémas scrofuleux ; or, ce qu'on appelait jadis la scrofule, c'est aujourd'hui le lymphatisme, scrofule étant actuellement synonyme de tuberculose. Quel est donc le rôle du lymphatisme dans la genèse de l'eczéma ? Eczéma des sujets lymphatiques.

Pour mon compte, il ne me répugnerait pas d'admettre que le même vice nutritif, ayant pour résultat la production excessive de matières désassimilées mal comburées, puisse exister chez les sujets lymphatiques, dont la nutrition, comme vous savez, est particulièrement languissante. L'eczéma serait donc parfois une manifestation directe du lymphatisme.

En tous cas, que vous admettiez ou non l'influence

directe du lymphatisme, il est incontestable que le tempérament lymphatique imprime à l'éruption eczémateuse un cachet spécial, et l'eczéma chez les lymphatiques diffère de l'eczéma ordinaire par des caractères importants.

Chez les sujets lymphatiques, l'eczéma est surtout impétigineux; il est torpide, provoque peu de réaction inflammatoire, occasionne moins de démangeaison que l'eczéma arthritique. Par contre, il se complique très facilement d'engorgements ganglionnaires, et l'éruption a une grande tendance à amener à sa suite des excoriations souvent tenaces.

Telles sont, à mon avis, les conditions pathogéniques primordiales de l'eczéma, qui reconnaît toujours une cause interne, soit l'arthritisme le plus souvent, soit le lymphatisme, le lymphatisme seul ou le lymphatisme associé à la diathèse arthritique. Ces deux causes supérieures agissent par l'intermédiaire du trouble nutritif qu'elles provoquent, et l'eczéma est le résultat de l'élimination par la peau des substances toxiques irritantes, provenant de l'oxydation incomplète de la matière azotée. En un mot, l'éruption eczémateuse est une sorte de *toxidermie autogène*, l'*expression cutanée d'une auto-intoxication*.

Messieurs, que vous adoptiez ou non la conception pathogénique que je viens de vous exposer, *la notion de cause interne s'impose* dans l'étiologie de l'eczéma, quelle que soit la façon dont vous interprétiez l'action de cette cause.

Influence des causes externes sur le développement de l'eczéma.

C'est cette cause interne que les dermatologistes de l'école de Vienne ne veulent pas admettre. Pour eux, les causes externes dominent toute l'étiologie de l'eczéma; l'éruption est toujours et exclusivement le résultat d'une irritation cutanée. Je suis bien loin de nier l'influence des causes externes sur le développement de l'eczéma; les dermatologistes français ont toujours admis ces causes, et Bazin avait même créé une classe d'eczémas de cause externe. Or, Bazin, qui n'était pas suspect en la matière, était allé trop loin; les éruptions vésiculeuses, produites exclusivement par les irritations extérieures, sont des éruptions eczématiformes et non des eczémas; elles disparaissent rapidement, après la suppression de la cause irritante, par le traitement calmant le plus simple et même sans traitement. L'eczéma vrai malheureusement ne se comporte pas ainsi.

Quand une irritation extérieure produit un eczéma durable, c'est que le sujet sur lequel siège l'éruption est un *prédisposé* et un *diathésique*; dans ce cas, l'irritation cutanée n'a été qu'une cause occasionnelle. S'il n'y avait pas une disposition constitutionnelle à l'origine de tous les eczémas, la même cause extérieure produirait toujours chez tous la même éruption, avec la même intensité, de même que les effets de la brûlure au même degré sont identiques sur toutes les peaux et chez tous les sujets.

Les Allemands ont si bien compris eux-mêmes le défaut capital de leur théorie, l'insuffisance d'une irritation cutanée mécanique pour expliquer la genèse d'une dermatose chronique, aussi longue que l'eczéma, que quelques-uns d'entre eux ont imaginé, sans aucune preuve, d'ailleurs, que l'eczéma avait une origine parasitaire. C'est M. Unna (de Hambourg) qui est le principal auteur responsable de cette doctrine. Il aurait été bien extraordinaire, au milieu du délire microbiologique qui nous envahit, qu'on n'admît pas hypothétiquement le microbe de l'eczéma ! Comme cette théorie parasitaire n'est qu'une vue de l'esprit, nous n'avons pas à nous y arrêter plus longtemps.

Théorie parasitaire de l'eczéma.

Les *causes externes* de l'eczéma ne sont donc que des *causes occasionnelles et adjuvantes*. Il en est de même des causes dites *alimentaires*. Les ingesta, soit sous forme d'aliments solides, soit sous forme de

Influence des ingesta.

boisson, les aliments épicés, par exemple, les poissons de mer, la charcuterie, le gibier, les boissons alcooliques, le café, le thé, etc., tous ces aliments, qui ont été accusés de produire l'eczéma, ne donnent d'eczéma qu'à ceux qui sont constitutionnellement des eczémateux ou des arthritiques.

Eczéma de dentition.

Les autres causes, attribuées à l'eczéma, n'agissent également qu'en créant des conditions favorables au développement de la dermatose. C'est ainsi que l'éruption décrite sous le nom d'*eczéma de dentition*, qui se manifeste chez les enfants à l'occasion de l'éruption des dents, est aussi un eczéma de cause interne ; c'est une éruption eczémateuse qui prend naissance à l'occasion du travail congestif qui se produit dans les gencives; mais elle ne se développe que parce que les enfants sont eczémateux en puissance. Cet eczéma de la dentition siège ordinairement sur le front et sur les joues, sur le bord radial du dos de la main et du poignet.

Autres causes occasionnelles.

D'autres conditions physiologiques, telles que la menstruation, la grossesse, la ménopause, sont aussi des occasions de développement de l'eczéma, mais seulement des occasions, et l'éruption ne se montre que chez des femmes prédisposées aux éruptions eczémateuses.

Influence des causes nerveuses.

Il en est de même des causes dites nerveuses, se rapportant soit à des émotions violentes ou à des troubles dynamiques du système nerveux, tels que les névralgies, la migraine, l'hystérie, etc., soit à des lésions des nerfs, de la moelle et du cerveau. Je vous ai déjà dit que les lésions nerveuses pouvaient produire des éruptions non seulement érythémateuses, mais eczématiformes : ce sont des éruptions qui n'ont rien à faire avec l'eczéma proprement dit. En dehors de ces faits, l'eczéma vrai, qui se développe à la suite de troubles ou de lésions du système nerveux, est un eczéma diathésique, provoqué seulement par l'affection nerveuse.

Pronostic de l'eczéma.

Telles sont, Messieurs, les causes de l'eczéma, et tels sont les rapports de ces causes avec la pathogénie de cette dermatose. J'arrive maintenant au pronostic de l'eczéma.

Les développements dans lesquels nous sommes entrés, relativement à l'étiologie de l'eczéma, vous montrent ce que doit être le pronostic de cette affection.

L'eczéma est toujours une maladie longue, persistante, tenace, très difficile à guérir et facilement récidivante. Dans les formes aiguës elles-mêmes, qui ont une durée plus limitée, les récidives sont très fréquentes sous l'influence des irritations les plus minimes.

L'eczéma est donc une maladie longue, mais ce n'est pas une maladie grave. On ne meurt pas d'eczéma, à part des cas tout à fait exceptionnels. Mais vous savez que l'eczéma appartient à un groupe morbide qui comprend des maladies d'un pronostic très différent : la goutte, l'asthme, l'emphysème pulmonaire, l'athérome artériel et ses conséquences. Toute la gravité de l'eczéma réside dans la diathèse qui lui a donné naissance et dans les autres manifestations de cette diathèse.

La dermatose eczémateuse étant, en somme, une détermination bénigne de l'arthritisme, faut-il et comment faut-il la soigner ? Y a-t-il avantage à la faire disparaître ? Nous abordons ici la question si controversée des métastases.

Des métastases de l'eczéma.

Les anciens dermatologistes admettaient avec raison les métastases.

L'observation de tous les temps a montré, en effet, que la disparition rapide d'un eczéma pouvait être la cause d'accidents graves, surtout aux âges extrêmes, chez les vieillards et chez les enfants.

L'inflammation cutanée étant, en quelque sorte, une

voie d'élimination des principes toxiques de la nutrition viciée, si cette voie est fermée, la matière toxique se porte ailleurs, sur les organes internes, en déterminant des complications viscérales de toutes sortes. C'est ainsi qu'on a pu voir, à la suite de la disparition d'un eczéma, des accès de goutte et des arthropathies rhumatoïdes. Dans d'autres cas, on observe des complications viscérales plus graves : de la congestion pulmonaire, des congestions cérébrales, et même de l'apoplexie et des hémorrhagies cérébrales. Je sais bien que dans l'apoplexie, par exemple, il faut une lésion artérielle préexistante ; mais la métastase des principes toxiques sur le cerveau précipite l'évolution des lésions artérielles, ces lésions des artérioles cérébrales constituant, chez l'individu qui les porte, une sorte de *locus minoris resistantiæ*.

Chez les enfants, les métastases de l'eczéma sont fréquentes. J'ai vu, pour ma part, à la suite d'un eczéma intempestivement guéri, se développer une congestion pulmonaire, et l'enfant mourir rapidement. Dans d'autres cas, les enfants succombent à une congestion générale intense de tous les viscères. Parfois aussi, ces métastases ne sont pas mortelles. J'ai vu, à la suite de la disparition rapide d'un eczéma, traité par l'huile de cade, se développer une entérite dysentériforme. On a observé aussi des convulsions, des broncho-pneumonies, qui mettent pendant quelque temps les jours de l'enfant en danger.

Ces faits ou des faits semblables ont été cités par les anciens auteurs ; j'en ai rapporté pour ma part un certain nombre au Congrès dermatologique de Paris, en 1889 ; ils peuvent être considérés comme de véritables *métastases chimiques*, constituées par le transport de la matière toxique désassimilée, de l'émonctoire cutané vers les organes internes, et par son accumulation dans ces organes.

Il y a d'autres métastases de l'eczéma qui sont moins graves, mais qu'il faut néanmoins connaître. Ce sont des névralgies rebelles, de la dyspepsie et des bronchites à répétition, alternant avec les poussées eczémateuses. Au contraire, il y a des affections qui peuvent remplacer l'eczéma et qui sont de la plus haute gravité. C'est ainsi que Bazin, Hardy et d'autres, avant eux, ont cité des exemples de cancers viscéraux succédant à la disparition, à la guérison de dermatoses chroniques et notamment à la guérison de l'eczéma.

Ces faits vous montrent avec quelle circonspection il faut traiter les eczémas, surtout les eczémas anciens, qui font partie intégrante, pour ainsi dire, de la constitution de l'individu qui les porte, qui sont presque nécessaires à son existence ; et ce que je dis là s'applique surtout aux eczémas chroniques des membres inférieurs, aux eczémas de l'anus et des parties génitales. Il faut se borner à calmer les démangeaisons, à atténuer l'éruption, à la modérer, mais il ne faut pas la faire disparaître.

Dangers des traitements actifs.

D'une façon générale, si l'on veut traiter activement un eczéma, même chez un adulte, surtout si cet eczéma est étendu, il ne faut le traiter que par fractions successives, afin de permettre aux matières toxiques de l'organisme de prendre peu à peu une autre voie d'élimination, celle de l'intestin ou celle du rein ; il faut favoriser au besoin cette substitution d'émonctoire, en donnant au malade des laxatifs répétés ou des diurétiques, dont le meilleur est le lait.

Il est bien entendu que les précautions que je vous recommande s'appliquent seulement à l'eczéma chronique et non aux formes aiguës, que vous devez traiter le plus rapidement possible, comme toutes les dermatoses aiguës.

Traitement de l'eczéma.

Maintenant, Messieurs, que je vous ai mis en garde

contre un zèle thérapeutique intempestif, il me reste à vous faire connaître les différents moyens de traitement de l'eczéma.

L'étiologie vous a montré que le traitement interne était indispensable, car l'eczéma relève, le plus souvent, de causes générales. Quoi qu'en ait dit l'école de Vienne, il faut instituer un traitement interne de l'eczéma.

Traitement interne.

Ce traitement interne, ce traitement général doit être étudié séparément dans l'eczéma aigu et dans l'eczéma chronique.

Traitement interne de l'eczéma aigu.

Prescriptions alimentaires.

Dans l'eczéma aigu, il faut surveiller particulièrement le régime du malade ; il faut lui conseiller surtout de s'abstenir de sauces et de bouillon de viande, de bouillon gras, c'est-à-dire d'aliments renfermant des matières extractives, dont je vous ai montré l'action nocive à propos de la pathogénie de l'eczéma. Il faut également défendre tous les aliments qui renferment des substances fermentées ou facilement fermentescibles, par exemple le gibier, et même certaines volailles, telles que le canard ; il faut défendre la charcuterie, le porc, tous les mets épicés et faisandés. Ce sont là des notions vulgaires, comme vous le savez. Il faut interdire les fromages fermentés, tous les poissons de mer et tous les coquillages ; sous le nom de coquillages, nous comprenons les mollusques et les crustacés. L'alcool doit être également défendu aux eczémateux, ainsi que les liqueurs de toutes sortes, le vin pur, surtout les vins généreux et très alcooliques. Il faut proscrire toutes les boissons excitantes, telles que le thé et le café.

Quel est donc le régime alimentaire que vous devrez prescrire à vos malades ? Vous leur permettrez de manger toutes les viandes blanches quelconques et même les viandes rouges, mais à la condition qu'elles soient bien cuites. Les légumes de toute espèce et sous toutes les formes sont permis, à l'exception de certains légumes qui fermentent facilement, tels que les choux et, à plus forte raison, la choucroute. Les fruits sont également permis, les fruits de toute sorte, à l'exception des fraises, et les fromages frais.

Traitement pharmaceutique.

Enfin, pour assurer la dépuration de l'organisme, comme disaient les anciens, il est bon de prescrire des laxatifs fréquents et des diurétiques. Parmi ces diurétiques, le plus simple, le plus actif, c'est le lait. Le lait et le laitage doivent donc former la base de l'alimentation des eczémateux. En dehors des laxatifs, vous pouvez, dans certains cas, ordonner des purgatifs, quand il y a un état saburral des voies digestives. Parmi les diurétiques, c'est donc le lait auquel vous donnerez la préférence ; mais, avec le lait, il faut prescrire aussi des boissons alcalines, comme l'eau de Vichy ou l'eau de Contrexéville. Dans les eczémas aigus, il n'y a pas lieu de donner de l'arsenic ; ce médicament est contre-indiqué, non seulement dans l'eczéma aigu, mais aussi dans toutes les poussées aiguës de l'eczéma chronique.

Traitement de l'eczéma chronique.

Il faut, de plus, conseiller à vos malades le repos du corps et de l'esprit, éviter pour eux les variations de température ; une température douce et égale est ce qu'il y a de plus favorable pour le traitement d'un eczémateux.

L'hygiène alimentaire, qui convient à l'eczéma aigu, est également indispensable dans l'eczéma chronique. De tous les aliments, le lait est également celui que vous devez préférer ; surtout chez les enfants, le lait doit être la nourriture presque exclusive. Dans l'eczéma chronique, il faut prescrire des laxatifs, comme dans l'eczéma aigu. Enfin, il est bon de combattre les fermentations digestives, au moyen des cachets antiseptiques au salol, au naphtol, au benzo-naphtol, dont je vous ai déjà donné les formules, à propos du traitement de l'urticaire.

Médication diathésique.

Mais, dans l'eczéma chronique, cette médication ne suffit pas. Il faut que vous ayez recours aussi à la thérapeutique diathésique. Vous avez vu que l'arthritisme était la cause primordiale de l'eczéma ; c'est donc aux alcalins que vous vous adresserez. Vous prescrirez l'usage des eaux alcalines naturelles : l'eau de Vichy, l'eau de Vals ou l'eau de Royat. Dans certains cas, chez les goutteux qui ont besoin d'éliminer leur acide urique, vous vous trouverez bien des eaux diurétiques, telles que les eaux de Vittel ou de Contrexéville.

Vous pourrez également donner des préparations alcalines pharmaceutiques : la solution de bicarbonate de soude à 4 grammes par litre ; le sirop alcalin, composé de 10 à 15 grammes de bicarbonate de soude pour 250 grammes de sirop simple, une cuillerée ou deux par jour. Dans certaines circonstances, il y aura même lieu de prescrire du salicylate de soude ou du salicylate de lithine. Mais rappelez-vous que les préparations salicylées doivent être administrées à petites doses, 1 ou 2 grammes par jour, pas davantage ; quelquefois même, il faut donner des doses moindres : mais ces doses minimes doivent être, au contraire, longtemps continuées pour produire des effets.

S'il s'agit, non plus d'arthritiques goutteux, mais d'arthritiques affaiblis, les eaux alcalines peuvent être dangereuses, et, dans ce cas, il faudra prescrire des eaux ferrugineuses, telles que l'eau de Bussang ou l'eau d'Orezza.

Traitement interne de l'eczéma chez les lymphatiques.

Si, au lieu d'être un arthritique, le malade est un individu lymphatique, c'est à d'autres médicaments internes que vous aurez recours. Chez les eczémateux lymphatiques, vous prescrirez surtout des préparations iodurées, l'iodure de potassium à petites doses, ou plutôt l'iode associé à une combinaison végétale, au tannin, par exemple, sous forme de sirop iodo-tannique. Chez les lymphatiques également, vous prescrirez de l'iodure de fer et même de l'huile de foie de morue; mais l'huile de foie de morue doit être employée avec précaution, car, en raison de son origine même, ce médicament donne quelquefois des poussées d'eczéma chez les individus qui sont prédisposés à cette maladie.

Emploi de l'arsenic dans l'eczéma.

Il y a un autre médicament, qui a été préconisé beaucoup contre l'eczéma, et même contre toutes les maladies de la peau, c'est l'arsenic. Faut-il donner de l'arsenic dans l'eczéma? Vous avez vu que, dans l'eczéma aigu, il ne fallait pas en donner du tout. Dans l'eczéma chronique, il faut employer l'arsenic, mais jamais pendant les poussées aiguës; vous devez prescrire l'arsenic à la période squameuse de l'eczéma, à la fin de la maladie, car, en somme, l'arsenic, quoi qu'en ait dit Bazin, n'a aucune action spécifique sur les maladies de la peau, pas plus sur l'eczéma que sur les autres dermatoses. C'est seulement un tonique, un reconstituant et un puissant modificateur de l'épiderme. L'arsenic doit être prescrit surtout sous forme de liqueur de Fowler; c'est la plus simple, la plus commode, la plus souvent employée de toutes les préparations arsenicales. Vous la donnerez à la dose de III à IV gouttes à chaque repas, soit de VI à VIII gouttes par jour. Vous pouvez augmenter progressivement la dose, de façon à donner VIII gouttes à chaque repas, au lieu de IV, soit XVI gouttes par jour. Vous pourrez prescrire aussi la liqueur de Pearson; cette solution arsenicale est cinq fois moins forte que la liqueur de Fowler. Vous pouvez encore donner l'arsenic sous forme d'arséniate de soude, à la dose de 1, 2, 3 et même jusqu'à 4 milligrammes par jour, ou sous forme d'acide arsénieux aux mêmes doses. Enfin, l'arsenic peut être prescrit également sous forme d'eau minérale naturelle, comme l'eau de la Bourboule, ou l'eau de Vals de la source Dominique.

Dans certains cas, l'excitation nerveuse, provoquée

par les démangeaisons, est telle que vous serez amenés à conseiller des antispasmodiques, des préparations de valériane, de musc ou d'assa fœtida.

Traitement local.

Tel est, Messieurs, le traitement général applicable à l'eczéma. J'arrive maintenant au traitement local.

Traitement local de l'eczéma aigu.

Le traitement général, ainsi que vous venez de le voir, est à peu près le même dans la forme aiguë et dans la forme chronique, si ce n'est qu'il est plus complexe, si je puis dire, dans l'eczéma chronique. Au contraire, le traitement local diffère complètement dans l'eczéma aigu et dans l'eczéma chronique.

1° Traitement du début.

Le traitement local de l'eczéma aigu ne doit pas être un traitement énergique. La médication la plus simple est la meilleure. Le traitement local de l'eczéma aigu est d'ailleurs applicable aux poussées aiguës de l'eczéma chronique.

Ce traitement diffère suivant la période de l'eczéma.

A la période de début, à la période de vésiculation et de suintement, il faut bien vous garder de prescrire des topiques humides ou des pommades. Vous devez vous contenter de l'application de poudres inertes. Parmi les topiques humides, tout au plus aurez-vous à prescrire parfois des compresses émollientes, pour calmer l'inflammation de la peau, quand elle est trop vive. Ce sont donc des poudres inertes que vous devrez employer, soit des poudres minérales comme l'oxyde de zinc ou le sous-nitrate de bismuth, soit des poudres végétales, dont le type est la poudre d'amidon. Les poudres minérales ont l'avantage d'être plus adhérentes que les poudres végétales et de ne pas subir de fermentation comme elles; mais elles ont un inconvénient, c'est d'être plus irritantes, de sorte qu'il faut rarement les prescrire seules ; il faut habituellement les associer à la poudre d'amidon, par exemple prescrire un mélange composé de moitié poudre d'amidon et moitié oxyde de zinc ou sous-nitrate de bismuth ou d'un quart de chacune de ces deux substances. Vous pouvez associer à ces poudres, quand les démangeaisons sont trop vives, une petite quantité de camphre pulvérisé, dans la proportion de 1 pour 50 ou de 1 pour 100.

A la seconde période de l'eczéma, quand il y a des croûtes et pour faire tomber ces croûtes, le moyen le plus simple, c'est l'application de cataplasmes d'amidon cuit, refroidis. 2° Pour faire tomber les croûtes.

On a proposé, pour remplacer les cataplasmes d'amidon, l'application du caoutchouc. Le caoutchouc donne assez souvent de très mauvais résultats ; il ramollit l'épiderme et produit une sorte de macération de la peau, qui amène des excoriations ; de plus, le caoutchouc peut déterminer au-dessous de lui une éruption pustuleuse secondaire et, enfin, dans tous les cas, la macération de l'épiderme donne lieu à une odeur insupportable. Le caoutchouc ne remplace pas les cataplasmes ; il n'est guère applicable que dans une seule forme, c'est dans l'eczéma de la tête, sur laquelle il est plus facile à appliquer, sous forme de calotte, que les cataplasmes ; mais, à part l'eczéma de la tête, vous devez donner la préférence aux cataplasmes sur le caoutchouc.

Vous pouvez remplacer les cataplasmes par des compresses de tarlatane pliées en plusieurs doubles, trempées dans une solution saturée d'acide borique, additionnée de poudre d'amidon, et recouvertes de taffetas gommé. Ces compresses sont moins lourdes que les cataplasmes et quelquefois elles sont mieux tolérées par le malade.

A la période squameuse de l'eczéma, à laquelle j'arrive maintenant, il faudra prescrire des onctions soit avec le glycérolé d'amidon pur, soit avec du glycérolé d'amidon dans lequel vous incorporerez des poudres inertes. Ce sont les mêmes que vous avez employées, pendant la période de suintement, en application à la surface de la peau : la poudre d'amidon, l'oxyde de zinc, le sous-nitrate de bismuth, le précipité blanc. Vous incorporerez 3° Traitement de la période squameuse.

ces poudres au glycérolé d'amidon, d'une façon générale, dans la proportion de 1 pour 10.

Au lieu de glycérolé d'amidon, vous pouvez employer, comme excipient, la vaseline, l'axonge ou la lanoline. La vaseline est un bon excipient, mais elle ne vaut pas l'axonge. L'axonge a cependant un inconvénient : c'est d'être souvent altérée ; il est difficile quelquefois d'avoir de l'axonge bien pure et bien fraîche. Il faut rendre l'axonge infermentescible, par son mélange avec l'acide benzoïque ; vous emploierez donc de préférence l'axonge benzoïnée.

Quant à la lanoline, qui est, comme vous le savez, un corps extrait du suint de mouton, c'est une matière trop dure pour être employée pure ; il faut l'associer à la vaseline. Vous pouvez donc faire vos pommades en mélangeant deux tiers de vaseline et un tiers de lanoline.

Si l'eczéma est très prurigineux, vous pouvez incorporer à vos pommades, soit de l'essence de menthe, soit du menthol, dans la proportion de 1 pour 50 ou de 1 pour 100.

Indications des bains dans l'eczéma aigu.

Dans cette période squameuse, il est bon de donner des bains. Les bains d'amidon sont prescrits habituellement chez tous les eczémateux chroniques et à toutes les périodes. Dans l'eczéma aigu, ils sont quelquefois utiles à la période croûteuse ; ils sont nuisibles à la période de suintement et de vésiculation du début. Les bains d'amidon, dans l'eczéma aigu, ne sont guère applicables qu'à la période squameuse ; vous pouvez les remplacer par des bains de son. Il est rare que vous soyez obligé d'additionner les bains d'une petite quantité de carbonate de soude. Les bains alcalins sont plus souvent indiqués dans l'eczéma chronique que dans l'eczéma aigu.

Indications des pommades astringentes.

Enfin, quand cet eczéma aigu menace de durer, de passer à l'état chronique, et vous savez que l'état aigu est souvent un prélude de l'eczéma chronique, dans ces cas-là il faut appliquer à la surface de la peau des pommades un peu astringentes. Vous prescrirez donc des onctions avec une pommade au sous-acétate de plomb, au quart, ou des lotions avec une solution de sous-acétate de plomb à 3 ou 5 pour 100. Vous pouvez même, mais avec beaucoup de précautions, appliquer des pommades plus énergiques, des pommades faibles à l'huile de cade, au 1/10, pas plus, ou une pommade au tannin à 1 ou 2 pour 30. Si l'huile de cade est trop irritante ou si vous craignez pour vos malades la mauvaise odeur qui se dégage de cet agent thérapeutique, vous pourrez alors prescrire l'acide salicylique au 1/100, que vous ferez bien d'associer à l'oxyde de zinc ou à la poudre d'amidon, le tout incorporé à la vaseline et à la lanoline, comme excipient.

Il n'y a pas d'eaux minérales indiquées dans l'eczéma aigu.

Traitement local de l'eczéma chronique.

J'arrive maintenant, Messieurs, au traitement local de l'eczéma chronique qui est, comme vous le savez, le plus important.

Applications émollientes.

Dans l'eczéma chronique, pour faire tomber les croûtes et calmer l'inflammation, vous vous servirez de lotions émollientes et de cataplasmes d'amidon, absolument comme dans l'eczéma aigu. Les bains d'amidon sont également très utiles à toutes les périodes de l'eczéma chronique. Au lieu de bains d'amidon, vous pourrez prescrire des bains alcalins, alcalins simples ou alcalins amidonnés, et, quand les croûtes seront très épaisses, vous vous trouverez bien également de faire tomber ces croûtes au moyen de bains de vapeur.

Médication substitutive; agents modificateurs de l'épiderme.

Quand les croûtes seront tombées, il faudra appliquer sur la peau des substances modificatrices de l'épiderme. Ce sont les agents de guérison de l'eczéma chronique, qui consistent en applications irritantes et substitutives. Parmi toutes les substances employées pour agir sur la peau eczémateuse, la meilleure sans contredit, celle qu'on n'a jamais pu remplacer, c'est l'huile de

Huile de cade.

cade. L'huile de cade est le meilleur médicament de l'eczéma chronique ; mais il faut avoir soin de prescrire l'huile de cade pure et vraie, celle qui est produite par la distillation du genévrier, et non pas celle qui provient de la distillation de la houille. Si vous avez de la bonne huile de cade, vous arriverez souvent à guérir des eczémas chroniques, que personne n'aura pu guérir, avant vous, avec les pommades les plus compliquées et les plus variées.

J'insiste sur ce point, qui est aujourd'hui trop méconnu. L'huile de cade a des inconvénients, que je reconnais, elle sent mauvais, elle tache le linge, mais rappelez-vous qu'elle est à peu près le seul médicament curatif de l'eczéma chronique. L'huile de cade sera prescrite, suivant les cas, dans des proportions différentes, soit sous forme de pommade, incorporée à la vaseline ou à l'axonge, au dixième, au quart, au tiers, à la moitié, soit mélangée avec de l'huile d'amande douce, dans les mêmes proportions.

Dans les eczémas chroniques très indurés, vous ferez bien de prescrire l'huile de cade pure, sans addition d'aucune autre huile inerte, sans incorporation dans aucune pommade. Les badigeonnages à l'huile de cade, quand ils sont faits avec précaution, donnent parfois de très bons résultats.

Pommades astringentes et irritantes.

Vous pourrez employer aussi, pour modifier un eczéma chronique, des pommades astringentes au tannin au 1/30, des pommades au sous-acétate de plomb au 1/10, ou même au quart, et enfin des pommades à l'ichthyol au 1/10. L'ichthyol est un médicament qu'on emploie aujourd'hui beaucoup en Allemagne.

Enfin, M. Vidal s'est servi, dans certains cas, d'une sorte de pommade au styrax; c'est un mélange d'une partie d'onguent styrax pour 2 ou 3 parties d'huile d'olive.

Dans les eczémas, dans lesquels la peau est très indurée, très épaissie, vous vous trouverez bien quelquefois de prescrire la pommade d'Hebra. Cette pommade est composée d'un mélange d'emplâtre diachylon et d'huile d'olive, à parties égales. C'est une pommade un peu épaisse, qu'on applique sur les surfaces eczémateuses, après les avoir frottées avec une solution alcoolique de savon noir. Tel est le traitement qu'Hebra employait le plus souvent contre l'eczéma chronique invétéré, traitement qui réussit dans certains cas.

Je ne vous signalerai point toutes les autres pommades substitutives, qui sont employées contre l'eczéma chronique. Je vous citerai seulement, parmi elles, la pommade au naphtol, au 1/50, pommade qu'on a même employée plus forte, au 1/20 et même au 1/10.

Lotions irritantes et astringentes.

Dans les cas rebelles, quand les pommades et surtout quand l'huile de cade auront échoué, car l'huile de cade échoue quelquefois, dans ces cas rebelles, vous devrez recourir aux lotions astringentes et irritantes. Ces lotions consistent, comme vous le savez, en badigeonnages de la peau malade avec la solution que vous aurez choisie. Vous vous servirez de solutions astringentes diverses, soit de solutions aqueuses de tannin au 1/30, au 1/20, ou au 1/10, soit de solutions d'alun, depuis la proportion de 1 pour 100 jusqu'à 1 pour 20, soit de solutions de sulfate de zinc dans la proportion de 1 à 3 pour 100. Enfin, dans quelques cas, on peut employer la solution de nitrate d'argent, au 1/10. Celle-ci avait été déjà préconisée par Alibert; elle présente un inconvénient considérable, c'est de noircir les parties sur lesquelles vous l'appliquez; vous transformez vos malades en véritables nègres, de sorte que ces applications de nitrate d'argent ne peuvent être faites que sur des régions très limitées et jamais à la face. La solution de nitrate d'argent doit être appliquée en badigeonnage au moyen d'un pinceau de blaireau.

Enfin, les solutions de bichlorure de mercure, les solutions de sublimé à 1 pour 100 et à 1 pour 200, constituent un très bon médicament, et je pourrais dire qu'après l'huile de cade la solution de sublimé est le meilleur médicament de l'eczéma chronique invétéré. Les lotions de sublimé doivent être employées dans les eczémas limités et accompagnés d'épaississement considérable et d'induration de la peau. Vous pouvez faire non seulement des lotions, des badigeonnages, mais même de véritables frictions avec la solution de sublimé. Ces lotions, parfois très irritantes, doivent être interrompues tous les trois ou quatre jours ; vous pouvez les faire soit quotidiennement, soit bi-quotidiennement, mais il ne faut pas les continuer longtemps de suite ; quand vous les suspendez, il faut, dans leur intervalle, appliquer à la surface de la peau, soit des cataplasmes d'amidon, soit des compresses émollientes, pour calmer un peu l'inflammation produite par l'action du sublimé. Il sera bon aussi d'associer à ces lotions irritantes l'application de pommades inertes, que vous étendrez sur la peau dans l'intervalle des lotions; ces pommades inertes sont, d'ailleurs, les mêmes que celles dont je vous ai déjà indiqué les formules dans le traitement local de l'eczéma aigu.

Emploi des eaux minérales naturelles.

Les eaux minérales, qui sont contre-indiquées dans les eczémas aigus et ne rendent aucun service, trouvent, au contraire, des indications nombreuses dans l'eczéma chronique. Ce sont surtout les eaux de faible minéralisation, auxquelles vous devrez avoir recours. Parmi les eaux alcalines, c'est surtout l'eau de Royat; parmi les eaux sulfureuses, vous prescrirez surtout les eaux de Saint-Gervais et de Saint-Honoré. L'eau de Saint-Honoré est plus sulfureuse, plus forte que celle de Saint-Gervais ; mais je ne vous conseillerai pas le plus souvent d'aller plus loin que Saint-Honoré et d'arriver à l'eau de Loëche ; il faudrait alors un eczéma très suintant et très étendu. Vous pourrez prescrire aussi les eaux arsenicales naturelles, notamment l'eau de la Bourboule, qui agit souvent d'une façon très efficace dans les formes chroniques rebelles.

Dans les formes très prurigineuses, vous aurez recours aux eaux naturelles de faible minéralisation, aux eaux thermales indifférentes, mais sédatives, et parmi ces eaux sédatives, calmant les démangeaisons, je vous recommande surtout les eaux de Néris et celles de Plombières.

Tels sont, Messieurs, les éléments principaux du traitement général et du traitement local applicables à l'eczéma; mais le traitement local subit des modifications suivant les variétés de l'éruption.

Modifications du traitement local selon les variétés d'eczéma.

Parmi les variétés morphologiques de l'eczéma, trois présentent des indications particulières dans leur traitement.

Eczéma rubrum.

Dans l'eczéma rubrum aigu, il faut s'abstenir de bains et de pommades; il faut se contenter seulement du repos et de l'application de poudres inertes.

Eczéma fendillé.

L'eczéma fendillé et craquelé, pendant la période de suintement, ne réclame d'autre traitement que l'application de poudre d'amidon. Quand les fissures deviennent sèches, il faut alors appliquer des cataplasmes, pour calmer l'irritation de la peau. C'est dans cette forme que vous vous trouverez bien également de l'application de pommades au tannin ou au sous-acétate de plomb. Quelquefois, cependant, ces pommades astringentes sont trop irritantes pour la peau, et il faudra les remplacer par une pommade inerte à l'oxyde de zinc.

Eczéma impétigineux.

Dans l'eczéma impétigineux, vous appliquerez, pendant la nuit, des cataplasmes pour faire tomber les croûtes, pendant le jour, une pommade, dans laquelle vous incorporerez de l'acide borique et du calomel au 1/10.

Quant aux variétés régionales de l'eczéma, quelques-unes exigent aussi un traitement particulier.

Eczéma du cuir chevelu.

L'eczéma du cuir chevelu, notamment, présente des indications spéciales. Il faut, d'abord, faire tomber les croûtes, et pour cela vous vous servirez de cataplasmes d'amidon ou mieux d'un bonnet de caoutchouc. Ce bonnet de caoutchouc sera enlevé chaque jour et même deux fois par jour et bien lavé chaque fois. Il est bon d'avoir deux bonnets, qu'on appliquera à tour de rôle, ce qui permettra de nettoyer l'un des souillures produites par la macération de l'épiderme, pendant que l'autre sera appliqué sur la tête.

Chez les hommes et chez les enfants, vous ferez bien de couper les cheveux, cela rendra le traitement de l'eczéma beaucoup plus facile; chez les femmes, auxquelles il importe de conserver la chevelure, il faudra faire tomber les croûtes au moyen de lotions émollientes; les cataplasmes ne sont pas applicables à la surface d'une tête qui a conservé tous ses cheveux. Vous pourrez employer également des douches émollientes, des douches locales de vapeur, des lotions huileuses; et même, dans certains cas, vous prescrirez des lotions avec une décoction de bois de panama.

Quand les croûtes seront tombées, il faudra faire sur la peau des applications substitutives au moyen de pommades à l'huile de cade, et, dans ce cas-là, il ne faut pas craindre d'employer une pommade forte, renfermant une grande proportion d'huile de cade. C'est dans l'eczéma capitis que l'huile de cade, mitigée avec de l'huile d'amande douce, à parties égales, et même l'huile de cade pure trouvent des applications nombreuses.

Eczéma de la barbe.

Dans l'eczéma de la barbe, il faut faire tomber les croûtes également avec des cataplasmes et des applications de caoutchouc.

Si l'inflammation est trop vive, vous prescrirez simplement une pommade à l'oxyde de zinc ou au calomel; quand l'inflammation sera dissipée, la pommade à l'huile de cade. Si ce traitement-là ne suffit pas, dans les cas rebelles, vous ramollirez la peau au moyen de douches locales, de pulvérisations avec de l'eau tiède ordinaire, de l'eau boriquée ou de l'eau émolliente ; ces pulvérisations émollientes tièdes, en ramollissant l'épiderme, vous permettront de pratiquer l'épilation, qui est quelquefois, en effet, le seul traitement curatif de l'eczéma de la barbe. Enfin, dans certains cas, l'eczéma de la barbe peut être encore plus tenace et donne lieu à une induration du derme, dont vous ne viendrez à bout qu'au moyen de scarifications.

Eczéma des narines.

Dans l'eczéma des narines, vous prescrirez des lotions et des irrigations dans le nez avec l'eau boriquée ; mais ces irrigations sont quelquefois irritantes, et alors il faudra vous contenter d'introduire dans les narines des boulettes de ouate, imbibées d'un mélange d'huile et d'acide salicylique : suivant la formule de M. Besnier, 10 centigrammes d'acide salicylique pour 100 grammes d'huile d'amandes douces. Vous pourrez introduire également dans le nez un peu de pommade boriquée ou de pommade au tannin, de pommade au calomel, de pommade à l'oxyde de zinc, que vous pousserez dans les narines au moyen d'un petit tampon de ouate.

Eczéma orbiculaire des lèvres.

L'eczéma orbiculaire des lèvres, qui est, comme vous le savez, une affection très rebelle, doit être traité, d'abord, par l'application de bandelettes de caoutchouc que vous fixerez derrière la tête, par des lotions émollientes et par l'application de pommades inertes, comme par exemple la pommade rosat. Vous prescrirez ensuite la pommade à l'oxyde de zinc, la pommade au tannin. Une pommade mercurielle que je vous recommande, dans cette forme d'eczéma de la face, c'est la pommade à l'oxyde jaune de mercure, au 1/30, qui est employée souvent avec succès. Enfin, la pommade à l'acide salicylique au 1/30 ou 1/60 donne aussi de bons résultats.

Dans certains cas rebelles, il faudra avoir recours aux

lotions avec des solutions astringentes, par exemple avec la solution d'alun ou la solution de borax au 1/30.

Eczéma des paupières.

Dans l'eczéma des paupières, vous prescrirez des lotions émollientes, l'application de compresses émollientes, des badigeonnages avec la glycérine pure.

Dans l'eczéma rebelle des paupières, et c'est un cas assez fréquent, il faudra pratiquer l'épilation des cils, en même temps que vous toucherez l'orifice des follicules pileux avec un cristal de sulfate de cuivre taillé en pointe, que vous enfoncerez légèrement dans chaque orifice de cil arraché. Dans cette forme d'eczéma, vous emploierez, comme modificateurs de la surface cutanée, des pommades au calomel et à l'acide borique et, enfin, la pommade à l'oxyde jaune de mercure dont je vous ai déjà parlé.

Eczéma du conduit auditif externe.

Dans l'eczéma du conduit auditif externe, il faut, d'abord, pratiquer des injections émollientes, pour détacher les croûtes ; quand celles-ci seront tombées, vous badigeonnerez la surface malade avec un pinceau imbibé d'huile de cade mitigée, et, enfin, à la période squameuse, vous pourrez vous contenter d'introduire dans l'oreille un petit tampon de ouate, enduit de pommade à l'oxyde de zinc.

Eczéma de l'anus.

Le traitement de l'eczéma de l'anus comprend surtout et en première ligne l'huile de cade, l'huile de cade pure ; on peut, avec des applications d'huile de cade pure, guérir des eczémas anaux très prurigineux et très rebelles, qui avaient résisté à tous les autres moyens de traitement. Quand il y a des fissures, et vous savez que c'est un cas fréquent, vous ferez bien de cautériser ces fissures avec un cristal de sulfate de cuivre. Dans ces cas-là, l'huile de cade n'est pas applicable ; il faudra alors vous servir de pommades au calomel ou au tannin, ou encore de pommade astringente à l'extrait de ratanhia, à 4 pour 30.

Applications antiprurigineuses.

Contre le prurit, qui est si pénible dans l'eczéma de

l'anus, vous emploierez des lotions calmantes avec la solution de chloral à 3 pour 100, selon cette formule par exemple : chloral, 6 grammes ; glycérine, eau, de chaque 100 grammes. Vous pourrez employer également la solution de Gowland, qui calme assez bien les démangeaisons : c'est une solution de sublimé associé à l'eau de laurier-cerise : sublimé et chlorhydrate d'ammoniaque, 25 centigrammes ; eau de laurier-cerise, 10 grammes ; eau, 240 grammes.

Les pommades cocaïnées rendent également des services (pommade cocaïnée au 1/100). Enfin, dans certains cas, il faudra prescrire des suppositoires, composés de beurre de cacao, dans lequel vous incorporerez soit 3 centigrammes de chlorhydrate de cocaïne, soit 5 centigrammes d'extrait thébaïque, soit 1 centigramme d'extrait de belladone, pour 3 grammes d'excipient. Vous vous trouverez bien également, dans l'eczéma de l'anus, de lotions chaudes et de bains de siège chauds.

Eczéma scrotal et vulvaire.

L'eczéma scrotal et vulvaire réclame d'abord, pour faire tomber les croûtes, des cataplasmes d'amidon et des lotions émollientes, des bains de siège, comme dans l'eczéma de l'anus, puis l'application de pommades faibles ou plus ou moins fortes à l'huile de cade, ou de pommade au calomel, si l'huile de cade est trop irritante.

Dans l'eczéma du vagin, vous ne pouvez pas faire d'applications irritantes ; le meilleur traitement consiste à introduire dans la cavité vaginale un cataplasme de fécule en forme de spéculum plein ; ce traitement, qui a été employé jadis par Hillairet, rend les plus grands services dans cette forme d'eczéma.

Eczéma des plis articulaires.

L'eczéma des plis articulaires demande un traitement spécial. L'huile de cade, qui est si efficace dans toutes les variétés de l'eczéma chronique, échoue souvent dans l'eczéma des plis articulaires. C'est alors que vous devrez employer les lotions de sublimé ; celles-ci sont très utiles dans cette forme d'eczéma; vous prescrirez des lotions de sublimé au 1/100 ou au 2/100, faites une ou deux fois par jour; dans l'intervalle, vous ferez appliquer une pommade au calomel.

Eczéma des membres inférieurs.

Dans l'eczéma des membres inférieurs, vous vous servirez principalement de la pommade d'Hebra au diachylon. L'huile de cade, les préparations cadiques sont aussi des médicaments de choix pour l'eczéma des jambes.

Eczéma palmaire et plantaire.

L'eczéma palmaire et plantaire réclame un traitement énergique. Vous pouvez, quand il y a un épaississement considérable de l'épiderme, faire, suivant le conseil d'Hebra, une application de savon noir dissous dans de l'alcool, étendu sur une flanelle, que vous laissez en permanence sur la peau pendant toute la nuit. Le matin, vous lavez à grande eau et vous appliquez, pendant le jour, une pommade salicylée au 1/30 ou au calomel à 3 pour 30, ou la pommade d'Hebra, dont je vous ai déjà recommandé l'emploi, à propos de l'eczéma des membres inférieurs.

Vous voyez que cet eczéma palmaire et plantaire, en raison des stratifications épidermiques qui le caractérisent particulièrement, demande un traitement très énergique et très différent, en somme, de celui de l'eczéma des autres parties du corps.

Eczéma des ongles.

L'eczéma des ongles est également, comme je vous l'ai dit, une forme d'eczéma très rebelle. Vous devez le traiter par la pommade salicylique forte au 1/20 : 1 gramme d'acide salicylique pour 20 grammes de vaseline, ou par des applications d'huile de cade pure.

Eczéma des muqueuses.

Au contraire, l'eczéma des muqueuses est justiciable d'applications émollientes d'eau de guimauve, de collutoires ou de gargarismes avec de l'eau de Vichy ou avec de l'eau alcaline artificielle. Il faudra surtout, pour guérir l'eczéma de la langue, éviter les irritations alimentaires, c'est-à-dire proscrire chez vos malades les aliments épicés, vinaigrés, enfin toutes les causes qui pourraient irriter la surface de la langue ou de la muqueuse buccale et enflammer l'eczéma.

Messieurs, malgré cette multiplicité d'agents thérapeutiques, dont l'énumération vous a peut-être un peu fatigués, il faut que vous sachiez que l'eczéma est une maladie longue, une maladie rebelle, une maladie dont la longueur est souvent prolongée encore par les poussées aiguës, que vous observez de temps en temps. Le traitement de l'eczéma doit donc être longtemps continué; c'est, comme vous l'avez vu, un traitement complexe, qu'il faut savoir modifier, non seulement suivant la susceptibilité des sujets, mais aussi selon les périodes de la maladie et, en même temps, selon les formes et selon le siège de l'éruption.

Comme suite à cet exposé thérapeutique général, voici maintenant les détails de posologie et les formules des médicaments internes et externes, applicables à l'eczéma. Formulaire thérapeutique.

La **médication interne** comprend tous les purgatifs quelconques et des **laxatifs**, dont les plus fréquemment employés sont les suivants : Médication interne. Laxatifs.

Le sirop de chicorée, 20 grammes, le matin à jeun, dans une tasse d'infusion de chicorée sauvage ou de pensées sauvages ;

La magnésie calcinée, une cuillerée à café, le matin à jeun, dans une tasse de tisane amère ;

La rhubarbe, 50 centigrammes à 1 gramme, avant chaque repas ;

Le podophyllin, 3 centigrammes dans une pilule, à prendre le soir en se couchant ;

La cascara sagrada, 50 centigrammes de poudre avant chaque repas.

Les médicaments destinés à produire l'*antisepsie des voies digestives* sont les mêmes que ceux dont les for- Antiseptiques intestinaux.

mules ont été données dans le traitement de l'urticaire.

Médication alcaline.

La **médication alcaline** ou anti-arthritique comprend :

Le sirop alcalin :

℞ Bicarbonate de soude....................	10 à 15 grammes.
Sirop simple..........................	200 grammes.
(Ou sirop de saponaire.)	

une cuillerée à soupe, tous les matins à jeun, dans une tasse de tisane amère ;

L'eau alcaline artificielle :

℞ Bicarbonate de soude........................	4 à 6 grammes
Eau..	1 litre.

de deux à quatre verres par jour;

Le salicylate de soude ou de lithine, à la dose de 1 à 2 grammes par jour, par cachets de 50 centigrammes ;

Le carbonate de lithine, 30 centigrammes avant chaque repas, dans un quart de verre d'eau de Seltz ;

Les eaux alcalines naturelles (Vichy, Vals), de un à quatre verres par jour.

Médication anti-lymphatique.

La **médication anti-lymphatique** comprend :

Le sirop iodo-tannique, deux cuillerées par jour ;

Un sirop iodo-tannique, phosphaté et arsénié, dont je dois la formule à un de mes anciens internes en pharmacie, M. Perrin, et que je vous recommande :

℞ Sirop iodo-tannique..........................	300	grammes.
Biphosphate de chaux........................	15	—
Liqueur de Pearson..........................	10	—

Le sirop d'iodure de fer, deux cuillerées par jour ;

L'huile de foie de morue, deux cuillerées par jour.

Préparations arsenicales.

Les **préparations arsenicales** les plus usitées dans l'eczéma sont :

La liqueur de Fowler (arsénite de potasse), de III à VIII gouttes avant chaque repas, à dose croissante et en surveillant l'état de l'estomac;

Les granules de Dioscoride (acide arsénieux), de deux à quatre par jour;

L'arséniate de soude, en granules de 1 milligramme, deux à quatre granules par jour.

Médicaments antispasmodiques :

Antispasmodiques.

L'extrait de valériane, à la dose de 2 à 4 grammes par jour, soit en pilules de 25 centigrammes, soit en lavement ;

Le valérianate d'ammoniaque de Pierlot, deux à trois cuillerées à café par jour ;

L'assa fœtida en suppositoires :

℞ Assa fœtida	1	gramme.
Beurre de cacao	2	—

pour un suppositoire ; un par jour ;

La teinture de musc, à la dose de XXX à XL gouttes par jour, en plusieurs fois.

Dans le **traitement local de l'eczéma**, selon les variétés et les périodes de la maladie, vous avez à votre disposition :

Traitement local.

Des poudres inertes;

Des bains, des lotions et des compresses émollientes, des cataplasmes ;

Des pommades inertes;

Des pommades irritantes et astringentes;

Des lotions astringentes et irritantes ;

Des lotions et des pommades calmantes.

Poudres inertes :

Poudres inertes.

Poudre d'amidon pure;

Poudre d'amidon associée à un quart ou un tiers d'oxyde de zinc ou de sous-nitrate de bismuth.

Bains.

Bains :

Bains d'amidon, à la température de 34 degrés environ, de courte durée : 1 kilogramme de poudre d'amidon par bain ;

Bains alcalins : 250 grammes de carbonate de soude par bain ;

Bains alcalins amidonnés : 500 grammes d'amidon et 150 grammes de carbonate de soude ;

Bains de vapeur.

Lotions émollientes et compresses émollientes.

Lotions émollientes :

Décoction de racine de guimauve ;
Infusion de fleurs de sureau ;
Infusion de têtes de camomille ;
Compresses de tarlatane imbibées des solutions précédentes.

Cataplasmes d'amidon.

Cataplasmes d'amidon :

Ces cataplasmes doivent être faits de la manière suivante : délayer de la poudre d'amidon dans de l'eau tiède ; verser peu à peu de l'eau bouillante en remuant le mélange jusqu'à ce que la masse soit prise en gelée grisâtre ; étendre cette masse sur un morceau de tarlatane, préalablement lavée à l'eau bouillante ; recouvrir avec la tarlatane ; appliquer le cataplasme, quand il est refroidi.

Pommades inertes.

Pommades inertes :

Comme *excipients* de ces pommades, vous pouvez

employer l'axonge fraîche, l'axonge benzoïnée, la vaseline, la lanoline, la glycérine, le glycérolé d'amidon.

La *lanoline* ne doit pas être employée pure, mais incorporée à la vaseline, dans la proportion d'un quart ou d'un tiers. — Vous pouvez mélanger la vaseline et la glycérine.

L'*axonge* (substance animale) est souvent mieux supportée par la peau que la *vaseline* (substance minérale).

Le *glycérolé d'amidon* est parfois irritant, s'il n'est pas fait avec de la glycérine pure et neutre.

A ces différents excipients (vaseline, axonge, etc.), vous incorporerez des poudres inertes : poudre d'amidon, oxyde de zinc, sous-nitrate de bismuth, dermatol, précipité blanc.

Voici quelques formules :

℞ Excipient (axonge ou vaseline)...............	30 grammes.
Oxyde de zinc..................................	3 à 10 grammes.

℞ Excipient..................................	30 grammes.
Sous-nitrate de bismuth........................	3 à 6 grammes.

℞ Précipité blanc.............................	3 grammes.
Excipient.....................................	30 —

℞ Dermatol....................................	3 grammes.
Excipient.....................................	30 —

℞ Dermatol....................................	2 grammes.
Poudre d'amidon de riz.........................	5 —
Excipient.....................................	30 —

M. S. A.

℞ Oxyde de zinc...............................	} ãã 6 grammes.
Poudre d'amidon...............................	}
Excipient.....................................	30 —

Pommades astringentes et irritantes :

Pommades astringentes et irritantes.

℞ Sous-acétate de plomb liquide...............	} ãã 8 à 12 grammes.
Glycérine.....................................	}
Vaseline......................................	30 —

℞ Tannin......................................	1 à 2 grammes.
Vaseline ou axonge.............................	30 —

Pommades cadiques :

Faible :

℞ Huile de cade pure et vraie	3 grammes.	
Vaseline	30 —	

Forte :

℞ Huile de cade	5 à 15 grammes.
Vaseline	30 —

Huile de cade mitigée :

℞ Huile de cade	ãã
Huile d'amandes douces	

Huile de cade pure, en badigeonnages.

Pommade salicylée faible :

℞ Acide salicylique	0,50 centigr. à 2 grammes.
Poudre d'amidon de riz	ãã 5 grammes.
Oxyde de zinc	
Lanoline	10 —
Vaseline	40 —

Pommade salicylée forte :

℞ Acide salicylique	1 à 2 grammes.
Vaseline	30 —

à appliquer sur de petites surfaces, notamment sur les ongles eczémateux.

℞ Ichthyol	5 grammes.
Vaseline	50 —

℞ Onguent styrax	10 grammes.
Huile d'olives	20 à 30 grammes.

℞ Naphtol β	1 à 5 grammes.
Vaseline	50 —

Pommade d'Hebra :

℞ Emplâtre diachylon	} āā	
Huile d'olives		

faire fondre au bain-marie et passer.

Pommade boriquée antiseptique (eczéma impétigineux) :

℞ Acide borique	} āā 3 grammes.	
Précipité blanc		
Vaseline ou glycérolé d'amidon	30	—

℞ Oxyde jaune de mercure	1	gramme.
Vaseline	30	—

Lotions astringentes ou irritantes : Lotions astringentes ou irritantes.

℞ Sous-acétate de plomb	3	grammes.
Eau	100	—

℞ Tannin	1 à 4	grammes.
Glycérine	} āā 30 grammes.	
Eau		

℞ Alun	1 à 4	grammes.
Eau	100	—

on peut associer à cette solution :

℞ Essence de menthe	5	gouttes.
Ou : Menthol	1	gramme.

℞ Borax	1	gramme.
Eau	30	—

℞ Sulfate de zinc	1 à 3	grammes.
Eau	100	—

℞ Nitrate d'argent cristallisé	5	grammes.
Eau distillée	50	—

℞ Sublimé	0,25 à 0,50	centigr.
Alcool	10	grammes.
Eau	40	—

Lotions et pommades calmantes.

Lotions et pommades calmantes :

℞ Hydrate de chloral		6 grammes.
Glycérine	} ãã	100 grammes.
Eau		

(dans l'eczéma de l'anus par exemple.)

Lotion de Gowland :

℞ Sublimé	} ãã 0,10 à 0,25 centigr.
Chlorhydrate d'ammoniaque	
Lait d'amandes, ou Eau de laurier-cerise	10 grammes.
Eau distillée	240 —

Pommades :

℞ Chlorhydrate de cocaïne	0,30 à 0,50 centigr.
Vaseline (ou autre excipient)	30 grammes.

℞ Menthol	0,30 à 0,50 centigr.
Vaseline	30 grammes.

Suppositoires :

℞ Chlorhydrate de cocaïne	0,05 centigr.
ou : Extrait thébaïque	0,03 à 0,05 centigr.
ou : Extrait de belladone	0,01 centigr.
Beurre de cacao	3 grammes.

QUATORZIÈME ET QUINZIÈME LEÇONS

LICHEN SIMPLEX
PITYRIASIS SIMPLEX OU SÉBORRHÉE SÈCHE PITYRIASIQUE
ECZÉMA SÉBORRHÉIQUE

Sommaire. — *Lichen simplex.* — Ses rapports avec l'eczéma. — Symptômes : lichen simplex aigu; — lichen simplex chronique ; —*lichen agrius.* — Etiologie du L. simplex aigu; lichen tropicus ; étiologie du L. simplex chronique.— Diagnostic.— Anatomie pathologique.— Pronostic. — Traitement du L. simplex aigu et chronique : traitement externe et traitement interne.

Pityriasis simplex (séborrhée sèche pityriasique). — Constitution du groupe des séborrhées : trois groupes de séborrhée. — Affinités de la séborrhée pityriasique avec l'eczéma. — Considérations générales sur la séborrhée.

Description du pityriasis simplex :

Pityriasis alba du corps : symptômes ; anatomie pathologique ; étiologie ; diagnostic ; pronostic ; traitement.

Description de la séborrhée pityriasique du cuir chevelu : deux formes de squames, sèches et grasses ; démangeaisons ; chute des cheveux. — Diagnostic. — Étiologie : séborrhée pityriasique passagère, consécutive aux maladies aiguës ; séborrhée pityriasique diathésique. — Causes déterminantes ; mauvais état des voies digestives. — Traitement : traitement général ; traitement local : nettoyage de la tête ; préparations soufrées ; préparations mercurielles ; lotions alcooliques et excitantes.

Eczéma séborrhéique. — Délimitation de la maladie. — Eczéma séborrhéique du cuir chevelu. — Eczéma séborrhéique du tronc ; ses causes ; ses symptômes. — Eczéma séborrhéique de la face et de la barbe. — Eczéma séborrhéique des plis articulaires.—Autres sièges de l'E. séborrhéique. — Anatomie pathologique. — Diagnostic. — Traitement.

Messieurs,

Je consacrerai cette leçon et la suivante à la description de plusieurs affections cutanées très voisines de l'eczéma, et dont l'étude doit être logiquement rapprochée de celle de la dermatose eczémateuse ; ces affections sont : le lichen simplex, le pityriasis simplex et l'eczéma séborrhéique.

Lichen simplex.

Je commence par l'exposé du lichen simplex.

Les anciens dermatologistes avaient réuni dans le groupe lichen des maladies assez différentes, et dont je n'ai pas à m'occuper maintenant. Je n'ai en vue que la forme décrite par tous les auteurs sous le nom de lichen simplex.

Discussion nosologique.

C'est, comme je viens de vous le dire, une affection cutanée très voisine de l'eczéma, à tel point que Hardy et Hébra ont considéré ce lichen comme une forme d'eczéma.

En effet, le lichen simplex reconnaît les mêmes causes que l'eczéma, il réclame un traitement analogue, il ressemble beaucoup à l'eczéma sec lichénoïde, au point de vue de son aspect morphologique ; mais il en diffère cependant en ce que sa lésion élémentaire est exclusivement papuleuse. Enfin, la lésion élémentaire du lichen résulte du même processus anatomique que l'eczéma ; mais, ici, l'infiltration papillaire reste toujours à l'état de papules, il n'y a pas d'exsudation séreuse, pas de soulèvement vésiculeux, comme dans l'eczéma.

La différence de la lésion élémentaire, dans ces deux maladies, papule dans l'une, vésicule dans l'autre, suffit pour justifier la description particulière du lichen, malgré sa grande ressemblance avec l'eczéma ; de même qu'il est légitime, par exemple, de séparer la congestion pulmonaire de la pneumonie, bien que ce soient deux maladies très voisines.

Définition.

Le lichen simplex est caractérisé par une éruption de papules, petites, miliaires, généralement acuminées, agglomérées sans ordre sur une surface plus ou moins étendue.

Il peut siéger sur toutes les régions du corps, mais surtout sur les avant-bras, le dos des mains, le cou, la face, la partie externe et postérieure des jambes. Siége.

Le lichen est habituellement localisé à une de ces régions, mais il peut se généraliser progressivement.

Vous pouvez observer le lichen simplex sous deux formes : une forme aiguë et une forme chronique ; la forme aiguë est la plus rare; la forme chronique, la plus fréquente. Ce lichen simplex chronique est décrit aujourd'hui, par certains auteurs, sous la dénomination nouvelle de *névrodermite*. Symptômes ; deux formes.

Le lichen simplex aigu est précédé de cuisson et de démangeaisons. L'éruption est caractérisée par des petites papules rouges, juxtaposées sur une région plus ou moins étendue. Lichen simplex aigu.

Ces papules sont pleines, dures, extrêmement prurigineuses, donnant lieu à une sensation de chaleur et de cuisson insupportable, cuisson et prurit exaspérés, pendant la nuit, par la chaleur du lit.

La durée individuelle de ces papules est de trois ou quatre jours, au bout desquels vous les voyez pâlir, s'affaisser et se terminer par une légère desquamation; mais, comme plusieurs poussées de papules se font successivement, la durée totale de la maladie est de deux septénaires.

Le lichen simplex chronique est caractérisé par ce fait que les papules, au lieu de se terminer comme dans la forme aiguë, persistent pendant un temps indéterminé. Lichen simplex chronique.

Par leur agglomération, ces papules constituent des plaques plus ou moins étendues.

L'éruption se produit par poussées successives, pendant plusieurs mois et même plusieurs années.

Les papules, d'ailleurs, sont pressées les unes contre les autres, comme dans le lichen aigu. Leur coloration est rouge, quelquefois simplement d'un rose pâle. Sur les plaques, vous voyez que les papules les plus volumineuses sont au centre; à la périphérie, ces papules sont peu distinctes, presque imperceptibles; il y a simplement une infiltration papillaire diffuse, qui se confond peu à peu avec la peau voisine. A la surface des papules, on observe une légère exfoliation épidermique.

L'éruption est accompagnée d'épaississement et d'induration de la peau; celle-ci est sèche, rugueuse, comme couverte d'aspérités ; les plis, les sillons naturels de la peau sont exagérés. Cet épaississement et cette rudesse de la peau persistent, d'ailleurs, longtemps après que l'éruption est guérie.

Ce qui caractérise particulièrement le lichen simplex chronique, ce sont les démangeaisons très vives, démangeaisons qui troublent le sommeil des malades.

Lichen agrius.

Ces démangeaisons acquièrent surtout une intensité considérable dans la variété qui a été décrite par les anciens dermatologistes sous le nom de *lichen agrius*.

Dans cette forme, les phénomènes inflammatoires sont plus marqués que dans le lichen ordinaire, et le prurit est véritablement intolérable.

Cette éruption est caractérisée par des papules d'un rouge vif, confluentes, reposant sur un fond érythémateux. Les démangeaisons sont exaspérées par les variations de température et, notamment, par la chaleur et surtout par la chaleur du lit. Elles portent le malade à se gratter violemment, avec fureur, non seulement avec les ongles, mais avec des linges durs et avec tous les objets qui lui tombent sous la main. Le grattage amène des excoriations. Les papules sont saignantes, et la concrétion, qui se fait à leur surface, produit de petites croûtelles brunâtres, sanguinolentes, tout à fait caractéristiques.

Dans cette forme de lichen, l'induration de la peau est accompagnée de fissures douloureuses, qui rendent cette maladie encore plus pénible.

Le lichen agrius est une maladie dont la durée est

quelquefois très longue ; il se développe tantôt d'emblée, tantôt à la suite du lichen simplex chronique.

J'arrive maintenant à l'étiologie du lichen simplex. Étiologie.

Le *lichen simplex aigu* apparaît surtout au printemps et pendant l'été.

Il se développe parfois sous l'influence des irritations extérieures sur les parties découvertes.

Lichen tropicus.

La variété, connue sous le nom de *lichen tropicus*, est un lichen aigu, de cause externe, que quelques auteurs ont à tort confondu avec la miliaire papuleuse, car ce n'est pas la transpiration, c'est la haute température qui le détermine. C'est une éruption généralisée de papules rouges, rugueuses, accompagnées d'un prurit violent, qu'on observe dans les régions intertropicales ou dans les pays chauds et qui est due à l'action particulièrement irritante du soleil dans ces régions.

Étiologie du lichen chronique.

Le *lichen chronique* ne reconnaît pas seulement des causes extérieures, comme le lichen aigu ; il reconnaît surtout des causes diathésiques, les mêmes que l'eczéma. Le plus souvent, il est une manifestation de l'arthritisme. Parmi les arthritiques, ce sont surtout les individus à tempérament nerveux qui sont atteints de lichen chronique, d'où l'intensité du prurit dans cette affection. C'est parce que ces malades sont des arthritiques nerveux, qu'ils sont plus facilement atteints de lichen simplex que d'eczéma.

Des causes occasionnelles peuvent provoquer cette éruption, et, parmi ces causes, il faut citer surtout les excès de table, et particulièrement les excès alcooliques ; mais, en somme, ces excès sont seulement des causes déterminantes, qui n'agissent que sur des sujets prédisposés.

Diagnostic avec l'eczéma.

Le diagnostic du lichen simplex doit être fait d'abord avec l'eczéma. Je laisse de côté la forme mixte, décrite sous le nom d'eczéma lichénoïde, et je ne considère, pour faire le diagnostic, que l'eczéma proprement dit. Eh bien, ce diagnostic est très simple, il se fait d'après la forme de la lésion élémentaire : ce sont des vésicules dans l'eczéma, des papules dans le lichen.

Diagnostic avec la gale.

Le lichen simplex peut être confondu avec la gale, qui donne lieu, en effet, à une éruption papuleuse; mais l'éruption de la gale est rarement uniquement papuleuse, le plus souvent elle est polymorphe, et, quand elle est exclusivement papuleuse, ce qui est rare, elle siège aux espaces inter-digitaux, à la face antérieure des poignets, aux avant-bras. Enfin, ces papules sont accompagnées de sillons, et l'examen microscopique vous permet le plus souvent de découvrir des acares.

Diagnostic du lichen chronique avec le prurigo chronique.

Il y a une autre maladie papuleuse, le prurigo chronique, qui doit être distinguée du lichen chronique. Ce prurigo chronique, qu'on appelle aujourd'hui communément prurigo de Hébra, a été bien à tort confondu avec le lichen par M. Vidal. Il en diffère, en effet, notablement. Les papules du prurigo sont plus volumineuses, plus larges, plus aplaties que celles du lichen; elles sont isolées et bien distinctes, tandis que celles du lichen sont plus agglomérées. Enfin, bien que ce prurigo occasionne des démangeaisons très vives, il ne présente ni la même rougeur, ni le même aspect inflammatoire que les papules du lichen.

Diagnostic avec la syphilide papuleuse.

La syphilide papuleuse, quand elle est constituée par des papules petites et acuminées, a un peu l'aspect du lichen simplex; mais les papules de la syphilis ont une couleur cuivrée et non rouge, et il n'y a ni inflammation, ni prurit, ce qui est un caractère essentiel.

Anatomie pathologique.

Messieurs, l'anatomie pathologique du lichen simplex est la même que celle de l'eczéma. Vous observez la même congestion vasculaire, la même infiltration papillaire par des noyaux ou des cellules; mais, dans le lichen, il n'y a pas ou il y a très peu d'exsudation séreuse, ce qui fait que le soulèvement vésiculeux ne se fait pas.

L'épiderme présente des lésions semblables à celles de l'eczéma et, notamment, cette dégénérescence vésiculeuse des cellules malpighiennes, que je vous ai déjà décrite, et d'où dérivent les troubles de kératinisation de l'épiderme et l'exfoliation épidermique. Dans les squames du lichen, en effet, on trouve des cellules épidermiques renfermant un noyau, comme dans l'eczéma, ce qui prouve bien que la kératinisation ne se fait pas comme à l'état normal.

Quant au pronostic, il est variable, suivant qu'il s'agit de la forme aiguë ou de la forme chronique. Le lichen simplex aigu est une maladie sans gravité; le lichen simplex chronique, au contraire, est une affection tenace, comme l'eczéma, une affection très opiniâtre, dans laquelle les démangeaisons troublent l'existence, surtout chez les vieillards où le prurit est encore plus intense. Pronostic.

Le traitement du lichen simplex nous retiendra peu de temps. Traitement.

Le *lichen aigu* ne demande, comme traitement interne, que des dérivatifs intestinaux, des laxatifs, et, comme traitement externe, que des applications de poudres inertes, comme la poudre d'amidon, dans certains cas des bains d'amidon, et enfin des lotions émollientes, pour calmer les démangeaisons.

Dans le *lichen chronique*, vous devez prescrire aussi les mêmes lotions émollientes et des bains d'amidon ou des bains alcalins amidonnés.

Contre le prurit, si intense dans le lichen chronique, vous conseillerez des poudres inertes, additionnées de camphre dans la proportion de 1 pour 100, suivant la formule que je vous ai déjà donnée. Vous prescrirez également des lotions vinaigrées au tiers, ou des lotions de sublimé (10 à 20 centigrammes de sublimé pour

250 grammes d'eau). Je vous recommande aussi les douches tièdes, qui sont quelquefois très avantageuses comme sédatif du système nerveux, et procurent au malade un certain bien-être, en calmant les démangeaisons. Enfin, les bains de vapeur sont souvent utiles, pour ramollir la peau.

Si l'inflammation est trop vive, vous vous contenterez d'appliquer des pommades inertes à l'oxyde de zinc ou au sous-nitrate de bismuth.

Médication substitutive.

Mais, toutes ces médications ne sont pas suffisantes pour guérir le lichen chronique; c'est aux agents substitutifs que vous devez avoir recours comme médication curative.

Parmi les médicaments externes les plus efficaces dans le traitement du lichen, je vous signalerai la pommade salicylée à 1 ou 2 pour 100, et surtout l'huile de cade, comme dans l'eczéma chronique, l'huile de cade soit pure, soit mitigée avec de l'huile d'amandes douces, soit incorporée à la vaseline sous forme de pommade cadique. Vous pouvez employer l'huile de cade pure sur de petites surfaces; si, au contraire, vous avez à traiter des surfaces étendues, il faudra vous servir de pommades.

Enfin, c'est dans le lichen chronique, surtout, que les eaux minérales sédatives, comme l'eau de Néris, sont particulièrement indiquées.

Médication interne.

La *médication interne* est également très utile dans le lichen chronique, comme dans l'eczéma chronique. Cette médication interne comprend surtout les alcalins, sous forme de préparations pharmaceutiques alcalines, ou sous forme d'eau de Vichy. Chez les malades atteints de lichen simplex, le régime a aussi une très grande importance; c'est le même que celui de l'eczéma chronique, je n'y reviendrai pas.

Quant à l'arsenic, il faut aussi s'en servir dans le lichen, mais pas dans le lichen aigu; il faut l'employer seulement dans les formes anciennes du lichen chronique, et jamais pendant les recrudescences aiguës.

Enfin, pour calmer l'état nerveux développé par les démangeaisons très vives, auxquelles sont sujets les malades, vous associerez à ce traitement des antispasmodiques internes, soit l'extrait de valériane ou le valérianate d'ammoniaque, soit la teinture de musc ou la liqueur d'Hoffmann, etc., médicaments dont je vous ai déjà parlé à propos du traitement de l'urticaire.

Pityriasis simplex ou séborrhée sèche pityriasique.

Messieurs, je vous ai dit que nous devions rapprocher de l'eczéma deux maladies : le lichen simplex et le pityriasis simplex ; je viens de vous décrire le lichen simplex, j'arrive maintenant à l'étude du pityriasis simplex.

Cette dernière affection est plus connue aujourd'hui sous le nom de *séborrhée sèche*, à laquelle on doit ajouter, à mon avis, la qualification de *pityriasique*, pour bien indiquer que cette affection n'est autre que le pityriasis simplex des anciens.

Ce pityriasis simplex a été considéré jadis comme une forme d'eczéma par quelques auteurs et, notamment, par Hardy, qui l'a décrit sous le nom d'*eczéma squameux*.

Il est rattaché aujourd'hui à la séborrhée par un certain nombre de dermatologistes, et on peut le considérer comme l'intermédiaire entre la séborrhée et l'eczéma. A ce propos, je dois vous dire dès maintenant ce qu'il faut entendre par séborrhée.

Constitution du groupe des séborrhées.

Ce groupe des *séborrhées* comprend des affections caractérisées par un trouble des sécrétions cutanées, par une hypersécrétion, dont le produit, mélangé à des débris épidermiques, s'accumule à la surface de la peau, tantôt en se concrétant sous forme de squames ou de croûtes, tantôt en restant liquide et en recouvrant les téguments d'une sorte d'enduit huileux.

Il y aurait donc trois formes de séborrhée :

Trois formes de séborrhée.

Une *séborrhée sèche ou squameuse*, correspondant au pityriasis simplex; une *séborrhée concrète* ou croûteuse ; et une *séborrhée fluente* ou huileuse.

Les deux dernières formes, la séborrhée concrète et la séborrhée fluente, sont décrites par tous les auteurs avec les acnés. Nous les étudierons dans une prochaine séance. Nous n'avons à nous occuper ici que de la séborrhée sèche ou squameuse, maladie spéciale qui représente le pityriasis simplex des anciens dermatologistes.

Séborrhée pityriasique ; son affinité avec l'eczéma.

Cette maladie, ce pityriasis simplex doit être rapproché de l'eczéma; car, ainsi que nous le verrons plus loin, les squames séborrhéiques peuvent, dans certains cas, prendre un autre aspect ; elles sont plus épaisses, plus molles, plus humides, reposent sur une surface cutanée rouge et enflammée et ressemblent, par certains caractères morphologiques, à l'eczéma vrai, d'où le nom d'*eczéma séborrhéique*, qu'on donne communément aujourd'hui à cette lésion, depuis les travaux d'Unna.

Nous aurons donc à étudier successivement : 1° le *pityriasis simplex*, que certains auteurs anciens appellent également pityriasis alba, ou la *séborrhée sèche;* et 2° l'*eczéma séborrhéique*.

Considérations générales sur la séborrhée.

Messieurs, la plupart des auteurs regardent la séborrhée, dans toutes ses variétés, comme le résultat d'une hypersécrétion des glandes sébacées ou, au moins, d'un vice de sécrétion de ces glandes. D'après Unna, au contraire, l'hypersécrétion graisseuse ne proviendrait pas des glandes sébacées, mais des glandes sudoripares, et, d'après lui, les séborrhées auraient une origine parasitaire.

Constatons tout de suite que la nature parasitaire des séborrhées n'est rien moins que démontrée; nous ne nous y arrêterons donc pas davantage.

Quant au siège de l'hypersécrétion graisseuse dans les glandes sudoripares, je crois qu'on aurait tort de l'admettre exclusivement. Il est possible que la sécrétion sudoripare joue un rôle dans le flux séborrhéique, car on a décrit des éruptions dites séborrhéiques dans les régions où il n'y a pas de glandes sébacées, par exemple à la paume des mains et à la plante des pieds ; mais les glandes sébacées ont, dans ce phénomène, une part au moins aussi importante, et ce qui le prouve, c'est que les individus atteints de séborrhée, dans toutes ses formes, sont habituellement des *acnéiques*, des individus affectés en même temps d'inflammation vraie des glandes sébacées ou de troubles de la sécrétion sébacée.

Cela est vrai notamment pour l'eczéma séborrhéique; cela est vrai pour la séborrhée pityriasique du cuir chevelu ou pityriasis simplex.

La séborrhée sèche, ou squameuse, de la face et du corps, décrite par les anciens auteurs sous le nom de *pityriasis alba simplex*, est peut-être la seule forme qui fasse souvent exception à cette règle.

Description du pityriasis simplex.

Quoi qu'il en soit, j'arrive maintenant à la description du pityriasis simplex ou de la séborrhée pityriasique.

Le pityriasis simplex présente des caractères différents, suivant qu'il siège sur le cuir chevelu ou sur le reste du corps.

Pityriasis alba du corps.

Sur tout le corps, en y comprenant la face, et à l'exception du cuir chevelu, le pityriasis simplex, ou pityriasis alba, ou pityriasis alba simplex, se présente sous l'aspect suivant :

Ce sont des plaques squameuses irrégulières, de dimensions variables, depuis l'étendue d'une pièce de 50 centimes jusqu'à celle d'une pièce de 5 francs en argent, parfois disséminées sur tout le corps, ordinairement limitées à une région. Le plus souvent, ces plaques de pityriasis occupent les joues, le front et la barbe. C'est donc à la face que le pityriasis alba simplex est le plus fréquent.

Les squames qui recouvrent ces plaques sont peu adhérentes ; on les enlève facilement par le grattage ; elles sont furfuracées, farineuses, comme on dit, d'où le nom vulgaire de *dartres farineuses*. La couleur de ces squames est blanchâtre ou grisâtre ; elles reposent sur une surface blanche ou à peine rosée, et se renouvellent incessamment.

Les plaques du pityriasis alba simplex ne présentent aucune saillie ; on ne constate ni papules, ni vésicules, ni croûtes. Il n'y a pas de suintement, et c'est un des caractères différentiels importants du pityriasis simplex et de l'eczéma.

Cette affection occasionne très peu de démangeaisons ; même, le plus souvent, il n'y a pas du tout de prurit ; vous verrez, au contraire, que le même pityriasis occasionne des démangeaisons vives au cuir chevelu.

Anatomie pathologique.

On ne connaît pas l'anatomie pathologique complète du pityriasis simplex, car les malades ne meurent pas de cette maladie. Quand on examine les squames enlevées à la surface de la peau, on constate que les cellules cornées, qui composent ces squames, renferment un noyau, qui se colore par le carmin, comme dans l'eczéma ; il est donc vraisemblable que la lésion pityriasique est caractérisée par les mêmes troubles de la kératinisation que l'eczéma et par les mêmes lésions du corps muqueux.

Étiologie.

L'étiologie de ce pityriasis est bien simple ; comme l'eczéma, il reconnaît pour cause l'arthritisme, l'arthritisme simple, ou l'arthritisme modifié par le lymphatisme, et, en effet, ces dartres farineuses s'observent surtout chez les enfants, chez les jeunes sujets, et vous savez que le tempérament lymphatique est plus prononcé chez eux que chez les adultes.

Diagnostic avec l'eczéma.

Le diagnostic du pityriasis simplex est généralement facile. Vous le distinguerez de l'eczéma, qui présente des vésicules, un suintement et des croûtes. Même dans l'eczéma sec, vous trouvez des papules ou des vésicules avortées, ou au moins un état chagriné de la peau qui n'existe pas dans le pityriasis simplex.

Dans le psoriasis, les squames sont épaisses, nacrées, et reposent sur une saillie papuliforme. Diagnostic avec le psoriasis.

L'ichthyose diffère notablement du pityriasis simplex; elle est ou généralisée, ou étendue sur de larges surfaces; c'est une maladie congénitale, dont la durée est indéfinie. Les squames de l'ichthyose sont différentes de celles du pityriasis simplex; ce sont des squames imbriquées, adhérentes, très adhérentes même, et beaucoup plus larges que celles du pityriasis. Diagnostic avec l'ichthyose.

L'affection parasitaire, dont je vous ai parlé plusieurs fois, et qui est connue sous le nom de pityriasis versicolor, est caractérisée par des squames d'une couleur café au lait, et non pas blanches comme celles du pityriasis simplex. Le pityriasis versicolor se présente sous forme de taches plus étendues; il a des sièges de prédilection, particulièrement à la partie antérieure de la poitrine; enfin, ces squames renferment un parasite (le microsporon furfur), que vous trouverez par l'examen microscopique. Diagnostic avec le pityriasis versicolor.

Il est une autre affection parasitaire, décrite par les auteurs sous le nom de pityriasis alba parasitaire, qui doit être distinguée du pityriasis simplex. Ce pityriasis alba parasitaire appartient à la *trichophytie de la barbe*. Diagnostic avec le pityriasis alba parasitaire.

Dans le pityriasis alba simplex, les poils s'arrachent en entier, et leur extraction est douloureuse; au contraire, dans le pityriasis alba parasitaire, ou pityriasis trichophytique de la barbe, les poils sont brisés, ou se cassent facilement. De plus, ils sont entourés d'une gaine floconneuse, pulvérulente, formée de matière cryptogamique, bien différente de la fine lamelle épidermique qui entoure les poils, quand vous les arrachez, dans le pityriasis alba simplex. Le pityriasis alba parasitaire est associé à des tubercules sycosiques, à des pustules de sycosis, qui siègent dans la barbe. Dans les cas douteux, vous n'aurez qu'à faire l'examen microscopique, qui vous permettra de reconnaître les spores du trichophyton. J'ajoute qu'en même temps, il n'est pas rare d'observer de la trichophytie des parties glabres, sous forme d'herpès circiné, dont la présence vous aidera encore dans votre diagnostic.

Pronostic. Le pronostic du pityriasis simplex est très bénin; mais c'est une maladie longue et qui récidive facilement.

Traitement. Le traitement est très simple, et le plus souvent même le malade ne réclame aucun traitement pour cette maladie, surtout quand elle est limitée, peu étendue et localisée à la face.

Chez les enfants jeunes, si les plaques sont petites, peu nombreuses, il vous suffira de prescrire des lotions d'eau salée pour guérir assez facilement ces plaques pityriasiques.

Dans d'autres cas, vous vous trouverez bien de pommades inertes à l'oxyde de zinc ou au calomel, ou simplement de glycérolé d'amidon.

Si les plaques sont plus étendues, plus tenaces, particulièrement chez les adultes, vous prescrirez des lotions à l'acide salicylique au 1/100e, par exemple :

℞ Acide salicylique	1	gramme.
Alcool	10	—
Eau	90	—

ou des lotions au salicylate de soude au 2/100e, ou des lotions au borax: 15 grammes de borax pour 250 grammes d'eau.

Enfin, vous pouvez employer une pommade au borax, pommade un peu astringente et modificatrice de l'épiderme, renfermant 50 centigrammes de borax pour 20 grammes de cérat ou de vaseline. Il est rare qu'on soit obligé d'arriver à l'huile de cade; ce médicament doit être réservé à l'eczéma et aux dermatoses plus profondes, et il ne trouve pas son application dans une affection aussi simple.

Mais le malade atteint de pityriasis simplex a besoin d'une hygiène sévère de la peau. Il faut éviter les irritations cutanées et, en premier lieu, chez les hommes l'action du rasoir. Il faut éviter également les intempéries atmosphériques, le séjour au bord de la mer, les savons irritants, toutes les causes qui peuvent entretenir cet état pityriasique de la peau. Il faut prescrire au malade de se laver la figure à l'eau tiède, et non à l'eau froide. Enfin, comme régime alimentaire, vous conseillerez le même régime doux, qui est applicable à toutes les variétés d'eczéma et sur lequel je me suis précédemment étendu assez longuement

Traitement hygiénique.

Sur le cuir chevelu, ainsi que je vous le disais en commençant, le pityriasis simplex présente des caractères spéciaux et mérite une description à part.

Pityriasis simplex ou séborrhée pityriasique du cuir chevelu.

Le pityriasis simplex du cuir chevelu, ou pityriasis capitis, est, comme vous le savez, une affection extrêmement fréquente ; c'est elle qui est connue vulgairement sous le nom de *pellicules*. Cette variété de pityriasis doit être incontestablement rattachée aux séborrhées.

Le pityriasis capitis est une affection longtemps latente ou, tout au moins, longtemps inaperçue, qui s'accroît progressivement, et ce n'est qu'au bout d'un certain temps que les malades s'aperçoivent que le nombre des pellicules augmente et se décident à se faire soigner.

Cette affection est caractérisée par la présence de squames, habituellement très petites, quelquefois un peu plus larges, mais toujours d'assez petites dimensions, et méritant le nom de *furfuracées*. Ces squames sont plus ou moins adhérentes au cuir chevelu ; elles tombent spontanément, ou par le grattage, et sont incessamment remplacées par d'autres.

Caractères de la maladie.

Deux formes de squames : sèches et grasses.

Il y a deux formes de squames dans le pityriasis capitis : les unes sont des squames sèches, et, dans ce cas, les cheveux sont également secs ; dans l'autre forme, au contraire, les squames sont un peu graisseuses, le cuir chevelu est gras. Cette deuxième forme constitue, en quelque sorte, un intermédiaire entre la séborrhée sèche pityriasique, qui est le pityriasis simplex proprement dit, et la séborrhée croûteuse du cuir chevelu, que je vous décrirai dans la prochaine leçon.

Mais, même quand les squames sont graisseuses, avec état gras des cheveux et du cuir chevelu, il n'y a jamais de croûtes proprement dites ; il y a seulement de petites croûtelles fines, quelquefois sanguinolentes, résultant d'excoriations de la peau par le grattage.

Démangeaisons.

C'est qu'en effet, Messieurs, le pityriasis capitis occasionne des démangeaisons parfois très vives, qui portent le malade à se gratter sans cesse ; il peut en résulter de petites excoriations qui donnent naissance à ces croûtelles sanguinolentes.

Quand vous grattez les squames et que vous examinez la peau sous-jacente, vous voyez qu'elle présente une coloration normale, à peine rouge ; le plus souvent même, il n'y a pas de rougeur au-dessous des squames.

Comme je vous l'ai déjà dit, ce pityriasis est une affection de longue durée, qui s'aggrave progressivement ; les pellicules deviennent plus abondantes et se renouvellent avec rapidité.

Chute des cheveux.

Au bout d'un certain temps, la maladie s'accompagne de la chute des cheveux ; la lésion finit en quelque sorte par atteindre le bulbe pileux ; les cheveux tombent, surtout au sommet de la tête, sur la partie supérieure et médiane de la tête, qui peut se dénuder complètement ; la chute des cheveux s'étend de là aux autres parties du cuir chevelu et peut amener parfois une alopécie définitive. Il ne reste plus alors que de petites touffes de cheveux, qui siègent sur les parties latérales de la tête, avec quelques cheveux en arrière, sur la nuque.

Cette alopécie n'est pas rare, particulièrement chez les personnes qui ne soignent pas à temps leurs pellicules ; un grand nombre de chauves doivent leur alopécie à un pityriasis capitis non soigné.

Le diagnostic du pityriasis capitis doit être fait avec l'eczéma, à la période squameuse ; je n'ai en vue que l'eczéma vrai, et non l'eczéma séborrhéique, que je vous décrirai plus loin.

Diagnostic avec l'eczéma.

Dans l'eczéma, vous constatez presque toujours une éruption ailleurs que sur le cuir chevelu, et, notamment, des plaques eczémateuses derrière les oreilles ; quand vous interrogez le malade, vous apprenez que l'éruption a été précédée de suintement et de croûtes. De plus, les squames sont plus adhérentes et moins grasses que celles du pityriasis ; au-dessous des squames, le cuir chevelu est enflammé. En dernier lieu, l'eczéma capitis n'amène jamais d'alopécie, excepté dans les cas graves et longtemps prolongés, tandis que vous venez de voir que l'alopécie est très fréquente dans le pityriasis capitis.

Diagnostic avec le psoriasis.

Le psoriasis présente des amas de squames micacées, plus stratifiées, plus épaisses, plus adhérentes, plus sèches et plus résistantes que celles du pityriasis capitis. Habituellement, ces squames ne sont pas disséminées, comme celles du pityriasis capitis, mais disposées par plaques. De plus, il y a une rougeur sous-jacente de la peau, et le psoriasis n'amène pas la chute des cheveux. Enfin, les plaques psoriasiques ne sont pas limitées au cuir chevelu, elles dépassent un peu le cuir chevelu, et elles forment une bordure, notamment sur le front. Il n'est pas rare, il est même ordinaire de trouver, chez le malade, quelques plaques de psoriasis sur d'autres régions du corps, particulièrement aux coudes et aux genoux.

Diagnostic avec la teigne tondante.

Les plaques érythémato-squameuses de la teigne tondante diffèrent notablement des squames du pityriasis capitis. Cependant, c'est à peu près le seul diagnostic qui soit à faire chez les enfants ; quand vous avez à examiner un cuir chevelu, la question est toujours de savoir s'il s'agit du pityriasis capitis ou, au contraire, de la teigne tondante. Comme cette question se pose assez souvent, il est important de faire le diagnostic des deux maladies, bien qu'elles se ressemblent peu.

Les squames de la teigne tondante sont assez faciles à distinguer de celles du pityriasis capitis ; ce sont de petites squames fines, très fines, farineuses, beaucoup plus petites encore que celles du pityriasis capitis. La teigne tondante se présente sous l'aspect de plaques arrondies, irrégulières, circonscrites ; la lésion n'est pas diffuse, comme dans le pityriasis capitis ; même quand la teigne tondante est très étendue, il y a toujours des intervalles sains. Dans la teigne tondante, les poils sont cassés et, au-dessous de ces poils cassés, vous constatez un état tomenteux et un aspect grisâtre du cuir chevelu, au niveau des plaques. Enfin, l'examen microscopique vous permettra de reconnaître les spores du trichophyton et aidera votre diagnostic dans les cas douteux.

Étiologie : deux formes.

Messieurs, au point de vue de l'étiologie, il y a deux groupes de séborrhée sèche du cuir chevelu : la séborrhée pityriasique passagère, et le pityriasis capitis chronique. La première forme, le *pityriasis simplex passager*, s'observe à la suite des maladies graves, et particulièrement à la suite des maladies infectieuses, notamment à la suite de la fièvre typhoïde. Ce pityriasis transitoire, secondaire, est une lésion tout à fait temporaire, qui disparaît facilement sous l'influence de lotions irritantes et de quelques savonnages.

Séborrhée pityriasique consécutive aux maladies aiguës.

Séborrhée pityriasique diathésique.

Au contraire, le *pityriasis capitis chronique*, qui se développe spontanément, en dehors de toute maladie aiguë, est une affection constitutionnelle, si je puis dire. La cause première de ce pityriasis est un état diathésique, le même que pour les acnés, avec lesquelles le pityriasis capitis coïncide si souvent. Cet état diathésique est soit le lymphatisme, soit l'arthritisme. Le lymphatisme est surtout en cause chez les jeunes sujets et particulièrement chez les jeunes filles; au contraire, chez les adultes, le pityriasis est ordinairement d'origine arthritique.

En dehors de ces causes diathésiques, il y a des causes déterminantes de cette affection du cuir chevelu, causes déterminantes qu'il vous faut bien connaître pour les combattre. Causes déterminantes.

La première de ces causes, c'est la mauvaise hygiène de la chevelure, provenant de ce que la tête n'est pas nettoyée assez souvent. Mauvaise hygiène de la chevelure.

On a invoqué aussi, comme cause déterminante, le surmenage physique et intellectuel, et, de fait, le pityriasis apparaît quelquefois chez les individus qui se sont fatigués beaucoup par des travaux intellectuels prolongés. Surmenage.

Mais la cause déterminante la plus importante est le mauvais état des voies digestives, absolument comme dans l'acné, ainsi que vous le verrez tout à l'heure, et c'est pourquoi il est si logique de rattacher ce pityriasis simplex à l'acné ou, au moins, de le rapprocher de l'acné. La dyspepsie, et particulièrement la dyspepsie accompagnée de constipation et de dilatation stomacale, est la condition étiologique la plus importante de la séborrhée sèche pityriasique du cuir chevelu. Toutes ces causes déterminantes sont, en somme, les mêmes que pour l'acné, comme vous le verrez dans une prochaine leçon. Mauvais état des voies digestives.

Le traitement du pityriasis capitis comprend une thérapeutique générale et une thérapeutique locale. Traitement.

Le traitement général consiste, d'abord, à combattre

Traitement général.

la constipation par des laxatifs, parce que cette constipation est une des causes du développement de la séborrhée sèche du cuir chevelu. Vous emploierez les mêmes laxatifs que dans l'eczéma. Puis, il faut soigner la dyspepsie, la dilatation de l'estomac, en administrant les cachets antiseptiques, dont je vous ai déjà donné les formules dans une leçon précédente.

Enfin, comme autre traitement général, aux sujets lymphatiques, vous donnerez de l'arsenic et des préparations d'iodure de fer ; aux arthritiques, vous administrerez des alcalins, soit sous forme d'eaux minérales naturelles, soit sous forme de bicarbonate de soude, ou de carbonate de lithine.

Traitement local.

Mais il faut reconnaître que ce traitement général, employé seul, a bien peu d'action dans la thérapeutique du pityriasis capitis. C'est surtout au traitement local que vous devrez vous adresser, et il faut que vous sachiez également que ce traitement local est souvent sinon impuissant, au moins peu actif, et qu'il vous faudra changer bien souvent de lotions et de topiques pour arriver à un résultat.

Nettoyage de la tête.

Quoi qu'il en soit, ce traitement local comprend d'abord les soins de la chevelure. Chez les hommes, ce qu'il y a de plus simple, c'est de couper les cheveux ras et de les couper souvent. Chez les femmes, le sacrifice de la chevelure est plus difficile à obtenir, de sorte que le traitement de la séborrhée sèche pityriasique est encore plus compliqué chez la femme que chez l'homme.

En tous cas, il faut nettoyer la tête, pour la débarrasser de ses squames et des matières grasses qui recouvrent la surface du cuir chevelu. Ce nettoyage de la tête devra être fait, soit avec une décoction de bois de panama, employée de temps en temps, une fois par semaine par exemple, soit au moyen de savonnages avec le savon au goudron.

Quant aux applications destinées à dissoudre les matières grasses, elles consisteront en lotions avec une solution de bicarbonate de soude à 5 ou 10 pour 100, sur le cuir chevelu. Ces lotions dissolvantes devront être prescrites, soit quotidiennement, soit biquotidiennement, soit au contraire tous les deux jours seulement, selon l'abondance de la sécrétion graisseuse. A la place de la solution de bicarbonate de soude, vous pourrez vous servir d'une solution de borax additionnée d'éther, suivant la formule donnée jadis par Hillairet :

℞ Borax	15	grammes
Éther sulfurique	15	—
Eau	250	—

Traitement curatif.

Mais ce traitement par les lotions dissolvantes n'est qu'un traitement palliatif, qui débarrasse le cuir chevelu de ses squames, qui nettoie les cheveux, mais qui ne guérit pas la lésion. Le traitement curatif du pityriasis simplex, ou de la lésion séborrhéique qui lui donne naissance, doit être un traitement irritant et substitutif.

Préparations soufrées.

C'est dans cette maladie que vous emploierez surtout les préparations soufrées. Ces préparations, comme vous le savez, étaient autrefois très usitées dans la thérapeutique des maladies de la peau. Aujourd'hui, elles ne trouvent plus guère leur indication que dans la séborrhée sèche et dans l'acné. Les préparations soufrées peuvent être employées, soit sous forme de pommades, soit sous forme de poudre, soit sous forme de lotions.

La pommade soufrée renferme de 2 à 3 grammes de fleur de soufre, pour 30 grammes de vaseline. Elle ne peut guère être appliquée que chez les hommes, quand les cheveux sont coupés ras. Chez les femmes, il faut écarter les cheveux pour l'étendre sur le cuir chevelu et son application devient beaucoup plus difficile.

La poudre de soufre peut remplacer la pommade. Après avoir lavé les cheveux avec une solution alcaline ou une solution de borax, vous appliquerez à la surface du cuir chevelu, quand les cheveux seront coupés, une poudre soufrée, dans la proportion de 5 à 10 grammes de fleur de soufre pour 100 grammes de poudre inerte, qui sera soit de la poudre de talc, soit de la magnésie, soit de l'oxyde de zinc, soit de la poudre d'amidon. Cette poudre devra rester appliquée toute la nuit; puis, le matin, vous ferez un nettoyage de la tête, avec une décoction de bois de panama ou avec une des lotions alcalines que je vous ai déjà indiquées.

Dans d'autres cas, pour éviter de salir la tête avec des pommades ou des poudres, on peut se servir de lotions soufrées, notamment de la lotion sulfo-camphrée d'Hillairet, composée de 15 grammes de fleur de soufre et de 12 grammes d'alcool camphré pour 250 grammes d'eau. Mais, même avec cette lotion, il y a un petit dépôt de soufre à la surface du cuir chevelu, de sorte qu'on a essayé de remplacer les lotions renfermant de la fleur de soufre par des lotions sulfureuses. Dans cet ordre d'idées, vous prescrirez une solution de polysulfure de potassium ; vous ferez faire une solution de polysulfure de potassium à moitié : 50 grammes de polysulfure de potassium pour 50 grammes d'eau ; vous mettrez L gouttes de cette solution dans un demi-verre d'eau, et vous ferez laver le cuir chevelu au moyen de cette préparation de polysulfure de potassium dilué. Cette lotion a l'inconvénient de sentir mauvais, de sorte qu'elle n'est pas applicable chez tous les sujets, et cependant elle donne souvent d'assez bons résultats.

D'ailleurs, les préparations soufrées, d'une manière générale, sont quelquefois peu applicables, bien qu'elles soient assez efficaces. Elles sont peu applicables à cause de l'odeur sulfureuse que je viens de vous signaler, ou à cause de la couleur jaune de la pommade ou de la poudre soufrée, qui salit les cheveux et le cuir chevelu. Au reste, je vous dirai que, généralement, je suis peu partisan des pommades dans le pityriasis capitis; ces pommades ont l'inconvénient de graisser la peau et d'exiger un nettoyage journalier qui fatigue le malade. Dans bien des cas, vous serez donc obligés de renoncer aux préparations soufrées, quelle que soit leur efficacité, et cela pour deux motifs : d'abord, en raison des inconvénients inhérents aux préparations soufrées elles-mêmes et, en second lieu, à cause des inconvénients propres aux préparations soufrées à l'état de pommade. C'est alors, dans les cas où vous ne pourrez pas employer le soufre, qu'il faudra avoir recours aux préparations mercurielles.

Préparations mercurielles.

On a employé comme préparation mercurielle, dans le pityriasis simplex du cuir chevelu, la pommade au turbith au 1/10e (3 grammes de turbith pour 30 de vaseline). Je fais à cette pommade le même reproche qu'à toutes les pommades en général. Encore une fois, je préfère aux pommades les préparations liquides. Parmi les préparations mercurielles, vous prescrirez surtout les solutions de sublimé, soit au 1/1000e, soit au 1/500e. Ces solutions de sublimé peuvent être faites soit dans l'eau, soit dans l'alcool, car le pityriasis simplex supporte les lotions alcooliques, même à l'état d'alcool pur. Vous pourrez donc faire une solution de sublimé dans l'alcool, dans la proportion de 1 gramme pour 1,000 ou de 1 gramme pour 500 grammes d'alcool. Quand il y a des démangeaisons très vives, il est avantageux d'associer au sublimé le chloral à 2 pour 100, et enfin, dans les mêmes préparations, vous pourrez associer au sublimé et au chloral des teintures excitantes, soit la teinture de benjoin, soit l'alcoolat de lavande, soit la teinture de quinquina, dans d'autres cas même, la teinture de cantharides, qu'il faut manier avec précaution, mais qui est un excellent excitant du

Lotions alcooliques et excitantes.

cuir chevelu. L'ammoniaque liquide, à faible dose, sera employée aussi dans le même but.

Mais, de tous les excitants, l'alcool est encore le meilleur, car toutes les teintures dites excitantes agissent surtout par l'alcool qu'elles renferment. Dans la plupart des cas, voici une formule, par exemple, que vous pourrez prescrire :

Sublimé	0,20	centigr.
Hydrate de chloral	4	grammes.
Alcool	200	—

Ajoutez à ces préparations X ou XX gouttes d'essence de thym, pour aromatiser, ou X gouttes d'essence de Winter-Green, ou quelques gouttes d'essence de rose ou de violette.

Dans cette préparation type, si je puis dire, vous avez la faculté de remplacer une partie de l'alcool par une des teintures excitantes que je vous ai mentionnées. Ces teintures excitantes devront être ajoutées à l'alcool ou, plutôt, devront remplacer une partie de l'alcool, dans la proportion de 20 à 50 grammes, pour toutes les teintures dont je viens de vous parler, et dans la proportion de 10 grammes seulement, s'il s'agit de teinture de cantharides. Vous pouvez ainsi varier vos formules à l'infini. Par exemple, en conservant le sublimé et le chloral, vous pouvez remplacer 50 grammes d'alcool par la préparation suivante : 20 grammes de teinture de benjoin et 30 grammes de teinture de quinquina, et alors vous mettez 150 grammes d'alcool, au lieu de 200. En somme, vous remplacez une partie de l'alcool par une quantité égale de teinture excitante. Si vous voulez prescrire de la teinture de cantharides, vous pourrez ne mettre que 20 grammes de teinture de quinquina et 10 grammes de teinture de cantharides. Si vous voulez ajouter de l'ammoniaque liquide, 10 grammes, par exemple, vous ne mettrez que 140 grammes d'alcool. Vous voyez que, de cette façon-là, vous avez toujours la même quantité de liquide, c'est-à-dire 200 grammes.

Si l'alcool pur est trop irritant, vous remplacerez la totalité de l'alcool par de l'eau, c'est-à-dire que vous ferez une solution de sublimé dans de l'eau, et alors vous ajouterez du chlorhydrate d'ammoniaque, selon la formule suivante, par exemple :

℞ Sublimé	0,10 à 0,20 centigr.
Chlorhydrate d'ammoniaque	0,10 à 0,20 —
Eau de laurier-cerise	10 grammes.
Eau	240 —

Dans d'autres cas, vous remplacerez seulement une partie de l'alcool, soit par de l'eau simple, soit par de l'eau de roses, dans la proportion du tiers ou de la moitié, suivant l'irritabilité du cuir chevelu du sujet que vous aurez à traiter.

Si le cuir chevelu est sec, il est bon d'ajouter à la lotion alcoolique une petite quantité d'huile. Or, de toutes les huiles il y en a une à laquelle vous devez donner la préférence, c'est l'huile de ricin, parce qu'elle est soluble dans l'alcool, de sorte qu'à la solution précédente vous pouvez ajouter 10 grammes d'huile de ricin, et alors la proportion d'alcool se trouve réduite à 130. Voici, par exemple, si vous le voulez, une formule de lotion, que vous pourrez employer dans le pityriasis sec, et qui est une sorte de combinaison des préparations précédentes :

Huile de ricin	10 grammes.
Alcoolat de lavande	40 —
Teint. de cantharides	10 —
Teint. de quinquina	20 —
Sublimé	0 gr. 20
Alcool	130 grammes.

Dans le traitement du pityriasis simplex du cuir chevelu, on a préconisé d'autres agents thérapeutiques

Agents thérapeutiques divers.

dont je vais vous parler. Quelques auteurs emploient la résorcine, que vous pourrez d'ailleurs ajouter dans les lotions précédentes, avec la même quantité d'alcool, dans la proportion de 1 à 2 pour 100. D'autres ont prescrit la résorcine en pommade à 5 ou 10 pour 100. M. Unna (de Hambourg) emploie l'ichthyol, soit en solution alcoolique à 6 ou 10 pour 100, soit en pommade à 10 pour 100. Enfin, vous pourrez employer le naphtol, soit en solution alcoolique à 1 pour 200, ou 50 centigrammes pour 100 grammes, soit en pommade à 5 pour 100.

Vous voyez que les traitements de la séborrhée sèche du cuir chevelu ne manquent pas. Si j'ai été un peu long dans cet exposé thérapeutique, c'est que c'est une affection très fréquente et que vous aurez à soigner journellement dans votre pratique. Il faut donc que vous soyez munis d'un certain nombre de formules pour parer à toutes les éventualités. Mais, bien que les traitements de la séborrhée soient très nombreux, je pourrais vous répéter ici ce que je vous ai déjà dit à propos de l'eczéma, c'est que tous ces traitements sont parfois inefficaces. Ces agents thérapeutiques ne réussissent pas toujours à guérir la maladie et à prévenir une alopécie définitive, de sorte qu'il est prudent, quand vous entreprenez le traitement d'un pityriasis du cuir chevelu, de prévenir le malade de la longueur du traitement et de le prévenir en même temps que tous vos soins ne parviendront peut-être pas à le guérir complètement.

Eczéma séborrhéique.

Messieurs, l'eczéma séborrhéique, que j'ai maintenant à vous décrire, diffère de la séborrhée sèche pityriasique, dans ses deux formes que nous avons examinées, par les phénomènes inflammatoires des téguments sur lesquels reposent les squames séborrhéiques. Il n'y a pas d'inflammation de la peau dans le pityriasis simplex capitis, ni dans le pityriasis simplex du corps ; il y a, au contraire, des phénomènes inflammatoires très marqués dans l'eczéma séborrhéique.

Unna, qui est le créateur de cette espèce morbide, a donné à l'eczéma séborrhéique une extension inacceptable. C'est ainsi qu'il considère comme eczémas séborrhéiques tous les eczémas suintants et croûteux du cuir chevelu, qui, d'après lui, seraient toujours consécutifs à une séborrhée préexistante. Délimitation de la maladie.

Il m'est impossible d'accepter une semblable opinion. On voit parfois la séborrhée pityriasique du cuir chevelu donner naissance, à la suite du grattage et de l'irritation cutanée, à un véritable eczéma avec suintement et croûtes ; mais cet eczéma secondaire est semblable à l'eczéma capitis ordinaire, à part son origine : c'est un eczéma modifié, je le veux bien, par la séborrhée qui l'a précédé, qui l'a occasionné, et par l'état séborrhéique du cuir chevelu, mais il ne mérite pas une description spéciale. Ce n'est pas un eczéma séborrhéique, c'est un eczéma ordinaire.

Je rejette donc du cadre de l'eczéma séborrhéique l'eczéma suintant, développé sur les séborrhées anciennes à la suite du grattage.

L'eczéma séborrhéique vrai, celui qu'il faut conserver comme entité morbide spéciale, a des caractères tout à fait différents. C'est toujours un eczéma figuré, c'est-à-dire se présentant sous forme de plaques circonscrites, qui peut siéger sur le cuir chevelu et sur le reste du corps, particulièrement à la région sternale.

Sur le cuir chevelu, l'eczéma séborrhéique est caractérisé par des plaques squameuses, circinées ; les squames sont graisseuses, quelquefois un peu croûteuses, reposent sur une peau rouge et enflammée, tantôt sèche, tantôt et le plus souvent humide. Cet eczéma séborrhéique est longtemps latent, les malades ne s'en aperçoivent pas ; puis, au bout de plusieurs mois, quel- Eczéma séborrhéique du cuir chevelu.

quefois de plusieurs années, les squames deviennent plus abondantes, s'accompagnent parfois de croûtes, amènent la chute des cheveux. Cette recrudescence de l'éruption occasionne un prurit intense. Vous voyez apparaître, en même temps, des plaques d'eczéma séborrhéique, non seulement sur le cuir chevelu, mais aussi sur le front et sur les tempes.

Généralement, l'eczéma séborrhéique du cuir chevelu est accompagné d'une éruption semblable sur le tronc, surtout à la région sternale et à la partie médiane du dos, entre les épaules.

Eczéma séborrhéique du tronc.

Cet eczéma séborrhéique du tronc, associé ou non à l'eczéma séborrhéique du cuir chevelu, représente ce que Bazin appelait l'*eczéma acnéique*. Bazin semblait avoir pressenti les relations de cet eczéma avec la séborrhée.

Le siège du début, qui est toujours le siège maximum de l'éruption, est la partie médiane du corps, surtout au devant du sternum et à la région moyenne du dos.

Causes de l'eczéma séborrhéique du tronc.

Cet eczéma résulte de l'irritation cutanée produite par l'accumulation des produits de sécrétion de la peau, mêlés aux débris épidermiques. Dans les squames, on trouve des parasites nombreux, auxquels on a voulu faire jouer un rôle pathogénique, sans aucune preuve décisive, d'ailleurs. L'irritation de la peau, qui donne lieu à l'eczéma séborrhéique, est souvent favorisée par le frottement de la flanelle, chez les individus à peau séborrhéique ; cela est important à connaître, car c'est une des indications du traitement ; il faut, chez ces malades, supprimer les gilets de flanelle.

Description de l'eczéma séborrhéique du tronc.

Sur le tronc, l'éruption se présente sous l'aspect de petites plaques circinées, arrondies, à bords bien limités, présentant une couleur rouge bistre ou rosée et recouvertes de squames fines. Ces plaques occasionnent un prurit plus ou moins intense, le plus souvent un prurit léger ; quand la démangeaison est plus vive, elles peuvent présenter à leur surface des excoriations, qui sont déterminées par le grattage.

Ces petits éléments d'eczéma séborrhéique s'étendent irrégulièrement par un point de leur circonférence, en même temps qu'ils guérissent sur un autre point. Finalement, ils forment des plaques de dimensions et de configuration variables, d'une coloration rose pâle ; ces plaques ne présentent, d'ailleurs, aucune saillie et sont de niveau avec la peau avoisinante. Il n'y a ni papule, ni vésicule dans cet eczéma séborrhéique ; la peau malade est simplement recouverte de squames et de petites croûtelles.

Eczéma séborrhéique de la face.

A la face, sur les parties glabres, l'eczéma séborrhéique présente les mêmes caractères et le même aspect que sur le tronc. On l'observe particulièrement aux ailes du nez, aux paupières et quelquefois dans le conduit auditif externe, où il est très tenace.

Eczéma séborrhéique de la barbe.

Dans la barbe, sur les régions pilaires de la face, cet eczéma se présente sous l'aspect de plaques squameuses circonscrites, rouges ou d'un rose pâle, très prurigineuses. Dans l'eczéma séborrhéique de la barbe, les poils ne tombent pas comme au cuir chevelu, ce que l'on attribue à ce fait que la peau n'est pas tendue à la face, comme elle l'est au cuir chevelu.

A la face, chez les femmes, Unna a décrit une forme spéciale d'eczéma séborrhéique, qui serait, d'après lui, un début d'acné rosé. Cette forme est caractérisée par des papules rouges, cuisantes, qui siègent sur le front, le nez et les joues, et qui deviennent le point de départ du développement de l'acné rosé. J'ajoute, Messieurs, que je ne suis pas du tout fixé sur la nature vraiment séborrhéique de ces lésions.

Eczéma séborrhéique des plis articulaires.

Vous pouvez observer l'eczéma séborrhéique également aux plis articulaires, particulièrement aux aisselles, où il se présente sous l'aspect de plaques, rouges sur les bords, bistres au centre, plaques à marche extensive, à bords bien limités, recouvertes d'une très petite quantité de squames et présentant un prurit très intense.

Les mêmes plaques peuvent exister aux aines, aux plis inguino-scrotal et vulvaire ; mais dans ces régions, à cause de l'abondance des sécrétions cutanées, ce sont des plaques humides et croûteuses, au lieu de plaques sèches et squameuses, comme sur les autres régions du corps.

Eczéma séborrhéique palmaire et plantaire.

On a décrit aussi l'eczéma séborrhéique de la paume des mains et de la plante des pieds, bien qu'il n'y ait pas de glandes sébacées dans ces régions, et cela montre que la sécrétion sudoripare doit jouer un rôle dans la séborrhée. A la paume des mains et à la plante des pieds, cette éruption se présente sous l'aspect de petits amas squameux, ressemblant aux papules squameuses isolées du psoriasis, mais en différant par l'aspect des squames, qui sont plus grasses, qui ne sont pas nacrées et micacées comme dans le psoriasis.

Les ongles sont très rarement atteints par l'eczéma séborrhéique.

D'après certains auteurs, on l'observerait aussi à l'anus.

Enfin, on a cité aussi des formes généralisées, et même des cas graves qui auraient été suivis de mort.

Mais, Messieurs, en dehors de l'eczéma séborrhéique du cuir chevelu, en dehors de l'eczéma du thorax et des plis articulaires, de celui de la paume des mains et de la plante des pieds, il ne faut admettre beaucoup des formes précédentes que sous la plus extrême réserve.

Unna et les auteurs qui admettent ses théories ont beaucoup trop généralisé, à mon sens, l'eczéma séborrhéique. Les plaques rouges, recouvertes de squames ou de croûtes molles et graisseuses, qui constituent l'eczéma séborrhéique, sont souvent intermédiaires, comme aspect, entre l'eczéma vrai et le psoriasis, de sorte qu'on a certainement fait des confusions entre l'eczéma séborrhéique et ces deux dernières maladies.

Quant à l'anatomie pathologique de l'eczéma séborrhéique, elle a été étudiée par Unna. Pour cet auteur, l'eczéma séborrhéique, de même que la séborrhée sèche, est une inflammation chronique de la peau, caractérisée par une infiltration cellulaire qui se montre dans les couches superficielles du derme, surtout autour des vaisseaux sanguins, papillaires et sous-papillaires, par l'élargissement des vaisseaux sanguins et des espaces lymphatiques qui les entourent, par une prolifération karyokinétique considérable de la couche des cellules épineuses de Malpighi, enfin et surtout, dit Unna, par une altération spéciale, de nature œdémateuse, des couches épithéliales de la peau. Vous voyez que ces lésions paraissent très complexes, et vous reconnaissez dans cette description, que je viens de vous citer presque textuellement, l'obscurité particulière aux Allemands. Anatomie pathologique.

En somme, l'eczéma séborrhéique résulte, d'une façon beaucoup plus simple, d'une sorte de catarrhe cutané, produisant des amas de squames, dont la présence provoque l'irritation de la peau, de la même façon que se développe l'eczéma artificiel, à la suite des irritations cutanées de toutes sortes.

L'eczéma séborrhéique est d'un diagnostic généralement facile. Vous ne le confondrez pas notamment avec la *teigne tondante*, dont je vous ai déjà donné les caractères distinctifs. Diagnostic.

Avec le *lupus érythémateux*, il est également assez difficile à confondre. Le lupus érythémateux présente des squames et des croûtes ; mais ces croûtes sont beaucoup plus sèches que celles de l'eczéma séborrhéique ; elles sont plus adhérentes et sont accompagnées d'une infiltration du derme, qui n'existe pas dans l'eczéma séborrhéique.

Le *psoriasis*, quand il est constitué par de petites squames blanchâtres, fines et sèches, non amoncelées, peut être confondu avec l'eczéma séborrhéique; mais, dans tous les cas, les squames du psoriasis sont plus sèches, plus adhérentes que celles de la séborrhée, qui contiennent toujours beaucoup plus de matières grasses; quand on les gratte, elles deviennent très blanches et très nacrées. Enfin, souvent, comme je vous l'ai déjà dit, on retrouvera des plaques de psoriasis sur d'autres points du corps et particulièrement aux coudes et aux genoux.

Dans l'*eczéma vrai*, il y a un suintement beaucoup plus prononcé que dans l'eczéma séborrhéique. Il y a des croûtes plus ou moins épaisses, qui ne s'observent jamais dans l'eczéma séborrhéique vrai. Enfin, les squames sont moins grasses dans l'eczéma que dans la séborrhée.

La *syphilide papulo-squameuse* peut être confondue avec l'eczéma séborrhéique généralisé, et j'ai vu un cas de ce genre qui prêtait facilement à erreur. Il s'agissait d'un eczéma séborrhéique étendu à toute la surface du corps, sous forme de petites plaques squameuses, arrondies, distinctes, d'aspect cuivré. Le diagnostic se fit par la présence concomitante d'une séborrhée sèche abondante du cuir chevelu, par les caractères des plaques, qui n'étaient pas saillantes et ne reposaient pas sur une infiltration du derme, et par les résultats du traitement local qui suffit à guérir facilement l'éruption.

Traitement. Le traitement de l'eczéma séborrhéique diffère peu du traitement de la séborrhée sèche, dont je vous ai déjà parlé. C'est une sorte d'association du traitement de l'eczéma ordinaire et du traitement du pityriasis simplex. Mais ce qu'il faut savoir, c'est que l'eczéma séborrhéique supporte des applications beaucoup plus irritantes et un traitement plus énergique que l'eczéma ordinaire.

Quand la peau est très enflammée, vous pourrez vous contenter de l'application de pommade au calomel ou de pommade à l'oxyde de zinc, suivant les formules que je vous ai déjà données. Mais, le plus souvent, il faudra appliquer des pommades irritantes plus fortes, la pommade soufrée, par exemple, ou la pommade à l'oxyde jaune de mercure au 1/30, qui donne de bons résultats, des pommades à l'huile de cade. Dans d'autres cas, il sera bon de faire tomber les squames au moyen de lotions au savon noir et d'appliquer, après avoir fait le savonnage de la peau, des préparations mercurielles. Vous pourrez employer des lotions avec la solution alcoolique de sublimé à 1 pour 500. D'autres auteurs ont préconisé l'usage des pommades à l'ichthyol, à la résorcine, à l'acide salicylique, dans les mêmes proportions et suivant les mêmes formules que je vous ai données précédemment dans le traitement de l'eczéma ordinaire et dans celui du pityriasis simplex.

En somme, toutes ces pommades donnent de bons résultats et, d'une façon générale, voici comment je vous conseille d'instituer le traitement :

1° Savonner la peau, soit avec du savon noir, soit avec une décoction de bois de panama, pour faire tomber les squames ;

2° Pour calmer l'irritation déterminée par ces savonnages, faire des applications de pommades à l'oxyde de zinc ou au calomel, ou de pommades plus actives à l'oxyde jaune de mercure ;

3° Enfin, pour guérir l'eczéma séborrhéique, il faut appliquer de véritables pommades irritantes, soit la pommade soufrée, soit les pommades cadiques, ou faire des lotions avec des solutions alcooliques de sublimé.

Messieurs, cette étude de l'eczéma séborrhéique va nous servir de transition pour arriver aux séborrhées vraies et aux acnés, en un mot aux affections des glandes sébacées.

SEIZIÈME LEÇON

SÉBORRHÉES

SOMMAIRE. — Séborrhées et acnés; définitions et classification. — Les séborrhées sont des *acnés par hypersécrétion.*

Deux formes de séborrhée vraie : croûteuse et fluente.

Séborrhée croûteuse ou concrète :

Description et structure des croûtes séborrhéiques. — Sièges de la maladie. — Enduit fœtal. — Croûtes de lait.

Acné sébacée partielle; description et évolution. — Transformation en cancroïde.

Papillômes plats séborrhéiques des vieillards.

Diagnostic général de la séborrhée concrète.

Traitement : Applications destinées à faire tomber les croûtes ; lotions dissolvantes de la graisse ; applications irritantes et substitutives.

Traitement de l'acné sébacée partielle. — Chlorate de potasse.

Traitement des papillômes plats séborrhéiques. — Acide acétique cristallisable.

Séborrhée fluente. — Description. — Sièges de la maladie. — Examen histologique de la matière hypersécrétée.

Diagnostic. — Pronostic. — Étiologie.

Traitement : Applications chaudes ; douches locales chaudes. — Poudres modificatrices. — Lotions astringentes.

Emploi des *eaux minérales* dans les séborrhées.

Formulaire thérapeutique du pityriasis simplex ou de la séborrhée sèche pityriasique, de l'eczéma séborrhéique et des séborrhées concrète et fluente.

MESSIEURS,

Séborrhées et acnés.

Les séborrhées vraies ont été rattachées aux acnés par la plupart des auteurs français.

Définitions et classification.

Sous le nom générique d'acné, l'école française, depuis Devergie, comprend, en effet, toutes les affections des glandes sébacées et considère les séborrhées comme des *acnés par hypersécrétion*.

D'après cette doctrine on peut classer ainsi les diverses espèces d'acnés :

1° Dans un premier groupe, les *acnés par hypersécrétion*, ou *séborrhées*, comprenant la séborrhée croûteuse et la séborrhée fluente ;

2° Dans le deuxième groupe, les *acnés par rétention*, comprenant l'acné punctata, l'acné miliaire, l'acné varioliforme, l'acné cornée ;

3° Le troisième groupe comprend les *acnés inflammatoires*, dont le type est l'acné pustuleuse du visage, l'acné vulgaire ;

4° Enfin, le quatrième groupe est représenté par l'*acné congestive* ou la *couperose*.

Je vous ai déjà dit que les séborrhées, considérées par tous les auteurs français comme des acnés par hypersécrétion, ne sont vraisemblablement pas dues exclusivement à une hypersécrétion sébacée, mais aussi à un vice de sécrétion des glandes sudoripares.

Vous vous rappelez aussi que, dans la conception d'Unna, la classe des séborrhées comprend à la fois le pityriasis simplex, ou séborrhée sèche ou pityriasique, et l'eczéma séborrhéique, et, d'autre part, la séborrhée croûteuse et la séborrhée fluente.

Je vous ai décrit la séborrhée pityriasique et l'eczéma séborrhéique à la suite de l'eczéma, avec lequel ces deux affections présentent quelques analogies. L'étude de la séborrhée croûteuse, ou concrète, et de la séborrhée fluente va nous servir de prélude à la description des acnés proprement dites.

Ces séborrhées sont, en réalité, des affections spéciales ; c'est pour me conformer à l'usage que je les classe parmi les acnés et aussi parce que ces deux sortes d'affections coexistent souvent chez les mêmes individus et reconnaissent ordinairement la même étiologie.

Séborrhée croûteuse ou concrète.

Commençons, si vous le voulez bien, par la séborrhée croûteuse, ou séborrhée concrète. Celle-ci résulte de la concrétion de la matière sébacée hypersécrétée, sous forme de croûtes d'un gris jaunâtre. Elle peut siéger sur le cuir chevelu ou sur les parties glabres du corps.

Description et structure des croûtes séborrhéiques.

Elle est constituée par un mélange de squames épidermiques et de sébum, formant des croûtes ordinairement jaunâtres ou grisâtres, quelquefois brunes, dans d'autres cas noirâtres, à cause du mélange de la matière sébacée avec les poussières atmosphériques, et constituant alors ce que les anciens auteurs ont appelé la *seborrhea nigricans*.

Ces croûtes ont une consistance variable ; habituellement, elles sont molles et plus ou moins humides. Mais, même quand elles sont sèches, elles sont malléables ; on peut les rouler entre les doigts ; elles tachent le papier buvard et le papier de soie d'une tache grasse et huileuse tout à fait caractéristique, qui n'appartient à aucune autre variété de squames ou de croûtes et que ne produisent pas notamment les croûtes eczémateuses.

Sur le *cuir chevelu*, les croûtes de la séborrhée sont adhérentes aux cheveux, qui les repoussent et les entraînent avec eux en se développant.

Sur les *parties glabres*, l'adhérence des croûtes est plus intime à la surface de la peau. A la partie inférieure des croûtes, existent des prolongements, qui pénètrent dans les orifices des glandes sébacées et qui vous indiquent bien que ces croûtes résultent de la concrétion de l'hypersécrétion sébacée.

Ces croûtes, d'ailleurs, présentent une *composition chimique et histologique* tout à fait semblable à celle de la matière sébacée, mais il y a plus de cellules cornées et moins de matière grasse que dans la matière sébacée normale.

Au-dessous de ces croûtes, qui s'enlèvent assez facilement, la peau est habituellement normale, quelquefois un peu rouge, légèrement épaissie et tuméfiée. La séborrhée occasionne une sensation de cuisson et même une légère sensation de douleur, surtout après l'avulsion des croûtes.

La congestion de la peau, au-dessous des croûtes, dépasse quelquefois les limites des plaques séborrhéiques, et les tissus sont un peu épaissis autour des croûtes dans la région avoisinante.

En dehors du cuir chevelu, qui est assez fréquemment atteint, les sièges de prédilection de la séborrhée croûteuse sont : le nez surtout; puis, les joues, le front et les autres régions de la face ; les plis articulaires, les organes génitaux. La maladie est rare sur le tronc. Sièges de la séborrhée.

Cette séborrhée se présente sous l'aspect de plaques d'étendue variable, sans limite précise, occupant quelquefois d'assez grandes surfaces. Particulièrement chez les jeunes filles, on peut voir toute la figure recouverte d'un masque croûteux grisâtre ou jaunâtre, au-dessous duquel la peau est grasse et huileuse et qui donne aux malades un aspect repoussant. D'ailleurs, cette couche graisseuse se reforme rapidement, quand on a enlevé les croûtes.

Messieurs, l'*enduit fœtal* a été décrit comme une séborrhée généralisée ; mais il faut savoir que cet enduit est surtout composé de cellules des glandes sébacées beaucoup plus que de matière grasse. Charles Robin ne le considérait pas comme une séborrhée. D'après lui, c'est une accumulation de cellules des glandes sébacées, mélangées à des cellules épidermiques desquamées et modifiées, plutôt qu'un amas de sécrétion graisseuse. Enduit fœtal.

Les croûtes du cuir chevelu chez les nouveau-nés, qui

Croûtes de lait.

sont si fréquentes et qui sont désignées sous le nom de *croûtes de lait*, doivent également être rattachées à la séborrhée concrète.

Il y a deux variétés de séborrhée concrète, localisées et circonscrites, qui méritent une mention spéciale, car ce sont deux formes tout à fait particulières :

Acné sébacée partielle. Description.

La première forme a été décrite par les anciens dermatologistes sous le nom d'acné sébacée partielle ; c'est une affection observée dans l'âge adulte et surtout dans la vieillesse.

Elle est constituée par une petite plaque croûteuse, assez bien limitée par des bords nets, siégeant à la face, particulièrement aux paupières, aux tempes, aux ailes du nez, sur les joues, au niveau des pommettes. Ordinairement, il n'y a qu'une plaque unique dans cette acné sébacée partielle. Quelquefois cependant, chez les vieillards, il y a plusieurs plaques disséminées. La croûte est molle, grasse et séborrhéique. Elle tombe seule, au bout d'un certain temps, ou le malade l'enlève par le grattage ; on voit alors, au-dessous d'elle, la peau rouge, humide, huileuse. Cette croûte présente, à sa partie inférieure, des prolongements filiformes, qui pénètrent dans les orifices dilatés des glandes cutanées.

Les croûtes, d'ailleurs, se renouvellent incessamment, à mesure qu'elles tombent ou qu'elles sont enlevées par le malade.

Évolution de l'acné sébacée partielle.

Dans les cas heureux, au bout d'un certain temps et après que les croûtes se sont renouvelées plusieurs fois, vous voyez la plaque séborrhéique s'affaisser, présenter une sorte de dépression cicatricielle atrophique, qui est le prélude de la guérison. L'acné sébacée partielle se termine donc, dans certains cas, par la guérison, par une sorte d'atrophie de la peau, d'où le nom d'*acné atrophique* qui lui avait été donné par Chausit.

Mais, je vous le dis immédiatement, cette dénomination doit être abandonnée, car vous verrez qu'aujourd'hui le terme d'acné atrophique ou ulcéreuse est réservé à une forme spéciale d'acné pilaire, que nous étudierons dans une leçon suivante.

Transformation en cancroïde.

Dans les cas heureux, les plaques d'acné sébacée partielle peuvent donc se guérir et se terminer par atrophie ; mais ces cas heureux sont rares. Dans d'autres cas, la plaque s'étend par sa périphérie, en même temps que le centre s'affaisse et se déprime sous forme de cicatrice. La guérison n'est alors qu'apparente ; la plaque séborrhéique continue sa marche serpigineuse ; au-dessous des croûtes séborrhéiques, la peau est rouge, friable, et saigne facilement. Cet aspect est le premier degré de la transformation de la séborrhée partielle en cancroïde. En effet, vous voyez, au bout de quelque temps, la peau s'ulcérer, se recouvrir de petits bourgeons charnus et prendre tous les caractères de l'épithélioma.

Cette transformation de la séborrhée partielle en cancroïde s'opère surtout chez les vieillards, par les irritations cutanées de toutes sortes, par le grattage, par l'application inopportune de pommades ou de caustiques faibles, qui irritent la lésion sans la détruire.

Papillômes plats séborrhéiques des vieillards.

L'autre forme de séborrhée concrète, circonscrite, est observée presque exclusivement chez les vieillards, tandis que la forme précédente s'observe également chez les adultes. Cette seconde forme est constituée par des sortes de petits papillômes plats séborrhéiques, qui se présentent sous l'aspect de plaques lenticulaires jaunâtres ou plus souvent bistrées ou brunâtres, légèrement saillantes, de dimensions variables, pouvant aller depuis une pièce de 50 centimes jusqu'à une pièce de 1 franc. Vous avez tous vu ces taches brunâtres à la surface de la peau de certains vieillards.

Les squames séborrhéiques sont ici très adhérentes ; ce ne sont pas des croûtes molles, comme dans la variété précédente ; si on les gratte, on voit au-dessous d'elles la peau granuleuse, tomenteuse, papillomateuse.

C'est, d'ailleurs, une lésion torpide, qui ne présente pas la même tendance à la transformation cancroïdale que l'affection précédente.

Telles sont, Messieurs, au point de vue descriptif, les différentes formes de la séborrhée concrète ou croûteuse ; il me reste maintenant à vous indiquer le diagnostic et le traitement de cette maladie.

Diagnostic. Le diagnostic de la séborrhée concrète est fondé sur l'absence d'éruption préalable, vésiculeuse ou autre, et sur le caractère gras et onctueux des croûtes.

Ces caractères suffiront pour vous faire distinguer la séborrhée croûteuse de l'*eczéma*, dont les croûtes sont, au contraire, sèches, lamelleuses et précédées de suintement.

Les croûtes de l'*impétigo* ont aussi un aspect tout à fait différent ; elles sont jaunes, melliformes, précédées de pustules, et, autour de ces croûtes, vous trouvez toujours quelques pustules encore intactes.

Le *pityriasis simplex capitis*, ou séborrhée sèche pityriasique, doit être distingué de la séborrhée croûteuse du cuir chevelu. Dans le pityriasis capitis, ainsi que vous l'avez vu, il n'y a que des squames ou de minces croûtelles, résultant d'excoriations de la peau, mais pas de croûtes vraies. Les démangeaisons sont beaucoup plus vives dans le pityriasis capitis que dans la séborrhée croûteuse, qui occasionne plutôt de la cuisson que des démangeaisons.

A la face, la séborrhée croûteuse doit être distinguée du *lupus acnéique*. Le lupus acnéique est une variété de lupus érythémateux, caractérisée par une plaque rouge, recouverte d'une couche squameuse sèche et adhérente, dont la base est dure et violacée, qui présente quelques points cicatrisés et, au centre, une cicatrice blanche, indurée, irrégulière. Quelquefois on peut observer, à la périphérie de cette plaque, quelques petits tubercules roses, durs, acnéiformes. Vous voyez donc que la confusion entre la séborrhée croûteuse circonscrite de la face et le lupus acnéique est facile à éviter; ce serait seulement dans le cas de lupus acnéique irrité et recouvert de croûtes que vous pourriez commettre une erreur de diagnostic.

Quant au traitement de la séborrhée concrète ou croûteuse, il comprend plusieurs indications. Traitement.

En premier lieu, il faut faire tomber les croûtes. Pour cela, vous emploierez les moyens qui vous ont servi jusqu'ici dans toutes les affections croûteuses, c'est-à-dire les cataplasmes d'amidon. Dans d'autres cas, vous ferez tomber ces croûtes au moyen d'onctions huileuses ou d'application de compresses émollientes. Applications destinées à faire tomber les croûtes.

Ensuite, il faut faire sur le cuir chevelu des lotions dissolvantes, des lotions destinées à dissoudre la matière grasse incessamment sécrétée. Vous emploierez dans ce but la solution de borax et d'éther, la solution de bicarbonate de soude, dont je vous ai déjà donné précédemment les formules, à propos du pityriasis capitis. Vous pourrez vous servir aussi d'une solution aqueuse ou alcoolique de savon noir, ou, plus simplement, de décoction de bois de Panama, qui dissout également très bien les croûtes de la séborrhée et ne produit pas la même irritation que les lotions alcooliques. Lotions dissolvantes de la graisse.

Mais, quand la peau est ainsi nettoyée de ses croûtes et de ses squames, il faut faire à sa surface des applications irritantes destinées à guérir la séborrhée. Ces applications consisteront en lotions avec des solutions de naphtol, de résorcine, suivant les formules que vous connaissez déjà, ou dans l'application de pommades à base de naphtol, de résorcine, ou d'acide salicylique. Applications irritantes et substitutives.

Vous pourrez employer également les préparations soufrées, soit sous forme de lotions, soit sous forme de pommades. Ce sont les mêmes préparations que celles qui sont applicables à l'eczéma séborrhéique et aux diverses variétés de séborrhée sèche.

Enfin, dans certains cas, vous vous trouverez bien, également, de faire des lotions excitantes, surtout pour la séborrhée du cuir chevelu, avec une solution d'ammoniaque liquide, dans la proportion de 10 grammes d'ammoniaque liquide pour 200 grammes d'eau.

Traitement de l'acné sébacée partielle.

Quant à cette variété spéciale de séborrhée concrète, à laquelle nous avons donné le nom d'acné sébacée partielle, cette forme, qui présente une tendance si facile à la transformation cancroïdale, doit être traitée par des applications de *chlorate de potasse*. Dans cette forme de séborrhée, de même que dans l'épithélioma de la peau, le chlorate de potasse donne des résultats très remarquables. Il n'est pas rare, au moyen de compresses imbibées de solution de chlorate de potasse, ou de pommades dans lesquelles vous incorporez de la poudre de chlorate de potasse, il n'est pas rare de produire la guérison de plaques d'acné sébacée partielle, et il n'est même pas rare non plus de déterminer la cicatrisation de certaines plaques épithéliomateuses vraies.

Il faut employer la solution saturée de chlorate de potasse, en compresses appliquées sur la partie malade et renouvelées fréquemment. Ou bien, vous incorporez, par exemple, 10 grammes de chlorate de potasse finement pulvérisé dans 30 ou 40 grammes de vaseline, et vous appliquez cette pommade en permanence à la surface de la lésion sébacée.

Dans le cas où ce traitement médical, comme je puis l'appeler, ne réussirait pas, vous devrez vous résoudre à un traitement chirurgical. Je suis peu partisan de l'ablation avec le bistouri, parce qu'elle donne fréquemment lieu à des récidives. Si, néanmoins, vous avez recours à l'ablation, rappelez-vous que celle-ci doit être pratiquée *largâ manu;* il ne faut pas vous contenter de gratter, il faut couper dans une étendue assez grande; il faut enlever largement les téguments autour du siège du mal; il faut prolonger votre incision assez loin dans la profondeur.

Dans la grande majorité des cas, pour ne pas dire toujours, il y a avantage à remplacer l'ablation par des applications caustiques; mais n'oubliez pas qu'il faut avoir recours à des applications caustiques énergiques, produisant une cautérisation profonde et non pas seulement une irritation du derme, qui donnerait plus de mauvais résultats que de bons. La cautérisation ignée, à l'aide du galvano-cautère, est le procédé auquel vous devez donner la préférence et qui, dans la généralité des cas, est supérieur à l'ablation avec le bistouri. Dans l'intervalle des cautérisations, il faut appliquer la pommade au chlorate de potasse.

Traitement des papillômes plats séborrhéiques.

La seconde forme de séborrhée partielle, qui constitue les papillômes plats séborrhéiques des vieillards, ne mérite le plus souvent aucun traitement. Vous n'aurez guère à les traiter que quand il s'agira de femmes, qui porteront ces plaques séborrhéiques à la face. Dans ces cas-là, surtout quand les plaques sont peu étendues, vous les ferez très facilement disparaître au moyen d'applications successives et journalières d'*acide acétique cristallisable*. Quand l'acide acétique cristallisable produit une irritation trop vive, vous ne ferez ces applications que tous les deux, trois ou quatre jours même; au bout d'un nombre de jours très limité, vous arriverez à détruire les petits papillômes, à faire tomber les croûtes, à guérir, en un mot, la lésion.

Séborrhée fluente. Description.

Messieurs, la seconde forme de séborrhée que nous avons à étudier maintenant, au lieu d'être sèche et concrète comme la forme précédente, est, au contraire, liquide, humide, suintante, et a reçu le nom de séborrhée fluente, ou de séborrhée huileuse.

Cette forme fluente est caractérisée par un écoulement incessant de matière sébacée à la surface de la peau. Celle-ci est couverte d'une couche graisseuse, quelquefois grisâtre; cette coloration grisâtre est due au mélange de la matière sébacée liquide avec les poussières atmosphériques. Si vous enlevez avec une compresse la couche huileuse étendue sur la peau, vous voyez, au-dessous d'elle, la surface cutanée normale, quelquefois seulement un peu rouge, congestionnée et irritée ; mais, ce que la peau présente surtout de particulier, c'est que les orifices glandulaires sont dilatés et béants et, par ces orifices, vous voyez sourdre la matière sébacée.

Cependant, les glandes sébacées ne sont pas seules intéressées dans la lésion et, ainsi que je vous l'ai déjà dit, les glandes sudoripares prennent très vraisemblablement part aussi à cette sécrétion exagérée.

L'affection n'occasionne, d'ailleurs, ni cuisson, ni prurit, à peine une légère tension de la peau ; mais la matière hypersécrétée présente une odeur fade qui, dans les formes généralisées et intenses, devient même très fétide et fait que les malades, atteints de cette affection, sont quelquefois un objet de répulsion pour leur entourage.

Sièges de la séborrhée fluente.

La séborrhée fluente présente des sièges de prédilection, qui sont à peu près les mêmes que ceux de la séborrhée croûteuse. C'est ainsi que la séborrhée fluente est surtout fréquente à la face, particulièrement autour des ailes du nez et sur les joues ; vous l'observez aussi sur le front.

Mais on peut la voir sur le reste du corps, beaucoup moins fréquemment, d'ailleurs, que sur la face. On l'observe à la région sternale; on l'observe dans le dos ; on l'observe sur les membres; on l'observe aussi aux parties génitales.

Il y a, enfin, dans la science, un certain nombre de cas

de séborrhée fluente généralisée, occupant toute la surface du corps; plusieurs de ces cas ont été publiés, notamment, par Hillairet.

Examen histologique de la matière hyper-sécrétée.

Si vous faites l'examen histologique de la matière grasse, ainsi épanchée à la surface de la peau, vous voyez que cette matière huileuse sébacée est composée de cellules épithéliales déformées, de granulations graisseuses et de cristaux de cholestérine. C'est à peu près la composition de la matière sébacée normale, avec la différence qu'il y a ici plus de cellules.

Diagnostic.

Le diagnostic de la séborrhée huileuse est très facile, quand vous considérez cette sécrétion graisseuse, qui n'existe dans aucune autre dermatose, et quand, au-dessous de la couche huileuse, vous voyez les orifices glandulaires béants et dilatés.

Si la matière sébacée se concrète en croûtes, ces croûtes sont toujours molles, même quand la sécrétion est abondante, et elles sont soulevées par la sécrétion sous-jacente. Elles ne sont pas adhérentes, et elles ne ressemblent, en aucune façon, ni aux croûtes de l'eczéma, ni aux croûtes de l'impétigo.

Pronostic.

La séborrhée fluente est une affection peu grave, mais souvent très rebelle et qui résiste parfois à tous les moyens de traitement, comme d'ailleurs toutes les variétés d'acné.

Étiologie.

Son étiologie, comme celle de la séborrhée croûteuse, se confond avec l'étiologie générale des acnés. Cependant, il y a deux causes spéciales de séborrhée fluente généralisée, qui ont été signalées jadis par Hillairet. La première de ces causes, c'est la syphilis : on a vu, dans certains cas de syphilis secondaire, une séborrhée généralisée, à marche aigüe, qui reconnaissait bien une origine syphilitique, car elle guérissait sans autre traitement que le traitement général de la syphilis.

Une autre cause est relative à l'influence du système nerveux sur cette sécrétion sébacée exagérée. Hillairet a rapporté un cas de séborrhée fluente généralisée, qui était sous la dépendance d'une congestion (?) passagère de la moelle épinière avec paralysie des quatre membres; cette séborrhée guérit avec l'affection nerveuse elle-même, qui était vraisemblablement de nature hystérique.

En dehors de ces deux causes spéciales, les causes habituelles de la séborrhée doivent être cherchées dans un mauvais état des voies digestives, dans un mauvais fonctionnement de l'estomac ; pour éviter les répétitions, je ne fais que vous signaler ces causes actuellement, sans les étudier plus longuement, car nous aurons à y revenir dans l'étiologie générale de l'acné.

Traitement.

Le traitement de la séborrhée fluente consiste, comme celui de la forme concrète ou croûteuse, à dissoudre, d'abord, les matières grasses. Dans ce but, vous prescrirez des savonnages de la peau, des lotions alcalines avec la solution de bicarbonate de soude, ou avec la solution de borax et d'éther, dont vous connaissez déjà les proportions.

Applications d'eau chaude.

Puis, pour modifier la peau, vous vous trouverez bien de lotions d'eau très chaude, de douches de vapeur, de douches locales d'eau chaude, en arrosoir, dirigées sur la face à une certaine distance, pour atténuer le choc trop brusque de l'eau sous pression.

Poudres.

Vous appliquerez, le soir, à la surface de la peau malade, des poudres composées d'un mélange de poudres inertes quelconques : poudre d'oxyde de zinc, poudre d'amidon, poudre de sous-nitrate de bismuth. Dans ces poudres inertes, vous incorporerez une substance un peu irritante, ayant une action plus curative que la poudre inerte, et vous aurez le choix alors entre l'acide salicylique, que vous mêlerez à la poudre inerte dans la proportion de 1 pour 100, et la poudre de soufre, que vous incorporerez dans la proportion de 5 à 10 pour 100.

Le lendemain matin, vous ferez faire un lavage général de la peau, pour enlever les concrétions résultant du mélange de poudre et de matière sébacée. Le soir, on renouvellera l'application des poudres ; on fera un nouveau savonnage le lendemain matin, et ainsi de suite.

On a préconisé d'autres traitements de la séborrhée fluente.

On a conseillé des lotions astringentes, qui donnent en effet souvent de bons résultats. Ces lotions seront faites, soit avec une solution de tannin, soit avec une solution d'alun, suivant les formules que je vous ai données précédemment. Dans d'autres cas, vous pourrez prescrire soit une solution alcoolique de naphtol à 1 pour 100 ou à 1 pour 200, soit une solution de résorcine à 5 ou à 10 pour 100. Lotions astringentes

Mais, quel que soit le traitement que vous emploierez, quel que soit le topique irritant, auquel vous donnerez la préférence, il faut toujours l'employer soit en poudre, soit en lotion, et jamais en pommade. Contrairement à l'opinion d'un certain nombre d'auteurs, je vous conseille vivement de ne jamais vous servir de pommade dans le traitement de la séborrhée fluente, ni de pommade, ni d'huile, pas même d'huile de cade, qui est si efficace dans le traitement de beaucoup d'autres maladies de la peau, notamment dans l'eczéma. Les pommades et les huiles ont l'inconvénient de boucher les orifices glandulaires, d'enflammer la peau, et donnent les plus mauvais résultats.

Pour les deux formes de séborrhée, croûteuse et fluente, vous pourrez avoir recours aux eaux minérales naturelles ; celles que vous devez prescrire sont particulièrement les eaux sulfureuses naturelles de Luchon, de Barrèges, de Louesche, de Saint-Honoré-les-Bains, que vous emploierez soit en bains, soit en douches locales, douches locales en arrosoir, suivant les indications que je vous ai données tout à l'heure. Eaux minérales.

Formulaire thérapeutique des séborrhées, du pityriasis simplex et de l'eczéma séborrhéique.

Messieurs, vous avez vu que la thérapeutique locale des séborrhées avait beaucoup d'analogie avec celle du pityriasis simplex et de l'eczéma séborrhéique. Voici quelques formules des médicaments externes, dont je vous ai signalé l'emploi dans ces différentes affections.

Je ne vous donne ici que les formules nouvelles ; car, à propos de l'eczéma, je vous ai déjà indiqué la posologie d'un certain nombre de médicaments, également applicables aux séborrhées.

Lotions dissolvantes.

Lotions destinées à dissoudre la matière grasse et à détacher les squames.

Lotion alcaline simple :

♃ Bicarbonate de soude	10	grammes.
Eau	100	—

Lotion au borax (Hillairet) :

♃ Borax	12 à 15	grammes.
Ether sulfurique	10 à 12	—
Eau	250	—

(Bien agiter la bouteille, avant d'employer la solution.)

Préparations soufrées.

Préparations soufrées.

Pommade :

♃ Soufre sublimé	3	grammes.
Vaseline	30	—

Poudre :

♃ Fleur de soufre	5 à 10	grammes.
Poudre d'amidon	50	—
Oxyde de zinc, ou Poudre de talc	50	—

Solution sulfo-camphrée (Hillairet) :

♃ Soufre sublimé	10 à 15	grammes.
Alcool camphré	10	—
Eau	250	—

Lotions antiseptiques.

Lotions anti-septiques.

Lotions mercurielles au sublimé :

Lotions mercurielles.

Lotion antiprurigineuse de Gowland :

℞ Sublimé / Chlorhydrate d'ammoniaque	āā 0,10 centigr.
Lait d'amandes amères ou Eau de laurier-cerise.	10 grammes.
Eau	240 —

Solutions alcooliques de sublimé :

℞ Sublimé	1 gramme.
Alcool	500 à 1000 gr.

℞ Sublimé	0,20 centigr.
Alcool	200 grammes.
Essence de thym	X à XX gout.

(Ou essences de rose, de violette, de Winter-Green, etc.)

Lotions au chloral :

Lotions au chloral, à la résorcine.

℞ Hydrate de chloral	3 grammes.
Alcool	100 —
Eau	50 —

℞ Hydrate de chloral	3 grammes.
Glycérine	25 —
Alcool / Eau	āā 75 grammes.

Lotions à la résorcine :

℞ Résorcine	10 grammes.
Alcool	200 —
Essence de thym	X gouttes.

Lotions excitantes (séborrhée sèche pityriasique du cuir chevelu) :

Lotions excitantes.

℞ Teinture de cantharides	10 grammes.
Teinture de benjoin (ou Alcoolat de lavande). / Teinture de quinquina	āā 20 grammes.
Alcool	150 —

N. B. — L'inconvénient de la teinture de quinquina

est de donner aux cheveux, à la longue, une teinte rouge acajou foncé, qui, d'ailleurs, ne persiste pas.

℞ Ammoniaque liquide	8 à 10	grammes.
Teinture de benjoin	40	—
Huile de ricin	10	—
Alcool	150	—

Lotion complexe.

Lotion complexe, excitante et antiseptique :

℞ Teinture de cantharides	10	grammes.
Teinture de benjoin	20	—
Sublimé	0,20	centigr.
Hydrate de chloral	4	grammes.
Résorcine	2 à 5	grammes.
Huile de ricin	10	—
Alcool	200	—

Pommades contre l'eczéma séborrhéique.

Formules de pommades pour l'eczéma séborrhéique (en plus de la pommade soufrée) :

℞ Ichthyol	10	grammes.
Vaseline	100	—

℞ Résorcine	5 à 10	grammes.
Vaseline	100	—

℞ Acide salicylique	0,50 à 1	gr.
Vaseline (ou Glycérolé d'amidon)	30	—

Ou :

℞ Acide salicylique	0,50 à 1	gr.
Lanoline	10	—
Vaseline	20	—

℞ Turbith minéral	3	grammes.
Vaseline (ou Axonge benzoïnée)	30	—

Ou :

℞ Vaseline	20	grammes.
Lanoline	10	—
Turbith minéral	3	—

℞ Naphtol	3 à 5 grammes.
Vaseline	30 —

Pommade au chlorate de potasse (acné sébacée partielle) :

Pommade au chlorate de potasse.

℞ Chlorate de potasse finement pulvérisé	5 à 10 grammes.
Poudre d'amidon	5 à 10 —
Vaseline	20 —
Glycérine	Q. S. —

Préparations applicables à la séborrhée fluente :

Traitement de la séborrhée fluente.

Poudre :

℞ Acide salicylique	1 gramme.
Poudre d'amidon	āā 50 grammes.
Oxyde de zinc	

Solutions alcooliques :

℞ Acide salicylique	1 gramme.
Alcool	100 —

Naphtol	1 à 2 grammes.
Alcool	100 —

DIX-SEPTIÈME
DIX-HUITIÈME ET DIX-NEUVIÈME LEÇONS

ACNÉS

SOMMAIRE. — I. ACNÉS PAR RÉTENTION.

Acné ponctuée, comédons. — Demodex folliculorum. — Sièges, symptômes et marche de l'acné ponctuée; diagnostic; pronostic. — Étiologie: lymphatisme; troubles du fonctionnement des voies digestives. — Traitement : traitement général; traitement local: lotions alcalines, antiseptiques et astringentes; douches sulfureuses.

Formulaire thérapeutique de l'acné ponctuée.

Acné miliaire. — Description; siège; marche. — Anatomie pathologique. — Diagnostic. — Traitement.

Acné cornée. — Pathogénie : évolution cornée des cellules sébacées. — Symptômes et siège. — Traitement.

Psorospermose folliculaire végétante. — Discussion nosologique des psorospermoses cutanées en général; psorospermies ou coccidies.

Siège des lésions de l'acné cornée psorospermique. — Description de la maladie. — Marche et pronostic. — Traitement.

Diagnostic de la psorospermose végétante avec l'acné varioliforme, avec le pityriasis pilaris.

Anatomie pathologique; opinions diverses.

Acné varioliforme (molluscum contagiosum de Bateman). — Discussion nosologique. — Description de la maladie : élevures globuleuses, dures et ombiliquées. — Siège. — Marche et évolution des lésions.

Étiologie: maladie parasitaire et contagieuse.

Diagnostic.

Anatomie pathologique; recherches de M. Renaut (de Lyon); transformation cornée des cellules des glandes sébacées. — Théorie parasitaire.

Traitement: ablation des tubercules et cautérisation.

II. ACNÉS INFLAMMATOIRES.

Acné boutonneuse ou pustuleuse. — Description; sièges de la maladie; marche. — Variétés de l'acné boutonneuse: acné simplex; acné juvenilis; acné pustuleuse; acné phlegmoneuse; acné indurée.

Anatomie pathologique et pathogénie. — Cause de la suppuration des boutons d'acné.

Diagnostic avec la syphilide papuleuse, avec le sycosis parasitaire. —

Étiologie: acné artificielle; acné pathogénétique ou médicamenteuse. — Influence des troubles digestifs; causes alimentaires.—Causes internes constitutionnelles: lymphatisme et arthritisme. — Influence de l'âge. — Prédisposition tenant à la constitution spéciale de la peau. — Causes diverses: influence de la menstruation.

Pronostic. — Traitement général: régime alimentaire; traitement des troubles digestifs et de la constipation. — Médication diathésique; arsenic.

Traitement local: Hygiène et nettoyage de la peau.—Lotions irritantes, substitutives et parasiticides; pommades et poudres; acupuncture, igni-puncture et galvano-puncture. — Douches locales chaudes.

Acné pilaire cicatricielle. — Synonymie. — Forme localisée: acné frontalis. — Forme généralisée. — Acné décalvante.

Description. — Évolution. — Anatomie pathologique. — Marche et pronostic. — Étiologie. — Diagnostic. — Traitement.

Acné kéloïdienne de la nuque. — Définition; description. — Évolution. — Siège. — Diagnostic. — Pronostic.

Traitement: Traitement abortif. — Traitement curatif: — Ponction des pustules; applications antiseptiques. — Scarifications. — Excision et râclage.

Acné cachectique. — Description.

III. — Acné congestive.

Synonymie: acné rosée; couperose.

Caractères généraux de la couperose. — Trois formes ou trois degrés de la maladie: 1° Taches congestives; télangiectasies: épaississement de la peau.—2° Éléments acnéiques; papules et pustules.—3° Prolifération conjonctive; acné hypertrophique. — Acné éléphantiasique.

Diagnostic. — Étiologie: sexe féminin; races; alcoolisme; causes alimentaires. — Arthritisme.

Pronostic. — Traitement. — Traitement général: alimentation; antisepsie intestinale. — Traitement local: Solution sulfo-camphrée. — Applications substitutives et irritantes. — Scarifications. — Eaux minérales. — Traitement de l'acné hypertrophique.

Formulaire thérapeutique des acnés inflammatoires et de la couperose.

Messieurs,

Les séborrhées, que nous avons étudiées dans la dernière leçon, constituent, comme vous l'avez vu, des acnés par hypersécrétion. Nous arrivons maintenant à l'étude des acnés proprement dites, qui comprennent les acnés par rétention, les acnés inflammatoires et l'acné congestive.

Commençons cette étude aujourd'hui par les acnés par rétention. Acnés par rétention.

Ces acnés renferment plusieurs formes distinctes, que

nous devons décrire séparément. Il y a quatre formes d'*acnés par rétention:*

L'acné ponctuée, ou acné punctata ;

L'acné miliaire ;

L'acné cornée;

L'acné varioliforme.

Acné ponctuée; comédons.

L'acné ponctuée, ou *acné punctata*, que nous étudierons tout d'abord, est représentée par les points noirs du visage, connus en dermatologie sous le nom de *comédons*. C'est une lésion cutanée très fréquente, qui résulte de l'hypersécrétion et de l'accumulation de la matière sébacée dans les glandes et dans leurs conduits excréteurs. Ces comédons se présentent sous l'aspect de points noirs plus ou moins saillants, siégeant à l'orifice des glandes ; la coloration noire est due au mélange du sébum avec les poussières atmosphériques.

Les comédons existent en nombre variable à la surface de la peau ; quelquefois, ils sont tellement nombreux sur la peau du visage, qu'on dirait que celle-ci a été criblée de grains de poudre de chasse.

Si on presse entre les ongles la base de la glande, ainsi remplie de sébum, on fait sourdre par l'orifice glandulaire un filament blanchâtre, présentant une extrémité noire, qui ressemble à un petit fragment de vermicelle ténu ou à un ver, d'où le nom de ver de la peau, qui est donné communément à cette petite production. C'est un filament mou, pâteux, très fragile, constitué uniquement par de la matière sébacée.

Demodex folliculorum.

Dans ce filament de sébum on a trouvé un animalcule microscopique, qui a été décrit pour la première fois par Simon, de Berlin; ce parasite est un arachnide, que vous pouvez reconnaître comme tel parce qu'il présente quatre paires de pattes. Il a été bien étudié par Moquin-Tandon, qui lui a donné le nom de *demodex folliculorum.*

D'ailleurs, contrairement à ce qu'on croyait autrefois, ce parasite ne joue aucun rôle étiologique dans le développement de cette forme d'acné. C'est un parasite banal du sébum ; on l'a trouvé à la surface de la peau, dans la matière sébacée normale.

Sièges de l'acné ponctuée.

L'acné ponctuée siège surtout, comme je viens de vous le dire, au visage, au front, au nez, particulièrement aux ailes du nez ; vous l'observez également sur les épaules, au milieu du dos, sur la région sternale ; vous l'observez aussi et assez fréquemment dans les conques auditives, à l'intérieur du pavillon de l'oreille ; enfin, elle peut exister parfois sur les bras et, dans un certain nombre de cas, sur le pénis.

Symptômes et marche.

Cette affection est le plus souvent discrète, mais quelquefois aussi confluente, tellement confluente qu'elle constitue alors une véritable difformité.

Elle n'occasionne aucun trouble fonctionnel, ni prurit, ni cuisson, ni douleurs ; mais elle a une durée indéfinie. Le comédon se termine, soit par l'extraction artificielle, au moyen de la pression exercée avec les doigts à la base de la glande, soit spontanément, par inflammation et suppuration, et alors ce comédon enflammé ressemble tout à fait à l'acné pustuleuse ordinaire, que nous étudierons plus tard.

En effet, l'acné ponctuée coexiste souvent avec toutes les formes de l'acné inflammatoire ; dans d'autres cas, elle coexiste avec la séborrhée fluente ou la séborrhée croûteuse ; et cela vous prouve bien que ces affections des glandes sébacées constituent une grande famille et que nous les devons étudier les unes à côté des autres.

Les auteurs anglais ont décrit une forme spéciale de comédons, particulière aux jeunes garçons au-dessous de quinze ans ; cette forme est caractérisée par ce fait que les comédons sont groupés les uns à côté des autres, sous forme de plaques arrondies, qui siègent sur le front, sur les tempes ou sur les joues. D'ailleurs, à part leur groupement particulier et leur confluence, ces comédons ne présentent rien de spécial et ressemblent aux comédons ordinaires.

Diagnostic. Messieurs, le diagnostic de l'acné ponctuée est très facile par les caractères que je viens de vous donner, et je crois qu'il est absolument inutile de faire un diagnostic différentiel avec les autres dermatoses, d'autant que c'est une maladie que vous connaissez bien et que vous observez tous les jours sur ceux qui vous entourent.

Pronostic. C'est une affection qui ne présente aucune gravité, qui est quelquefois seulement très incommode et, par la confluence des comédons, donne au visage un aspect repoussant.

Étiologie. Son étiologie n'est pas très bien connue ; elle rentre dans l'étiologie générale des acnés. Cependant, certains auteurs ont attribué l'acné ponctuée à la prédominance du tempérament lymphatique ; cela est vrai, car l'acné ponctuée s'observe surtout chez les jeunes sujets et surtout chez ceux qui possèdent un tempérament lymphatique ; mais cette cause n'est pas constante, il y a des individus qui ne sont pas du tout lymphatiques et qui sont atteints d'acné ponctuée. Il est vraisemblable que la cause de l'acné ponctuée, comme celle de l'acné inflammatoire, doit être cherchée dans un trouble du fonctionnement des voies digestives et, particulièrement, dans l'élaboration imparfaite des matières grasses ingérées. Cette indication étiologique va vous être d'une grande utilité, pour instituer le traitement de l'acné ponctuée.

Lymphatisme.

Élaboration imparfaite des graisses.

Traitement. Il faut, en premier lieu, traiter les voies digestives, corriger les fermentations gastro-intestinales, au moyen de cachets antiseptiques, instituer un régime spécial, dans lequel vous supprimerez particulièrement de l'alimentation les graisses, ou, au moins, dans lequel vous restreindrez considérablement leur emploi.

Quant au traitement local, il est également assez simple. Traitement local.

Si l'acné ponctuée est discrète, il suffit de vider les follicules glandulaires, au moyen de pressions exercées sur la base de la glande ; si, au contraire, les comédons sont confluents, ou s'ils sont très nombreux, cette petite opération est tout à fait impraticable ; c'est alors que, pour dissoudre la matière grasse, vous aurez recours à des savonnages avec de l'eau chaude additionnée soit d'alcool, soit d'ammoniaque liquide à 2 pour 100, par exemple. Dans le même but, vous emploierez également les lotions alcalines, soit au bicarbonate de soude, soit au borax et à l'éther, dont je vous ai déjà parlé.

Pour modifier la sécrétion glandulaire, vous vous servirez de lotions astringentes ou excitantes, comme dans la séborrhée. Vous pourrez employer les lotions avec de l'alcool salicylique, c'est-à-dire avec une solution d'acide salicylique dans l'alcool, dans la proportion de 1 pour 100. Vous emploierez également des solutions d'alun, de tannin, de sulfate de zinc, suivant les formules que vous connaissez déjà. Mais, dans cette forme d'acné, comme dans la séborrhée fluente, il ne faut pas employer de pommades ; celles-ci ont l'inconvénient de graisser la peau et de remplir de nouvelles matières grasses les orifices des glandes sébacées.

C'est aussi dans l'acné ponctuée que vous vous trouverez bien des douches sulfureuses chaudes en arrosoir, dont je vous ai déjà parlé et que vous devez pratiquer, soit avec de l'eau sulfureuse artificielle, soit, mieux, avec des eaux sulfureuses naturelles : l'eau de Luchon, l'eau de Barrèges, l'eau de Challes, l'eau d'Aix, l'eau de Saint-Honoré-les-Bains. D'autres auteurs ont conseillé, quand ces eaux sulfureuses sont trop irritantes, de les remplacer par des eaux thermales alcalines naturelles, que vous emploierez, d'ailleurs, de la même façon, en douches locales sur le visage ou sur les autres régions malades.

Formulaire thérapeutique de l'acné ponctuée.

Comme conclusion de ce traitement local des comédons, voici, Messieurs, les principales formules que vous pourrez prescrire :

Lotions alcalines :

℞ Borax } Éther sulfurique }	ãã 12 à 15 grammes.
Eau	250 —

℞ Bicarbonate de soude	20 grammes.
Eau	200 —

℞ Ammoniaque liquide	XL gouttes.
Eau chaude	75 grammes.
Alcool à 90°	25 —

Lotions irritantes :

Solution alcoolique saturée d'acide borique :

℞ Acide salicylique	1 gramme.
Alcool	100 —

℞ Sublimé	0,40 centigr.
Alcool	50 grammes.
Eau	200 —
Teinture de benjoin	XX gouttes.

Acné miliaire.

La *seconde forme d'acné par rétention* est l'acné miliaire.

Cette affection, ainsi dénommée par Hardy, appelée par d'autres dermatologistes *milium* ou *grutum*, est constituée par une sorte de *concrétion folliculaire*.

Elle résulte de l'accumulation du sébum dans la cavité d'une glande sébacée, de l'oblitération du conduit excréteur de la glande et de l'induration de la matière sébacée.

Description.

L'acné miliaire se présente sous l'aspect de petites granulations saillantes, blanches ou jaunâtres, du volume d'une petite tête d'épingle, quelquefois un peu plus volumineuses et atteignant les dimensions d'un grain de millet. Ces petites granulations sont parfois groupées et constituent alors de véritables tumeurs, du volume d'un pois; mais ce cas est très rare; le plus souvent, elles sont isolées.

Elles sont habituellement superficielles, sous-épidermiques, très rarement profondes et intra-dermiques.

Leur siège, comme, d'ailleurs, celui de toutes les variétés d'acnés, est surtout à la face, et particulièrement sur les paupières, sur le nez et sur le front, d'une façon générale dans les régions qui avoisinent l'orbite; c'est là, presque exclusivement, que vous trouverez l'acné miliaire. C'est une affection très fréquente, que vous observerez facilement, en examinant quelques-unes des personnes qui vous entourent. Siège.

L'acné miliaire existe aussi assez souvent aux organes génitaux. M. Hardy a même décrit jadis, sur la peau du scrotum, une variété de milium plus volumineuse que la précédente, pouvant atteindre le volume d'un petit pois, et à laquelle on a donné le nom d'*acné pisiforme;* ce n'est, d'ailleurs, pas autre chose qu'une simple variété d'acné miliaire.

Les granulations d'acné miliaire existent en nombre variable sur la peau; le plus souvent, il y en a très peu, une, deux ou trois; quelquefois, cependant, elles sont plus nombreuses et disséminées. Ces granulations n'occasionnent aucun trouble fonctionnel, ni douleur, ni cuisson, ni démangeaison.

Quant à leur marche, la nature de la lésion semble vous l'indiquer suffisamment; c'est une affection indéfiniment stationnaire. Dans quelques cas, toutefois, ces granulations s'accroissent, mais elles s'accroissent progressivement et très lentement. Marche.

Il faut aussi que vous sachiez que l'acné miliaire coexiste parfois avec d'autres variétés d'acné, notamment avec les comédons, que nous avons étudiés tout à l'heure, et avec les diverses variétés d'acné pustuleuse.

L'anatomie pathologique de cette lésion glandulaire Anatomie pathologique.

a été faite par M. Neumann, par MM. Vidal et Leloir. Ces auteurs ont constaté que les granulations blanchâtres ou jaunâtres, qui caractérisent l'acné miliaire, étaient constituées par une petite poche fibreuse, résultant de l'épaississement de la paroi folliculaire, et que, dans cette petite poche fibreuse, se trouvaient accumulées des cellules sébacées, cornées, imbriquées, disposées comme les feuilles du bulbe de l'oignon. Au centre de cette petite masse ainsi feuilletée, se trouve une sorte d'amas graisseux, composé de matière grasse granuleuse et de cristaux de cholestérine. Quelquefois ces granulations graisseuses et les cellules sébacées, qui remplissent les cavités glandulaires, s'incrustent de sels calcaires, de phosphate de chaux et de carbonate de chaux, et constituent alors de petites tumeurs très dures, décrites par les anciens dermatologistes sous le nom de *calculs cutanés*.

Diagnostic. D'après les caractères que je viens de vous donner, le diagnostic de l'acné miliaire est ordinairement très facile. Vous ferez ce diagnostic par la couleur, par le volume et par la forme de ces petites granulations cutanées.

Notez qu'il n'y a aucun orifice, par lequel vous puissiez faire sourdre la matière sébacée, et cette absence d'orifice à la surface de la petite granulation glandulaire est un caractère suffisant pour vous faire distinguer l'acné miliaire des autres variétés d'acné.

Traitement. Quant au traitement, il est extrêmement simple : il consistera dans l'énucléation. Au moyen d'une aiguille ou d'un petit scarificateur à pointe très fine, vous percez ou vous incisez la peau, et vous énucléez complètement la petite tumeur, qui ressemble à un grain fin de millet. Pour prévenir la récidive, vous pouvez cautériser la poche ou la cavité, soit avec un pinceau imbibé de teinture d'iode, soit avec un crayon mince, fin et effilé de nitrate d'argent.

Messieurs, notre troisième forme d'acné par rétention est l'*acné cornée.* Acné cornée.

Sous le nom d'acné cornée les dermatologistes ont décrit une affection rare, caractérisée par une sorte de transformation cornée des cellules des glandes sébacées ou des follicules pilo-sébacés. Ces cellules se kératinisent, au lieu de subir l'évolution graisseuse normale, qui aboutit, comme vous le savez, à la sécrétion sébacée. Pathogénie.

Le produit de la sécrétion glandulaire, ainsi modifié, se concrète et s'accumule à l'orifice de la glande, sous forme de petits cônes saillants ou de *petites cornes*, ayant parfois plusieurs millimètres de longueur : d'où le nom d'acné cornée. Symptômes.

La lésion atteint un certain nombre de glandes groupées les unes à côté des autres, et qui, par leur ensemble, donnent au toucher la sensation d'une râpe ou d'une brosse.

Ces groupes de glandes ainsi altérées constituent de petites plaques circonscrites, qui siègent surtout au cou, puis à la face, sur le tronc autour de la ceinture, aux membres, particulièrement aux articulations des genoux et des coudes. Siège.

Le traitement de cette acné cornée (sur laquelle je suis très bref, car c'est une variété très rare d'acné) diffère peu de celui des séborrhées concrètes; et, en effet, quelques auteurs ont rangé l'acné cornée dans les acnés par hypersécrétion, comme une variété de la séborrhée concrète. Nous la classons dans les acnés par rétention ; mais cela n'est qu'un changement de classification, la lésion reste la même; la similitude de la séborrhée concrète et de l'acné cornée reste la même; c'est pourquoi le traitement de l'acné cornée est à peu près le même que celui de la séborrhée concrète. Traitement.

Il consiste, d'abord, en savonnages, avec une lotion savonneuse ordinaire, ou en lotions alcooliques de savon noir, dans la proportion de deux parties de savon pour une partie d'alcool.

Vous appliquerez, ensuite, sur les parties malades l'une des pommades irritantes dont je vous ai conseillé l'usage dans le traitement de la séborrhée concrète : soit la pommade salicylée forte à 3 pour 100, soit la pommade au naphtol à 5 pour 100, ou le glycérolé tartrique, dans la proportion de 5 grammes d'acide tartrique pour 100 grammes de glycérolé d'amidon.

Psorospermose folliculaire végétante.

Messieurs, il est vraisemblable que cette acné cornée, que je viens de vous décrire brièvement, est la même maladie que celle qui a été décrite récemment par M. Darier, sous le nom de *psorospermose folliculaire végétante*.

Discussion nosologique.

Les psorospermoses sont des affections parasitaires de la peau, caractérisées par la présence de *psorospermies* ou de *coccidies*. Ces psorospermies ont été trouvées dans diverses affections cutanées, notamment dans une affection eczématiforme qui siège au mamelon et qui est connue sous le nom de *maladie de Paget*, notamment aussi dans l'acné varioliforme, que nous étudierons dans un instant.

Les psorospermies, d'après M. Darier, seraient également la cause de l'acné cornée; c'est pourquoi cet histologiste a décrit cette acné ou, plutôt, une forme généralisée de cette acné cornée sous le nom de psorospermose folliculaire végétante. Quoi qu'il en soit, la psorospermose de Darier est, au moins, une *forme spéciale d'acné cornée*, une forme plus grave, généralisée, et beaucoup plus rare encore que l'acné cornée classique, que je viens de vous décrire. C'est très probablement la même affection qui a été jadis étudiée par M. Lutz, sous le nom d'*hypertrophie générale du système sébacé*. Vous voyez, une fois de plus, combien il y a de synonymes dans la nomenclature des maladies de la peau.

Les lésions de l'acné cornée psorospermique, si je puis dire, de la psorospermose folliculaire végétante, sont disséminées sur tout le corps, au lieu d'être localisées comme celles de l'acné cornée ordinaire. Siège des lésions.

Vous observez ces lésions surtout aux plis articulaires, aux organes génitaux, à la face, sur le cuir chevelu, à la région antérieure de la poitrine, sur les parties latérales du tronc.

L'affection débute par de petites papules dures, du volume d'une tête d'épingle, siégeant à l'*orifice des follicules pilo-sébacés* ; ces petites papules présentent, d'abord, une coloration normale, deviennent ensuite rosées ou rouges. Description de la maladie.

Au bout de quelque temps, les papules se recouvrent d'une *croûte* grise, brune, ou noirâtre ; cette coloration noirâtre est due à une petite hémorrhagie, provenant du grattage. Cette croûte est très adhérente ; elle a la forme d'une petite corne conique à base supérieure. Le sommet inférieur de la corne, gras et plus mou que la superficie, est enchâssé dans une dépression infundibuliforme, à bords saillants, qui est l'orifice dilaté d'une glande pilo-sébacée.

Ces concrétions cornées sont plus ou moins volumineuses, le plus souvent acuminées, quelquefois arrondies.

Vous voyez donc qu'il y a une grande ressemblance entre cette lésion et celle de l'acné cornée : même dilatation de l'orifice du conduit sébacé, même accumulation de sébum sous forme d'une petite croûte conique, siégeant à l'orifice du follicule.

Mais, dans la forme que nous décrivons maintenant, ces lésions glandulaires, primitivement isolées, deviennent confluentes. Elles constituent alors des plaques croûteuses, cornées ou graisseuses, plus ou moins épaisses, plus ou moins raboteuses.

Dans une période plus avancée encore, le revêtement corné folliculaire s'élimine en partie, et vous n'avez plus alors sous les yeux que des saillies folliculaires cratériformes, à pertuis central ; par la pression sur les bords de cet orifice cratériforme, situé au sommet de l'orifice pilo-sébacé saillant, vous faites sourdre de ces petites tumeurs de la matière sébacée mélangée à du pus.

En même temps, et d'après la description de M. Darier, les téguments malades végètent et se recouvrent d'excroissances papillomateuses rougeâtres, pressées les unes contre les autres, qui répandent une odeur fétide, véritablement insupportable.

A cette période, Messieurs, vous voyez que la maladie ne présente plus aucune ressemblance avec l'acné cornée classique, d'autant moins qu'on a cité plusieurs cas d'altération de la paume des mains et des ongles, phénomène que vous n'observez jamais dans l'acné cornée. La maladie de Darier serait donc une forme d'acné cornée, à évolution beaucoup plus avancée que l'acné cornée ordinaire, forme beaucoup plus grave et présentant à sa période terminale des caractères tout à fait spéciaux.

Marche et pronostic.

La marche de cette psorospermose est une marche progressive. Cependant, la maladie n'occasionne *aucun trouble fonctionnel ;* mais elle est d'un pronostic grave, à cause de son incurabilité presque absolue et de l'insuccès presque complet de tous les traitements qui ont été proposés pour la guérir.

Traitement.

Cependant, il faut essayer de traiter cette affection rebelle. Au début, vous emploierez des frictions de savon noir, pour faire tomber les concrétions cornées. Ensuite, vous appliquerez des pommades antiseptiques à base de bi-iodure de mercure, ou à base de naphtol ou de résorcine ou d'acide salicylique. Dans d'autres cas, vous donnerez la préférence aux lotions, surtout quand la peau est très grasse, très humide et très suintante ; ces lotions devront être faites surtout avec une solution de sublimé au 1/1000e ou au 1/500e, ou avec la liqueur de Van Swieten.

Mais il faut que vous sachiez bien que, malgré tous ces traitements, malgré tous les agents thérapeutiques que vous emploierez successivement, malgré tous les soins que vous pourrez donner à la peau malade, cette psorospermose est une affection très rebelle, que vous n'arriverez pour ainsi dire jamais à guérir.

Diagnostic avec l'acné varioliforme.

Le diagnostic de la psorospermose végétante doit être fait avec certains cas de molluscum contagiosum.

Le molluscum contagiosum ou acné varioliforme, que nous allons étudier dans un instant, n'est jamais aussi étendu en surface que la maladie de Darier, même quand il est généralisé. Il y a dans les deux maladies une dépression ombiliquée centrale, mais cette dépression ombiliquée ne présente pas les mêmes caractères, et, notamment, dans l'acné varioliforme, il n'y a pas ces saillies cornées que je vous ai signalées dans l'acné cornée. Enfin, les éléments de l'acné varioliforme ont une forme beaucoup plus régulière, plus perlée.

Diagnostic avec le pityriasis pilaris.

Au début, quand la psorospermose cutanée est simplement constituée par des papules folliculaires, avec un cône corné enfoncé dans l'orifice des follicules, vous pourrez confondre la maladie avec le pityriasis pilaris de Devergie. Mais le pityriasis pilaris ne présente pas les mêmes caractères ; les cônes épidermiques circumpilaires, la présence constante d'un poil dans chaque gaine épidermique, donnent à la maladie de Devergie un aspect tout différent. De plus, la desquamation psoriasiforme, que vous observez, comme phénomène constant, à la paume des mains et à la plante des pieds, dans le pityriasis pilaris, sera également un caractère distinctif important, qui vous permettra de ne pas confondre le pityriasis avec l'acné cornée psorospermique, même au début de cette dernière maladie.

Anatomie pathologique.

Au point de vue anatomo-pathologique, la maladie de Darier, comme l'acné cornée, est une sorte de *folliculite pilo-sébacée à évolution cornée.*

D'après M. Darier, si l'on extirpe un bouchon folliculaire, une des petites cornes enfoncées dans le conduit excréteur de la glande pilo-sébacée ; si on dissocie ce bouchon folliculaire avec la potasse, et si on colore la préparation avec une solution d'iode iodurée, on voit les cellules épithéliales distendues par un corps rond, qui refoule le noyau de la cellule et ressemble un peu à une cellule cartilagineuse. Ces corps arrondis sont, en effet, constitués par une membrane réfringente épaisse, à double contour, renfermant une boule protoplasmique, avec un ou plusieurs noyaux.

Le corps arrondi réfringent, hyalin, remplit toute la cellule, dont la paroi est exactement moulée sur lui.

Pour M. Darier, ce corps rond hyalin est un parasite, une psorospermie, une coccidie ; ce serait l'agent causal de la maladie.

Mais je dois vous dire immédiatement que l'interprétation de M. Darier a été très contestée par M. Bœck (de Christiania) et par un dermatologiste de Budapest, M. Töröck.

Certains auteurs considèrent, en effet, avec eux, que cet aspect spécial de la cellule épithéliale n'est pas dû à la présence d'un parasite dans son intérieur, mais résulte simplement d'une *dégénérescence cellulaire particulière.*

En somme, la question est encore à l'étude.

En tous cas, si cette acné cornée psorospermique est une maladie parasitaire, elle n'est pas contagieuse ; non seulement on n'a observé aucun cas probant de contagion, mais les expériences d'inoculation qui ont été tentées sont restées complètement négatives.

Acné varioliforme.

Messieurs, comme quatrième variété d'acné par rétention, nous avons maintenant à étudier l'acné varioliforme.

Cette affection, ainsi dénommée par Bazin, représente le *molluscum contagiosum de Bateman.*

Le nom d'acné varioliforme indique bien la nature et l'aspect de la lésion : la nature, car c'est une affection des glandes sébacées ; l'aspect, car cette petite tubérosité cutanée, par son ombilication centrale, ressemble en effet un peu à la pustule variolique. Discussion nosologique.

Il faut abandonner la dénomination de molluscum, qui peut créer une confusion, car on désigne aussi sous ce nom une tumeur de nature tout à fait différente, une tumeur fibreuse, sessile ou pédiculée, appelée aussi quelquefois fibrome-molluscum ; ce fibrome-molluscum est une tumeur tout à fait différente de l'acné varioliforme et qui est due à l'hyperplasie du tissu conjonctif, qui a subi la transformation fibreuse. Au contraire, l'acné varioliforme ou molluscum contagiosum de Bateman est véritablement une acné, c'est-à-dire une affection des glandes sébacées.

Cette affection est caractérisée par de petites élevures globuleuses ou boutonneuses, pleines, dures et résistantes, blanches, transparentes, quelquefois un peu rosées, mais le plus souvent blanches, opalines et presque translucides. Description de la maladie.

Ces petites tumeurs ou tubérosités cutanées ont le volume d'un grain de millet à un pois.

Ordinairement, les tubercules de l'acné varioliforme présentent une base large, sessile, et constituent une petite tubérosité hémisphérique. Quelquefois, ils sont un peu acuminés ; dans d'autres cas, ils sont renflés en forme de massue et comme pédiculés, mais cette disposition est rare.

Toujours, et c'est là son caractère essentiel, ce petit tubercule cutané présente un aspect ombiliqué, c'est-à-dire qu'il y a, au centre de la petite tubérosité cutanée, une dépression, une sorte d'orifice, et même un véritable orifice, qui est quelquefois coloré en noir, quand il est souillé par les poussières atmosphériques. Par cet orifice ombiliqué, qui est bien véritablement un orifice communiquant avec la cavité glandulaire, vous pouvez faire sourdre, par la pression, la matière sébacée, qui a ici des caractères spéciaux, qui est épaisse, pâteuse, blanchâtre et de coloration laiteuse.

Les tubercules de l'acné varioliforme sont ordinairement isolés et en petit nombre; cependant, on a cité quelques observations d'acné varioliforme généralisée, mais ce sont de véritables raretés dermatologiques. Habituellement, ces tubercules sont très peu nombreux; ils sont au nombre de quatre ou cinq, et disséminés particulièrement sur la face, qui est le siège de prédilection de l'acné varioliforme, comme de toutes les variétés d'acné.

Siège.

Ces petites tubérosités ombiliquées sont donc disséminées particulièrement au front, aux paupières, aux joues; on les observe aussi sur le cou, sur les organes génitaux, sur le dos, au milieu de la poitrine et, enfin, dans quelques cas, sur les membres. Quelques-uns d'entre vous se rappellent peut-être que je vous ai montré un cas de cette acné varioliforme disséminée sur diverses régions du corps, dans une de nos conférences du dimanche à l'hôpital Saint-Louis, en traitant de la séméiologie générale des lésions élémentaires de la peau.

Le plus souvent, c'est donc isolés et en petit nombre que se rencontrent ces tubercules; ils sont très rarement confluents, sur une des régions que je viens de vous indiquer, et pressés les uns contre les autres.

Marche et évolution des lésions.

Leur marche est, d'ailleurs, très longue et leur persistance indéfinie. Ils présentent un accroissement graduel, mais jamais ils n'arrivent à avoir un volume très considérable. Ils peuvent guérir spontanément, par issue spontanée du contenu de la cavité glandulaire, ou bien ils guérissent par inflammation de la glande qui alors suppure et se nécrose. Cette destruction de la glande est suivie d'une cicatrice superficielle indélébile.

Tels sont, Messieurs, les caractères objectifs de cette variété très curieuse d'acné. Quant à la cause de l'acné varioliforme, elle est aujourd'hui bien connue: c'est une affection parasitaire, bien qu'on ne soit pas fixé sur la nature du parasite. Mais la maladie est *contagieuse*, comme le croyait Bateman, comme Caillaut, Hardy et d'autres l'ont démontré, comme en font foi un grand nombre d'observations. C'est, non seulement, une maladie contagieuse, mais c'est une maladie inoculable, comme l'ont prouvé également plusieurs expériences décisives. Étiologie.

Cette affection s'observe surtout chez les enfants et chez les jeunes sujets. Bazin voulait en faire une manifestation du lymphatisme, mais cette opinion de Bazin ne mérite même plus d'être discutée aujourd'hui.

Cette lésion est facile à reconnaître, par les caractères que je vous ai donnés. Diagnostic.

La dureté des tubérosités de l'acné varioliforme distingue suffisamment cette affection de toutes les *pustules ombiliquées* et notamment des pustules varioliques, avec lesquelles, d'ailleurs, la confusion est absolument impossible. Il n'y a de ressemblance que de loin et d'après l'aspect de la lésion.

Le *molluscum fibreux* est également tout à fait différent de l'acné varioliforme; il est, comme vous le savez, sessile ou pédiculé. Dans sa forme sessile, il est constitué par des tumeurs molles, de volume variable, tantôt localisées, tantôt disséminées sur toute la surface du corps. En dehors de la mollesse particulière de ces tumeurs, vous ne constatez jamais, à leur surface, d'ombilication ; vous ne voyez pas non plus de point noir, indiquant l'orifice d'une glande sébacée ; ce sont là deux particularités tout à fait caractéristiques de l'acné varioliforme.

La variété pédiculée de molluscum fibreux, qui est désignée sous le nom de *molluscum pendulum*, est encore plus différente; elle se présente sous la forme de petites tumeurs flasques, ressemblant en quelque sorte à des grains de raisin vidés.

Quant aux *kystes sébacés*, qui sont aussi en réalité une variété d'acné par rétention, ils présentent souvent un point noir central, indiquant l'orifice de la glande sébacée, mais c'est leur seule ressemblance avec le tubercule de l'acné varioliforme; car ces kystes sont des tumeurs beaucoup plus volumineuses. S'il y a un orifice, il n'y a pas d'ombilication, et ces tumeurs présentent une forme tout à fait différente.

Anatomie pathologique.

L'anatomie pathologique de l'acné varioliforme a été bien étudiée par M. Vidal et par M. le professeur Renaut, de Lyon. Ce dernier a surtout bien montré l'évolution cornée spéciale des cellules des glandes sébacées, aboutissant à la formation de la petite tubérosité qui caractérise l'acné varioliforme.

La tumeur, ainsi que l'a montré M. Renaut, est constituée par la glande sébacée elle-même altérée.

Sur une coupe passant par le hile de la tumeur, on voit les lobules glandulaires, représentés par des sortes de bourgeons en forme de larmes, dont la base est située dans la profondeur et dont l'extrémité est dirigée vers le hile; de sorte que toutes les pointes de ces bourgeons convergent vers l'ombilication centrale. L'ensemble de la coupe présente l'aspect d'un éventail renversé.

Ces bourgeons sont séparés les uns des autres par des cloisons connectives, qui ne sont autre chose que les papilles dermiques modifiées.

Transformation cornée des cellules des glandes sébacées.

Dans l'intérieur de chaque bourgeon, on trouve toutes les couches des cellules du corps de Malpighi; mais la plupart de ces cellules tendent à devenir globuleuses; leur centre se remplit de granulations hyalines, qui se fondent bientôt en un bloc de matière hyaline translucide, tandis que la périphérie s'infiltre d'éléidine. Ces blocs tranparents, qui remplissent les cellules, sont considérés par M. le professeur Renaut comme des blocs de matière cornée, qui donnent au tubercule de l'acné varioliforme son aspect et sa consistance ; de sorte que la lésion anatomique de l'acné varioliforme résulterait de ce fait, que les cellules des glandes sébacées, au lieu de suivre leur évolution graisseuse normale, subiraient la transformation cornée.

Il y a, d'ailleurs, entre ces cellules globuleuses, hyalines, ainsi modifiées, d'autres cellules plus petites, aplaties, normales, en quelque sorte, et chargées de granulations d'éléidine.

Les cellules cornées de la pointe des bourgeons se continuent avec les cellules cornées de l'ectoderme de la peau voisine.

Ces masses hyalines, qui remplissent les cellules malpighiennes et qui ont été décrites par M. Renaut comme des blocs cornés, sont, au contraire, considérées par d'autres auteurs aujourd'hui, par des histologistes des plus compétents, comme des parasites, comme les parasites actifs de la maladie. Ces parasites sont regardés, par Boelinger et par Neisser, comme des grégarines, et, par Darier, comme des psorospermies ; de sorte que l'acné varioliforme devrait être, d'après cette théorie, rattachée au groupe des psorospermoses, comme l'acné cornée. Théorie parasitaire.

Mais, Messieurs, je dois vous dire immédiatement que la démonstration décisive de la nature parasitaire de ces masses hyalines, qui remplissent les cellules, n'est pas absolument faite à mon avis et demande des recherches nouvelles.

Tels sont les caractères anatomiques de cette petite lésion très curieuse, comme vous le voyez, et qui a donné lieu à tant de controverses. Quel est maintenant le traitement qui convient à l'acné varioliforme? Traitement.

Si le parasite n'est pas démontré, la contagion de la maladie est indubitable, non seulement sa contagion, mais son inoculation et son auto-inoculation, de sorte qu'il n'y a qu'un moyen de traiter l'acné varioliforme, c'est d'opérer la destruction des tubercules.

Ablation des tubercules.

Par l'instrument tranchant, au moyen d'une petite curette, il faut enlever complètement le tubercule d'acné varioliforme. Dans d'autres cas, vous pourrez l'exciser avec des ciseaux courbes ; ou bien, vous vous contenterez d'inciser la petite tumeur et de pratiquer l'énucléation de son contenu. Dans tous les cas, il faut ensuite cautériser la petite plaie avec un crayon de nitrate d'argent ou avec de la teinture d'iode. Quel que soit le procédé que vous employiez, il faut que vous détruisiez la lésion pour la guérir, et surtout pour l'empêcher de pulluler sur les téguments voisins.

Si les tumeurs sont très petites, si elles sont multiples, tout à fait à leur début, et particulièrement chez les enfants, chez lesquels ces petites opérations, bien que n'étant pas graves, sont quelquefois redoutées, si les lésions de l'acné varioliforme sont encore minimes, vous pourrez essayer de les faire disparaître au moyen d'applications irritantes, et je vous conseille, dans ce but, l'application de pommade à l'acide pyrogallique à 5 pour 100, employée en frictions énergiques sur les régions atteintes. Ces applications irritantes suffisent quelquefois pour guérir la maladie ; mais rappelez-vous bien que ce traitement par les pommades est le plus souvent insuffisant, et même tout à fait insuffisant, quand les tubercules sont volumineux, et que, dans ce cas, il n'y a qu'un moyen de guérir la maladie, c'est de pratiquer l'excision des tubercules.

Acnés inflammatoires.

Nous arrivons maintenant à notre troisième groupe d'acnés, au groupe des acnés inflammatoires, qui comprend les formes suivantes :

L'acné inflammatoire proprement dite, ou acné pustuleuse ou boutonneuse, et ses variétés ; c'est la forme d'acné la plus fréquente ;

L'acné pilaire, ulcéreuse ou cicatricielle ;

L'acné kéloïdique de la nuque ;

L'acné cachectique.

Acné boutonneuse ou pustuleuse.

L'acné boutonneuse ou pustuleuse est le type de l'acné.

Description.

Elle est caractérisée par des boutons rouges, à base indurée et douloureuse, qui, le plus souvent, se terminent par suppuration, en devenant de véritables pustules, mais qui, parfois aussi, peuvent se résoudre spontanément, ou restent à l'état de papules indurées.

Le volume de ces papulo-pustules varie de la dimension d'un grain de millet à celle d'un gros pois.

Leur évolution habituelle, comme je viens de vous le dire, aboutit à la suppuration. On voit alors, au centre du bouton, se former un *point jaunâtre*, indiquant la présence du pus, qui soulève l'épiderme.

Au bout de trois ou quatre jours, la pustule se rompt, la gouttelette de pus s'écoule ; la saillie indurée s'affaisse, la rougeur s'atténue et disparaît ; il ne reste plus qu'une tache rougeâtre, qui s'efface plus ou moins rapidement. Parfois, cette tache est remplacée par une cicatrice déprimée, particulièrement dans les acnés volumineuses et à suppuration profonde.

Quelquefois, le pus, au lieu de s'écouler à l'extérieur, se concrète et forme une sorte de croûtelle qui se dessèche au sommet du bouton.

Dans d'autres cas, le bouton reste induré, après s'être en partie vidé, et persiste sous forme d'une petite *nodosité dure et indolente*, résultant de la résorption incomplète de l'inflammation de la glande sébacée.

Sièges de la maladie.

Le siège de prédilection de cette acné boutonneuse, ou pustuleuse, est le visage, et, sur le visage surtout le front, puis le dos, particulièrement sur les épaules, et la face antérieure du thorax.

Marche. L'acné inflammatoire boutonneuse évolue par poussées successives, et ces poussées empiètent souvent les unes sur les autres, de sorte que, sur le même sujet, on trouve tous les degrés d'évolution de l'acné inflammatoire : les papules du début, des pustules, des croûtes, des nodosités indurées et des cicatrices. Toutes ces lésions, d'ailleurs, sont associées à des comédons de l'acné ponctuée, parfois à des loupes ou à des kystes sébacés, qui peuvent être considérés comme des acnés par rétention, ou à l'une des formes de la séborrhée.

Variétés de l'acné boutonneuse. Tels sont les caractères généraux de l'acné pustuleuse ou boutonneuse. Les auteurs ont décrit plusieurs variétés de cette forme inflammatoire ou boutonneuse de l'acné.

Acné simplex. L'*acné simplex*, ou *acné vulgaire*, est constituée par des papulo-pustules petites, isolées et discrètes, peu enflammées et peu douloureuses.

Acné juvenilis. L'*acné juvenilis*, décrite sous ce nom par Hardy, n'est autre chose que la variété précédente, observée chez les jeunes gens ; mais elle présente ce caractère particulier de disparaître spontanément vers l'âge de vingt-cinq ou trente ans ; l'âge a donc une influence très manifeste sur son développement.

Acné pustuleuse. L'*acné pustuleuse proprement dite* est constituée par des pustules volumineuses, renfermant une quantité de pus beaucoup plus considérable que la forme précédente, présentant une base dure, enflammée, et, autour d'elles, une large rougeur de la peau qui s'étale à la périphérie. Cette acné pustuleuse est le véritable type des pustules dites phlysaciées. Elle détermine, d'ailleurs, quelquefois une douleur assez vive.

Acné phlegmoneuse. Dans certains cas encore, Messieurs, la suppuration ne reste pas limitée à la glande sébacée elle-même, elle envahit la périphérie de la glande ; la pustule devient alors un véritable petit abcès, qui laisse à sa suite une cicatrice. On a donné à cette variété le nom d'*acné phlegmoneuse*.

Acné indurée.

Enfin, une autre variété, désignée sous le nom d'*acné indurée*, est constituée, comme je vous l'ai déjà dit, par les petites nodosités dures, résistantes, tuberculeuses, qui succèdent à des pustules acnéiques incomplètement vidées.

Anatomie pathologique.

La lésion anatomique de l'acné boutonneuse résulte d'un processus inflammatoire de la glande sébacée et du tissu périfolliculaire ; celui-ci est surtout atteint dans la forme dite indurée.

Cette inflammation est souvent secondaire à la rétention du sébum, à l'accumulation de la matière sébacée dans la glande, et elle succède, dans ce cas, à l'acné ponctuée. Les papulo-pustules acnéiques sont alors des comédons enflammés. Mais l'inflammation de la glande peut être primitive, indépendante de toute rétention de matière sébacée.

Cause de la suppuration.

La suppuration des boutons d'acné, ainsi que l'a montré M. Barthélemy, résulte de l'infection des glandes sébacées par des parasites venus de l'extérieur, qui sont habituellement des staphylocoques, et particulièrement le staphylococcus albus ; de sorte que la lésion originelle de l'acné serait une papule, qui ne deviendrait une pustule que par l'infection de la glande sébacée par les agents de la suppuration.

Diagnostic.

Le diagnostic de l'acné boutonneuse est généralement facile. C'est une affection très fréquente, comme vous le savez, particulièrement chez les jeunes sujets, et bien connue de tous.

La seule lésion avec laquelle on pourrait la confondre est la *syphilide papuleuse*, surtout quand celle-ci siège au front. Mais la syphilide papuleuse est rarement localisée exclusivement à cette région. Les papules de la syphilis sont plus aplaties que celles de l'acné; elles sont cuivrées, elles ne sont ni prurigineuses ni douloureuses; elles ne suppurent jamais. Enfin, vous pouvez voir d'autres lésions syphilitiques sur le reste du corps.

Les pustules du *sycosis parasitaire*, qui est dû, comme vous le savez, à l'infection des follicules pilo-sébacés par le trichophyton tonsurans, ces pustules ont un siège spécial, dans la barbe. De plus, les éléments du sycosis ont une plus longue durée que les éléments de l'acné; les pustules laissent à leur suite des indurations tuberculeuses, beaucoup plus fréquentes que celles de l'acné, beaucoup plus volumineuses aussi. Jamais dans l'acné, même indurée, on n'observe des indurations tuberculeuses aussi volumineuses que celles qui succèdent aux pustules du sycosis.

Étiologie.

L'étiologie de l'acné inflammatoire est très complexe.

Acné artificielle.

Dans certains cas, cette acné est une éruption artificielle, consécutive à l'application de substances médicamenteuses, irritantes, sur la peau.

La plus connue de ces acnés artificielles est l'acné cadique. Chez les malades atteints de psoriasis, qui sont traités pendant longtemps par l'huile de cade, ce médicament finit par déterminer une inflammation des follicules sébacés et une forme particulière d'acné de cause externe, qui oblige souvent à suspendre le traitement.

Les mêmes lésions acnéiques peuvent s'observer à la suite d'applications sur la peau d'autres substances irritantes, telles que l'acide chrysophanique et l'acide pyrogallique.

Acné pathogénétique.

Dans d'autres circonstances, comme je vous l'ai déjà dit en traitant des éruptions médicamenteuses, l'acné est consécutive à l'administration interne des iodures et des bromures; c'est alors une *éruption pathogénétique*. Il est, d'ailleurs, possible que ces médicaments n'agissent pas seulement par eux-mêmes, mais aussi par les troubles digestifs qu'ils provoquent; car, en pratiquant l'antisepsie intestinale, au moyen de cachets de naphtol, M. Féré, médecin de Bicêtre, est arrivé, chez les épileptiques soumis à de fortes doses de bromure de potassium, à supprimer ou à atténuer beaucoup cette acné pathogénétique.

En effèt, l'influence de l'altération des voies digestives est prédominante dans la pathogénie de l'acné. En dehors de la prédisposition individuelle et constitutionnelle, sur laquelle je reviendrai tout à l'heure, la cause principale de l'acné réside dans le mauvais fonctionnement des voies digestives.

Influence des troubles digestifs.

Les acnéiques sont souvent des dyspeptiques, ou, au moins, des individus atteints de dilatation de l'estomac, même quand cette dilatation ne leur occasionne pour le moment aucun trouble fonctionnel.

Chez ces malades, les poussées acnéiques ne sont pas toujours permanentes, mais déterminées par des écarts de régime, l'ingestion d'aliments épicés, de gibier, de fromages fermentés, de boissons alcooliques, etc., en un mot de toutes les substances alimentaires qui, d'une façon banale, favorisent les éruptions cutanées de toutes sortes chez les prédisposés.

Quelle est donc, Messieurs, la nature de cette prédisposition ?

Causes internes constitutionnelles.

On a voulu faire de l'acné une manifestation exclusive du *lymphatisme*. Cela est vrai dans beaucoup de cas, surtout pour les acnés tenaces, à pustules volumineuses et très confluentes, mais il faut bien savoir que le lymphatisme n'existe pas chez tous les acnéiques.

Quant à l'*arthritisme*, incriminé par Bazin, il n'a guère sous sa dépendance que l'acné pilaire des tempes et du front, que je vous décrirai plus tard, et la couperose.

Au point de vue diathésique, les individus atteints d'acné ne sont donc pas toujours des lymphatiques, ni des arthritiques ; souvent ce sont des *individus quelconques*, et c'est pourquoi, chez ceux-là, on a surtout incriminé les troubles digestifs.

D'autre part, vous avez vu l'influence de l'adolescence sur le développement de l'acné.

D'une manière générale, en dehors de ces causes internes multiples, il faut admettre, comme cause prédisposante locale de l'acné, une certaine constitution spéciale de la peau. Comme l'enseignait jadis Hillairet, les peaux épaisses, huileuses, à follicules béants, sont celles qui sont le plus sujettes à cette affection.

Causes diverses.

Comme autre cause de l'acné inflammatoire, on a signalé aussi l'influence de l'air des bords de la mer, l'exposition à toutes les intempéries atmosphériques ; mais ces causes existent surtout pour la couperose.

On a essayé aussi d'établir une relation entre l'acné et les affections des organes génito-urinaires. On a incriminé tantôt la continence sexuelle, tantôt, au contraire, les excès vénériens. On a incriminé aussi la conges-

Influence de la menstruation.

tion de l'utérus au moment des règles. Cette cause me paraît être la seule exacte : certaines femmes ont, en effet, presque constamment une poussée d'acné discrète à chacune de leurs époques menstruelles.

Pronostic.

L'acné boutonneuse, que je viens de vous décrire, est une maladie qui ne présente aucune gravité. Mais, quand l'éruption est très confluente, elle donne au visage un aspect disgracieux et même quelquefois repoussant. De plus, c'est une maladie de longue durée, désespérante par sa ténacité, et, enfin, vous avez vu que les pustules d'acné laissent souvent à leur suite des cicatrices indélébiles. L'acné est donc une affection très gênante, si elle n'est pas grave.

Traitement.

Le traitement de l'acné boutonneuse est ordinairement assez difficile et assez compliqué.

Je ne parle pas, bien entendu, de l'acné pathogénétique due à l'absorption de médicaments, tels que l'iode et le brome, ni de l'acné de cause externe, déterminée par l'application de substances irritantes sur la peau, par des onctions avec l'huile de cade, par exemple. Ces acnés disparaissent facilement, sous l'influence d'une médication émolliente et par la suppression de la cause qui leur a donné naissance. C'est le cas de répéter ici le vieil adage médical : *sublatâ causâ, tollitur effectus.*

Mais, même dans ces acnés artificielles, il faut soigner l'état général du sujet et surtout le tube digestif; car c'est dans le mauvais fonctionnement du tube digestif, comme vous l'avez vu, qu'il faut chercher la cause de la plupart des acnés.

Traitement interne.

Ce traitement interne, applicable également aux acnés de cause externe et aux acnés pathogénétiques, est surtout important dans les *acnés dites de cause interne.*

Régime alimentaire.

Il faut, d'abord, supprimer de l'alimentation toutes les substances dites excitantes; ce sont les mêmes substances qui sont interdites aux eczémateux, c'est-à-dire les boissons alcooliques, les liqueurs, le café, le thé; parmi les aliments, tous les aliments épicés, le gibier, le poisson, les coquillages, les fromages faits, et tous les aliments qui augmentent les fermentations intestinales, tels que les sauces, les jus de viande, les gelées de viande; il faut même restreindre l'usage du bouillon de viande ordinaire, du bouillon gras.

De plus, il est bon, il est même nécessaire de supprimer, chez les acnéiques, autant que possible, la graisse de l'alimentation, afin de diminuer l'abondance de la sécrétion sébacée.

Traitement du tube digestif.

Avec ce régime diététique, avec ce régime alimentaire, il faut, en même temps, soigner la dyspepsie et s'opposer aux effets nuisibles de la dilatation de l'estomac. Vous y parviendrez par l'antisepsie du tube digestif. C'est alors que vous prescrirez des cachets au salol, au benzo-naphtol, au naphtol, suivant les formules que je vous ai déjà données. C'est alors que vous vous trouverez bien de faire prendre à vos malades de l'acide chlorhydrique, par exemple une solution de 3 grammes d'acide chlorhydrique pur dans un litre d'eau, un demi-verre à chaque repas. Vous pourrez également prescrire l'eau chloroformée saturée, ou une solution renfermant X gouttes de chloroforme pour 120 grammes d'eau de fleurs d'oranger, par exemple. Vous arriverez ainsi, dans un certain nombre de cas, à réaliser l'antisepsie des voies digestives.

En somme, voici à quoi nous arrivons comme conclusion, c'est que, chez les acnéiques, il faut, autant que possible, diminuer l'introduction dans l'économie ou la production dans le tube digestif de matières excrémentitielles, dont l'élimination par les glandes sébacées provoque et entretient l'irritation de ces glandes.

Laxatifs.

Il faut aussi, chez ces malades, combattre la constipation par des laxatifs; car la médication évacuante est encore une façon et une bonne façon de faire l'antisepsie intestinale.

Médications diathésiques.

Messieurs, le régime, tel que je viens de vous l'indiquer, et le traitement des troubles digestifs constituent la thérapeutique interne la plus importante de l'acné boutonneuse. Les médicaments diathésiques ont bien peu d'importance dans cette maladie.

Si les alcalins sont utiles, comme le disait Bazin, c'est bien plus comme médicaments gastriques que comme agents thérapeutiques destinés à combattre l'arthritisme, dont l'influence, surtout manifeste dans la couperose, est tout à fait douteuse, comme vous l'avez vu, dans la pathogénie de l'acné inflammatoire.

Chez les sujets lymphatiques, il sera bon de prescrire les préparations ferrugineuses de toutes sortes, sous forme de médicaments pharmaceutiques ou sous forme d'eaux minérales naturelles. Vous conseillerez aussi le sirop antiscorbutique, plutôt que l'huile de foie de morue, car vous avez vu que les matières grasses sont très nuisibles dans l'acné.

Quant à l'arsenic, dont on a voulu faire un spécifique de toutes les affections cutanées, vous ne le prescrirez que comme reconstituant général, dans les formes confluentes et rebelles de l'acné, si l'estomac de vos malades leur permet de le supporter; mais soyez bien certains que les préparations arsenicales n'auront sur l'éruption cutanée qu'une action tout à fait indirecte. L'arsenic ne guérit pas l'acné, c'est seulement un bon reconstituant chez les acnéiques lymphatiques. Arsenic.

Comme autres médicaments internes, dont l'efficacité, d'ailleurs, ne m'est nullement démontrée, on a préconisé l'*ergotine*, pour amener la constriction des vaisseaux. Les médecins américains prescrivent le *mercure* et disent avoir eu des guérisons; mais probablement, dans ces cas-là, il s'agissait d'erreurs de diagnostic. M. Hardy a conseillé le *chlorure de sodium*, qui agit comme tonique général, destiné à combattre le lymphatisme. On a préconisé aussi le *soufre* à l'intérieur, sous forme d'électuaire soufré; mais il est vraisemblable que cet électuaire soufré agit seulement comme laxatif et non pas par les vertus propres et particulières du soufre. Autres médicaments internes.

Enfin, M. Unna (de Hambourg) recommande beaucoup l'*ichthyol*, dans le traitement de l'acné, non seulement comme médicament local, ainsi que vous allez le voir tout à l'heure, mais à l'intérieur. Unna considère l'ichthyol comme un médicament éminemment résolutif et antiphlogistique, qui anémie et décongestionne les tissus; il fait donc prendre à ses malades des pilules d'ichthyol. Je dois dire que ce traitement ne m'a pas donné des résultats aussi remarquables que ceux qui sont rapportés par M. Unna.

J'arrive au traitement local de l'acné inflammatoire, qui est de beaucoup le plus important. Traitement local.

Ce traitement comprend divers procédés. D'abord, Nettoyage de la peau.

d'une façon générale, il faut nettoyer la peau; vous y arriverez en faisant pratiquer sur le visage des lotions d'eau très chaude, aussi chaude que les malades pourront la supporter, tantôt d'eau simple, tantôt d'eau savonneuse, et vous vous trouverez bien de remplacer le savon ordinaire, à base de soude, par le savon mou, le savon noir, le savon de potasse. Vous pouvez dissoudre le savon de potasse soit dans l'eau simple, soit dans l'eau renfermant une certaine proportion d'alcool.

Lotions irritantes substitutives et parasiticides.

Cette lotion alcoolique savonneuse est déjà irritante, et cette irritation cutanée, produite par le savon noir, suffit dans les cas bénins ; mais, dans d'autres cas, il faudra avoir recours à des préparations irritantes plus énergiques, aux lotions irritantes substitutives et, en même temps, parasiticides. Les plus employées dans le traitement de l'acné inflammatoire sont les suivantes :

D'abord, des lotions avec de l'alcool pur ou coupé d'eau, ou avec de l'eau de Cologne également étendue d'eau, ou mieux avec de l'alcool camphré étendu d'eau ; des lotions avec une solution alcoolique saturée d'acide borique ; des lotions avec une solution alcoolique d'acide salicylique dans la proportion de 1 pour 50; des lotions avec la solution de sublimé à 1 gramme pour 1,000, ou même, dans une proportion plus forte, à 4 grammes pour 1,000. Pour augmenter l'action irritante et substitutive de la lotion mercurielle, vous pouvez mettre moitié d'alcool, par exemple :

500 grammes d'alcool.
500 grammes d'eau.
1 à 4 grammes de sublimé.

Vous vous trouverez bien également de lotions avec la solution sulfo-camphrée d'Hillairet, dont je vous ai déjà donné la formule et que je répète :

15 grammes de soufre sublimé.
12 grammes de camphre.
250 grammes d'eau.

Enfin, comme autre lotion excitante, vous pouvez employer la solution d'ichthyol, suivant la formule d'Unna, c'est-à-dire une solution d'ichthyol à 5 ou 10 pour 100; vous ferez dissoudre cet ichthyol dans parties égales d'alcool et d'éther.

Ces lotions doivent être faites, non pas avec une éponge ou un linge, comme les faisait Hardy, mais avec un tampon de ouate hydrophile antiseptique. Il faut, autant que possible, faire faire les lotions le soir et les laisser sécher, à la surface de la peau, pendant toute la nuit; le matin, vous faites un savonnage à l'eau très chaude et, le soir, vous faites une nouvelle application de la lotion excitante.

Pour calmer l'irritation cutanée, déterminée par ces lotions excitantes et par les savonnages du matin, vous vous trouverez bien d'appliquer à la surface de la peau, après le savonnage, une pommade inerte, une de ces pommades inertes à base d'oxyde de zinc, de sous-nitrate de bismuth ou de précipité blanc, dont je vous ai déjà donné les formules et dans lesquelles vous pourrez également incorporer 1/10 d'acide borique. Pommades inertes.

Si la peau n'est pas très irritée, si le malade supporte bien ces lotions, et surtout si l'acné est accompagnée d'une sécrétion abondante de matières grasses, au lieu de pommades qui graissent encore la peau, le matin, après les lotions chaudes, vous ferez seulement une application de poudre inerte. Vous saupoudrerez la peau avec une poudre composée, par exemple, d'une partie d'oxyde de zinc et de deux parties de poudre d'amidon; à ce mélange vous ajouterez un sixième d'acide borique pulvérisé, soit : Poudres inertes.

10 grammes d'oxyde de zinc.
20 grammes de poudre d'amidon.
4 à 5 grammes d'acide borique pulvérisé.

Au lieu de lotions irritantes, vous pouvez employer Pommades irritantes.

des pommades irritantes : la pommade soufrée au 1/10e ; la pommade au naphtol, à 5 pour 100 ; la pommade à la résorcine, à 5 ou 10 pour 100 ; la pommade à l'acide salicylique, à 1 ou 2 pour 100.

Ces pommades seront appliquées le soir, comme les lotions excitantes ; mais elles ne doivent pas être laissées toute la nuit. Il faut les laisser un temps variable, une heure, deux heures ou davantage, suivant la proportion des substances actives incorporées dans la pommade et, surtout, suivant la sensibilité et l'irritabilité de la peau, qui varient avec les sujets.

Acupuncture, thermo-puncture et galvano-puncture.

Messieurs, ces topiques ne suffisent pas pour guérir l'acné. Le plus souvent, il est indispensable d'employer un moyen chirurgical, associé à ces lotions et à ces pommades ; ce moyen chirurgical consiste à vider les boutons d'acné, en les perçant au moyen d'une petite aiguille spéciale, en forme de fer de lance, et en pressant sur les bords du bouton, pour faire sortir le pus et les matières sébacées accumulées. Quand vous avez percé ainsi et vidé la pustule, il est bon de la cautériser soit avec un peu de teinture d'iode, soit mieux avec une solution forte de sublimé.

Il est encore préférable de se servir, pour cette petite opération, du thermo-cautère à pointe fine ou, mieux, du galvano-cautère, au moyen desquels vous pourrez, à la fois, percer les pustules et cautériser leur cavité.

Résumé du traitement local.

Si vous voulez que nous résumions la thérapeutique locale de l'acné pustuleuse, d'après les indications que je viens de vous donner, voici le traitement que je vous conseille et qui vous réussira dans le plus grand nombre des cas :

Premièrement, de temps en temps, tous les deux jours, tous les trois jours, tous les huit jours, suivant la confluence des pustules, faire la ponction des boutons, vider les pustules, les cautériser avec une solution forte de sublimé ; ou bien percer les pustules avec le galvano-cautère. Cette opération, bien entendu, ne peut être faite que par le médecin.

Deuxièmement, prescrire au malade de faire, tous les soirs, sur les régions atteintes, une lotion irritante, soit avec la solution sulfo-camphrée, soit avec la solution forte de sublimé ; le matin, faire un savonnage, soit avec de l'eau chaude, soit avec de l'eau de savon ordinaire, soit avec une solution de savon noir, et appliquer, après ce savonnage, à la surface de la peau bien essuyée, soit une pommade inerte, soit, si la peau est trop grasse, la poudre inerte dont je vous ai donné la formule.

Le traitement local, tel que je viens de le formuler, est celui qui me semble le plus recommandable.

Douches locales chaudes.

Vous vous trouverez bien, dans le cas où l'inflammation réactionnelle est très vive, d'associer à ce traitement des douches locales d'eau chaude ordinaire, ou des douches en arrosoir, ou des pulvérisations chaudes, soit avec de l'eau de guimauve, soit avec des eaux alcalines ou des eaux sulfureuses naturelles, soit avec des eaux alcalines ou sulfureuses artificielles.

Parmi les eaux naturelles alcalines, celles qui donnent les meilleurs résultats sont les eaux de Néris ou de Royat; parmi les eaux sulfureuses, vous donnerez la préférence à l'eau de Luchon, à l'eau de Challes, à l'eau de Saint-Honoré et à l'eau d'Aix.

Tel est, Messieurs, le traitement applicable à l'acné pustuleuse, qui est, comme je vous l'ai dit, le type vulgaire de l'acné, et qui est une affection que vous aurez à traiter journellement dans votre pratique.

Acné pilaire. Synonymes.

Il y a une autre espèce d'acné inflammatoire, qui constitue la deuxième forme de notre classification, c'est l'*acné pilaire*.

Cette forme siège surtout au front et aux tempes, sur la bordure des cheveux; c'est l'*acné pilaris* des anciens dermatologistes, qui a été appelée, par d'autres, *acné atrophique*, *acné ulcéreuse*, *acné cicatricielle*, *acné nécrotique*. Vous allez voir, d'après la description de cette forme d'acné, que toutes ces dénominations sont justes, car elles indiquent toutes une des phases d'évolution de la lésion. D'autres auteurs l'ont appelée acné cicatricielle arthritique ; elle est, en effet, très fréquente chez les arthritiques.

Forme localisée.

Quoi qu'il en soit, cette acné pilaire cicatricielle siège, comme je viens de vous le dire, particulièrement au front et sur les tempes, d'où le nom d'*acné frontalis*, qui lui a été donné par certains dermatologistes. Elle peut siéger aussi sur toutes les régions voisines du cuir chevelu, et sur le cuir chevelu lui-même chez les individus chauves. On l'observe quelquefois autour des ailes du nez et sur les joues, autour du pli naso-génien. Cette forme, localisée à la face, est la plus fréquente.

Forme généralisée.

Mais il y a aussi une forme généralisée ou, au moins, diffuse, dans laquelle les lésions, beaucoup plus étendues, occupent une plus grande surface, envahissent non seulement les joues, mais le menton et la barbe, le devant de la poitrine et même le dos. J'ai récemment vu un cas de ce genre, chez une femme, dont tout le dos était couvert de cicatrices d'acné pilaire.

Acné décalvante.

On doit considérer, comme une variété spéciale d'acné pilaire cicatricielle, l'affection qui a été décrite, par M. Lailler, sous le nom d'*acné décalvante*. C'est une acné pilaris cicatricielle, occupant soit le cuir chevelu, soit la région de la barbe.

Messieurs, dans ses diverses formes, l'acné pilaire ulcéreuse ou cicatricielle présente les mêmes caractères objectifs.

Description et évolution.

Elle est caractérisée par des papules rosées ou rouges, rarement violacées, dont le volume varie d'un grain de millet à un grain de chènevis, quelquefois davantage. Ces papules suppurent, comme les papules de l'acné boutonneuse ordinaire, mais les boutons ou les papulo-pustules de l'acné pilaire sont déprimés à leur centre, ou traversés en ce point par un poil. C'est le caractère propre de cette forme d'acné.

Cet aspect ombiliqué, cette dépression centrale tiennent à ce que l'orifice du follicule, adhérent au poil, ne subit aucun déplacement, tandis que la glande, distendue par le pus ou le sébum hypersécrété, forme une saillie à la périphérie.

Ces pustules se recouvrent d'une croûtelle jaunâtre ou noirâtre, qui reste en place pendant quelques jours. Quand la croûte est tombée, on voit, au-dessous d'elle, une cicatrice d'abord rouge, puis blanchâtre, cicatrice arrondie, déprimée, plus ou moins profonde, qui a quelque analogie avec la cicatrice d'une pustule variolique. *Cette cicatrice est indélébile.*

Anatomie pathologique.

La production de cette cicatrice, particulière à cette variété d'acné, tient à ce que la folliculite et la péri-folliculite pilo-sébacées, qui caractérisent l'acné pilaire, s'accompagnent d'une destruction assez profonde du tissu conjonctif péri-glandulaire. C'est donc, comme vous le voyez, une forme tout à fait spéciale d'acné inflammatoire.

Marche et pronostic.

L'acné pilaris est une maladie tenace, à poussées successives. Quand les éléments acnéiques sont très abondants, elle laisse à sa suite des cicatrices multiples et disgracieuses.

Étiologie.

C'est une forme d'acné qui s'observe généralement chez les arthritiques, à l'âge moyen de la vie. Certains auteurs ont voulu lui trouver une relation avec la syphilis, mais c'est qu'on a alors confondu avec elle la *syphilide acnéiforme*. Celle-ci en diffère par la profondeur plus grande de ses cicatrices, par sa dissémination plus étendue; les lésions sont beaucoup plus diffuses dans la syphilide acnéique que dans l'acné pilaire. De plus, la syphilide acnéique diffère de l'acné par les antécédents du malade, qu'il vous est souvent facile de

Diagnostic.

reconstituer, et par les autres signes ou stigmates d'une syphilis antérieure.

Traitement. Le traitement de cette acné pilaire cicatricielle est le même que celui de l'acné boutonneuse. Vous emploierez les mêmes lotions excitantes, les mêmes pommades ; mais il y a un traitement qui réussit particulièrement dans cette forme d'acné : ce sont les douches locales de vapeur ou les pulvérisations chaudes, soit avec de l'eau simple, soit avec une eau émolliente, comme l'eau de guimauve, soit avec une eau alcaline. Ce traitement, par les douches de vapeur et les pulvérisations chaudes, donne de bons résultats dans l'acné pilaire cicatricielle, surtout si vous associez cette thérapeutique aux diverses lotions et pommades que je vous ai indiquées dans le traitement de l'acné inflammatoire ordinaire.

Acné kéloïdienne de la nuque. La troisième forme d'acné inflammatoire a été décrite par Bazin, qui lui a donné le nom d'acné kéloïdique de la nuque, en raison du siège où on l'observe presque exclusivement. C'est cette même forme d'acné qui est décrite par certains auteurs sous le nom d'acné kéloïdienne.

L'acné kéloïdique ou kéloïdienne est une *acné pilaire*, dans laquelle l'inflammation folliculaire et péri-folliculaire aboutit à une induration profonde et scléreuse du derme, d'apparence kéloïdienne.

Description et évolution. Cette forme d'acné débute par des papulo-pustules d'acné pilaire, ordinairement agglomérées, autour desquelles le tissu conjonctif hyperplasié subit la transformation fibreuse.

De ce travail de prolifération conjonctive, périfolliculaire, résultent des nodosités dures, irrégulières, plus ou moins volumineuses, d'une rougeur plus ou moins foncée, et qui sont même quelquefois couvertes de petites arborisations vasculaires, semblables à celles qu'on observe sur les kéloïdes vraies.

La plupart des follicules pileux, compris dans ces masses indurées, sont détruits. Quelques-uns cependant subsistent ; les poils, qui en émergent, sont alors profondément altérés ; ils sont épaissis, quelquefois déformés en forme de massues, et, caractère particulier, ces poils ne sont pas isolés, ils sont groupés de distance en distance, sous forme de houppes ou de pinceaux, qui sortent perpendiculairement ou obliquement de la plaque indurée. Cette disposition particulière des poils subsistants suffira pour vous faire faire le diagnostic de cette forme d'acné.

D'ailleurs, autour de ces nodosités kéloïdiques, on voit, le plus souvent, quelques pustules suppurées d'acné pilaire, dont chacune est traversée par un poil, comme dans la forme que je vous ai décrite précédemment.

On trouve aussi, fréquemment, chez les individus atteints d'acné kéloïdienne, en plus des pustules d'acné pilaire, quelques pustules d'acné inflammatoire ordinaire, disséminées sur diverses régions de la face, et qui montrent bien l'origine acnéique de l'affection.

Comme je vous l'ai déjà dit, le siège presque exclusif de cette forme d'acné est la nuque, au-dessous de la naissance des cheveux, sur la limite du cuir chevelu. Siége.

Le diagnostic de l'acné kéloïdienne, d'après les caractères que je viens de vous donner, est extrêmement facile. Le seul diagnostic à faire est avec *les furoncles*, qui présentent d'ailleurs des caractères différents. Les furoncles ont une marche plus aiguë, aboutissent à la suppuration et à l'expulsion d'un bourbillon. De plus, les nodosités, que les furoncles laissent à leur suite, sont plus arrondies, moins étendues, moins diffuses que celles de l'acné kéloïdienne, et ne sont pas traversées par des bouquets de poils. Diagnostic.

L'acné kéloïdienne est une maladie à marche très lente et extrêmement rebelle ; mais, malgré la ténacité Pronostic.

de cette affection, il faut tenter de la faire disparaître, et voici comment on y parvient :

Traitement. En premier lieu, il faut essayer de faire avorter les pustules d'acné pilaire, dont l'agglomération constitue l'acné kéloïdienne. Pour cela, vous ferez, sur les pustules naissantes, des badigeonnages répétés de teinture d'iode, suivant la méthode qui a été préconisée, par M. Gingeot, dans le traitement des furoncles.

Traitement abortif.

Ponction des pustules : applications antiseptiques. Quand vous n'arrivez pas à faire avorter les pustules, et quand ces papulo-pustules sont encore au début, il faut les vider au moyen de la ponction avec le petit scarificateur, avec la petite aiguille en fer de lance, dont je vous ai déjà parlé, ou avec une anse fine de galvanocautère ; il faut les vider, en pressant sur leur base, et appliquer au-dessus d'elles des compresses de tarlatane ou un tampon d'ouate hydrophile imbibés d'une des solutions suivantes : soit une solution saturée d'acide borique, soit une solution phéniquée au 1/100e ou au 1/50e, soit et surtout la liqueur de Van Swieten, et recouvrir le tout de taffetas gommé.

Vous voyez que ce sont, non seulement des applications irritantes, mais surtout des applications antiseptiques que je vous conseille contre cette acné kéloïdienne. Ces applications antiseptiques devront être laissées en permanence pendant toute la nuit et même une partie de la journée, si les occupations du malade le permettent.

Dans l'intervalle des applications humides, vous pourrez recouvrir la partie malade d'un emplâtre antiseptique, par exemple d'un morceau de sparadrap de Vigo *cum mercurio*.

Scarifications. Ce traitement est applicable aux papulo-pustules de l'acné kéloïdienne, au début. Mais, si vous avez à traiter les indurations volumineuses et profondes, véritablement kéloïdiennes, qui existent à une période avancée de cette affection, toutes les applications antiseptiques, tous les topiques humides, toutes les pommades ne parviendront pas à les faire disparaître. C'est alors que vous devrez employer le traitement chirurgical, c'est-à-dire les scarifications. Contre les indurations kéloïdiennes de cette acné profonde et rebelle, les scarifications constituent le seul traitement efficace ; il faut les répéter tous les huit, dix jours, et même quelquefois davantage. Dans l'intervalle des scarifications, vous appliquerez, sur la région atteinte, les mêmes compresses humides, que je vous ai indiquées pour le traitement du début ; vous pourrez appliquer également un morceau de sparadrap de Vigo.

Excision et râclage.

Quelquefois même, les scarifications, les incisions ne sont pas suffisantes ; il est nécessaire de pratiquer l'excision des tumeurs indurées. Cette excision peut être faite d'une façon très simple par le râclage au moyen de la curette tranchante.

Acné cachectique.

Messieurs, je n'ai qu'un mot à vous dire d'une autre forme d'acné inflammatoire, qui a été décrite par quelques auteurs sous le nom d'acné cachectique. C'est une éruption qu'on observe parfois dans les maladies chroniques de longue durée, dans les cachexies, et qui, contrairement aux variétés précédentes, siège surtout sur les membres et sur le tronc.

Description.

L'acné cachectique est caractérisée par des papules ou pustules généralement petites, d'un rouge sombre, à tendance hémorrhagique. Ce sont, d'ailleurs, des lésions torpides, sans réaction générale ou locale, mais qui laissent à leur suite des cicatrices. Cette éruption acnéique est un épiphénomène, qui n'a, par lui-même, aucune importance ; vous pouvez lui appliquer le même traitement qu'à l'acné boutonneuse ordinaire ; mais, le plus souvent, vous aurez assez à faire de soigner la maladie générale, et vous vous dispenserez pour l'affection cutanée de toute espèce de traitement.

Acné congestive.

La quatrième espèce d'acné, que nous avons à étudier, est l'acné congestive, maladie très fréquente, connue aussi sous la dénomination de *couperose*, et à laquelle on a donné également le nom d'*acné rosée* (acnea rosacea).

Caractères généraux de la couperose.

La couperose est constituée par trois éléments : En premier lieu, la congestion de la peau et la dilatation permanente des capillaires cutanés. C'est là, comme vous le voyez, un caractère propre à cette forme d'acné, car la congestion permanente des capillaires cutanés n'existe pas dans les formes d'acné étudiées précédemment. En premier lieu donc, congestion de la peau et dilatation permanente des capillaires cutanés. Second caractère de la couperose : production de papules et de pustules d'acné inflammatoire, semblables à celles de l'acné inflammatoire ordinaire. Enfin, troisième caractère : hypertrophie des glandes sébacées et prolifération conjonctive des tissus périphériques.

Trois formes ou trois degrés de la maladie.

Ces trois éléments, qui entrent dans la constitution de la couperose, font qu'on a décrit trois degrés ou trois formes de l'acné rosacée :

1° Une *forme congestive simple*, sans boutons d'acné ;

2° Une forme *à la fois congestive et papulo-pustuleuse ;*

3° Enfin, une forme *hypertrophique*.

Certains auteurs ont donc décrit trois formes de couperose, qui ne sont, en réalité, que trois degrés de la maladie : la *couperose congestive* ou *érythémateuse*, la *couperose érythémato-pustuleuse*, si on peut dire, et l'*acné hypertrophique*. A l'acné hypertrophique on donne quelquefois, d'après ses dimensions, le nom d'*acné éléphantiasique*, et quelques auteurs désignent aussi cette variété sous le nom de *rhinophyma*.

La couperose, dans toutes ses formes, siège particulièrement à la face, et les régions surtout atteintes sont les pommettes, le nez et le front.

Mais, d'après certains auteurs, la couperose pourrait occuper d'autres régions. Bazin et Hillairet l'ont observée à la région thoracique antérieure, à la région inguino-scrotale et inguino-vulvaire. Ce sont là des faits exceptionnels ; ordinairement, pour ne pas dire toujours, le siège de la couperose, c'est la face.

La couperose débute par des taches rouges, congestives, occupant le nez et les pommettes surtout. Description générale et évolution.

Ces taches congestives sont, d'abord, intermittentes et apparaissent surtout après les repas ou après l'exposition à l'air vif et froid. Elles sont accompagnées de chaleur et de tension de la peau. Taches congestives du début.

Au bout d'un temps variable, la rougeur devient persistante et permanente et, sur ces plaques rouges, congestives, on voit apparaître de petites *dilatations vasculaires* ou *télangiectasiques*, des dilatations permanentes des capillaires cutanés. Ces petites dilatations sont, d'abord, visibles seulement à la loupe, puis, à mesure qu'elles grossissent, elles deviennent visibles à l'œil nu. Elles se développent de plus en plus et finissent par constituer de véritables varicosités cutanées. Dilatations télangiectasiques.

La peau, au niveau de ces plaques rouges, est épaisse et turgide ; la rougeur peut même devenir violacée, particulièrement chez les buveurs. Épaississement de la peau.

En même temps, vous observez un état séborrhéique tout particulier de la peau du nez, qui donne à la région un aspect luisant et graisseux, et qui est accompagné de la dilatation des orifices sébacés. Séborrhée du nez.

A mesure que l'affection s'établit, à mesure qu'elle vieillit, vous voyez se développer, sur la rougeur érythémateuse ou congestive, des boutons d'acné, dont l'apparition caractérise le deuxième degré de la maladie, la *deuxième période de la couperose*. Deuxième période : éléments acnéiques.

Ces éléments acnéiques, associés à la rougeur congestive du début, sont, d'abord, des *papules*. Tantôt, ces papules avortent, en quelque sorte, et se terminent Papules et pustules.

par une mince croûtelle ; tantôt, elles deviennent *pustuleuses*, et alors vous avez non seulement des papules, mais des papulo-pustules, ou des pustules.

Ces papules et ces pustules ont, d'ailleurs, tous les caractères de celles de l'acné inflammatoire. Dans certains cas, leur apparition, au lieu d'être secondaire, est primitive ou, au moins, contemporaine de la congestion érythémateuse de la face, de sorte que vous voyez que la division de l'acné rosée en plusieurs périodes est un peu artificielle. Il n'est pas rare de voir la maladie débuter, à la fois, et par des boutons d'acné et par des plaques congestives. Les cas les plus nombreux, toutefois, sont ceux dans lesquels la rougeur congestive apparaît la première, et les boutons d'acné ne se produisent que consécutivement.

Troisième période : prolifération conjonctive ; acné hypertrophique.

Dans bien des cas, Messieurs, la couperose s'arrête à ce degré, sans faire de progrès, et reste à l'état de plaques érythémato-pustuleuses ; mais, dans d'autres, elle se complique de prolifération conjonctive des régions atteintes et constitue alors ce qu'on a appelé l'*acné hypertrophique*. Cette acné hypertrophique constitue donc la troisième période de l'acné rosée ; mais sachez bien qu'elle peut aussi se développer d'emblée, *indépendamment de la couperose*, par une sorte d'inflammation lente et latente, qui succède à l'acné simplex ou à l'acné ponctuée.

Aspect de l'acné hypertrophique.

Dans l'acné hypertrophique, les parties malades sont rouges, violacées, d'une couleur lie de vin, sillonnées par des capillaires dilatés, plus ou moins volumineux. Elles sont épaissies, irrégulièrement mamelonnées et bosselées. Vous avez tous vu de ces individus, « dont la face bourgeonne et dont le nez trognonne, » suivant un vers bien connu. L'hypertrophie, qui caractérise cette forme d'acné, porte à la fois sur les glandes sébacées et sur le tissu conjonctif. Les orifices glandulaires sont dilatés, et vous voyez, en même temps, à la périphérie des plaques indurées hypertrophiques, quelques pustules acnéiques ordinaires.

Telle est la forme la plus fréquente de l'acné hypertrophique, forme accompagnée de congestion des parties malades et de dilatation de petits vaisseaux. Mais, dans d'autres cas d'acné hypertrophique, la peau a presque conservé son aspect et sa coloration normale. Toutefois, la tendance hypertrophique est la même; les orifices glandulaires sont largement béants et prennent une apparence cratériforme; ils laissent sourdre la matière sébacée, grasse et huileuse, abondamment sécrétée. En un mot, vous observez les mêmes déformations hypertrophiques que dans la forme précédente; seulement, ces déformations, au lieu d'être rouges, restent blanches.

Forme hypertrophique, non congestive.

Quelle que soit, d'ailleurs, la coloration de la peau, qu'elle soit rouge, comme c'est le cas le plus habituel, ou qu'elle ait conservé sa couleur à peu près normale, le nez bourgeonnant de l'acné hypertrophique peut atteindre des proportions énormes. Les narines peuvent être aplaties, et leur cavité tellement rétrécie que l'air ne passe plus.

Le nez hypertrophié peut même descendre jusque sur la lèvre supérieure et gêner non seulement la respiration, mais aussi l'introduction des aliments dans la bouche.

L'acné hypertrophique, qui atteint ces proportions gigantesques, a été dénommée *acné éléphantiasique;* c'est à cette forme que certains auteurs ont donné également le nom de *rhinophyma*.

Acné éléphantiasique.

D'après les caractères que je viens de vous donner, c'est généralement chose très facile que de reconnaître la couperose. Cependant, il y a quelques cas de diagnostic difficile.

Diagnostic.

Vous aurez quelquefois, notamment, à distinguer la couperose du *lupus érythémateux*, surtout d'une forme

Diagnostic avec le lupus érythémateux.

de lupus érythémateux, connue sous le nom de *lupus acnéique*. Mais le lupus érythémateux a une coloration plus foncée, des bords mieux délimités ; il est constitué par une plaque saillante, à bords nets, et non par une coloration rouge diffuse, comme celle de la couperose. De plus, vous observez, à la surface du lupus, quelques croûtes ou quelques squames, et surtout vous voyez généralement de petites taches blanches, cicatricielles, de place en place, sur la plaque indurée. Enfin, le siège du lupus érythémateux est un peu différent de celui de la couperose. Il siège beaucoup plus fréquemment que cette dernière à la racine du nez, tandis qu'au contraire la couperose occupe les pommettes ou l'extrémité du nez.

Diagnostic avec l'engelure du nez.

Il est une autre affection que vous pourrez confondre avec la couperose, c'est l'engelure du nez, ou l'*érythème pernio* du nez. Mais l'érythème pernio est une maladie à évolution aiguë, maladie douloureuse, cuisante, beaucoup plus cuisante que l'acné, qui, elle, n'occasionne pas beaucoup de réaction locale. Enfin, il y a de l'enflure du nez, un gonflement des parties, qui n'existe pas dans la couperose.

Diagnostic avec les syphilides du nez.

Les *affections syphilitiques* du nez et des régions voisines sont rarement confondues avec la couperose. Elles ont une évolution différente, ne se développent pas de la même façon ; leur couleur n'est pas la même. La coloration des papules de la syphilis n'est pas semblable à celle des papules acnéiques ; dans la syphilis, comme vous le savez, les papules sont cuivrées. De plus, les lésions syphilitiques ont une tendance à l'ulcération, qui n'existe ni dans la couperose simple, ni même dans l'acné hypertrophique. Enfin, ces ulcérations laissent des cicatrices, qui ont un aspect tout à fait spécial, sur lequel j'ai insisté à différentes reprises.

Diagnostic avec l'eczéma séborrhéique.

L'*eczéma séborrhéique* de la face et du nez est parfois très difficile à distinguer de la couperose ; mais il faut vous rappeler que, dans l'eczéma séborrhéique, la rougeur est beaucoup moins vive, que vous n'observez par d'arborisations vasculaires, et qu'au contraire, à la surface de la peau, vous voyez des squames graisseuses molles, qui n'existent pas dans la couperose.

Diagnostic avec le psoriasis.

Quant au *psoriasis* du nez et des joues, il est quelquefois possible de le confondre avec la couperose; mais la confusion ne sera pas de longue durée, car les plaques du psoriasis sont beaucoup mieux limitées que la lésion de la couperose. Ces plaques sont constituées par des squames, reposant sur des papules, qui sont facilement saignantes, quand on les gratte; elles ne sont pas télangiectasiques, comme les plaques de la couperose. Enfin, il est habituel, dans les cas de psoriasis du nez et de la face, de trouver des éléments psoriasiques ailleurs, sur d'autres régions du corps, particulièrement aux coudes et aux genoux.

Étiologie.

Messieurs, l'étiologie de la couperose se confond avec l'étiologie générale de l'acné; cependant, certaines causes sont plus spéciales à la couperose.

Sexe féminin; hérédité.

Ainsi, cette affection est plus fréquente chez la femme, particulièrement à l'époque de la ménopause. Elle est souvent héréditaire, dans le même sexe, de la mère à la fille, et il est très fréquent, dans une famille, de voir la fille atteinte de couperose, quand la mère en a été également atteinte.

Influence des races, du climat, de l'alimentation.

Parmi les femmes, il y a certaines races plus prédisposées que d'autres à l'acné rosée; c'est ainsi que les Anglaises, les Allemandes, les Russes ont plus fréquemment de la couperose que les femmes des autres pays. Cela tient à plusieurs causes; ce n'est pas seulement une question de race, c'est aussi une question de régime et une question de climat. La couperose est, en effet, plus fréquente dans les climats froids, dans les pays du nord, que dans les climats chauds et tempérés. De plus, vous savez que les Anglais, les Allemands ont une nourriture plus riche, plus azotée que nous, et, il faut le dire, même quand il s'agit des femmes, les Anglaises se livrent plus fréquemment aux excès alcooliques que les femmes des autres pays, de sorte que c'est peut-être dans cette cause adjuvante qu'il faut chercher la raison de la plus grande fréquence de la couperose en Angleterre.

Alcoolisme. En effet, l'alcoolisme, que je viens de vous signaler comme une cause adjuvante de la couperose, chez certaines femmes, peut être considéré comme la grande cause de la couperose chez les hommes, et chez les hommes de tous les pays, que ce soit à Paris ou que ce soit ailleurs. L'alcoolisme est une cause tellement fréquente de la couperose, qu'Hébra en a décrit deux variétés chez les buveurs : la couperose des buveurs de vin, et la couperose des buveurs d'alcool.

Causes alimentaires; dilatation de l'estomac. En dehors de l'alcoolisme, les mêmes causes alimentaires, les mêmes troubles digestifs, dont vous avez vu l'influence sur la production de l'acné inflammatoire, tiennent également sous leur dépendance l'acné rosée ou la couperose. C'est ainsi que la *dilatation de l'estomac* est une cause très fréquente de cette affection.

Cause diathésique; arthritisme. Dans bien des cas aussi, la couperose est une affection diathésique, et il n'est pas rare de voir des individus très sobres, des hommes et des femmes, être atteints de couperose.

C'est dans ces cas-là qu'il faut incriminer l'arthritisme, suivant la doctrine de Bazin. Les couperosés sont, en effet, très souvent des arthritiques, et c'est probablement pourquoi la maladie est héréditaire dans la même famille.

Causes locales prédisposantes. Comme causes locales, prédisposant à la couperose, on a signalé, et je vous cite seulement les causes qui ont véritablement de l'effet, on a signalé, en premier lieu, le séjour au bord de la mer. Il faut donc interdire les bords de la mer aux individus prédisposés à la couperose. Les climats froids, comme je vous l'ai déjà dit, créent aussi une condition favorable au développement de la maladie; enfin, l'exposition constante à l'air, à toutes les intempéries atmosphériques et aux variations de température, est une cause très fréquente de couperose. C'est pourquoi vous observez si fréquemment la couperose et l'acné hypertrophique chez les cochers, par exemple. Je sais bien que, chez eux, il faut aussi incriminer l'alcoolisme; mais, en dehors de l'alcoolisme, l'exposition à toutes les intempéries de l'atmosphère favorise certainement le développement de la couperose.

Les irritations continues de la peau peuvent également être incriminées dans la production de la maladie. C'est ainsi que l'usage journalier des fards et des cosmétiques prédispose beaucoup de femmes à être atteintes plus tard de couperose.

M. Hardy a noté une autre cause particulière de cette affection : c'est le froid habituel des pieds. En effet, quelle que soit la filiation des deux phénomènes, il semble y avoir entre eux une relation directe ; les sujets prédisposés à la couperose sont souvent ceux dont les pieds sont habituellement froids et se réchauffent difficilement.

Pronostic.

Messieurs, la couperose est une affection qui n'est pas grave; mais c'est une affection très rebelle et, de toutes les variétés d'acné, c'est celle, certainement, qui déforme le plus le visage, qui lui donne l'aspect le plus disgracieux. Comme vous avez vu que la couperose est surtout fréquente chez les femmes, cela veut dire que cette affection, bien qu'elle ne soit pas grave, est une dermatose que vous aurez à traiter bien souvent. Il faut que je vous dise immédiatement que le traitement de la couperose est assez compliqué, que les différents moyens, que vous emploierez, ne vous donneront pas toujours de résultat, et surtout de résultat rapide, qu'il faudra varier le traitement bien des fois, et c'est pourquoi ce traitement mérite d'être étudié avec quelques détails.

Traitement de la couperose.

Le traitement de la couperose doit être, comme le traitement de toutes les maladies de la peau, un traitement général et un traitement local.

Traitement général.

Régime alimentaire.

Antisepsie intestinale.

Dans le traitement général, vous avez à surveiller d'abord le régime alimentaire, qui doit être le même que celui de l'acné inflammatoire et sur lequel je ne reviendrai pas. Vous avez également à combattre les fermentations intestinales par des cachets antiseptiques, qui sont également les mêmes que pour l'acné inflammatoire.

Enfin, vous avez vu, dans l'étiologie, que, le plus souvent, ou au moins dans bien des cas, la couperose était d'origine arthritique, que l'arthritisme était la seule diathèse dont l'influence pût être incriminée, la seule cause prédisposante constitutionnelle de l'acné rosée.

Alcalins.

Vous devez donc donner à vos malades des alcalins, soit sous forme d'eaux minérales naturelles, soit sous forme de préparations alcalines artificielles. Vous pouvez prescrire le bicarbonate de soude en nature ou le sirop alcalin, que vos malades prendront dans une tasse de tisane amère, dans une infusion de pensée sauvage, de petite centaurée, etc.

Médicaments vaso-constricteurs.

Comme autres médicaments internes de la couperose, on a préconisé les substances qui agissent sur les vaso-moteurs : ce sont celles dont je vous ai déjà donné les formules dans le traitement de l'urticaire, principalement l'ergotine, la quinine, le sulfate de quinine ou les autres préparations de quinine, la digitale sous toutes ses formes, et particulièrement sous forme de teinture. Je suis très bref sur ces médicaments, car, si je m'en rapporte à mon observation, je ne leur ai jamais trouvé beaucoup d'efficacité.

Hygiène de la peau.

En dehors de ce traitement interne, il faut, chez les malades atteints de couperose, éviter les irritations cutanées, qui ne font qu'augmenter la congestion de la peau, éviter également les variations atmosphériques et recommander aux malades de combattre le froid habituel des pieds qui, comme vous le savez, est une des causes fréquentes de la maladie.

Mais sachez bien que le traitement général donne peu de résultats dans la thérapeutique de la couperose et que le traitement local est, au contraire, tout à fait prépondérant. Traitement local.

Ce traitement local doit avoir pour but, soit de combattre l'inertie des capillaires et la stase sanguine qui en résulte, par des applications excitantes, soit de développer dans les régions malades une inflammation substitutive.

Hillairet avait institué un traitement, qui donne souvent d'assez bons résultats et qui était destiné précisément à décongestionner la peau. Voici en quoi consiste ce traitement, que je vous recommande, car il est généralement assez efficace: Traitement d'Hillairet.

Tous les matins, faire lotionner la figure avec de l'eau très chaude, pas seulement de l'eau chaude, mais de l'eau très chaude, aussi chaude que les malades pourront la supporter. Quelquefois il est avantageux de remplacer ces lotions par des douches locales de vapeur. Puis, ensuite, lorsque la figure est essuyée et pour calmer l'irritation cutanée, appliquer à la surface des régions malades une pommade inerte quelconque, par exemple de la pommade à l'oxyde de zinc et au glycérolé d'amidon. Voilà pour le matin.

Le soir, vous faites des applications excitantes. Comme lotion excitante, vous vous servez de la solution sulfo-camphrée, qui a été imaginée spécialement pour la couperose, bien qu'on l'ait employée dans d'autres formes d'acné. La solution sulfo-camphrée se compose de 12 à 15 grammes de fleur de soufre, 12 à 15 d'alcool camphré et 250 grammes d'eau.

Solution éthérée sulfo-camphrée.

Cette lotion est parfois assez irritante et on peut la remplacer, dans un certain nombre de cas, par de l'éther sulfurique camphré, dans la même proportion, c'est-à-dire qu'au lieu d'alcool vous mettrez la même quantité d'éther sulfurique, une proportion égale de soufre et une proportion égale de camphre. La solution d'éther sulfurique camphré est moins irritante, mais moins efficace aussi que la lotion alcoolique.

Vous devez faire ce traitement complet, comprenant les lotions chaudes du matin et les applications excitantes du soir, pendant cinq ou six jours, après lesquels, dans les formes moyennes, on constate une amélioration. Vous suspendez alors le traitement pendant deux à trois jours; puis, vous recommencez une nouvelle série de cinq ou six jours de traitement, et cela pendant deux ou trois mois. Au bout de ce temps, la couperose sera, sinon guérie, au moins très améliorée. Vous continuez néanmoins les lotions d'eau chaude, le matin, et, le soir, vous faites des lotions avec de l'eau tiède, additionnée d'une à deux cuillerées d'éther sulfurique pour un verre d'eau.

Autres applications substitutives.

Pour remplacer la lotion sulfo-camphrée, dont je viens de vous parler et qui ne réussit pas toujours, il faut le reconnaître, on a proposé d'autres applications substitutives dont j'ai à vous entretenir maintenant; ces applications substitutives doivent, d'ailleurs, être associées, comme dans le cas précédent, à des lotions d'eau chaude ou à des douches de vapeur et à l'emploi des pommades inertes, pour calmer l'irritation cutanée.

Préparations mercurielles.

Les principales applications irritantes et substitutives, employées contre la couperose, sont les mêmes que celles que je vous ai signalées dans le traitement de l'acné inflammatoire.

Vous vous servirez surtout de préparations mercurielles et, notamment, de la pommade au bi-iodure de mercure dans la proportion de 0 gr. 50 pour 30 grammes d'excipient. Vous emploierez aussi particulièrement les lotions avec la liqueur de Van Swieten, pure, le plus souvent ; quelquefois même, il faut prescrire une solution forte de sublimé, et vous servir d'une solution du sublimé à 1 pour 500. Toutes ces préparations mercurielles sont très irritantes ; pour atténuer l'irritation de la peau, il faut, comme je vous l'ai dit, appliquer, le matin, une pommade inerte, et je vous conseille, quand vous employez les préparations irritantes mercurielles le soir, de vous servir, le matin, de pommade au calomel, qui est aussi à base mercurielle.

Lotions alcooliques simples.

Vous pouvez également, pour remplacer les solutions mercurielles, prescrire simplement un mélange d'eau et d'alcool dans des proportions variables, ou d'eau et d'eau de Cologne, ou un mélange d'eau et d'alcool, additionné d'une petite quantité de teinture de benjoin, XX à XXX gouttes pour un demi-verre d'eau.

Pommades soufrées, naphtolées, salicylées.

Les autres préparations irritantes, employées contre la couperose, sont la pommade soufrée, dont je vous ai déjà parlé et dont vous connaissez la formule, les pommades au naphtol et à l'acide salicylique, dont vous connaissez également la composition.

Emplâtres de savon noir.

Enfin, les dermatologistes viennois se servent souvent d'emplâtres au savon noir. Ces emplâtres doivent être faits en délayant du savon noir dans de l'alcool, à peu près à parties égales ; cette solution alcoolique de savon noir est étendue sur de petits morceaux de flanelle, que vous appliquez sur la région malade et que vous laissez en permanence, suivant l'irritabilité des téguments, pendant une heure, pendant plusieurs heures, et même pendant toute la nuit, si les malades peuvent les supporter. Le matin, vous faites un savonnage à l'eau chaude, et vous appliquez alors une des pommades inertes que vous connaissez déjà.

Solutions de chlorhydrate d'ammoniaque et d'alun.

Comme autre préparation liquide irritante, on a employé des compresses imbibées d'une solution de chlorhydrate d'ammoniaque au 1/100e. Ces compresses doivent être appliquées aussi longtemps que possible, et c'est encore l'irritabilité des téguments qui sera votre guide pour la durée de cette application.

Vous pouvez aussi faire usage des solutions de chlorhydrate d'ammoniaque en lotions, et alors ces solutions devront être plus fortes ; vous emploierez la solution de chlorhydrate d'ammoniaque au 1/50e, au 1/20e, et même au 1/10e. Enfin, dans d'autres cas, et dans un but semblable, vous vous servirez de lotions avec une solution d'alun au 1/200e ou au 1/100e.

Telles sont, Messieurs, les applications locales usitées contre la couperose ; mais, dans bien des cas, quand vous avez à traiter une couperose ancienne, invétérée, accompagnée de dilatations vasculaires, ce traitement, si irritant qu'il soit, sera absolument insuffisant. C'est dans ces cas-là qu'il faut avoir recours à ce qu'on a appelé le traitement chirurgical de la couperose, qui est, d'ailleurs, seulement de la petite chirurgie.

Traitement chirurgical ; scarifications.

Ce traitement chirurgical consiste à faire des scarifications à la surface des régions malades. Ces scarifications, qui ont été imaginées par M. Balmanno-Squire (de Londres) et par Hébra, doivent être faites avec une lame fine, pointue, en forme de fer de lance et tranchante sur ses deux bords. Il faut pratiquer les scarifications perpendiculairement ou obliquement à la direction des vaisseaux dilatés ; ces scarifications doivent être très rapprochées les unes des autres ; elles doivent même être faites en quadrillages, c'est-à-dire entrecroisées les unes avec les autres. Il faut avoir soin de les faire assez profondes, pour bien obtenir la déplétion des vaisseaux, mais ne pas les faire trop profondes, de façon à éviter les cicatrices consécutives.

Ces scarifications, par l'issue du sang, produisent la décongestion des tissus; de plus, elles déterminent une inflammation des parois vasculaires, qui amène leur oblitération. Voilà comment agissent les scarifications, dans le traitement de la couperose.

Après la scarification, vous pourrez ne rien mettre sur la peau, ou vous contenter de faire une pulvérisation d'eau boriquée, ou appliquer pendant quelques minutes une compresse imbibée d'une solution faible de sublimé, ou plus simplement faire une lotion avec une solution de sublimé au 1/1000e (liqueur de Van Swieten). Si, par hasard, l'écoulement du sang était trop abondant, par le fait d'une sorte de disposition individuelle hémorrhagipare, et que vous ne puissiez pas arrêter ce sang, vous appliqueriez alors, à la surface des parties scarifiées, un morceau d'amadou.

Ces scarifications ne doivent pas être faites une seule fois; il faut les répéter à plusieurs reprises, tous les huit jours, pendant un temps plus ou moins long. Dans l'intervalle, vous prescrirez des onctions avec une pommade inerte, ou des lotions irritantes ou excitantes, plus ou moins répétées, plus ou moins fortes, suivant l'irritabilité plus ou moins facile de la peau.

Traitement de Unna et Van Horn, par excoriation.

Enfin, j'ai à vous dire un mot d'un traitement, qui a été imaginé par le Dr Unna (de Hambourg) et préconisé aussi par le Dr Van Horn (d'Amsterdam). Ce traitement très pénible ne me paraît pas destiné à entrer dans la pratique; vous ne devrez le réserver qu'à quelques cas exceptionnels de couperose rebelle. Voici en quoi il consiste :

1° Application d'une pommade, ou d'une *pâte à la résorcine* à moitié (50 pour 100), faite sur la face, plusieurs fois par jour, pendant trois ou quatre jours. La peau devient dure comme du parchemin et se couvre de gerçures. Si on applique la pâte trop longtemps, on peut produire une dermite grave; si l'application n'est pas assez prolongée, on n'obtient qu'un résultat incomplet. L'emploi de cette pâte demande donc une certaine circonspection.

2° Au bout de trois ou quatre jours, cesser la pommade, dégraisser la peau et appliquer la *colle d'Unna*, qui forme un pansement occlusif. Cette colle, dont je vous donnerai plus loin la formule, est préparée d'avance sous forme de gâteaux, qu'on fait ramollir au bain-marie avant de s'en servir. La colle doit être appliquée chaude; on la couvre d'un peu d'ouate pour éviter les adhérences. Au bout de quelques jours, l'ancienne couche d'épiderme se détache, adhérente au masque qu'on enlève. Au-dessous d'elle, un nouvel épiderme s'est formé. La guérison ne persiste que si on maintient l'état de la peau par des lotions fréquentes avec une solution de sublimé.

Eaux minérales, alcalines et sulfureuses. Douches locales en arrosoir.

On a conseillé, dans le traitement de la couperose, les mêmes eaux minérales que celles qui sont employées dans l'acné inflammatoire; ce sont les eaux minérales alcalines ou sulfureuses. Ces eaux doivent être particulièrement prescrites sous forme de *douches locales en arrosoir* sur les parties atteintes. Vous enverrez vos malades, pour ce traitement, aux eaux de Royat, par exemple, qui sont des eaux alcalines. Parmi les eaux sulfureuses, je vous conseille surtout les eaux de Saint-Gervais, de Luchon, d'Uriage, de Challes, de Saint-Honoré, de Barrèges.

Traitement de l'acné hypertrophique.

Quand vous avez affaire, non plus à l'acné congestive ordinaire, mais à l'acné hypertrophique, le traitement par les lotions ou par les pommades est tout à fait insuffisant, et même le traitement par les scarifications ne suffit pas. Dans ces cas-là, il faut pratiquer l'excision des parties malades. Ces acnés difformes, caractérisées par une hypertrophie considérable du nez, retombant sur la lèvre supérieure, sont uniquement justiciables de l'instrument tranchant. Le traitement comporte alors une opération chirurgicale, que je ne fais que vous signaler et que je n'ai pas à exposer ici.

Si vous récapitulez maintenant toutes les formes d'acnés que nous venons d'étudier, vous voyez que nous avons rangé dans le groupe des acnés les maladies suivantes, qui toutes ont leur siège anatomique principal dans les glandes sébacées :

Premier groupe : acnés par hypersécrétion, comprenant la séborrhée concrète et la séborrhée fluente;

Deuxième groupe : acnés par rétention, comprenant l'acné ponctuée ou le comédon, l'acné miliaire, l'acné cornée et l'acné varioliforme; pour être complet, il faudrait même ranger dans ce groupe les kystes sébacés, qui sont des maladies des glandes sébacées, mais qui sont généralement du ressort de la chirurgie;

Troisième groupe : les acnés inflammatoires, comprenant l'acné pustuleuse et papulo-pustuleuse ordinaire et ses variétés; l'acné pilaire, ou ulcéreuse, ou cicatricielle; l'acné kéloïdienne de la nuque; l'acné cachectique;

Et, enfin, *quatrième groupe :* les acnés congestives, comprenant toutes les variétés de la couperose, l'acné hypertrophique ou acné éléphantiasique ou rhinophyma, qui tient, à la fois, de l'acné par rétention, de l'acné inflammatoire et de la couperose.

Formulaire thérapeutique général des acnés inflammatoires et de la couperose.

Messieurs, vous avez vu qu'un certain nombre de médicaments sont employés indifféremment dans toutes les formes d'acnés. Je vous ai déjà donné les formules des préparations plus particulièrement applicables aux séborrhées et à l'acné ponctuée. J'ai à vous indiquer maintenant la posologie des médicaments usités dans les autres formes d'acné. Pour éviter les répétitions, j'ai réuni, dans le même exposé, les préparations pharmaceutiques employées dans l'acné inflammatoire et dans l'acné congestive, car beaucoup de ces préparations peuvent être prescrites aussi bien dans une forme d'acné que dans l'autre.

Médication interne.

Les **médicaments internes** sont peu actifs; voici ceux qui sont prescrits le plus souvent :

L'*ergotine de Bonjean*, à la dose de 1 à 2 grammes par jour (X à XX gouttes, matin et soir);

Les *préparations mercurielles* qui ne donnent aucun résultat : soit les pilules de sublimé à 1 centigramme, une ou deux fois par jour; soit les pilules bleues (mercure éteint dans la conserve de roses), une tous les jours ou tous les deux ou trois jours. Ces pilules n'agissent que comme laxatifs;

Le *chlorure de sodium*, à la dose de 5 à 10 grammes par jour, dans du lait;

L'*ichthyol*, considéré, par M. Unna, comme un médicament résolutif, antiphlogistique et décongestionnant de la peau. On le prescrit : soit en pilules de 10 centigrammes, deux à huit par jour; soit en capsules de 25 centigrammes, deux à quatre par jour;

L'*électuaire soufré* (miel et fleur de soufre à parties égales), qui est un simple laxatif, prescrit à la dose de trois cuillerées à café par jour.

Médication externe.

Le **traitement local** comprend :

Lotions irritantes.

1° **Des lotions irritantes et substitutives:**

La lotion sulfo-camphrée d'Hillairet :

♃ Fleur de soufre (Soufre précipité, ou Soufre sublimé)	12 à 15 grammes.
Alcool camphré	2 à 12 —
Eau	250 —

Les lotions irritantes suivantes :

♃ Alcool à 90°, ou Eau de cologne, ou Alcool camphré	50 grammes.
Eau	50 —

℞ Eau	ãã 100 grammes.
Alcool à 90°	
Teinture de benjoin	1 gramme.

℞ Alcool	100 grammes.
Acide borique	q. s. (à saturation).

℞ Acide salicylique	1 gramme.
Alcool	50 à 100 grammes.

℞ Sublimé	0,20 centigr.
Alcool	30 grammes.
Eau	70 —

Ou :

Sublimé	0,20 centigr.
Alcool	ãã 50 grammes.
Eau	

℞ Sublimé	ãã 1 gramme.
Chlorhydrate d'ammoniaque	
Eau	500 ou 1.000 gr.

℞ Chlorhydrate d'ammoniaque	4 à 20 grammes.
Eau	200 —

(en lotion.)

℞ Chlorhydrate d'ammoniaque	2 grammes.
Eau	200 —

(en application prolongée, sous forme de compresses imbibées de cette solution.)

℞ Alun	2 à 5 grammes.
Eau	200 —

℞ Ichthyol	5 à 10 grammes.
Alcool rectifié	ãã 50 grammes.
Ether sulfurique	

Ou :

Ichthyol	5 à 10 grammes.
Alcool	100 —

2° A ces lotions irritantes, il faut associer des **pommades inertes** ou des **poudres inertes**, pour calmer l'irritation cutanée. Pommades inertes.

Pommades inertes :

℞ Oxyde de zinc	ãã 3 grammes.
Acide borique	
Vaseline	30 —

℞ Sous-nitrate de bismuth	ãã 3 grammes.
Acide borique	
Vaseline	30 —

℞ Précipité blanc	ãã 3 grammes.
Acide borique	
Vaseline	30 —

Pour épaissir les pommades, surtout pendant l'été, il est bon d'ajouter à chacune d'elles 1 gr. 50 de paraffine pour 30 grammes de vaseline.

Poudres inertes.

Poudres inertes, pour remplacer les pommades, chez les individus qui ont naturellement la peau grasse :

℞ Oxyde de zinc	15 grammes.
Poudre d'amidon de riz	25 —
Acide borique pulvérisé	5 —

℞ Sous-nitrate de bismuth	15 grammes.
Poudre d'amidon de riz	25 —
Acide borique pulvérisé	5 —

Pommades irritantes.

3° **Pommades irritantes et substitutives,** destinées à remplacer les lotions irritantes :

℞ Soufre sublimé	3 grammes.
Vaseline (ou Axonge benzoïnée)	30 —

℞ Naphtol β	1 gramme.
Vaseline	20 —

℞ Résorcine	1 à 2 grammes.
Vaseline	20 —

℞ Acide salicylique	0,50 à 1 gramme.
Vaseline	50 —

℞ Bi-iodure d'hydrargyre	0,50 à 1 gramme.
Vaseline	30 —

(pour la couperose.)

On peut épaissir les pommades par l'addition de paraffine, dans la proportion de 1 gramme pour 20 grammes de vaseline.

Emplâtre de savon noir :

℞ Savon mou de potasse....	āā 10 grammes.
Alcool....	

Formules du traitement par excoriation, de MM. Unna et Van Horn.

Formules du traitement de la couperose par excoriation.

1° Pâte d'Unna :

℞ Résorcine....	40 grammes.
Oxyde de zinc....	10 —
Silice anhydre....	2 —
Axonge....	20 —
Huile d'olives....	8 —

M. S. A.

2° Colle d'Unna :

℞ Oxyde de zinc....	150 grammes.
Gélatine blanche....	150 —
Glycérine....	250 —
Eau distillée....	450 —

M. S. A., en chauffant, et faire plusieurs gâteaux.

VINGTIÈME ET VINGT-ET-UNIÈME LEÇONS

PSORIASIS

SOMMAIRE. — *Définition:* La lèpre vulgaire des anciens est une forme de psoriasis.
Description: Lésion papulo-squameuse du début.
Formes : Ps. punctata, guttata, nummulaire, orbiculaire, scutata, diffusa, figurata, gyrata, circinata (*lèpre vulgaire*).
Étude de la lésion élémentaire du psoriasis : squames; papules; congestion facile des papules psoriasiques par le grattage.
Symptômes généraux: dyspepsie; *arthropathies.*
Réaction locale nulle, ou prurit léger.
Complications locales de l'éruption : excoriations et fissures.
Marche de la maladie: Psoriasis inveterata.
Productions papillomateuses, dans certains cas de psoriasis ancien invétéré.
Psoriasis aigu: Psoriasis universalis ; psoriasis scarlatiniforme.
Transformation du psoriasis en dermatite exfoliante.
Régression spontanée très rare.
Sièges de l'éruption et variétés topographiques :
Psoriasis des membres, du tronc, du cuir chevelu, de la face, des oreilles, des organes génitaux. — Psoriasis des extrémités: psoriasis atypique plantaire et palmaire; son diagnostic avec l'eczéma et avec la syphilide papulo-squameuse. — Psoriasis atypique des plis articulaires. — Psoriasis unguéal. — Le psoriasis vrai n'atteint pas les muqueuses.
Anatomie pathologique: Lésions du derme et des papilles; lésions de l'épiderme, disparition du stratum granulosum.
Etiologie. — Le psoriasis est une affection diathésique. — Influence de l'arthritisme et de la goutte. — Hérédité. — Métastases du psoriasis.
Notions étiologiques diverses : sexe, âge, puberté, menstruation, puerpéralité, écarts de régime, alcoolisme, émotions morales.
Théorie nerveuse du psoriasis. — Théorie parasitaire. — Causes externes.
Diagnostic: avec l'eczéma, le pityriasis rosé, la séborrhée sèche pityriasique, le pityriasis rubra, le pemphigus foliacé, l'ichthyose, le favus squarrheux, l'herpès circiné trichophytique, la syphilide palmaire et plantaire, la syphilide papulo-squameuse, le lupus érythémateux, le lichen plan.
Pronostic. — *Traitement.* — Indications du traitement chez les adultes; contre-indications d'un traitement actif chez les vieillards.

Traitement interne: alcalins; régime alimentaire; hygiène; diurétiques; lait. — Médicaments internes : arsenic; iodure de potassium, etc.
Traitement local. Deux indications à remplir: faire tomber les squames, modifier la surface malade.
Bains; eaux minérales naturelles. — Onctions grasses; enveloppements de caoutchouc.
Agents irritants et substitutifs: huile de cade; huile de bouleau; acide chrysophanique; acide pyrogallique: leurs inconvénients et leurs dangers. — Gallanol. — Acide salicylique. — Soufre. — Pommades mercurielles.
Emplâtres. — Traumaticines.
Formulaire thérapeutique du psoriasis.

Messieurs,

Nous commençons aujourd'hui l'étude du *psoriasis*, qui est une dermatose tout à fait différente des précédentes, sous le rapport de la nature et de l'aspect de ses lésions.

Le psoriasis est une affection squameuse ou, mieux, *papulo-squameuse*, qui était connue autrefois sous le nom vulgaire de *dartre écailleuse*. Le psoriasis, tel que nous l'entendons aujourd'hui, a été décrit par les anciens dermatologistes sous deux noms et dans deux chapitres différents: d'abord, sous le nom de *lèpre vulgaire*, qui comprenait des éruptions écailleuses à forme circinée, et ensuite sous le nom de psoriasis, qui désignait des plaques écailleuses non circinées, c'est-à-dire des placards de psoriasis plus ou moins étendus et dont le centre n'était pas sain comme dans la forme circinée. Définition.

Cette distinction, qui a été établie par Willan, qui a été admise par Bateman, était déjà contestée par Alibert; cependant, elle a été adoptée par tous les dermatologistes français, notamment par Rayer, Cazenave, Devergie, jusqu'à Gibert qui, le premier, parmi ses contemporains, réunit la lèpre vulgaire au psoriasis et suivit en cela l'exemple d'Alibert. Depuis lors, personne n'admet plus la lèpre vulgaire comme une maladie spéciale; c'est simplement une forme du psoriasis, caractérisée par une disposition circinée particulière de l'éruption.

Cette lepra vulgaris, forme du psoriasis, n'a d'ailleurs rien de commun avec la véritable lèpre, telle que nous l'entendons aujourd'hui; celle-ci représente l'éléphantiasis des Grecs des anciens dermatologistes, qui est une maladie tout à fait différente.

Ainsi, la lèpre vulgaire des anciens est une forme de psoriasis ; la lèpre vraie était autrefois connue sous le nom d'éléphantiasis des Grecs. Il y a une autre maladie, absolument distincte de l'éléphantiasis des Grecs ou de la lèpre, à laquelle on donnait jadis le nom d'éléphantiasis des Arabes; c'est une affection tout à fait différente encore, à laquelle est exclusivement réservé aujourd'hui le nom d'éléphantiasis.

J'ai cru utile d'élucider avec vous cette synonymie complexe, pour éviter de faire naître des confusions dans votre esprit. Il était nécessaire d'établir le sens exact de ces diverses dénominations, avant d'entamer l'étude du psoriasis.

Qu'est-ce donc que le psoriasis? — Le psoriasis est une affection cutanée, caractérisée par des plaques écailleuses, de forme et d'étendue variables, constituées par des squames blanchâtres, sèches et micacées, qui reposent sur des élevures papuliformes rouges et congestionnées.

D'après cette définition, vous voyez que le psoriasis n'est pas seulement une affection squameuse, mais une affection papulo-squameuse.

Description. L'éruption du psoriasis se montre d'emblée, sans prodromes, sans réaction générale. Cette affection cutanée se développe en quelque sorte insidieusement.

Lésion du début. Au début, la lésion psoriasique est simplement constituée par une petite tache légèrement saillante et déjà squameuse, au moins quand on la gratte. La squame semble être presque contemporaine de l'élevure congestive; dès que celle-ci existe, si on la gratte, on enlève une squame.

Ces petites élevures squameuses primitives présentent la dimension d'une tête d'épingle; elles sont disséminées sur plusieurs régions du corps. On a donné à cette éruption le nom de *psoriasis punctata*. Psoriasis punctata.

Ces efflorescences papulo-squameuses primaires, en se développant et en se groupant de différentes façons, vont constituer les *diverses variétés morphologiques du psoriasis*.

Si les papules restent isolées, arrondies, seulement agrandies et élargies, vous avez sous les yeux ce qu'on a appelé le *psoriasis guttata*. Sur ces papules se trouvent des squames blanches, brillantes, ressemblant, en effet, à des taches de bougie, d'où la dénomination de « guttata ». Psoriasis guttata.

Si les papules sont réunies en plaques arrondies, plus ou moins étendues, recouvertes d'écailles blanches, brillantes, micacées, argentées, on a ce qu'on a appelé le *psoriasis nummulaire* ou *discoïdea*. Psoriasis nummulaire.

Si ce psoriasis nummulaire présente des plaques de dimensions plus grandes, il constitue le *psoriasis orbiculaire*. Psoriasis orbiculaire.

Dans d'autres cas, les papules psoriasiques sont groupées sous forme de larges placards écailleux, irréguliers, très étendus, avec des squames épaisses, accumulées; on a donné à cette forme le nom de *psoriasis scutata*, c'est-à-dire en forme de bouclier. Psoriasis scutata.

Les plaques peuvent être plus larges encore, confluentes, occupant la plus grande partie des téguments; elles constituent le *psoriasis diffusa*. Psoriasis diffusa.

Dans d'autres cas, au contraire, les plaques sont plus petites, isolées, de figures diverses et très variées; elles représentent le *psoriasis figurata*. Psoriasis figurata.

Psoriasis gyrata.

Si les papules sont groupées en séries linéaires, selon des lignes courbes flexueuses, formant des sortes de rubans sinueux, plus ou moins larges, à la surface du corps, cet aspect réalise une nouvelle forme qu'on a appelée le *psoriasis gyrata*.

Psoriasis circinata, lèpre vulgaire.

Si ces rubans psoriasiques ont la forme d'anneaux plus ou moins réguliers, complets ou incomplets, qui entourent une portion centrale de peau restée saine, vous avez sous les yeux le psoriasis circiné ou annulaire, ou la *lèpre vulgaire* des anciens dermatologistes, appelée aussi *psoriasis circinata*.

Cette forme peut, d'ailleurs, se développer de deux façons différentes :

Tantôt, elle résulte du groupement spécial des papules squameuses, qui se réunissent primitivement en forme d'anneaux ;

Tantôt, au contraire, le psoriasis circiné est une plaque ancienne de psoriasis nummulaire, à extension centrifuge, dont le centre s'est affaissé et guéri, tandis que les papules ont persisté à la périphérie et se sont même accrues.

Étude de la lésion élémentaire du psoriasis.

Messieurs, dans toutes ces variétés, quel que soit l'aspect morphologique de l'éruption, la *lésion élémentaire* est toujours la même ; c'est une *papule squameuse*. Etudions donc cette papule, mais auparavant étudions les squames.

Squames.

Les squames du psoriasis sont caractéristiques ; ce sont des squames blanches, quelquefois ternes ou un peu jaunâtres, mais le plus souvent blanches, brillantes, micacées, argentées, surtout quand on les gratte : telles sont les différentes comparaisons qui ont été employées pour exprimer l'aspect des squames du psoriasis.

Ces squames sont adhérentes, très adhérentes à l'élevure papuliforme qui les supporte. Elles présentent une épaisseur variable ; tantôt, mais très rarement, elles sont fines et presque furfuracées ; ordinairement, ce sont de larges écailles plus ou moins épaisses.

Ces squames sont constituées uniquement par des écailles épidermiques, par des lamelles formées de cellules aplaties. Parfois, on trouve, au milieu des cellules, quelques leucocytes et quelques hématies, qui constituent alors de petites croûtelles mêlées aux squames et qui résultent de l'excoriation de la peau par le grattage ; mais ce sont des lésions consécutives. La lésion principale, la lésion véritable du psoriasis est une squame formée d'écailles épidermiques.

Dans ces squames, un dermatologiste viennois, M. Lang, a trouvé et décrit des parasites, mais il est reconnu aujourd'hui, et je n'y insiste pas davantage, que ces prétendus parasites ne sont que des spores vulgaires, sans aucune signification étiologique.

Papules du psoriasis.

Ces squames reposent sur des papules. Quand on a enlevé les squames par le grattage ou par des applications humides ou graisseuses, on voit, au-dessous d'elles, des élevures papuleuses ou papuliformes, aplaties, rouges, congestionnées, lisses, ne présentant aucun suintement à leur surface; quelquefois, la rougeur des papules déborde les squames à la périphérie.

Congestion des papules psoriasiques.

Hébra a beaucoup insisté, avec raison, sur la congestion des papules psoriasiques. Ces papules saignent facilement par le grattage. Quand vous grattez une papule de psoriasis, vous déterminez un fin piqueté hémorrhagique, et vous voyez quelques gouttelettes de sang sourdre à la surface. Cela est extrêmement important pour le diagnostic, car cette congestion, qui donne facilement naissance à une petite hémorrhagie, n'existe que dans les papules psoriasiques.

Symptômes généraux.

Cette affection n'altère en rien la santé générale : l'appétit est conservé ; l'éruption n'est accompagnée d'aucun trouble fonctionnel.

Arthropathies.

Parfois, cependant, les malades atteints de psoriasis sont également affectés de dyspepsie, de névralgies plus ou moins tenaces, d'arthropathies, qui sont sous la dépendance du rhumatisme ou de la goutte; toutes ces complications sont causées par la même diathèse que l'affection cutanée, mais ne sont pas sous sa dépendance directe.

Certains auteurs ont voulu considérer les arthropathies comme des altérations trophiques et en ont conclu que le psoriasis était une maladie nerveuse. Aucune preuve sérieuse n'existe en faveur de cette opinion.

Réaction locale.

L'éruption par elle-même ne donne lieu à aucune réaction locale ou, au moins, ne produit qu'une réaction locale extrêmement minime et qui fait défaut le plus souvent. Quand elle existe, cette réaction locale est seulement constituée par un peu de démangeaison, surtout au début de l'éruption et à chaque poussée nouvelle.

Complications locales.

Parfois, comme je vous l'ai déjà dit en décrivant les squames, le grattage détermine, à la surface des plaques, des excoriations plus ou moins douloureuses. Dans d'autres cas, sur les placards d'ancien psoriasis, quand ces placards sont très épais, vous pouvez voir se produire des fissures cutanées accidentelles, plus ou moins profondes. Ce sont, d'ailleurs, les seules causes de douleur du psoriasis. En dehors des lésions déterminées par le grattage et des fissures, l'éruption est toujours absolument indolente.

Marche.

Le psoriasis est une dermatose dont la marche est essentiellement chronique. Quand elle est abandonnée à elle-même, la maladie donne peu à peu naissance à des plaques épaisses de stratifications épidermiques, qui ne tombent jamais seules, qui deviennent de plus en plus épaisses et, par leur aspect et leur ténacité, font que la maladie mérite véritablement le nom de *psoriasis inveterata*.

Psoriasis inveterata.

Productions papillomateuses.

Ce psoriasis ancien, invétéré, à stratifications épaisses, est parfois accompagné d'épaississement de la peau, de véritables hypertrophies papillaires, qui donnent aux régions malades un aspect papillomateux ou verruqueux. Ces excroissances papillomateuses sont surtout fréquentes aux membres inférieurs et particulièrement aux jambes ; on les observe aussi quelquefois à la partie inférieure du dos.

Psoriasis aigu.

Dans des cas exceptionnels, le psoriasis, au lieu de débuter d'une façon chronique et de persister à l'état chronique, dans des circonstances rares, dis-je, le psoriasis présente une *évolution aiguë*. Celle-ci se manifeste, soit au début de l'éruption, soit au moment de poussées ou de recrudescences, déterminées par des excès alimentaires ou des excès alcooliques, par des écarts de régime, ou par des irritations cutanées, particulièrement par un traitement local intempestif, trop irritant et mal institué.

Psoriasis universalis.

Ce psoriasis aigu, ainsi déterminé par des causes externes secondaires et, quelquefois, se développant spontanément, ce psoriasis est alors une éruption presque généralisée et qui mérite véritablement le nom de *psoriasis universalis*. L'éruption prend aussi un aspect spécial ; ce ne sont plus ces plaques blanches, micacées de tout à l'heure ; ce sont des plaques rouges, très larges, cuisantes, très douloureuses et non plus indolentes, comme dans la forme chronique ordinaire ; ces plaques sont accompagnées d'une exfoliation épidermique abondante. On a donné à cette forme aiguë le nom de *psoriasis scarlatiniforme*.

Psoriasis scarlatiniforme.

Cette éruption scarlatiniforme psoriasique est, d'ailleurs, accompagnée de phénomènes généraux très intenses : de fièvre, de céphalalgie, de courbature et d'un état gastrique plus ou moins prononcé.

Deux cas peuvent se présenter pour l'évolution de cette forme aiguë :

Ou bien cet état est essentiellement transitoire ; l'éruption passe peu à peu à l'état chronique, si cette évolution aiguë a été le début de l'affection, ou revient à l'état chronique, s'il s'agit d'une poussée aiguë ;

Transformation en dermatite exfoliante.

Ou bien, au contraire, vous voyez l'éruption scarlatiniforme persister et même s'aggraver, en même temps que s'aggravent aussi les symptômes généraux. Cet état aigu scarlatiniforme dure plus ou moins longtemps et finit par passer à la dermatite exfoliante, à une sorte de pityriasis rubra chronique secondaire, à cette maladie qui a été décrite, par Bazin, sous le nom d'herpétide maligne exfoliatrice et qui est la terminaison commune d'un certain nombre de maladies de la peau, particulièrement de l'eczéma et du psoriasis. Il faut reconnaître d'ailleurs, Messieurs, que cette transformation du psoriasis n'est pas fréquente, que le psoriasis aigu scarlatiniforme et ses conséquences sont rarement observés.

Régression spontanée.

Dans d'autres cas, le psoriasis, au lieu d'évoluer rapidement vers la malignité, comme je viens de vous le dire, ou au lieu de rester indéfiniment stationnaire, comme c'est le cas le plus commun, subit une sorte de *régression spontanée*. Vous voyez alors que les squames se détachent spontanément, que les plaques s'affaissent, et il reste seulement, à la place de ces plaques psoriasiques, une surface rouge qui diminue elle-même et s'efface peu à peu. L'éruption laisse parfois, comme trace de son existence, une pigmentation consécutive très persistante, mais jamais elle ne donne lieu à aucune cicatrice. C'est un point important qu'il faut retenir.

Sièges de l'éruption et variétés topographiques.

Le psoriasis peut siéger sur toutes les régions du corps, mais certaines régions sont plus fréquemment atteintes et présentent alors quelques particularités, qui ont permis de constituer encore des variétés spéciales du psoriasis.

Psoriasis des membres.

Le psoriasis siège surtout sur les *membres*, et particulièrement du *côté de l'extension*. C'est ainsi qu'il occupe, avec une prédilection marquée, les genoux et les coudes, si bien que, dans les éruptions douteuses sur les autres régions du corps, il faudra toujours examiner le genou et le coude, pour voir si vous n'y trouvez pas des éléments typiques de psoriasis.

Sur les membres, les variétés morphologiques, que vous observez surtout, sont le psoriasis guttata et le psoriasis nummulaire.

Le psoriasis est également très fréquent sur le tronc et particulièrement sur les régions soumises aux frottements répétés, par exemple sur le dos, les lombes, la région sacrée. Psoriasis du tronc.

Il est aussi très commun sur le cuir chevelu, qui est la région la plus fréquemment atteinte après les genoux et les coudes. Sur le cuir chevelu, le psoriasis se présente quelquefois sous forme de plaques limitées, ou, au contraire, il est diffus et généralisé à toute l'étendue du cuir chevelu. Parfois, les squames sont fines, c'est une sorte de psoriasis superficiel ; mais, le plus souvent, les squames sont épaisses, larges, stratifiées, constituant des masses inégales et raboteuses à la surface du cuir chevelu. Ces squames sont très adhérentes par elles-mêmes et retenues encore par les cheveux. Psoriasis du cuir chevelu.

L'éruption peut même dépasser le cuir chevelu et s'étendre au front, aux tempes et au cou ; mais toujours, dans ces cas-là, l'éruption psoriasique, même étendue à la surface cutanée, conserve un bord net, tranché et bien limité, différent en cela des plaques eczémateuses, qui sont toujours plus ou moins diffuses. Ordinairement, et c'est une particularité également très importante, le psoriasis du cuir chevelu n'amène pas la chute des cheveux.

Le psoriasis, qui est si fréquent au cuir chevelu, est très rare à la face, où d'ailleurs son aspect est dénaturé par les lavages fréquents dont cette région est le siège. Le psoriasis de la face ressemble beaucoup au lupus érythémateux et à l'eczéma séborrhéique. Ce Psoriasis de la face.

sont des plaques rouges, généralement recouvertes de squames ; ces squames sont fines, et non plus épaisses, micacées, argentées, comme dans le psoriasis ordinaire.

Psoriasis des oreilles.

Au contraire, le psoriasis siège fréquemment aux oreilles ; il est, le plus souvent, le résultat de l'extension du psoriasis du cuir chevelu. Quand il occupe le conduit auditif externe, l'accumulation des squames peut même causer une surdité temporaire.

Psoriasis des organes génitaux.

On a observé le psoriasis, dans des cas assez rares, aux organes génitaux ; quelquefois même, il est limité à cette région. Il occupe alors le scrotum ou le prépuce et le gland. Sur le prépuce et sur le gland, il se présente sous l'aspect de petites papules, recouvertes de squames minces, molles, peu adhérentes, bien différentes de celles du psoriasis de la surface cutanée générale ; cette mollesse des squames tient à l'humidité naturelle de la région.

Les papules psoriasiques présentent, sur les parties génitales, une grande ressemblance avec les papules syphilitiques. Je reviendrai tout à l'heure sur ce dernier point.

On peut aussi observer le psoriasis à la vulve. M. Barthélemy, notamment, en a publié une très belle observation.

Psoriasis des extrémités

Aux extrémités, aux mains et aux pieds, le psoriasis est très rare ; il est surtout rare et tout à fait exceptionnel dans les régions palmaire et plantaire, tellement exceptionnel qu'il a été nié par un certain nombre d'auteurs. Sur le dos des mains on l'a observé quelquefois, et particulièrement sur le dos des doigts.

Psoriasis atypique palmaire et plantaire.

A la région palmaire et à la région plantaire, il présente un aspect tout à fait spécial, qui fait que le psoriasis palmaire et le psoriasis plantaire ont été décrits sous le nom de *psoriasis atypique*, c'est-à-dire ne présentant pas les caractères du psoriasis vulgaire.

Dans cette forme, les productions épidermiques, notamment, n'ont pas leur apparence nacrée ordinaire ; ce sont des stratifications plus ou moins épaisses, qui ont toujours une certaine tendance à la circination.

Diagnostic avec l'eczéma et la syphilide papulo-squameuse des mêmes régions.

D'ailleurs, ce psoriasis palmaire et plantaire est tout à fait exceptionnel, comme je viens de vous le dire. Il est souvent confondu avec la syphilide papulo-squameuse ou avec l'eczéma. Mais rappelez-vous que le psoriasis est plus rouge, plus sec que l'eczéma ; que ses squames sont plus épaisses et que, dans l'eczéma, il est quelquefois possible d'observer quelques vésicules. La syphilide palmaire et plantaire papulo-squameuse présente une teinte moins vive, plus sombre que les papules du psoriasis, une teinte cuivrée, sur laquelle j'ai déjà insisté. Les papules de la syphilis sont plus nettes, groupées suivant une disposition plus régulière que le psoriasis, affectant une forme cyclique et polycyclique. Cependant le diagnostic ne peut souvent se faire que par la constatation de papules psoriasiques sur d'autres régions du corps et particulièrement aux coudes et aux genoux; car ces psoriasis atypiques de la paume des mains et de la plante des pieds sont tellement dénaturés quelquefois, dans leurs caractères, qu'il vous est impossible de les reconnaître. Il faut vous rappeler, je vous le répète, que le psoriasis est tout à fait exceptionnel dans ces régions et que, le plus souvent, les éruptions psoriasiformes palmaires et plantaires sont sous la dépendance de la syphilis.

Psoriasis atypique des plis articulaires.

Il y a un autre psoriasis atypique, c'est celui qui siège dans les plis articulaires ; il est, d'ailleurs, tellement rare qu'il a été nié par certains auteurs et que, notamment, tous les anciens dermatologistes ne l'admettent pas. Il a été confondu par M. Unna avec l'eczéma séborrhéïque ; en effet, il lui ressemble beaucoup. Il est constitué par des placards rouges, très rouges, au niveau desquels la peau est lisse, luisante, parfois même un peu suintante, recouverte de squames quelquefois molles, plus ternes que celles du psoriasis ordinaire, quelquefois mêlées de croûtes. En somme, ce psoriasis atypique des plis articulaires est une éruption dénaturée par son siège et par l'état séborrhéique de la peau, qu'il faut néanmoins rattacher au psoriasis, quand on trouve ailleurs, et notamment aux coudes et aux genoux, des éléments de psoriasis vulgaire.

Psoriasis des ongles

Si le psoriasis est rare sur les mains proprement dites, il est, au contraire, assez fréquent aux ongles. Le psoriasis des ongles produit des lésions tout à fait spéciales, différentes de celles du psoriasis cutané. Les ongles présentent un piqueté caractéristique, ils sont *ponctués*, ou bien ils sont *striés*, recouverts de stries transversales ou longitudinales. En même temps, l'ongle est épaissi, cassant, sec, rugueux, soulevé par des stratifications épidermiques, qui reposent sur le lit de l'ongle.

Le psoriasis unguéal est parfois accompagné d'autres lésions psoriasiques sur différentes régions du corps, et alors le diagnostic est facile ; mais, si la lésion est isolée, comme je vous l'ai déjà dit à propos de l'eczéma, le diagnostic du psoriasis des ongles est à peu près impossible à faire ; il est à peu près impossible à distinguer de l'eczéma des ongles. Cependant, dans le psoriasis, l'ongle est plus fréquemment soulevé par des amas de squames épidermiques que dans l'eczéma. Mais vous voyez que c'est là un caractère qui ne peut pas être, le plus souvent, d'un grand secours.

Le psoriasis vrai n'atteint jamais les muqueuses.

Messieurs, le psoriasis, qui est si fréquent sur toute la surface du corps, n'atteint jamais les muqueuses. Le psoriasis vrai n'envahit pas les muqueuses ; le psoriasis du pourtour de la bouche n'empiète jamais sur la muqueuse buccale. Ce qu'on a décrit sous le nom de *psoriasis buccal et lingual* est une affection spéciale, qui a été bien étudiée autrefois par Bazin, plus tard par M. Debove, par M. Mauriac et par d'autres, et qui est constituée par des plaques dures, blanchâtres, avec tendance fréquente à la dégénérescence épithéliale. C'est la *leucoplasie buccale* de certains auteurs. C'est une affection tout à fait différente, tout à fait spéciale, qui ne présente rien de commun avec le psoriasis.

J'arrive maintenant à l'anatomie pathologique du psoriasis. Anatomie pathologique.

La lésion anatomique du psoriasis est constituée par une inflammation proliférative du corps papillaire et du derme, avec anomalie du processus de kératinisation de l'épiderme.

Les papilles sont allongées, présentent dans leur masse une prolifération embryonnaire abondante, qui occupe également la couche superficielle du derme et qui peut même atteindre la partie profonde du derme dans les psoriasis anciens et invétérés. Lésions des papilles et du derme.

Les vaisseaux sont dilatés, congestionnés.

Il est remarquable que la prolifération embryonnaire est surtout abondante autour des vaisseaux, autour des glandes et des follicules pilo-sébacés. Cependant les glandes ne sont pas affectées; elles sont entourées de prolifération embryonnaire, mais elles ne sont pas malades. Les poils, non plus, ne sont pas altérés le plus souvent.

Dans l'épiderme, vous trouvez la lésion banale de dégénérescence vésiculeuse des cellules, dont je vous ai déjà parlé, dégénérescence cellulaire qui est commune à toutes les lésions inflammatoires de la peau. Lésions de l'épiderme.

Vous trouvez de plus une autre lésion que vous avez déjà observée dans l'eczéma, qui a été bien décrite par MM. Leloir, Vidal et Suchard, et qui est caractérisée par un trouble de la kératinisation épidermique. Sur les coupes perpendiculaires de la peau, au niveau des plaques psoriasiques, on voit que le stratum granu- Disparition du stratum granulosum.

losum de l'épiderme a disparu, qu'il n'y a plus d'éléidine, de sorte que l'épiderme ne se kératinise plus. C'est pourquoi vous trouvez des noyaux dans les cellules de la couche cornée. Dans les squames du psoriasis, on voit des cellules épidermiques qui renferment encore des noyaux colorables en rouge par le carmin ; c'est à ce défaut de kératinisation de l'épiderme qu'il faut attribuer la production si abondante des squames.

Persistance des noyaux dans les cellules de la couche cornée.

Au contraire, dans les points où la lésion guérit et où l'épiderme corné se reproduit, le stratum granulosum et l'éléidine reparaissent, et, dans les couches superficielles, les cellules épidermiques ne renferment plus de noyaux et sont semblables à celles de l'épiderme corné ordinaire.

Étiologie.

Passons maintenant, à un point beaucoup plus important, à l'étiologie du psoriasis. Et, tout d'abord, pénétrez-vous bien de cette vérité que le psoriasis est une *affection de cause interne*, une affection diathésique, une affection constitutionnelle.

Le psoriasis est une affection diathésique.

C'est en vain que l'école de Vienne et ses adeptes nient l'existence de cette cause interne. Les faits sont là nombreux, d'observation journalière, pour prouver que le psoriasis est sous la dépendance d'une altération humorale.

Influence de l'arthritisme: rhumatisme et goutte.

Quelle est la diathèse productrice du psoriasis? Messieurs, c'est souvent, très souvent, le rhumatisme ou la goutte. On voit, chez les psoriasiques, des arthropathies diverses ; on sait que le psoriasis n'est pas rare dans les familles de goutteux ; on a observé des anciens rhumatisants qui étaient atteints de psoriasis ou, au contraire, des psoriasiques devenant rhumatisants. On a noté que le psoriasis était associé à la gastralgie, à la dyspepsie, à des migraines, à des névralgies de siège divers et plus ou moins tenaces. Enfin, on a observé que le psoriasis pouvait coexister aussi avec des bronchites plus ou moins rebelles et sujettes à des répétitions fréquentes. Ce sont là des manifestations arthritiques au premier chef.

Il ne faut pas nier l'arthritisme parce qu'on ne constate pas de déterminations articulaires. Quand le psoriasis est accompagné d'arthropathies, il est plus facilement rattaché à l'arthritisme que quand les arthropathies font défaut ; mais, quand il existe seulement des manifestations arthritiques, autres que les arthropathies, ce n'est pas une raison pour nier l'arthritisme. L'arthritisme est, en effet, une dyscrasie spéciale, caractérisée par un ralentissement de la nutrition, par une altération humorale, pouvant produire divers accidents cutanés et viscéraux, au même titre que des déterminations articulaires.

Donnez à cette diathèse un autre nom, si vous voulez ; appelez-la *herpétisme*, si ce terme vous plaît mieux ; donnez-lui le nom que vous voudrez ; dites même que c'est une diathèse d'une nature inconnue, peu importe ; mais vous ne pouvez pas méconnaître son existence, car le lien qui unit toutes ces affections cutanées, gastro-intestinales, bronchiques, articulaires et autres, ce lien qui existe chez le même individu, ou chez les individus d'une même famille, ce lien, Messieurs, est indéniable, et l'observation de tous les jours vous montre sa réalité. La nature de l'altération humorale, à laquelle nous attribuons le psoriasis, peut être discutée, mais ses effets ne peuvent être contestés.

Donc, le psoriasis est une affection diathésique, et ce qui le prouve bien, c'est l'hérédité. L'hérédité n'est pas toujours directe, souvent elle saute une génération ; dans d'autres cas, il n'y a pas d'hérédité psoriasique proprement dite, mais les psoriasiques sont des individus nés d'eczémateux, de dyspeptiques, d'asthmatiques, de goutteux, nés, en un mot, de parents ayant une autre manifestation arthritique. Toutes ces affections, de

Hérédité.

même nature, encore une fois, et de même origine, peuvent se succéder et se remplacer dans la même génération ou d'une génération à l'autre ; elles peuvent, d'ailleurs, aussi coexister chez le même individu, et je vois là une preuve évidente de la nature diathésique du psoriasis.

Métastases du psoriasis.

Je vois une autre preuve de cette origine diathésique dans les métastases qu'on observe souvent chez les psoriasiques.

Voici des faits recueillis parmi un grand nombre d'autres semblables :

Un individu atteint de psoriasis généralisé, invétéré, datant de son enfance, traité pour ce psoriasis, est guéri, complètement guéri, et, le jour même où il demande sa sortie de l'hôpital, il est pris de rhumatisme articulaire aigu, rhumatisme articulaire qui devient du rhumatisme cérébral très rapidement, qui met ses jours en danger et qui ne guérit qu'avec la réapparition des papules psoriasiques.

Autre fait : un homme atteint de psoriasis depuis longtemps, fait traiter son psoriasis ; ce psoriasis guérit, après avoir résisté longtemps à tous les traitements ; il disparaît complètement, la surface du corps est absolument nettoyée ; cet homme voit alors ses digestions s'altérer ; en même temps, il maigrit, il vomit, il est même pris d'hématémèses ; on porte le diagnostic de cancer de l'estomac. Et tous ces accidents guérissent par l'application de révulsifs à la surface de la peau, de sinapismes répétés plusieurs jours de suite, qui font réapparaître les accidents psoriasiques. Il s'agissait seulement d'une gastrite ulcéreuse ayant simulé un cancer.

Encore un autre fait : un individu, affecté de psoriasis, guérit de ce psoriasis ; il est atteint alors de dyspepsie tenace et très douloureuse, avec dilatation de l'estomac, de troubles gastralgiques très rebelles, qui n'ont apparu — et c'est une coïncidence bien singulière, si ce n'est qu'une coïncidence — qu'avec la guérison des accidents cutanés.

Enfin, un autre malade, que je vois en ce moment, un malade atteint d'artério-sclérose, est en même temps un psoriasique ; il a une néphrite interstitielle et, d'une façon très nette, l'albumine augmente et la néphrite s'aggrave, chaque fois que l'éruption psoriasique diminue. Au contraire, lorsque le psoriasis revient par une poussée plus intense, les accidents internes, les accidents de néphrite s'amendent, et l'albuminurie diminue.

Tous les auteurs ont observé que la guérison du psoriasis pouvait être suivie de bronchite tenace ; ce sont là des faits fréquents, qui sont signalés par les anciens auteurs et notamment, sans remonter bien loin, par Bazin et par Hardy.

Mais, dans d'autres cas même, vous observez des métastases plus graves ; car, à la suite de la disparition d'un psoriasis, de sa disparition spontanée chez des individus chez lesquels ce psoriasis existait depuis très longtemps, on a vu se développer des cancers viscéraux, et je tiens notamment de M. le professeur Bouchard deux observations très nettes de cancer du rectum, qui ont été consécutives à la disparition d'un psoriasis ancien. Il faut même remarquer que, de tous les cancers viscéraux, le cancer du rectum est celui qui est le plus souvent signalé, comme métastase dernière et grave des anciens psoriasis.

Messieurs, les autres notions étiologiques sont beaucoup moins importantes. Devergie enseignait, et le fait est exact, que le psoriasis est plus fréquemment observé dans le sexe masculin. Il est également plus fréquent en été et en hiver que dans les deux autres saisons. Il est, d'ailleurs, beaucoup plus pénible en hiver, comme toutes les dermatoses chroniques, à cause de la diminution de la transpiration cutanée.

Notions étiologiques diverses.

Sexe.

Ordinairement, le psoriasis atteint surtout l'âge

Age.

adulte, après la puberté; mais rappelez-vous bien que, surtout dans les cas directement héréditaires, il n'est pas rare chez les enfants.

Puberté. Menstruation.

Comme causes occasionnelles, on a cité la puberté, et notamment l'apparition des règles, quoi qu'en ait dit Hébra. Je connais, pour ma part, plusieurs exemples de psoriasis, qui se sont développés au moment de l'établissement de la menstruation.

Puerpéralité.

Dans d'autres cas, l'apparition du psoriasis coïncide avec une grossesse, avec un accouchement; évidemment, ce ne sont pas là des causes du psoriasis, ce ne sont que des occasions de développement de l'éruption, chez des femmes diathésiques et prédisposées.

Enfin, tous les auteurs ont noté l'influence des écarts de régime, des excès alcooliques et même des émotions morales. Mais ce sont des causes de poussées psoriasiques et non des causes productrices de la maladie.

Théorie nerveuse du psoriasis.

L'influence des émotions morales, des ébranlements nerveux, a été admise par un grand nombre d'auteurs; elle est même de plus en plus admise aujourd'hui, et elle a servi à échafauder une théorie nerveuse du psoriasis; on a voulu faire de cette dermatose une éruption trophique, une sorte de trophonévrose cutanée.

Je vous ai déjà donné mon avis à cet égard, à propos des arthropathies qui accompagnent quelquefois le psoriasis; je vous répète qu'il n'y a que des raisons théoriques qui permettent de considérer cette affection comme une détermination nerveuse, et qu'il n'y a aucune preuve démonstrative de cette opinion.

Théorie parasitaire.

D'autres, comme vous l'avez vu, ont cherché à faire du psoriasis une maladie parasitaire. Cela est inadmissible, d'abord parce que les spores qu'on a trouvées dans le psoriasis sont des spores banales, qu'on peut rencontrer à la surface de la peau dans toutes les affections cutanées; et, en second lieu, il y a un fait encore plus probant, qui démontre bien que le psoriasis n'est pas parasitaire, c'est qu'il n'est ni contagieux, ni inoculable ; toutes les tentatives d'inoculation ont complètement échoué.

Parmi les autres causes externes, j'ai à vous citer les frottements prolongés et les irritations cutanées, répétées pendant longtemps sur un même point du corps. Mais ces irritations cutanées ne donnent du psoriasis qu'aux prédisposés, ou alors elles donnent lieu seulement à des éruptions squameuses, psoriasiformes, localisées, et non à un psoriasis véritable. Causes externes.

Le diagnostic du psoriasis est ordinairement facile. Je vous ai déjà fait le diagnostic du psoriasis avec l'*eczéma ;* vous vous rappellerez que les squames grisâtres, fines, non stratifiées de l'eczéma ne peuvent pas être confondues avec les squames épaisses et micacées du psoriasis. De plus, dans l'eczéma, vous observez toujours, à une certaine période, du suintement et des croûtes. Diagnostic. Diagnostic avec l'eczéma.

Le *pityriasis rosé* est caractérisé par des écailles fines, reposant sur des taches rouges ; c'est une éruption généralisée. Diagnostic avec le pityriasis rosé.

Le *pityriasis alba* non parasitaire, ou *séborrhée pityriasique*, est constitué par des squames fines, ne reposant jamais sur des papules, dans lesquelles vous ne constatez aucune saillie des téguments. Au cuir chevelu, les squames séborrhéiques sont grasses, ne sont pas, non plus, accompagnées d'inflammation cutanée ni d'élevures papuliformes. Le diagnostic avec ces diverses affections est généralement assez facile. Avec la séborrhée sèche pityriasique.

Vous ne confondrez pas non plus les squames nacrées et sèches du psoriasis avec les squames larges, molles, abondantes, du *pityriasis rubra* et de la *dermatite exfoliatrice*, ni avec celles de l'*érythème scarlatiniforme*. Vous observez, de plus, dans ces maladies, une rougeur générale de la peau ; il n'y a au- Diagnostic avec le pityriasis rubra et l'érythème scarlatiniforme.

cune élevure papuleuse, pas de plaques limitées ; et vous savez, au contraire, que le psoriasis, même le plus généralisé, ne l'est jamais complètement, et qu'il y a toujours quelques espaces de peau saine.

Diagnostic avec le pemphigus foliacé.

Vous distinguerez aussi, assez facilement, l'éruption squameuse du psoriasis des squames molles et humides du *pemphigus foliacé;* ces squames proviennent de la rupture de bulles ou de l'affaissement de bulles incomplètement formées et avortées. Le pemphigus foliacé présente aussi d'autres caractères et particulièrement des phénomènes généraux, qui vous éviteront de faire des erreurs de diagnostic.

Diagnostic avec l'ichthyose.

L'*ichthyose* ne peut être confondue avec le psoriasis ; c'est, comme vous le savez, une difformité congénitale, dans laquelle l'altération cutanée est très généralisée ou, au moins, diffuse. Les squames de l'ichthyose sont de la même couleur que la peau ordinaire ; elles sont imbriquées et donnent généralement à l'épiderme un aspect craquelé. Au-dessous des squames, vous n'observez aucune saillie, aucune rougeur, aucune inflammation de la peau.

Diagnostic avec le favus squarrheux.

Le *favus* ne présente rien de commun avec le psoriasis. Je ne parle pas, bien entendu, des godets isolés du favus urcéolaire, mais des plaques faviques épaisses, stratifiées, très abondantes, constituant ce qu'on a appelé le favus squarrheux. Eh bien, ces plaques épaisses du favus squarrheux sont bien différentes du psoriasis ; ce sont des masses stratifiées, jaunes ou jaunâtres, et présentant une odeur caractéristique de souris ; ce sont des plaques pulvérulentes, et non pas véritablement squameuses. Les cheveux sont altérés dans le favus ; le cuir chevelu présente de place en place des cicatrices. Enfin, l'examen microscopique viendra lever tous les doutes, quand il y en aura.

Diagnostic du psoriasis circiné (Lèpre vulgaire) avec l'herpès circiné trichophytique.

L'*herpès circiné trichophytique* ne peut être confondu avec le psoriasis circiné, qui représente l'ancienne lèpre vulgaire des dermatologistes d'autrefois. En effet, dans l'herpès trichophytique circiné, la peau est rouge, couverte de vésicules ou de petites squames grisâtres, mêlées de croûtelles ; mais il n'y a pas d'élevures papuleuses, et l'examen microscopique vous fera reconnaître les spores du trichophyton.

Jusqu'à présent, le diagnostic du psoriaris est assez facile ; les trois diagnostics les plus difficiles sont : le diagnostic du psoriasis et de la syphilide papulo-squameuse, le diagnostic du psoriasis et du lupus érythémateux, le diagnostic du psoriasis et du lichen plan ou lichen ruber planus.

La syphilis, surtout, donne souvent lieu à des erreurs de diagnostic.

Diagnostic avec la syphilide palmaire et plantaire.

1° Les *syphilides palmaires et plantaires* tertiaires sont souvent confondues avec des lésions psoriasiques. Mais rappelez-vous que, dans les lésions syphilitiques, la circination est plus marquée, les éléments papulo-tuberculeux sont plus nets ; de plus, les syphilides sont indolentes. La lésion syphilitique est souvent unilatérale, tandis qu'au contraire le psoriasis palmaire est toujours symétrique. Dans quelques cas extrêmement difficiles, c'est le traitement seul qui fera le diagnostic, le traitement antisyphilitique, qui guérira naturellement les lésions syphilitiques et qui sera sans action sur le psoriasis. D'autre part, n'oubliez pas que les lésions palmaires et plantaires syphilitiques sont beaucoup plus fréquentes que le psoriasis, qui est, dans cette région, une véritable exception.

Diagnostic avec la syphilide papulo-squameuse vulgaire.

2° Il est une autre forme de syphilide qui peut être confondue avec le psoriasis, non plus à la région palmaire et plantaire, mais sur toutes les régions du corps : c'est la syphilide papulo-squameuse ordinaire. Mais les papules en sont cuivrées, d'un rouge sombre, couvertes de squames moins épaisses, moins nacrées que les squames du psoriasis. Ces squames sont souvent entourées de ces petits détachements épidermiques périphériques, connus sous le nom de collerettes de Biett. Enfin, caractère capital, quand on gratte les squames du psoriasis, on voit qu'elles reposent sur une élevure papuliforme, rouge, fortement congestionnée, saignant facilement, tandis que le même fait ne se produit pas dans les lésions syphilitiques.

Diagnostic avec le lupus érythémateux.

Le *lupus érythémateux* de la face présente des squames plus minces et plus jaunes que celles du psoriasis de la face, et vous savez, d'ailleurs, que le psoriasis est très rare dans cette région. Dans le lupus érythémateux, vous observez souvent des points cicatriciels sur les parties guéries, tandis que vous avez vu que le psoriasis laisse seulement de la pigmentation, mais jamais de cicatrices. Enfin, vous trouverez souvent, et cela vous sera d'un grand secours, vous trouverez, dis-je, des éléments psoriasiques ailleurs, notamment aux genoux et aux coudes.

Diagnostic avec le lichen plan.

Le diagnostic doit être fait également avec le lichen plan, ou *lichen ruber planus*, maladie que nous étudierons dans une de nos prochaines leçons. Le diagnostic du psoriasis et du lichen plan est surtout difficile quand il s'agit de lésions anciennes de lichen plan. Rappelez-vous, d'abord, que le siège ordinaire du lichen plan, son siège de prédilection, est sur les jambes, sur les avant-bras, au cou, aux lombes et sur la muqueuse buccale. Le lichen plan envahit donc les muqueuses, tandis qu'au contraire le psoriasis ne les atteint jamais. Les squames du lichen plan sont blanches ou grisâtres, le plus souvent grisâtres; elles sont fines, adhérentes, extrêmement adhérentes, elles ne sont pas lamelleuses comme celles du psoriasis. Les papules qu'elles recouvrent ont un aspect spécial; ce ne sont pas des papules plates, comme celles du psoriasis ; ce sont des papules polygonales, à facettes brillantes, déprimées au centre, présentant une sorte de dépression ombiliquée qui correspond à l'orifice d'un follicule pileux. Enfin, les papules du lichen plan sont plus petites que celles du psoriasis ; de sorte que l'erreur ne pourrait être commise que quand ces papules sont groupées en plaques écailleuses plus ou moins étendues.

Telles sont les maladies que vous pouvez confondre avec le psoriasis. Il me reste, maintenant, à vous faire connaître le pronostic et le traitement de cette dermatose.

Pronostic.

Le psoriasis n'est pas une affection grave par elle-même, en ce sens qu'elle ne met pas la vie en danger ; mais c'est une affection grave par son incurabilité. De plus, le psoriasis peut être aggravé par les accidents viscéraux concomitants, qui dépendent de la même diathèse que celle qui a donné naissance à l'éruption cutanée ; il est quelquefois aussi aggravé par les complications arthropathiques, dont je vous ai signalé l'existence possible. Mais le psoriasis est surtout grave par ses métastases, que je vous ai longuement décrites, et qui apparaissent, dans certains cas de psoriasis invétéré, après la disparition de l'éruption cutanée, quand cette disparition est trop rapide.

Indications du traitement chez les adultes.

L'existence de ces métastases, Messieurs, ne prouve pas qu'il ne faut pas traiter le psoriasis ; c'est une incommodité telle, surtout quand l'éruption est très étendue, que le médecin n'est pas excusable de ne pas chercher à la faire disparaître. Il faut donc traiter le psoriasis, surtout chez les adultes, chez qui la possibilité de la métastase est moindre que chez les vieillards, mais il ne faut le faire disparaître qu'avec une certaine lenteur.

Contre-indications d'un traitement actif chez les vieillards.

Chez les vieillards, au contraire, il est habituellement prudent de ne pas instituer un traitement actif du psoriasis. Quand un individu a un psoriasis depuis sa jeunesse, qu'il n'a pas pu être guéri, comme c'est le cas ordinaire, par les traitements successifs, il est préférable de ne pas chercher à faire disparaître complètement l'éruption, et, chez les vieillards, je vous conseille de vous contenter de faire tomber les squames et d'entretenir la souplesse de la peau par des onctions graisseuses. Tout au plus pourrez-vous traiter d'une façon plus active les parties extérieures, par exemple le psoriasis de la figure ou des extrémités.

Traitement. Quand vous voulez traiter un psoriasis, vous avez à votre disposition des médicaments internes et des médicaments externes, de sorte que nous avons à examiner successivement la médication générale et la médication locale du psoriasis.

Traitement interne. Le traitement interne du psoriasis est très important, et on peut même dire que le psoriasis est, parmi les dermatoses, une de celles dans lesquelles le traitement interne donne les meilleurs résultats.

Alcalins. Il faut d'abord soigner l'estomac par des alcalins; vous savez que le psoriasis est souvent une manifestation arthritique, l'usage des alcalins est donc particulièrement indiqué.

Régime alimentaire. Prescriptions hygiéniques. Dans le psoriasis, de même que dans toutes les dermatoses inflammatoires, les malades doivent être soumis à un régime doux, non excitant; il faudra proscrire de l'alimentation toutes les matières alimentaires qui peuvent provoquer des poussées à la peau, toutes celles dont je vous ai déjà parlé à propos du traitement de l'eczéma.

Vous devez aussi prescrire au psoriasique une hygiène sévère, lui recommander surtout d'éviter le froid, de se couvrir chaudement, de façon à favoriser la transpiration cutanée. C'est, en effet, un fait d'observation vulgaire, que les dermatoses chroniques, d'une façon générale, sont beaucoup plus pénibles l'hiver que l'été, à cause de la diminution de la transpiration cutanée.

Diurétiques. Lait. Ce traitement hygiénique, auquel il faudra associer des diurétiques et particulièrement le lait, est le seul applicable à certains malades, chez qui la disparition du psoriasis est immédiatement suivie de l'apparition de dyspepsie rebelle et très douloureuse, ou de bronchite tenace. Chez ces malades, la dermatose semble constituer une sorte d'exutoire nécessaire ; l'éruption cutanée semble faire partie intégrante de leur organisme, car, si vous la faites disparaître, immédiatement vous provoquez l'explosion d'accidents plus ou moins graves.

Chez certains malades, il faut donc savoir s'abstenir de tout traitement.

Médicaments internes, arsenic.

Parmi les médicaments internes préconisés contre le psoriasis, le seul efficace est l'*arsenic*.

Iodure de potassium.

L'iodure de potassium à haute dose a été employé par les médecins suédois ; il a été essayé en France et n'a pas donné de résultats. De plus, c'est un traitement dangereux, parce qu'il occasionne des troubles gastriques quelquefois assez sérieux.

Acide phénique.

L'acide phénique a été aussi préconisé ; c'est un médicament encore plus dangereux que l'iodure de potassium ; il peut donner lieu à des phénomènes d'intoxication. D'ailleurs, l'acide phénique, bien qu'efficace quelquefois, il faut le reconnaître, est toujours beaucoup moins efficace que l'arsenic ; il n'y a, par conséquent, aucune raison d'y avoir recours.

Médication arsenicale.

C'est donc l'arsenic que vous emploierez ; mais sachez bien qu'il ne faut pas l'employer à tort et à travers, et que vous ne devez pas le prescrire à tous vos malades, mais chez un certain nombre seulement. Sachez bien que l'arsenic est dangereux dans les poussées aiguës du psoriasis, qu'il rend suraigu. La médication arsenicale est surtout applicable aux psoriasis anciens et torpides, chez les individus affaiblis, anémiques, et dont la peau présente peu de réaction inflammatoire.

La meilleure préparation, la plus simple, est la liqueur de Fowler ; vous la prescrirez à la dose de VIII gouttes par jour, IV gouttes à chaque repas, et vous augmenterez progressivement d'une goutte par jour jusqu'à XX et même XXV gouttes. Il faut cesser le médicament dès que vous voyez des symptômes d'intolérance gastrique se manifester, sans attendre les accidents d'intoxication véritable.

Au lieu de liqueur de Fowler, vous pourrez employer l'arséniate de soude à la dose de 2 à 4 milligrammes, et même 6 milligrammes par jour. On a même donné l'arséniate de soude à doses progressivement croissantes, jusqu'à 1 et 2 centigrammes par jour. Ces doses élevées, employées rarement, ne doivent être conseillées que progressivement, avec beaucoup de prudence et en surveillant avec grand soin les effets du médicament.

Mais, Messieurs, si l'arsenic donne habituellement de bons résultats dans le traitement du psoriasis, il faut que vous sachiez aussi que, quelquefois, il ne produit aucun effet; c'est dans ces cas-là qu'il faudra avoir recours exclusivement à la médication locale. Celle-ci, d'ailleurs, doit être toujours employée concurremment avec l'arsenic, même chez les malades sensibles à l'action de ce médicament.

Je ne vous parle pas du traitement du psoriasis par les injections de suc thyroïdien ou par l'ingestion de corps thyroïde; c'est une médication dangereuse, qui a même été mortelle et dont l'efficacité ne m'est pas du tout démontrée. D'une manière générale, méfiez-vous de ces traitements nouveaux, inventés dans les laboratoires par des gens incompétents en matière thérapeutique, et qui ne s'appuient pas sur l'expérience médicale traditionnelle.

Traitement local.

Dans la thérapeutique locale, vous avez deux indications à remplir: 1° faire tomber les squames et décaper la peau; 2° modifier la peau malade par des applications irritantes et substitutives.

Bains.

La première indication, la chute des squames, sera

remplie par des bains. Vous prescrirez soit des bains de vapeur, qui sont très utiles pour ramollir la peau, soit des bains simples prolongés, soit des bains d'amidon ou des bains alcalins. Dans d'autres cas, particulièrement quand les amas épidermiques sont très épais, vous vous trouverez bien de bains savonneux et même de frictions avec du savon noir ou du savon de goudron, qui sont très efficaces pour décaper la peau.

Quelques médecins emploient, dans le traitement du psoriasis, les bains sulfureux. Je ne suis pas partisan de ces bains, qui causent parfois une irritation cutanée généralisée et qui n'ont véritablement aucune action curative; je préfère de beaucoup les bains de vapeur et les bains d'amidon. Je vous conseille de donner alternativement, chaque jour, soit un bain de vapeur, soit un bain d'amidon. C'est le traitement institué jadis par Hillairet et qui donnait de bons résultats.

Bains d'eaux minérales naturelles.

Les eaux minérales naturelles, qui ont été préconisées dans le traitement du psoriasis, n'agissent que comme les bains ordinaires, en nettoyant la peau; on peut dire qu'elles n'ont aucune action efficace propre. Cependant vous pourrez envoyer vos malades dans les stations où on donne des bains prolongés, par exemple à Louèche, en Suisse; ces bains sont parfois très utiles dans le psoriasis invétéré. Dans le même but, vous pourrez recourir aux eaux de Saint-Gervais, aux eaux de Saint-Honoré ou aux eaux de la Bourboule. Toutes ces eaux n'ont guère d'autre action que celle de l'eau elle-même; elles agissent comme bains, mais non pas par les principes médicamenteux qu'elles contiennent. Cependant je fais une exception pour l'eau de la Bourboule; car, dans cette station, les malades pourront non seulement prendre des bains, mais boire de l'eau et absorber ainsi une certaine quantité d'arsenic. L'eau de la Bourboule, pour le psoriasis, est vraiment une eau médicamenteuse.

Onctions avec l'axonge

Également pour faire tomber les squames, vous pouvez employer des onctions avec des matières grasses, par exemple avec de l'axonge. C'est pour la même raison qu'on a prescrit quelquefois des enveloppements de caoutchouc. Mais ces enveloppements ont des inconvénients sérieux ; car, à cause de la macération des sécrétions cutanées au-dessous du tissu imperméable, ils occasionnent souvent une poussée aiguë et douloureuse de l'éruption psoriasique, ainsi que l'avait remarqué Lailler.

Enveloppements de caoutchouc.

Agents locaux irritants et substitutifs.

Quand les squames sont tombées, il faut instituer une médication active ; c'est alors que vous devez appliquer sur la peau les agents irritants destinés à modifier la surface cutanée.

Huile de cade.

Le plus actif de tous ces agents irritants est l'*huile de cade*. Les psoriasiques sont traités par l'huile de cade depuis Gibert et Devergie, et aujourd'hui on peut dire encore que *l'huile de cade est le meilleur médicament externe du psoriasis*. Elle a un inconvénient, c'est de déterminer parfois, par l'irritation qu'elle provoque, des éruptions acnéiques connues sous le nom d'acné cadique. Elle a d'autres inconvénients, c'est sa couleur et son odeur. Il est évident que, chez les gens du monde, c'est un médicament difficilement applicable, mais c'est celui qui donne les meilleurs résultats.

L'huile de cade dans le psoriasis sera employée ou pure, ou mitigée, dans des proportions variables, avec l'huile d'amandes douces ou l'huile d'olives.

Vous pouvez aussi employer l'huile de cade, non pas en nature, mais sous forme de pommade, incorporée à la vaseline, ou à l'axonge, ou au glycérolé d'amidon. Ce glycérolé cadique peut être plus ou moins concentré ; on l'emploie soit au 1/10e, soit au 1/4, soit au 1/3, et même à la moitié.

Huile de bouleau.

Quelques auteurs ont proposé, à cause des inconvénients dépendant de la couleur et de l'odeur de l'huile de cade, de la remplacer par l'huile de bouleau. Vous pourrez employer l'huile de bouleau; mais il faut que vous sachiez que cette huile est bien inférieure, comme efficacité, à l'huile de cade.

Technique du traitement par l'huile de cade.

Le traitement par l'huile de cade est donc le plus efficace, et voici comment vous pourrez l'instituer : le soir, onction sur toutes les surfaces malades avec de l'huile de cade pure ou mitigée ; le malade passe toute la nuit avec cette onction d'huile de cade sur le corps ; le matin, vous faites faire une onction sur toutes les parties malades avec de l'axonge, et, enfin, vous faites prendre soit un bain d'amidon, soit un bain de vapeur, en alternant d'un jour à l'autre. C'était le traitement employé jadis, à l'hôpital Saint-Louis, par Hillairet, et c'est encore un des meilleurs.

Dans ces derniers temps, on a proposé, pour remplacer l'huile de cade, d'autres médicaments. Les deux principaux, que vous avez à votre disposition, sont l'acide pyrogallique et l'acide chrysophanique.

Acide chrysophanique.

Ce dernier est la substance active de la poudre de Goa ou d'araroba. L'acide chrysophanique a été introduit dans la thérapeutique par Balmanno-Squire, de Londres. Cette substance est employée sous forme de pommade, incorporée à la vaseline dans la proportion de 1 à 2 d'acide chrysophanique pour 20 de vaseline. Il faut faire les onctions quotidiennement et, en même temps, prescrire des bains d'amidon.

Inconvénients et dangers de l'acide chrysophanique.

L'acide chrysophanique a aussi des inconvénients : il colore la peau en violet, et les cheveux en jaune. Vous voyez que ce sont là des inconvénients au moins égaux à ceux de l'huile de cade ; mais il faut reconnaître que l'acide chrysophanique n'a pas d'odeur. Par contre, il est très dangereux à employer, et il est toxique. En dehors de sa toxicité, il est dangereux localement ; car il peut déterminer une inflammation cutanée quelquefois très vive, variant depuis l'érythème jusqu'au phlegmon. Il donne lieu à des conjonctivites graves, quand les malades portent à leurs yeux leurs doigts imprégnés de pommade. On l'a vu produire des balanites. Il peut déterminer de l'œdème inflammatoire de la peau, et même des dermatites phlegmoneuses, à la suite desquelles on a observé quelques cas de terminaison mortelle.

Vous voyez donc qu'il faut employer cet acide avec beaucoup de prudence ; il ne faut l'employer que sur des régions très limitées, et ne jamais faire d'onction avec la pommade à l'acide chrysophanique sur les grandes surfaces.

Acide pyrogallique.

Je préfère de beaucoup, pour ma part, l'acide pyrogallique, qui est très toxique, mais ne présente pas les mêmes dangers au point de vue de l'application cutanée.

L'acide pyrogallique a été préconisé par Iarisch, de Vienne. Cette substance doit être employée en pommade, dans la proportion de 5 à 10 grammes pour 100 grammes de vaseline. Vous devez, avec cette pommade, faire une onction quotidienne et, en même temps, prescrire des bains comme avec les médicaments précédents.

L'acide pyrogallique est moins actif, mais aussi beaucoup moins irritant que l'acide chrysophanique, et l'irritation cutanée, qu'il détermine quelquefois, cède assez facilement à des applications émollientes.

Inconvénients et dangers de l'acide pyrogallique.

Il a aussi des inconvénients ; il colore parfois la peau en noir ; mais sachez bien que cette coloration apparaît surtout en présence des alcalis, de sorte que, si vous donnez des bains d'amidon ou des bains alcalins — les bains d'amidon sont toujours un peu alcalins, — les régions soumises à l'action de l'acide pyrogallique deviennent noires. Comme, dans certaines régions du corps, la sueur présente naturellement une réaction alcaline, par exemple à la paume des mains, sous les aisselles, aux aines, la peau dans ces régions sera teinte en noir. C'est pour la même raison que le linge des malades est également coloré en noir.

De plus, l'acide pyrogallique est très toxique, s'il est appliqué sur des surfaces excoriées qui l'absorbent; habituellement, il est vrai, il n'est pas absorbé, si la peau n'est pas excoriée. Il ne faut donc pas l'employer sur les régions dont la peau n'est pas absolument intacte, et à plus forte raison sur celles qui présentent des fissures. Dans tous les cas, il faut bien surveiller son emploi; il faut examiner fréquemment les urines et, si elles deviennent noires, il faut cesser l'application du médicament. Quand les médecins n'ont pas observé les précautions dont je viens de parler, certains accidents se sont produits à la suite du traitement par l'acide pyrogallique. C'est ainsi qu'on a cité des troubles gastro-intestinaux très graves, et même quelques cas d'intoxication mortelle. On a observé aussi de l'anémie globulaire, de l'hémoglobinurie, des congestions broncho-pulmonaires, en un mot des accidents toxiques multiples, qui font que vous devez être très prudents dans l'emploi de cet agent thérapeutique.

C'est pour obvier aux inconvénients de ces deux composés chimiques, l'acide chrysophanique et l'acide pyrogallique, que, tout récemment, deux médecins de Lyon, MM. Cazeneuve et Rollet, ont préconisé un nouveau corps, qui donne, d'après eux, les mêmes résultats que les précédents et qui ne présente aucun danger. C'est un corps qui n'est ni caustique, ni toxique, et auquel ces deux expérimentateurs ont donné le nom de *gallanol*. Il est produit par l'ébullition du tannin et de l'aniline. Gallañol.

C'est, d'après les deux médecins lyonnais, un médicament très efficace, qui jouit de propriétés réductrices et antiseptiques au moins égales à celles des acides chrysophanique et pyrogallique. Vous devez prescrire le gallanol en pommade, au 1/30e ou au 1/10e et même au 1/4.

D'après les observations relatées par MM. Cazeneuve et Rollet, les résultats obtenus avec le gallanol seraient remarquables. Je dois ajouter, cependant, que j'ai eu l'occasion de l'employer plusieurs fois; il m'a semblé moins actif que l'acide chrysophanique et l'acide pyrogallique. Il est donc difficile de se prononcer encore sur l'avenir réservé à ce médicament.

Autres agents irritants.

Parmi les autres agents irritants proposés pour modifier la peau des psoriasiques, on a employé surtout la pommade au naphtol, à 5 ou 10 pour 100, et la pommade à l'acide salicylique, à 3 ou 5 pour 100. D'autres auteurs ont associé l'acide salicylique à l'huile de cade, en pommade: de 3 à 5 grammes d'acide salicylique dans 100 grammes d'axonge, à laquelle vous incorporez une proportion d'huile de cade variant de 25 à 50 grammes. D'autres ont associé le soufre à l'huile de cade, dans une pommade à base de vaseline, dans les proportions suivantes par exemple:

Acide salicylique.

Soufre.

♃ Soufre sublimé	10	grammes.
Huile de cade	10	—
Vaseline	30	—

Savon noir.

En Allemagne, on se sert beaucoup du savon noir mélangé à l'huile de cade; on prépare ainsi une sorte de pommade, qui sert à faire des frictions sur la peau malade.

Pommades mercurielles.

Enfin, on a employé aussi les pommades mercurielles. Les préparations mercurielles, comme vous savez, sont assez dangereuses, car elles donnent souvent lieu à des éruptions artificielles, qui sont encore plus fréquentes sur une peau déjà irritée et excoriée, comme l'est la peau psoriasique.

Quoi qu'il en soit de ecs inconvénients, que vous devez connaître, les pommades mercurielles les plus employées sont : la pommade au turbith, dans la proportion de 3 pour 30 ; la pommade au précipité blanc, dans la même proportion ; la pommade au précipité rouge, dans la proportion de 2 grammes pour 30 grammes d'excipient.

Emplâtres.

Sur les plaques de psoriasis limitées, on a conseillé, pour remplacer les pommades, l'application d'emplâtres, qui ont l'avantage de rester bien circonscrits au point où on les applique. Les placards de psoriasis, préalablement décapés, au moyen de bains et de frictions de savon noir, seront recouverts d'un morceau de sparadrap à l'emplâtre de Vigo. C'est l'emplâtre le plus employé. Dans le même but, on a conseillé l'emploi d'emplâtres à l'huile de cade.

Traumaticines.

Dans ces derniers temps, on a remplacé les emplâtres par ce qu'on a appelé des *traumaticines*. J'ai un mot à vous dire de cette nouvelle façon de traiter le psoriasis.

Ces préparations ne sont applicables que sur des plaques de psoriasis très limitées ; vous ne pouvez pas vous en servir pour des surfaces un peu étendues.

Qu'est-ce donc qu'une traumaticine ? C'est une sorte de pellicule médicamenteuse, composée d'une partie de gutta-percha et de neuf parties de chloroforme ; dans cette masse vous pouvez incorporer soit de l'acide chrysophanique, soit de l'acide pyrogallique, soit du gallanol dans la proportion de 1 sur 10. Par exemple : 1 gramme de gutta-percha, 9 grammes de chloroforme, et 1 gramme de substance active, soit acide chrysophanique, soit acide pyrogallique, soit gallanol. Vous appliquez cette composition avec un pinceau sur la surface malade, où elle forme, en séchant, une pellicule adhérente à la peau.

Il y a un autre moyen d'appliquer ces traumaticines, c'est de faire d'abord un badigeonnage, sur la plaque de psoriasis, avec une solution de la substance active, et d'appliquer ensuite, par dessus, une couche de traumaticine simple, non médicamenteuse.

Vous pouvez, par exemple, badigeonner la surface malade avec une solution d'acide chrysophanique dans le chloroforme, dans la proportion de 1 gramme d'acide chrysophanique pour 9 grammes de chloroforme, ou bien avec une solution d'acide pyrogallique dans l'éther, dans la proportion de 1 gramme d'acide pyrogallique pour 9 grammes d'éther, ou bien avec une solution de gallanol, 1 gramme de gallanol pour 9 grammes d'alcool ou de chloroforme; le gallanol est, en effet, soluble dans ces deux liquides.

Quand vous avez ainsi badigeonné la région affectée, vous laissez sécher, et vous appliquez par dessus, également avec un pinceau, une couche de traumaticine simple, composée d'une partie de gutta-percha pour neuf parties de chloroforme.

Ces traumaticines restent appliquées, à la surface de la peau malade, pendant plusieurs jours. Cependant il faut reconnaître que c'est là un moyen de traitement qui n'est pas très pratique. D'abord, vous ne pouvez l'employer que sur de petites surfaces ; de plus, ces traumaticines se détachent assez facilement sous l'influence du frottement ; il faut presque tous les jours réparer les fissures produites à la surface de cette pellicule, et il faut renouveler souvent les applications. Enfin, ces plaques de traumaticines, à base de gutta-percha, sont noires et donnent un aspect aussi désagréable que l'application des pommades à l'acide chrysophanique ou pyrogallique. D'une façon générale, on peut dire que ce traitement n'a que des indications très restreintes; dans la majorité des cas, il est préférable d'avoir recours soit à l'huile de cade pure ou mitigée, soit aux pommades à l'acide chrysophanique ou à l'acide pyrogallique ou au gallanol.

Messieurs, je vous dois maintenant les principales formules des applications topiques, dont je vous ai recommandé l'emploi dans le traitement du psoriasis. Formulaire thérapeutique.

En dehors de *l'huile de cade pure*, vous pouvez employer *l'huile de cade mélangée à l'huile d'amandes douces*, dans les proportions suivantes : Huile de cade mitigée.

A 10 pour 100 :

℞ Huile de cade pure de genévrier	5	grammes.
Huile d'amandes douces	45	—

A 20 pour 100 :

℞ Huile de cade	10	grammes.
Huile d'amandes douces	40	—

A moitié :

℞ Huile de cade	ãã 25 grammes.
Huile d'amandes douces	

Vous pouvez remplacer l'huile de cade par *l'huile de bouleau* dans les mêmes proportions. Huile de bouleau.

Les **pommades cadiques** peuvent être formulées ainsi : Pommades cadiques.

℞ Huile de cade	3	grammes.
Vaseline	30	—
Ou : Axonge		
Ou : Glycérolé d'amidon		

(L'huile de cade incorporée au glycérolé d'amidon constitue le *glycérolé cadique*.)

℞ Huile de cade	6	grammes.
Axonge, ou glycérolé d'amidon	30	—

℞ Huile de cade	10	grammes.
Axonge, ou glycérolé d'amidon	30	—

℞ Huile de cade	ãã 15 grammes.
Glycérolé d'amidon, ou axonge	

Pommades à l'acide pyrogallique, à l'acide chrysophanique et au gallanol.

Pommades à l'acide pyrogallique:

℞ Acide pyrogallique	3 grammes.
Vaseline	60 —

℞ Acide pyrogallique	3 grammes.
Vaseline	30 —

Pommades à l'acide chrysophanique:

℞ Acide chrysophanique	3 grammes.
Vaseline	60 —

℞ Acide chrysophanique	3 grammes.
Vaseline	30 —

Pommades au gallanol :

Au 1/10e :

℞ Gallanol	3 grammes.
Vaseline	30 —

Au 1/5e :

℞ Gallanol	5 grammes.
Vaseline	25 —

Au 1/4 :

℞ Gallanol	5 grammes.
Vaseline	20 —

Pommades au naphtol, à l'acide salicylique et au soufre.

Pommade au naphtol :

℞ Naphtol β	1 gr. 50 à 3 grammes.
Vaseline	30 grammes.

Pommades salicylées soit pures, soit associées à l'huile de cade ou à l'acide pyrogallique :

Pommade faible :

℞ Acide salicylique	1 gramme.
Vaseline	30 —

Pommade forte :

♃ Acide salicylique	1 gramme.
Vaseline	20 —

♃ Acide salicylique	1 gramme.
Huile de cade	3 —
Vaseline	30 —

♃ Acide salicylique	1 gramme.
Huile de cade	4 —
Vaseline	20 —

♃ Acide salicylique	1 gramme.
Acide pyrogallique	1 gr. 50
Vaseline	30 grammes.

♃ Acide salicylique	1 gr. 50
Acide pyrogallique	3 grammes.
Vaseline	30 —

Pommade soufrée, associée à l'huile de cade :

♃ Soufre sublimé	āā 5 à 10 grammes.
Huile de cade	(āā)
Vaseline	30 grammes.

Pommades au turbith, aux précipités blanc ou rouge : Pommades mercurielles.

♃ Turbith minéral	3 grammes.
Vaseline	30 —

♃ Précipité blanc	3 grammes.
Vaseline	30 —

♃ Précipité rouge	2 grammes.
Vaseline	30 —

Traumaticine médicamenteuse : Traumaticines.

♃ Gutta-percha	1 gramme.
Acide pyrogallique Ou : Acide chrysophanique Ou : Gallanol	1 —
Chloroforme	9 —

Traumaticine simple :

℞ Gutta-percha	1 gramme.
Chloroforme	9 —

A appliquer après avoir badigeonné les parties malades avec une des solutions suivantes :

℞ Acide chrysophanique	1 gramme.
Chloroforme	9 —
℞ Acide pyrogallique	1 gramme.
Éther sulfurique	9 —
℞ Gallanol	1 gramme.
Alcool, ou chloroforme	9 —

VINGT-DEUXIÈME ET VINGT-TROISIÈME LEÇONS

LICHENS. — LICHEN PLAN

SOMMAIRE. — Discussion nosologique sur les affections diverses, comprises sous la dénomination commune de *lichens : Lichen simplex; lichen pilaire vulgaire* ou *kératose pilaire ; lichen scrofulosorum* ou *tuberculose cutanée papuleuse; lichen ruber acuminé* de Hébra ; *lichen plan.*

Description du lichen plan : Définition. — Symptômes : caractères morphologiques des papules ; prurit; siège de l'éruption ; différents modes de groupement des papules. — Évolution de la maladie. — Symptômes généraux.

Lichen plan des extrémités; L. plan de la muqueuse buccale.

Lichen plan aigu. — Lichen corné. — Lichen lividus. — Lichen obtusus. — Lichen atrophique ou scléreux.

Anatomie pathologique. — Lésions du derme et des papilles. — Causes de la dépression centrale des papules. — Lésions de l'épiderme.

Étiologie.

Diagnostic.

Caractères distinctifs du *lichen ruber acuminé* de Hébra ; diagnostic avec le lichen plan.

Caractères du *lichen scrofulosorum ;* ses symptômes et ses complications ; sa *nature tuberculeuse ;* diagnostic avec le lichen plan.

Caractères du *lichen pilaris vulgaire* (kératose pilaire) ; sièges de cette affection; diagnostic avec le lichen plan.

Diagnostic du lichen plan avec le lichen simplex, l'eczéma, le prurigo ; avec le pityriasis rubra et le pityriasis pilaris.

Diagnostic avec le psoriasis et la syphilide papuleuse.

Pronostic. — Traitement.

Traitement interne: Arsenic ; alcalins. — Hygiène et régime.

Traitement externe : Agents irritants et substitutifs : Acide pyrogallique ; acide salicylique ; glycérolé tartrique.

Lotions et pommades antiprurigineuses : Acide phénique et menthol.

Hydrothérapie tiède.

Traitement du lichen aigu. — Traitement du lichen corné.

Formulaire thérapeutique du lichen plan.

MESSIEURS,

J'arrive maintenant à l'étude d'une dermatose papuleuse, qu'on pourrait même considérer comme le type des dermatoses papuleuses : je veux parler du lichen plan.

Discussion nosologique sur les lichens.

Avant de vous faire la description du lichen plan, qui est une affection aujourd'hui bien définie et tout à fait indépendante, je crois utile de passer rapidement en revue les principales affections cutanées, auxquelles on a donné, plus ou moins improprement, le nom de lichen.

Il n'y a pas de groupe morbide plus confus que celui des lichens ; les auteurs ont successivement décrit sous ce nom un grand nombre d'affections papuleuses, ayant une origine et un siège anatomique bien différents. Toutes les dermatoses papuleuses ont été tour à tour considérées comme des lichens, et, tout récemment encore, M. Vidal vient de décrire le prurigo chronique, qu'on appelle communément aujourd'hui, je ne sais trop pourquoi, prurigo de Hébra, sous le nom de *lichen polymorphe ferox*.

Il est temps de faire cesser une telle confusion, et, si on conserve la dénomination commune de lichen pour désigner un certain nombre de dermatoses papuleuses, il importe d'ajouter au terme lichen, dans tous les cas, un qualificatif indiquant bien qu'il s'agit chaque fois d'une maladie différente et non d'une variété de la même maladie.

Lichen simplex.

Je vous ai décrit déjà le *lichen simplex*, comme une affection voisine de l'eczéma.

On a aussi donné le nom de lichen à certaines lésions des follicules pileux, qui peuvent, à la vérité, être considérées comme des lichens pilaires et qui comprennent notamment les deux affections suivantes :

Lichen pilaire vulgaire.

1° Premièrement, une sorte de difformité de la peau, siégeant particulièrement à la région postéro-externe de la partie supérieure des bras, caractérisée par de petites élevures papuliformes, sèches, cornées, développées autour des orifices des follicules pileux. Cette affection a été désignée, par Bazin, sous le nom de *lichen pilaris par hypertrophie papillaire;* par Hardy, sous celui de *pityriasis pilaris;* par M. Besnier, sous celui de *xérodermie pilaire;* par d'autres auteurs, sous les noms de *lichen pilaire vulgaire*, de *kératose pilaire*, d'*ichthyose ansérine*, de *cutis anserina.*

D'après ces diverses dénominations, vous voyez que c'est une affection tout à fait spéciale, qui se rapproche un peu de l'ichthyose et qui n'a rien de commun avec les papules inflammatoires du lichen. Les parties, atteintes de ce lichen pilaire, ont un peu l'aspect de la chair de poule.

Lichen pilaire circonscrit ou lichen scrofulosorum ou tuberculose cutanée papuleuse.

2° La seconde affection, décrite aussi comme lichen pilaire, est un *lichen pilaire circonscrit;* c'est le *lichen circumscriptus* de Rayer et de Bazin, le *lichen scrofulosorum* de Hébra, le *lichen pilaire des strumeux* de M. Besnier. C'est une affection très rare en France et qui, d'après les recherches de Jacobi, serait la manifestation cutanée d'une infection tuberculeuse atténuée.

Enfin, à côté du lichen simplex et de ces deux lichens pilaires, d'ailleurs très différents l'un de l'autre, il y a deux autres maladies auxquelles convient plus particulièrement le nom de lichen.

Lichen ruber.

L'une a été décrite par Hébra sous le nom de *lichen ruber*, et par Kaposi sous celui de *lichen ruber acuminatus;* c'est une affection très grave, inconnue en France.

L'autre lichen est également un lichen ruber, décrit par Erasmus Wilson, en Angleterre, sous le nom de *lichen planus*. Cette affection n'est pas rare en France, où on lui donne communément le nom de *lichen plan*.

Il est possible que le lichen ruber acuminé et le lichen plan ne soient que deux formes de la même maladie, l'une grave, l'autre bénigne, et, en effet, les deux formes peuvent coexister sur le même sujet, ce qui semble démontrer leur identité de nature. Mais je vous décrirai ici seulement le lichen plan, car c'est la seule forme que vous aurez à observer, le lichen ruber de Hébra n'existant pas chez nous.

A propos du diagnostic du lichen plan, je vous indiquerai les particularités propres au lichen ruber acuminé de Hébra. Je vous résumerai aussi, en quelques mots, les caractères distinctifs des deux lichens pilaires dont je vous ai parlé : le lichen pilaire vulgaire, ou kératose pilaire, et le lichen pilaire circonscrit, ou lichen scrofulosorum.

Description du lichen plan

Après avoir ainsi circonscrit le sujet que nous devons étudier ensemble, j'arrive à la description du lichen plan.

Cette affection, ainsi dénommée par Erasmus Wilson, qui, le premier, en a tracé l'histoire complète, représente le *lichen à papules déprimées* de Bazin, et le *lichen pilaire par altération fonctionnelle* du même auteur.

Définition.

Le lichen plan est caractérisé par de petites papules dures, sèches, rouges, franchement rouges ou d'un rouge jaunâtre, aplaties et brillantes, ordinairement polygonales, légèrement déprimées au centre, tantôt isolées, tantôt groupées sous forme de plaques d'étendue variable.

Symptômes. Caractères des papules.

L'éruption papuleuse apparaît le plus souvent d'emblée ; quelquefois, cependant, elle est précédée de démangeaisons.

Volume.

Au début, les papules sont imperceptibles, semblables à des pointes d'épingles, et même, quelquefois, très difficiles à voir à l'œil nu.

Elles grossissent peu à peu, jusqu'à atteindre la dimension d'une tête d'épingle, d'un grain de millet et quelquefois d'un grain de chènevis, mais jamais plus. Elles restent alors stationnaires et, ainsi que l'a fait remarquer Wilson, arrivées à ce volume, elles ne subissent jamais d'accroissement périphérique. Quelques-unes, d'ailleurs, conservent leurs proportions minuscules du début pendant toute la durée de la maladie.

Ces papules sont toujours dures, solides, et jamais elles ne subissent la transformation vésiculeuse ou pustuleuse. Consistance.

La forme de ces papules est, le plus souvent, polygonale, mais quelquefois elles sont irrégulièrement arrondies. Leur sommet est aplati et présente l'aspect d'une facette lisse, brillante et luisante comme de la cire, suivant la comparaison de Kaposi. De plus, ces papules sont souvent *ombiliquées ;* leur face supérieure présente une dépression centrale, qui est due à la présence d'un follicule pileux, dont le poil a disparu ; dans d'autres cas, cette ombilication centrale est la trace d'un orifice glandulaire. Parfois, la dépression centrale est seulement visible à la loupe, comme l'a remarqué M. Besnier. Forme. Ombilication.

Les papules du lichen plan ont une coloration rouge, d'un rouge variable, tantôt d'un rouge foncé, tantôt d'un rouge jaunâtre. La peau qui les entoure est quelquefois de coloration normale ; dans d'autres cas, elle est congestionnée, rouge et épaissie. Coloration

Ces papules desquament ; mais elles ne desquament qu'à une période avancée de leur évolution, et leur desquamation est toujours minime. Desquamation.

La réaction qu'elles déterminent est variable ; tantôt il n'y a que des démangeaisons très faibles, ou même il n'y a aucun prurit ; dans d'autres cas, les démangeaisons sont très violentes et troublent le sommeil, caractérisant ce que Wilson a décrit sous le nom de *lichen pruriginosus.* Quand ces démangeaisons sont ainsi vives, le malade se gratte, et vous voyez alors se produire des lésions de grattage banales et des excoriations de la peau. L'intensité du prurit est ordinairement en rapport avec l'irritabilité nerveuse des sujets atteints de lichen plan. Prurit.

Cette éruption peut siéger sur tout le corps, mais elle a des sièges de prédilection qui sont les suivants : la face antérieure des avant-bras et des poignets, la Sièges de l'éruption.

face antéro-externe des jambes, où on voit parfois les papules se développer au niveau d'une veine variqueuse, ainsi que cela a été observé par M. Fournier et par M. Vidal. Les autres sièges du lichen plan sont : les cuisses, les lombes, les hanches, la partie inférieure de l'abdomen ; quelquefois, l'éruption est provoquée par la pression du corset ou de la ceinture du pantalon, comme Wilson l'avait déjà remarqué. Dans d'autres cas, le lichen plan siège au cou et, enfin, aux organes génitaux chez l'homme. On l'observe aussi fréquemment sur les muqueuses. C'est là un des caractères importants de l'éruption, qui peut siéger sur les lèvres, sur la muqueuse buccale et sur la langue.

Le lichen plan est moins fréquent aux extrémités. Cependant on l'observe aux mains et aux pieds ; mais jamais les ongles ne sont altérés. Dans quelques cas rares, il occupe le cuir chevelu. Enfin, Hillairet l'a vu sur le front ; cet auteur a même cité un cas de lichen plan ayant débuté par le front.

Groupement des papules.

Les papules sont, d'abord, isolées et disséminées sur une des régions précédentes ; elles peuvent rester peu nombreuses, caractérisant alors ce qu'on a appelé le *lichen discretus*, ou discret.

Au contraire, dans d'autres cas, elles sont très multipliées et envahissent de larges surfaces ; quelquefois même, elles peuvent être presque généralisées : cette forme a reçu le nom de *lichen diffus*, ou *diffusus*.

Quand l'éruption est très étendue, elle devient confluente sur certains points ; les papules sont pressées les unes contre les autres, et de leur groupement résultent des figures diverses. Parfois, les agglomérations papuleuses prennent la forme d'anneaux complets ou incomplets, au centre desquels la peau est saine : c'est le *lichen circinatus*. Dans d'autres cas, ce sont des bandes linéaires. Mais, le plus souvent, ce sont de véritables plaques.

Ces plaques papuleuses sont arrondies ou quadrilatères, quelquefois irrégulières. La peau qui les supporte est ordinairement épaissie et infiltrée. Elles ont une coloration plus ou moins foncée, tantôt rose, tantôt d'un rouge plus ou moins vif. Leurs dimensions sont variables, depuis la grandeur d'une pièce de 5 francs d'argent jusqu'à celle de la paume de la main, et même davantage. Quelquefois, les plaques primitives sont réunies par confluence en larges placards. Autour des plaques, vous voyez presque toujours quelques papules isolées, avec leurs caractères typiques. Si vous passez la main sur ces plaques papuleuses, vous avez la sensation d'une surface rugueuse, granuleuse, ressemblant un peu à la peau de chagrin. Enfin, les plaques sont couvertes de fines squames blanches ou grisâtres.

Plaques papuleuses.

Ces plaques, comme je viens de vous le dire, sont formées par la juxtaposition de papules pressées les unes contre les autres, de sorte que, dans certains cas, elles présentent un aspect très régulier, qui rappelle la mosaïque, une mosaïque parsemée de points blanchâtres, qui représentent les orifices des follicules pileux remplis de squames épidermiques et dans lesquels le poil est détruit. Les plaques sont le siège d'un prurit ordinairement modéré.

Le lichen plan suit une marche chronique et lente ; l'éruption peut rester longtemps localisée à une région. Vous verrez, au contraire, que le lichen ruber acuminé, le lichen ruber de Hébra, a une tendance remarquable à la généralisation rapide. C'est là un caractère distinctif des deux affections.

Evolution du lichen plan.

Le plus souvent, le lichen plan procède par poussées successives ; les plaques anciennes s'affaissent au centre, qui prend une teinte jaunâtre ou livide, pendant que de nouvelles papules apparaissent à la périphérie, de sorte que ces plaques ont, en quelque sorte, une extension centrifuge, et la maladie est ainsi prolongée et entretenue pendant un temps plus ou moins long. A mesure que les plaques se guérissent au centre, elles progressent sur les parties périphériques.

Disparition spontanée.

Dans quelques cas, cependant, il n'y a pas de nouvelle éruption périphérique. Les plaques s'affaissent dans toute leur étendue, du centre vers la périphérie, laissant seulement à leur place une tache pigmentaire. Cette disparition du lichen plan est parfois spontanée et peut s'observer, même indépendamment de tout traitement, au bout de plusieurs années, ainsi que l'a observé M. Besnier; mais, le plus souvent, elle est le résultat du traitement. Les taches pigmentaires, qui résultent de la guérison des plaques de lichen plan, persistent plus ou moins longtemps, quelquefois même pendant très longtemps, et peuvent donner lieu à des erreurs de diagnostic.

Symptômes généraux.

Le lichen plan n'occasionne pas de symptômes généraux graves, comme le lichen ruber de Hébra; il ne porte aucune atteinte à la santé générale. Dans quelques cas, cependant, les malades sont en même temps atteints de dyspepsie, de névralgies, de migraines, de céphalées, qui présentent une grande persistance, et très souvent d'une irritabilité nerveuse excessive. Mais, certainement, ces symptômes concomitants ne sont pas produits par l'éruption cutanée elle-même; ce sont seulement des manifestations de la même cause que celle qui a donné naissance à l'affection cutanée.

Telle est, Messieurs, la description symptomatique générale du lichen plan; mais l'éruption présente des caractères particuliers sur certaines régions du corps, notamment aux extrémités, aux mains et aux pieds, et sur les muqueuses.

Lichen plan des extrémités.

A la paume des mains et à la plante des pieds, l'éruption est parfois constituée par des papules isolées, recouvertes d'une couche épaisse d'épiderme corné, sec et squameux, qui, en se détachant, laisse au-dessous de lui une dépression. La réunion de toutes ces dépressions, situées au centre de chaque papule, donne à la peau, en quelque sorte, l'aspect d'une écumoire. La région malade est criblée d'une foule de petits orifices, plus ou moins pressés les uns contre les autres.

D'autres fois, dans la même région de la paume des mains ou de la plante des pieds, les papules sont confluentes, l'épiderme se détache par larges lambeaux et, au-dessous de lui, se trouve une surface rouge, quelquefois très cuisante. Dans ces cas-là, l'éruption prend un aspect tout à fait spécial, et le diagnostic serait vraiment très difficile, si on ne trouvait, autour de la plaque principale, quelques papules isolées, typiques, de lichen plan.

Lichen plan de la muqueuse buccale.

Sur la muqueuse buccale, l'éruption présente aussi des caractères particuliers. Sur les joues, elle siège surtout au niveau de l'interligne dentaire et se présente sous forme d'une raie blanche ressemblant un peu à la trace que laisserait une cautérisation avec le nitrate d'argent. Quand on la regarde de près, on voit que cette raie blanche est saillante, avec de petits renflements papuliformes, qui résultent de la prolifération du chorion et de l'épaississement de l'épithélium.

Sur la langue, l'éruption occupe la face supérieure et les bords de l'organe. Elle se présente sous l'aspect de plaques blanches, opalines, ressemblant un peu au pseudo-psoriasis lingual ou à la leucoplasie linguale ; mais, sur ces plaques blanches, les papilles sont rudes et indurées, présentant une dureté tout à fait caractéristique, en rapport avec la lésion papuleuse qui existe sur les muqueuses comme sur la peau.

Formes particulières.

A côté de la forme typique ordinaire du lichen plan, dont je viens de vous indiquer les caractères, quelques auteurs ont décrit des formes particulières, dont l'évolution et les symptômes sont différents.

Lichen plan aigu.

En premier lieu, au lieu d'être d'emblée chronique, le lichen plan peut affecter un début aigu, c'est le *lichen plan aigu*, bien décrit par M. Lavergne.

Cette forme est caractérisée par une évolution rapide; elle envahit rapidement de grandes surfaces, presque tout le corps. Les papules sont très rouges, confluentes, constituant de larges plaques, qui occasionnent un prurit intense et qui sont couvertes de squames abondantes. Dans l'intervalle de ces plaques, la peau est rouge, érythémateuse et congestionnée. Ce début aigu, qui est exceptionnel, fait place, d'ailleurs, à l'évolution chronique ordinaire, de sorte qu'à la suite de ces phénomènes aigus vous constatez les caractères habituels du lichen plan chronique, tels que je viens de vous les décrire.

Lichen plan corné.

Au contraire, à côté de cette forme aigüe, il y a une autre forme, qui est, celle-ci, ultra-chronique, si je puis dire : c'est le *lichen plan corné*, étudié en France surtout par Vidal. Ce lichen plan corné est toujours une affection localisée, qui siège particulièrement à la région antéro-externe de la jambe. Il se présente sous l'aspect de plaques épaisses, d'une grande ténacité, d'une durée indéfinie. Ces plaques ont une forme irrégulièrement arrondie; elles présentent une couleur foncée, beaucoup plus foncée que l'éruption du lichen plan ordinaire. Cette coloration peut même devenir livide et représente ce que les anciens avaient décrit sous le nom de *lichen lividus*.

Lichen lividus.

Les plaques de lichen corné ont des dimensions variables, depuis la grandeur d'une pièce de 5 francs d'argent jusqu'à la largeur de la paume de la main, rarement plus. Elles présentent une grande épaisseur, produite par l'infiltration profonde du derme. Dans cette forme, les papules sont confondues, non distinctes, et finissent par constituer une sorte de surface rugueuse et raboteuse, sur laquelle on voit des plis cutanés entre-croisés, et qui est recouverte de squames fines et adhérentes.

Sur ces plaques existent des orifices folliculaires nombreux, très visibles, qui tantôt se présentent comme de petits pertuis béants, tantôt, au contraire, sont oblitérés par des cônes épidermiques blanchâtres.

Cette éruption occasionne presque toujours un prurit intense, et toujours, autour des plaques indurées, vous voyez — caractère important qui vous permettra, dans bien des cas, de faire le diagnostic, — vous voyez, dis-je, des papules isolées de lichen plan et une pigmentation particulière de la peau.

M. Unna a décrit une autre forme de lichen plan, qu'il a appelée *lichen ruber obtusus*. Dans cette forme, d'ailleurs très rare, les papules sont assez volumineuses, lisses, non squameuses; l'absence de squames est le caractère particulier du lichen obtusus de Unna. Les papules sont parfois arrondies, parfois aplaties et déprimées à leur centre. Elles ont une coloration qui varie du rouge au brun, et occasionnent très peu de prurit. C'est une éruption ordinairement localisée, tout à fait exceptionnelle, comme je viens de vous le dire, et sur laquelle je n'ai pas à m'étendre plus longuement. Lichen obtusus.

Enfin, j'ai encore un mot à vous dire d'une dernière forme de lichen plan, décrite, par M. Kaposi, sous le nom de *lichen plan atrophique*, et, par M. Hallopeau, sous celui de *lichen scléreux*. Ce lichen est caractérisé par des papules, agglomérées sous forme de plaques peu colorées. Les plaques présentent une surface quadrillée et sont recouvertes de dépressions profondes, qui représentent des orifices glandulaires. Le centre de ces plaques offre une sorte d'aspect cicatriciel. D'après M. Hallopeau, cet aspect spécial serait dû à l'atrophie du corps papillaire, avec sclérose du derme et dilatation des conduits sudoripares. Lichen atrophique ou scléreux.

Je passe rapidement sur ces formes particulières, que vous n'aurez pas à observer souvent, et j'arrive à l'anatomie pathologique du lichen plan.

Anatomie pathologique.

Lésions de la couche superficielle du derme.

Les *lésions histologiques* du lichen plan sont essentiellement constituées par la prolifération embryonnaire de la couche superficielle du derme. Cette hyperplasie conjonctive est surtout marquée autour des follicules pileux, autour des glandes sudoripares et autour des vaisseaux.

D'après M. Balzer, le point de départ des lésions serait toujours périvasculaire. Cette prolifération des cellules embryonnaires et fibro-plastiques est telle, que les glandes sont atrophiées par compression.

La compression des vaisseaux par le même tissu hyperplasié produit également des troubles de nutrition, qui amènent la dégénérescence colloïde ou granuleuse des cellules conjonctives.

Lésions des papilles.

Ce n'est pas seulement la couche superficielle du derme qui est atteinte par cette prolifération conjonctive ; les papilles sont aussi infiltrées de tissu embryonnaire. Elles sont hypertrophiées à la périphérie de la papule, et elles sont, au contraire, atrophiées et affaissées au centre, au niveau de la dépression ombiliquée. D'après certains auteurs, cette atrophie papillaire serait même la cause de la dépression centrale des papules du lichen plan.

Causes de la dépression centrale des papules.

Mais on a attribué aussi à d'autres causes l'ombilication des papules. D'après M. Töröck (de Buda-Pesth), cette dépression centrale serait due à la présence d'un conduit glandulaire, le plus souvent un conduit sudoripare, qui empêche la peau de se laisser soulever à ce niveau par la prolifération conjonctive. D'après d'autres auteurs, la dépression centrale ne serait autre chose que la trace de l'orifice d'un follicule pileux.

En réalité, Messieurs, la dépression centrale peut reconnaître, suivant les points malades, l'une ou l'autre de ces trois causes différentes qui ne s'excluent pas : soit l'atrophie papillaire du centre de la papule, soit la présence d'un conduit sudoripare, soit la présence d'un orifice folliculaire.

L'épiderme présente aussi des modifications importantes, surtout marquées dans le lichen corné, ainsi qu'il résulte des recherches de MM. Vidal et Leloir. Lésions de l'épiderme.

L'épiderme est épaissi et ses cellules sont en état de prolifération active. La couche granuleuse est surtout atteinte ; elle est formée par plusieurs rangées de cellules, chargées d'éléidine. Dans le lichen corné, la couche granuleuse est encore plus épaisse, et ses cellules sont encore plus infiltrées d'éléidine que dans le lichen plan ordinaire; d'où, l'aspect spécial du lichen plan corné.

En dehors de cette lésion propre de la couche granuleuse, vous observez, dans la couche de Malpighi, un certain nombre de cellules qui ont subi la dégénérescence vésiculeuse, lésion banale que je vous ai déjà décrite dans toutes les inflammations cutanées et sur laquelle je n'ai pas à revenir.

Je serai très bref sur l'*étiologie* du lichen plan, car cette étiologie est inconnue. On sait seulement que le lichen plan n'est pas contagieux, qu'il n'est pas héréditaire; on sait aussi qu'il s'observe souvent chez les arthritiques nerveux. Je ne puis rien vous dire de plus précis, car personne n'en sait davantage. Étiologie.

Mais il y a un autre point beaucoup plus important à étudier dans l'histoire du lichen plan, c'est son *diagnostic*. Diagnostic.

A propos de ce diagnostic, j'ai d'abord à vous donner les caractères distinctifs du *lichen ruber acuminé*, ou *lichen ruber de Hébra*, car je vous ai dit que le lichen ruber acuminé et le lichen plan ont souvent été considérés comme deux formes de la même maladie : le lichen ruber; le lichen acuminé serait la forme grave, et le lichen plan la forme bénigne.

Quoi qu'il en soit, le *lichen ruber de Hébra*, ou lichen acuminé, est caractérisé par des papules rouges, dures, coniques, acuminées, de la dimension d'un grain de Caractères distinctifs du lichen ruber acuminé de Hébra.

millet, conservant le même volume pendant toute leur durée et présentant à leur sommet une petite squame.

Dans la *première période*, ainsi que l'a décrit Hébra, les papules sont isolées, disséminées sur certaines régions, et n'occasionnent qu'une démangeaison modérée.

Dans une *deuxième période*, les papules sont plus multipliées ; elles deviennent confluentes, formant des plaques diffuses, irrégulières, rouges, dures, infiltrées, rugueuses et fendillées à leur surface et, en même temps, couvertes de squames. Autour de ces plaques, il y a des papules isolées, miliaires, avec leurs caractères typiques.

Hébra décrit aussi une *troisième période*, dans laquelle l'éruption est généralisée à toute la surface du corps par la confluence des plaques primitives. Les téguments sont infiltrés, épaissis, rouges et squameux ; l'éruption donne lieu à des démangeaisons très vives.

Cet épaississement de la peau devient tel, qu'il gêne les mouvements articulaires, particulièrement au niveau des petites jointures des doigts et des orteils. Il se produit quelquefois, sur les articulations phalangiennes, des crevasses saignantes, qui rendent la maladie très douloureuse.

A la paume des mains et à la plante des pieds, ce lichen donne lieu à des callosités épidermiques épaisses. Les ongles sont altérés ; tantôt ils sont minces et cassants ; tantôt épaissis, rugueux et friables.

La face est sèche, fendillée et recouverte de squames. Les paupières supérieures sont abaissées ; les paupières inférieures sont renversées en ectropion. Le cuir chevelu est aussi couvert de squames ; cheveux et poils altérés finissent par tomber.

Enfin, dans cette maladie, l'état général est très grave ; le malade finit par succomber, au bout d'un temps plus ou moins long, dans le marasme. La maladie a une durée variable, mais toujours une terminaison fatale.

Vous voyez, Messieurs, que *le lichen ruber acuminé de Hébra présente de notables différences avec le lichen plan.*

Diagnostic du lichen acuminé et du lichen plan.

La forme de la lésion élémentaire est, d'abord, toute différente. C'est une papule polygonale, aplatie, déprimée au centre, dans le lichen plan; c'est une papule conique, acuminée, dans le lichen ruber de Hébra. Le lichen plan reste souvent localisé ; le lichen ruber acuminé se généralise rapidement et produit des altérations cutanées profondes, qui atteignent même les ongles dans leur nutrition. Le lichen plan exerce peu d'influence sur l'organisme ; le lichen ruber acuminé est toujours accompagné de symptômes généraux graves. Enfin, le lichen plan est une maladie longue, mais curable, tandis que le lichen ruber acuminé se termine toujours par la mort.

Le souvenir de ces différents caractères vous permettra toujours de distinguer facilement le lichen ruber acuminé du lichen plan.

Caractères du lichen scrofulosorum.

L'affection décrite par l'école de Vienne sous le nom de *lichen scrofulosorum* et qui correspond au *lichen circumscriptus* de Willan et Bateman, de Rayer, de Bazin, est une affection absolument différente du lichen plan.

C'est, d'ailleurs, une dermatose très rare en France, observée seulement chez des sujets lymphatiques ou débiles.

Ce lichen circonscrit, ou *lichen scrofulosorum*, est caractérisé par des papules miliaires, blanchâtres ou jaunes, quelquefois rouges, quelquefois brunes. Chacune de ces papules est située à l'orifice d'un follicule pileux et présente une petite squame à son sommet. Les papules sont groupées par plaques ; mais, malgré leur confluence, elles conservent leur indépendance et sont bien distinctes les unes des autres. C'est un caractère important sur lequel j'insiste.

Ces plaques ont une forme variable ; le plus souvent, elles sont irrégulièrement arrondies. Elles siègent sur le tronc, sur le dos, sur l'abdomen; quelquefois, cependant, elles envahissent les membres. Elles ressemblent un peu à des plaques d'eczéma nummulaire, lichénoïde, mais jamais il n'y a, à leur surface, de vésicules ni de suintement. De plus, ces plaques sont moins bien délimitées que celles du lichen simplex ou de l'eczéma lichénoïde.

Ce lichen circonscrit a une évolution très lente. Tantôt, les plaques sont indéfiniment stationnaires; tantôt, elles ont un accroissement excentrique, en même temps que les papules centrales s'affaissent et laissent une tache pigmentaire squameuse.

Le lichen des scrofuleux n'occasionne pas de démangeaisons, quelquefois, tout au plus, de légers picotements.

Complications du lichen scrofulosorum.

Dans les cas graves, observés par Hébra, cette éruption papuleuse se complique de la production de tubercules bleuâtres, lenticulaires, situés dans l'intervalle des plaques papuleuses. Ces tubercules deviennent même pustuleux et ressemblent aux pustules de l'acné. Comme autres complications, on peut observer une éruption eczématiforme, suintante et croûteuse, siégeant sur le scrotum, et des engorgements et des suppurations ganglionnaires, des caries et des nécroses osseuses.

Nature tuberculeuse du lichen scrofulosorum.

Cette forme grave est inconnue en France; mais les complications qu'elle présente ont mis sur la voie de la nature de la maladie. En effet, les recherches de M. Jacobi, communiquées au Congrès de Leipzick en septembre 1891, ont montré que ce lichen était une *manifestation cutanée tuberculeuse*, que ses papules présentaient la structure typique des tubercules miliaires, qu'on y trouvait des cellules rondes, des cellules épithélioïdes, des cellules géantes, et qu'on pouvait même y découvrir quelques bacilles de Koch, rares à la vérité, mais indiscutables.

Plus tard, en 1892, dans un cas de lichen scrofulosorum, compliqué de lésions tuberculeuses non douteuses, consistant en gommes cutanées, spina-ventosa, adénopathies, MM. Hallopeau et Darier ont trouvé que la néoformation périfolliculaire, qui constituait les papules, présentait l'apparence d'un tissu tuberculeux, bien que ces auteurs n'y aient pas trouvé de bacilles caractéristiques. D'après ses caractères histologiques, on peut donner à cette affection le nom de *tuberculose cutanée papuleuse*.

Vous voyez donc que ce lichen est une lésion spéciale. Que tous les cas de ce lichen circonscrit des lymphatiques soient de nature tuberculeuse, voilà ce qu'il est impossible de dire actuellement. Peut-être a-t-on décrit sous le même nom deux dermatoses d'aspect semblable, bien que de nature différente. Quoi qu'il en soit, les caractères objectifs du lichen scrofulosorum ne permettent pas de le confondre avec le lichen plan. Les papules de ce lichen circonscrit sont miliaires, ternes, d'un rouge pâle, non prurigineuses; j'insiste sur ce caractère important. Elles sont dépourvues d'ombilication centrale, groupées sous forme de plaques assez bien circonscrites, et ne ressemblent en rien aux papules isolées ou aux plaques papuleuses du lichen plan.

Diagnostic du lichen scrofulosorum et du lichen plan.

Quant à l'autre forme de lichen pilaire, que je vous ai signalée sous le nom de lichen pilaire vulgaire, ou *lichen pilaris vulgaire*, que d'autres ont nommée kératose pilaire, c'est une affection chronique sans gravité, qui apparaît dans l'enfance ou dans l'adolescence, et dans laquelle les lésions de prolifération conjonctive occupent la gaine du poil et le follicule pileux.

Caractères du lichen pilaris vulgaire, ou kératose pilaire.

Cette kératose pilaire lichénoïde est constituée par des papules d'un volume variable, d'autant plus volumineuses que les poils sont plus espacés et que les papules, par conséquent, sont moins confluentes, d'autant plus petites, au contraire, que ces papules sont plus rapprochées et que la région sur laquelle elles siègent est plus riche en follicules pileux.

Ces papules présentent une coloration pâle; quelquefois même, elles sont de la couleur de la peau avoisinante; d'autres fois, au contraire, elles sont rouges et, parfois, d'un rouge assez vif. Chacune d'elles est traversée par un poil.

Sièges de la kératose pilaire.

Les papules de cette kératose pilaire siègent particulièrement sur le côté externe des membres, surtout sur le bras et dans une région bien limitée du bras, dans la région deltoïdienne. Comme cette affection est assez fréquente chez les jeunes filles lymphatiques, vous serez souvent consultés à son sujet, car elle gêne considérablement pour le décolletage. La kératose pilaire occupe également les régions pilaires de la face, où elle présente des sièges d'élection tout à fait particuliers; vous l'observez sur les joues et sur les sourcils, beaucoup plus rarement sur le menton. Enfin, d'une façon tout à fait exceptionnelle, cette affection peut siéger sur la région antérieure de la poitrine.

C'est, d'ailleurs, une dermatose très bénigne, qui n'est même pas prurigineuse, qui n'occasionne aucune douleur, aucune démangeaison ; c'est plutôt une difformité de la peau.

Sur les membres, les papules du lichen pilaire vulgaire sont arrondies et plus volumineuses qu'à la face ; elles atteignent la dimension d'une tête d'épingle. Leur sommet est recouvert d'une petite squame. Ces papules sont isolées, mais groupées les unes à côté des autres, et reposent sur un fond rouge ou sur un fond rose général. Leurs dimensions s'atténuent sur les bords des surfaces malades, de sorte qu'il se fait une transition insensible entre les papules et la peau saine. Sur les parties périphériques il n'y a même, pour ainsi dire, pas de papules visibles ; mais, quand vous passez la main à la surface de la peau, vous avez comme la sensation rugueuse de la chair de poule.

A la face, les papules sont un peu différentes de forme et d'aspect. Elles ne sont pas volumineuses, comme sur les membres ; ce sont des papules beaucoup plus petites, confluentes, qui se présentent sous l'aspect de fines granulations et qui donnent à la surface cutanée un aspect grenu. Au bout d'un certain temps, les sourcils, car c'est surtout au niveau de la région sourcilière que siège cette affection, les sourcils finissent par tomber.

Vous voyez que les caractères de cette éruption sont tout à fait spéciaux et qu'il est impossible de confondre ces papules arrondies ou acuminées, résultant de l'hypertrophie et de l'inflammation chronique des follicules pileux, avec les papules aplaties et déprimées du lichen plan.

Diagnostic du lichen plan avec le lichen simplex, le prurigo, l'eczéma.

Il importe encore de distinguer le lichen plan d'un certain nombre d'autres maladies.

Vous ne le confondrez pas avec le *lichen simplex*, dont les papules sont bien différentes par leur forme, par leur évolution, par leur mode de groupement.

Le *prurigo*, avec ses papules isolées et excoriées, avec ses vives démangeaisons, ne peut être non plus confondu avec le lichen plan.

J'en dirai autant de l'*eczéma*, dont l'éruption, souvent suintante et croûteuse, ne peut prêter à aucune confusion.

Diagnostic avec le pityriasis rubra et le pityriasis pilaris.

Dans la maladie connue sous le nom de *pityriasis rubra*, il y a seulement une rougeur diffuse de la peau, rougeur plus ou moins étendue, avec desquamation abondante ; mais il n'y a ni papules, ni épaississement des téguments.

Dans cette forme de pityriasis, désignée sous le nom de *pityriasis pilaris* ou pityriasis rubra pilaire, qui a été décrite surtout par Devergie, les cônes épidermiques, qui entourent la base des poils, ne ressemblent en rien aux papules du lichen plan. De plus, le pityriasis pilaris présente d'autres symptômes : la peau n'est ni infiltrée, ni épaissie, comme dans le lichen plan ; vous observez de larges plaques rouges et squameuses, disséminées sur différentes régions du corps ; vous avez une desquamation abondante du cuir chevelu, des altérations des ongles, une exagération de la sécrétion sébacée, tous phénomènes que vous n'observez jamais dans le lichen plan et qui font que vous ne pouvez confondre les deux maladies.

Mais le diagnostic du lichen plan est surtout à faire avec le psoriasis et avec la syphilide papuleuse.

Diagnostic avec le psoriasis.

Certaines plaques anciennes de lichen plan ressemblent parfois beaucoup aux plaques de psoriasis, quand, sur celui-ci, la desquamation est plus fine que d'habitude et ne se présente pas sous la forme de ces larges squames micacées, que je vous ai précédemment décrites. Mais ce sont là des faits exceptionnels ; habituellement, dans le psoriasis, les squames sont plus larges ; on peut même dire qu'elles sont toujours plus larges et plus abondantes que celles du lichen plan ; elles présentent aussi un tout autre aspect. Les papules du psoriasis sont aussi plus larges ; elles ne sont pas polygonales, ne sont pas déprimées comme celles du lichen plan. Elles ont un siège particulier, un siège d'élection aux coudes et aux genoux.

Diagnostic avec la syphilide papuleuse.

Les papules syphilitiques sont également d'un diagnostic difficile ; ce diagnostic, dans quelques cas, ne peut être fait que par l'épreuve du traitement spécifique. Le diagnostic est surtout difficile si l'éruption est circinée. Dans ce cas-là, il faut que vous cherchiez une papule isolée, autour des plaques principales, pour bien déterminer les caractères distinctifs de la maladie. Les papules syphilitiques, en effet, peuvent être plates, comme celles du lichen plan ; mais elles ont toujours une surface un peu arrondie, elles n'ont pas la facette brillante de la papule du lichen ; elles ne présentent pas d'ombilication centrale ; elles n'ont pas la forme polygonale. De plus, les papules syphilitiques ont une coloration cuivrée et non rosée ou rouge ; elles ne sont pas prurigineuses et siègent de préférence à la face, aux pieds et aux mains. Ce sont, comme vous voyez, autant de caractères distinctifs.

Mais le diagnostic est également quelquefois difficile entre la pigmentation consécutive aux syphilides et les taches pigmentaires qui succèdent à la guérison des plaques de lichen. Ces deux sortes de pigmentation se ressemblent beaucoup, et vous ne pourrez arriver à faire le diagnostic que par la recherche des antécédents, par les renseignements que vous donnera le malade sur le caractère primitif de son éruption, par l'examen des autres régions du corps, où vous pourrez observer des lésions ou des traces de syphilis.

Pronostic

Messieurs, comme je vous l'ai laissé entendre, le lichen plan est une maladie longue et rebelle ; mais la guérison est sa terminaison habituelle. Il est bien différent, en cela, du lichen ruber acuminé, qui, le plus souvent, se termine par la mort.

Le lichen plan est donc une maladie tenace ; la forme cornée est particulièrement rebelle et résiste souvent à tous les traitements.

Traitement.

Quel est le traitement que vous devez appliquer au lichen plan ?

Traitement interne.

Le *traitement interne* est bien simple ; il ne comprend qu'un seul médicament, c'est l'arsenic.

Médication arsénicale.

L'arsenic doit être donné à doses progressivement croissantes et pendant plusieurs mois consécutifs ; il doit être employé de préférence sous la forme de liqueur de Fowler qui est, comme je vous l'ai déjà dit, une très bonne préparation arsénicale, particulièrement dans les dermatoses. Il faut donner de 4 jusqu'à 50 gouttes progressivement, en augmentant chaque jour d'une ou deux gouttes; il faut, d'ailleurs, arrêter la médication arsénicale dès qu'il se produit des phénomènes d'intolérance gastrique, et ne pas attendre les véritables symptômes d'intoxication.

Au lieu de la liqueur de Fowler, vous pourrez employer l'arséniate de soude, que vous donnerez également à doses progressives, depuis 4 milligrammes par jour jusqu'à 2 centigrammes. On a souvent atteint cette dose de 2 centigrammes, on l'a même dépassée; mais il faut que vous sachiez bien que ces doses fortes ne peuvent être données que graduellement; vous devez tâter avec prudence la susceptibilité du malade, et vous arrêter dès que vous voyez que le médicament est mal supporté. En tout cas, il faut surveiller avec soin la médication.

Alcalins. Hygiène et régime.

En même temps que vous donnez l'arsenic, qui constitue le médicament essentiel du lichen plan, vous devez soigner l'estomac par l'administration des alcalins, qui sont d'autant plus utiles que les malades sont souvent des arthritiques. Enfin, ne négligez pas de prescrire une hygiène alimentaire appropriée; c'est celle qui convient à toutes les dermopathies inflammatoires, c'est la même que pour l'eczéma, que pour le psoriasis, que pour le lichen simplex. Je n'ai donc pas à revenir sur tous les détails que je vous ai précédemment exposés.

Traitement externe.

Agents irritants et substitutifs.

Quant au *traitement externe*, il comprend des agents irritants et substitutifs, qui sont à peu près les mêmes que ceux qu'on emploie dans le traitement du psoriasis. Vous prescrirez à vos malades des onctions avec la pommade à l'acide pyrogallique, à 5 ou 10 pour 100; avec le glycérolé tartrique de Vidal, formé d'acide tartrique incorporé à du glycérolé d'amidon dans la proportion de 1 pour 20 ou 1 pour 30.

Vous prescrirez également des lotions avec la liqueur de Van Swieten.

Parmi les autres pommades, usitées dans le traitement

du lichen plan, je vous mentionnerai surtout la pommade à l'acide salicylique au 1/50e et même au 1/30e. Il est bon d'incorporer à la vaseline, avec l'acide salicylique, une poudre inerte, comme, par exemple, du précipité blanc ou de l'oxyde de zinc, qui rendent la pommade plus épaisse et plus facilement adhérente à la peau.

Lotions et pommades antiprurigineuses.

Je vous ai dit que les démangeaisons du lichen plan étaient rarement très vives ; quelquefois, cependant, elles sont assez vives pour qu'il soit nécessaire de les calmer. Dans ce but, je vous conseille surtout des lotions avec une solution faible d'acide phénique, une solution aqueuse d'acide phénique au 1/100e, à laquelle vous pourrez ajouter une certaine proportion de glycérine. C'est dans le même but que vous emploierez, souvent avec efficacité, des pommades au menthol, dans la proportion de 30 à 50 centigrammes de menthol pour 30 grammes de vaseline ; vous incorporerez dans cette pommade une certaine quantité de poudre inerte, par exemple de la poudre d'oxyde de zinc, dans la proportion de 3 pour 30.

Hydrothérapie tiède.

Contre l'état nerveux concomitant, qui, comme vous le savez, est prédominant chez les malades atteints de lichen plan, vous pourrez prescrire des douches tièdes. L'hydrothérapie tiède a été souvent employée, dans ces derniers temps, par M. Jaquet, dans le traitement du lichen plan. On a même relaté des observations de lichens plans guéris uniquement par des douches tièdes, indépendamment de tout autre traitement. En tout cas, si l'hydrothérapie ne guérit pas complètement la maladie, elle produit une sédation très marquée des phénomènes inflammatoires et contribue pour beaucoup à l'affaissement des papules, en même temps qu'à l'amélioration de l'état général.

Traitement des phases aiguës.

Il est bien entendu que, dans la forme aiguë ou pendant la période initiale aiguë du lichen plan, vous n'appliquerez pas toutes les pommades irritantes dont je viens de vous parler. Dans ces états aigus, vous vous contenterez de faire des lotions émollientes, d'appliquer des pommades inertes à base d'oxyde de zinc ou de sous-nitrate de bismuth, et de prescrire des bains plus ou moins fréquents et prolongés.

Traitement du lichen corné.

La variété de lichen plan, que je vous ai décrite sous le nom de lichen corné, est particulièrement rebelle, comme je vous l'ai déjà dit.

Dans cette forme, vous commencerez par décaper la peau au moyen de frictions énergiques avec du savon noir. Le savonnage doit constituer la première partie du traitement du lichen corné ; il sera même bon de ramollir la peau, non pas seulement par des savonnages, mais par l'application d'*emplâtres de savon noir*. Vous ferez dissoudre une certaine quantité de savon de potasse dans de l'eau, et vous étendrez l'espèce de pâte, ainsi formée, sur un morceau de linge ou de flanelle, que vous appliquerez à la surface de la peau malade.

Quand la plaque de lichen est bien décapée, qu'elle est débarrassée des produits épidermiques qui la recouvrent, vous faites des onctions avec une pommade irritante et substitutive, particulièrement avec une des pommades à l'acide salicylique ou à l'acide pyrogallique, dont je vous ai parlé tout à l'heure. Vous pouvez aussi, plus simplement, prescrire des applications de sparadrap de Vigo.

Formulaire thérapeutique.

Voici, Messieurs, les principales formules des pommades et des lotions, dont je viens de vous indiquer l'emploi :

Pommades irritantes.

Pommades irritantes et substitutives :

Pommade faible :

℞ Acide pyrogallique	1	gramme.
Vaseline	20	—

Pommade forte :

℞ Acide pyrogallique	2 grammes.
Vaseline	20 —

Pommades faibles :

℞ Acide salicylique	1 gramme.
Précipité blanc	5 —
Vaseline	50 —

℞ Acide salicylique	1 gramme.
Oxyde de zinc	5 à 10 gr.
Vaseline	50 —

Pommade forte :

℞ Acide salicylique	1 gramme.
Précipité blanc	3 —
Ou : Oxyde de zinc	5 —
Vaseline	30 —

Glycérolé tartrique fort :

℞ Acide tartrique	5 grammes.
Glycérolé d'amidon	100 —

Glycérolé tartrique faible :

℞ Acide tartrique	4 grammes.
Glycérolé d'amidon	120 —

Lotion antiprurigineuse :

Lotions et pommades calmantes.

℞ Phénol absolu	1 gramme.
Glycérine	25 —
Eau	75 —

Pommade calmante :

℞ Menthol, ou Essence de menthe	0,30 à 0,50 centigr.
Oxyde de zinc	3 à 5 grammes.
Ou : Sous-nitrate de bismuth	3 à 5 —
Ou : Poudre d'amidon	5 —
Vaseline	30 —

VINGT-QUATRIÈME ET VINGT-CINQUIÈME LEÇONS

PRURIGO ET PRURITS CUTANÉS. — STROPHULUS

SOMMAIRE. — Rapports du prurigo et du prurit.

Prurigo papuleux.

Description : Éruption urticarienne et strophuliforme du début. — Caractères des papules du prurigo. — Prurit : *prurigo mitis ; prurigo formicans.* — Lésions de grattage. — Sièges de l'éruption. — Épaississement et pigmentation de la peau. — Prurigo compliqué : suppurations cutanées et bubons.

Marche : Exacerbations. — Rémissions estivales.

Anatomie pathologique : lésions du derme et des papilles et de l'épiderme.

Étiologie : *Nature diathésique :* hérédité ; arthritisme ; lymphatisme et nervosisme.

Diagnostic : avec l'eczéma, l'urticaire, la gale, le strophulus.

Pronostic. — *Traitement :* Régime et médication interne ; antispasmodiques.

Traitement local : Émollients et bains ; eaux minérales naturelles. — Lotions et pommades calmantes. — Applications substitutives : huile de cade. — Huile de foie de morue.

Prurits cutanés.

Prurit généralisé. — Symptômes ; accès paroxystiques ; état de la peau.

Formes spéciales : *prurit sénile ; prurit d'hiver.*

Étiologie : arthritisme et tempérament nerveux ; auto-intoxications : *prurigo hépatique.*

Prurits partiels : anal ; génital (vulvaire et scrotal) ; palmaire et plantaire.

Diagnostic des prurits. — Pronostic.

Traitement. — Bains. — Eaux minérales. — Hydrothérapie. — Lotions, poudres et pommades calmantes.

Traitements du prurit anal et du prurit vulvaire.

Électrisation.

Médication interne antispasmodique.

Formulaire du prurigo et des prurits cutanés.

Strophulus.

Son individualité. — Définition.
Étiologie : Éruption du jeune âge ; troubles gastro-intestinaux et dentition.
Symptômes : caractères des papules ; variétés de l'éruption.
Diagnostic : avec les fièvres éruptives, le lichen simplex aigu, le prurigo, l'érythème papuleux, la gale.
Pronostic et traitement.

MESSIEURS,

Le lichen n'est pas la seule dermatose papuleuse; il y en a une autre bien différente, c'est le *prurigo*. J'aborde donc aujourd'hui la description du prurigo, auquel il faut rattacher toute l'histoire des *prurits cutanés essentiels*.

Deux éléments symptomatiques caractérisent essentiellement le prurigo : une éruption cutanée papuleuse et un prurit intense. Ces deux éléments sont, jusqu'à un certain point, indépendants l'un de l'autre, c'est-à-dire que l'éruption n'est pas la cause du prurit, car la démangeaison n'est nullement proportionnée à la lésion locale, et, d'autre part, ce n'est pas le prurit, ce n'est pas le grattage qui provoquent l'éruption, car les démangeaisons sont surtout vives dans les cas où les papules font presque complètement défaut. Rapports du prurigo et du prurit.

Cazenave et Bazin avaient donc raison de voir, dans le prurigo, quelque chose de plus qu'une éruption de papules.

Cependant, bien que le prurit et l'éruption soient deux phénomènes distincts, comme je viens de le dire, leur association fait qu'on ne peut les envisager indépendamment l'un de l'autre.

Quel que soit le nombre de ses papules, le prurigo est toujours une *névrose de la peau*, comme l'enseignait Cazenave, une névrose-dermite, comme on dit aujourd'hui ; et, dans les cas où les papules font défaut, le prurit cutané, au point de vue nosologique, est encore un prurigo.

Les anciens dermatologistes, qui n'étaient pas uniquement des spécialistes, pour qui la pathologie générale n'était pas une chose étrangère, avaient bien compris cette question doctrinale, en décrivant un *prurigo latent*, comme disait Alibert, ou un *prurigo sans papules*, suivant l'expression de Devergie.

C'est ce prurigo sans papules qu'Hébra appelle prurit cutané et ne veut pas reconnaître pour un prurigo. L'idée, d'ailleurs, ne lui appartient pas, car elle avait été soutenue, avant lui, par Gintrac et par Chausit.

Messieurs, je crois absolument inutile de soulever ici une querelle de mots ; appelons donc, si vous voulez, prurit cutané le prurigo sans papules, à la condition toutefois de ne pas séparer les deux affections, de les décrire l'une après l'autre, car elles présentent entre elles les plus grandes analogies symptomatiques.

Prurigo papuleux.

Commençons par le prurigo papuleux.

C'est cette maladie qu'on appelle communément aujourd'hui *prurigo de Hébra*. Messieurs, j'ai déjà protesté et je ne cesserai de protester contre cette dénomination, qui consacre une injustice. Je reconnais volontiers qu'Hébra a bien décrit le prurigo papuleux, surtout dans ses complications, mais il ne l'a pas inventé, et ce prurigo compliqué était connu de Rayer, de Cazenave, de Gibert, de Bazin, ainsi qu'en font foi leurs ouvrages.

Description.

Le prurigo papuleux débute ordinairement dans l'enfance, et même dans la première enfance, quelquefois dans la jeunesse.

Éruption urticarienne et strophuliforme du début.

Il est, le plus souvent, précédé, chez les enfants, de poussées urticariennes rebelles et récidivantes et de l'apparition de papules rouges, assez volumineuses et très prurigineuses, reposant sur un fond rose et semblables aux papules du strophulus, que je vous décrirai plus tard.

Hébra a particulièrement insisté sur la tendance urticarienne des malades, qui doivent être atteints de prurigo. L'existence, au début de la maladie, de papules semblables à celles du strophulus a été surtout notée par Hardy, qui a décrit cette phase de l'évolution du prurigo comme une affection spéciale, sous le nom de *strophulus pruriginosus*.

Ainsi dans la majorité des cas, les malades, les jeunes enfants, qui vont être atteints de prurigo, sont d'abord affectés d'urticaires rebelles, ou présentent des papules rouges qui ressemblent au strophulus.

Mais, au bout d'un certain temps et peu à peu, les véritables papules du prurigo apparaissent et remplacent les éruptions urticariennes ou strophuleuses du début.

Caractères des papules du prurigo.

Les papules du prurigo, quand elles sont constituées, sont plus larges que celles du lichen. Elles sont aplaties, isolées et distinctes, d'un volume variable, quelquefois si petites que l'œil les aperçoit difficilement ; mais, dans ce cas, le doigt promené à la surface de la peau a une sensation de rudesse et d'aspérité tout à fait particulière.

La coloration de ces papules est d'un rose pâle, quelquefois même blanche ; il n'est pas rare de les voir de la même couleur que le reste de la peau.

Prurit.

Elles occasionnent, et c'est là leur caractère essentiel, un prurit extrêmement vif. Quelquefois, cependant, ce prurit est supportable, bien que le malade se gratte beaucoup ; on a donné à cette forme, en quelque sorte atténuée, le nom de *prurigo mitis*, prurigo léger. Dans d'autres cas, au contraire, les démangeaisons sont d'une violence extrême et caractérisent ce que les anciens dermatologistes appelaient le *prurigo formicans*.

Prurigo mitis.

Prurigo formicans.

Dans ce prurigo formicant, le prurit occasionne des sensations diverses : tantôt le malade éprouve comme une multitude de piqûres à la surface de la peau, tantôt, au contraire, il a la sensation d'une chaleur brûlante.

Ce prurit, toujours très violent, est exaspéré par le

séjour au lit; il est exaspéré par la chaleur; il est exaspéré même par le contact des vêtements. Il produit des souffrances extrêmement vives; les malades se grattent incessamment et avec furie; ils se grattent avec leurs ongles, avec des brosses, avec tous les objets durs et rugueux qui leur tombent sous la main.

Grattage et excoriations; croûtelles sanguinolentes.

De ce grattage résultent des excoriations; l'éruption ne tarde pas à se recouvrir de croûtelles sanguinolentes, qui proviennent de l'excoriation du sommet des papules par le grattage.

Donc, *à la période d'état*, le prurigo est constitué par des papules aplaties, pâles, recouvertes d'une croûtelle sanguinolente : tels sont les caractères des papules du prurigo.

Sièges de l'éruption.

Ces papules sont quelquefois disséminées irrégulièrement sur tout le corps, ou bien elles sont localisées, et alors elles ont des sièges de prédilection. Ce sont, d'abord, les membres, du côté de l'extension, ainsi que l'a bien montré Hébra, et surtout la face antérieure des cuisses et des jambes, la face postéro-externe des avant-bras. Les mains, les pieds, les doigts sont, au contraire, respectés. De plus, le prurigo, ainsi que l'a justement dit Hébra, épargne toujours les plis articulaires.

En dehors des membres, l'éruption peut siéger sur les fesses, sur les lombes, sur le dos; elle est rare à la face et, quand elle existe, c'est toujours une éruption très modérée, qui occupe seulement le front et les joues.

Épaississement et pigmentation de la peau.

Quand l'éruption a duré un certain temps, la peau, sur les régions atteintes, s'indure, s'épaissit, devient rugueuse et desquame sous forme d'une fine exfoliation pityriasique. En même temps, l'irritation continue de la peau, provoquée par le grattage, détermine, au niveau des excoriations cutanées, la production de taches pigmentaires, qui persistent même quelquefois longtemps après l'affaissement des papules prurigineuses.

Dans certains cas et à une période plus ou moins avancée de l'affection, les lésions cutanées peuvent même devenir plus graves et plus profondes, et caractérisent le *prurigo compliqué*, particulièrement décrit par Hébra. Prurigo compliqué.

Les papules deviennent alors plus nombreuses, l'éruption tend à se généraliser, les démangeaisons acquièrent encore un plus haut degré d'acuité, et l'affection papuleuse primitive se complique de lésions secondaires, déterminées par l'irritation permanente des téguments.

La peau épaissie, dure, infiltrée, excoriée, présente de places en places des plaques rouges, irrégulières, autour desquelles vous voyez encore subsister quelques papules isolées de prurigo typique. Ces plaques rouges, prurigineuses sont plus ou moins étendues; ordinairement, elles sont symétriques; elles sont couvertes de vésicules, de pustules ou de croûtes, et ressemblent un peu aux plaques d'eczéma rubrum. Les vésicules résultent de la transformation des éléments papuleux primitifs, par l'exagération de l'exsudation vasculaire. Les pustules proviennent de l'infection secondaire des vésicules par les agents de la suppuration. Ces lésions vésico-pustuleuses produisent du suintement et des croûtes jaunâtres, impétigineuses, quelquefois, au contraire, brunâtres, comme celles de l'ecthyma. Ces lésions secondaires sont surtout marquées aux membres inférieurs, où le prurigo atteint sa plus grande intensité. Vésico-pustules et croûtes.

L'infection de la peau peut être encore plus profonde, ne pas seulement donner lieu à des pustules, mais déterminer de véritables furoncles et même des abcès sous-cutanés, ainsi que des exemples en ont été signalés par Cazenave et par Gibert. Cette inflammation suppurative de la peau peut se propager aux lymphatiques et provoquer alors un engorgement ganglionnaire, qui est surtout observé au niveau des plis ingui- Furoncles et abcès. Bubons du prurigo.

naux et qui a été décrit par Hébra sous le nom de *bubons du prurigo*.

Quand la maladie arrive à un tel degré d'intensité, la santé générale est profondément atteinte. Les malades ont des insomnies déterminées par le prurit; ils perdent l'appétit; la fièvre s'allume, provoquée par les suppurations secondaires; la vie devient véritablement insupportable.

Marche. Il est rare, d'ailleurs, que le prurigo atteigne un si haut degré de gravité; le plus souvent, ces lésions secondaires ne se développent pas. Mais toujours, et dans tous les cas, le prurigo papuleux est une affection très rebelle, qui se prolonge pendant toute la durée de l'existence. On peut même dire que le prurigo est *incurable*, car, si on réussit à le faire disparaître pendant quelque temps, les malades sont toujours exposés à le voir reparaître.

Le prurigo a donc une durée indéfinie, mais la marche toujours chronique de l'affection présente des *périodes de rémission et d'exacerbation*.

Exacerbations. Les exacerbations se manifestent à l'occasion de fatigues, à l'occasion d'excès de table, d'excès alcooliques, à l'occasion de variations de température, et surtout sous l'influence de l'impression du froid. Les poussées éruptives sont, en effet, particulièrement fréquentes

Rémissions estivales. pendant l'hiver et au printemps; la maladie présente le plus souvent une rémission très notable pendant l'été, à cause de l'activité plus grande des sécrétions cutanées pendant cette saison; la sudation est plus abondante pendant l'été et, en humectant la peau, la sueur diminue les démangeaisons.

Anatomie pathologique. L'*anatomie pathologique* du prurigo est encore bien obscure, car les lésions décrites ne rendent pas compte de l'intensité du prurit, qui est véritablement le caractère essentiel de la maladie. Malgré des recherches multipliées, on n'a pas trouvé d'altération des nerfs cutanés.

Les études histologiques ont seulement montré des lésions inflammatoires du corps papillaire et de la couche superficielle du derme. Ces lésions consistent en une prolifération cellulaire assez abondante, localisée à un groupe de papilles, qui sont hypertrophiées et qui, par leur ensemble, constituent la papule. Dans les cas anciens, quand la peau est infiltrée et épaissie, cette hyperplasie conjonctive se propage en surface à une étendue plus ou moins considérable du derme, autour des papules.

Lésions du derme et des papilles.

Quant aux lésions épidermiques qu'on rencontre dans le prurigo, elles sont vraisemblablement sous la dépendance de cette inflammation chronique du derme. D'après MM. Leloir et Tavernier, ces lésions seraient tout à fait spéciales ; elles consisteraient dans la production, au centre du corps muqueux, d'une sorte de petite cavité kystique, renfermant un liquide clair, quelques cellules épidermiques altérées et des leucocytes.

Lésions de l'épiderme.

Vous voyez, comme je vous le disais tout à l'heure, que ces lésions ne rendent en aucune façon compte des démangeaisons.

Quant à la cause du prurigo, tout ce que je puis vous en dire, c'est que cette cause est très certainement *diathésique*. La maladie est la détermination cutanée d'une altération humorale; elle a une origine interne.

Etiologie.

Origine diathésique.

Ce qui le prouve, c'est cette alternance, que vous observez si fréquemment, entre les éruptions de prurigo et des bronchites plus ou moins tenaces. Souvent ces bronchites se manifestent pendant les rémissions cutanées ; elles disparaissent, au contraire, pendant les poussées nouvelles.

Ce qui prouve encore l'origine diathésique du prurigo, c'est l'*hérédité* de la maladie, qui a été constatée par un certain nombre d'auteurs, notamment par Devergie; qui a été constatée par M. Kaposi lui-même, fait très remarquable, car vous savez combien l'école

Hérédité.

de Vienne, en général, et M. Kaposi, en particulier, sont réfractaires à la théorie des causes générales dans les affections cutanées. Le prurigo est donc une maladie héréditaire et qui affecte très souvent plusieurs membres d'une même famille.

Arthritisme, lymphatisme et tempérament nerveux.

Quelle est la nature de cette cause interne, productrice du prurigo ? Il faut la chercher dans le lymphatisme et dans l'arthritisme ; je ne puis rien vous dire de plus précis, parce qu'on ne sait rien de plus ; mais j'ajoute que les individus atteints de prurigo sont non seulement des lymphatiques et des arthritiques, mais aussi des individus nerveux et irritables.

Causes occasionnelles.

Comme causes occasionnelles, les auteurs signalent la misère, la malpropreté ; on a observé, en effet, que le prurigo était plus fréquent chez les pauvres que chez les riches.

Diagnostic.

Messieurs, le *diagnostic* du prurigo est généralement facile.

L'éruption du prurigo, avec ses papules pâles, aplaties, isolées, et ses démangeaisons intenses, ne peut être confondue avec l'*eczéma*, ni avec le *lichen simplex*, ni avec le *lichen plan*. Je vous ai, d'ailleurs, déjà fait le diagnostic différentiel de ces diverses affections.

Diagnostic avec l'eczéma.

Les plaques rouges, infiltrées, suintantes, vésico-pustuleuses ou croûteuses du *prurigo chronique* peuvent être plus facilement confondues avec l'eczéma ; mais vous avez ici, pour vous guider, les commémoratifs, qui vous apprendront que, dans l'eczéma, les croûtes ont été précédées d'une éruption vésiculeuse d'emblée et que l'évolution de la maladie s'est faite d'une façon tout à fait différente. De plus, les éléments papuleux sont disséminés dans le prurigo ; en dehors des plaques, vous trouvez des papules évidentes sur diverses régions du corps ; enfin, les démangeaisons sont beaucoup plus vives que dans l'eczéma.

Il n'y a pas de confusion possible entre le prurigo et

l'*urticaire ;* celle-ci est caractérisée par des plaques papuliformes éphémères, qui ne ressemblent en rien aux papules indurées et excoriées du prurigo. Mais rappelez-vous que l'urticaire récidivante des jeunes enfants est souvent un prélude du prurigo chronique et, quand vous verrez ces poussées récidivantes se manifester, vous devrez faire toutes réserves pour l'avenir, relativement à la durée de l'affection et au développement ultérieur d'un prurigo.

Diagnostic avec l'urticaire.

Il est quelquefois facile de confondre le prurigo avec la gale, car vous savez que la gale est une éruption qui est presque toujours papuleuse. Mais la gale, comme je vous l'ai dit, présente des sièges de prédilection. Les lésions scabieuses occupent surtout les espaces interdigitaux, les organes génitaux, les seins. De plus, la gale est une éruption polymorphe ; il n'y a pas que des papules dans la gale, mais presque toujours des vésicules et des pustules. Cependant, la gale polymorphe peut être confondue avec le prurigo compliqué, qui, lui-même aussi, est accompagné souvent de vésicules et de pustules. Mais les deux maladies présentent une évolution tout à fait différente : la gale est une affection accidentelle, curable ; au contraire, le prurigo date de l'enfance, est non contagieux, et c'est une affection extrêmement rebelle. Enfin, vous pourrez, dans un certain nombre de cas de gale, trouver des sillons caractéristiques ; vous trouverez l'acare, c'est-à-dire la cause de l'affection, ce qui vous permettra de faire le diagnostic d'une façon absolument indiscutable.

Diagnostic avec la gale.

Quant au *strophulus*, c'est une affection papuleuse tout à fait particulière. Quelques auteurs l'ont confondu avec le lichen, d'autres avec le prurigo ; je crois, pour ma part, que c'est une dermatose distincte du prurigo et particulièrement du prurigo chronique, dont je viens de vous faire la description.

Diagnostic avec le strophulus.

Le strophulus est caractérisé par des papules rouges,

qui sont vulgairement connues sous le nom de *feux de dents;* c'est une éruption passagère, dans laquelle les éléments papuleux sont beaucoup plus disséminés que ceux du prurigo. Quelquefois, les papules du strophulus peuvent marquer le début d'un prurigo chronique ordinaire, mais alors l'éruption est plus persistante, plus longue que celle du strophulus vrai.

Pronostic.

Je vous ai déjà dit combien le prurigo était une affection rebelle. Il est presque impossible de le guérir complètement. Mais, malgré son incurabilité, on peut atténuer le prurit, modérer l'éruption, la faire même disparaître pendant quelque temps.

Traitement. Médication interne.

Bien que le prurigo soit une affection constitutionnelle, les *médicaments internes* ont peu d'action sur lui.

Chez les sujets lymphatiques, vous donnerez de l'huile de foie de morue; quelquefois vous obtiendrez de l'amélioration, mais quelquefois aussi, sachez-le bien, vous n'obtiendrez aucun effet.

Les alcalins, même chez les arthritiques, ne produisent aucun résultat.

Quant à l'arsenic, qui est un médicament si utile dans beaucoup de dermatoses, il ne jouit ici d'aucune efficacité.

M. Kaposi a conseillé l'acide phénique, en pilules, et a obtenu, par ce traitement, de légères améliorations. L'acide phénique est un médicament dangereux, qui améliore quelquefois le malade, je le reconnais, mais qui ne le guérit pas, le plus souvent, et que vous ne devez donner qu'avec beaucoup de prudence. Si vous vous décidez à employer l'acide phénique, il faudra le prescrire en pilules de 5 centigrammes, de façon à donner par jour 50 centigrammes d'acide phénique, rarement 75 centigrammes; plus rarement encore, je vous conseille d'atteindre la dose de 1 gramme, qui cependant a été ordonnée par un certain nombre de dermatologistes, en Allemagne et en France.

En dehors de ce traitement interne, le même régime alimentaire, que je vous ai recommandé pour toutes les dermatoses chroniques, est également applicable au prurigo ; je n'y reviens pas. Il sera bon, également, d'entretenir la liberté du ventre par des laxatifs fréquents. Régime.

Enfin, pour calmer les démangeaisons et procurer du sommeil aux malades, qui en sont souvent privés, il faudra que vous prescriviez des narcotiques et des antispasmodiques. Vous aurez alors recours à l'opium, au chloral, au sulfonal, au chloralose, aux préparations de valériane et au bromure de potassium, que vous ne donnerez qu'en dernier ressort, car vous savez que le bromure de potassium peut produire des éruptions artificielles, qui, en se mêlant aux éléments primitifs du prurigo, compliqueront l'affection cutanée, au lieu de la guérir. Narcotiques et antispasmodiques.

Mais cette thérapeutique interne est tout à fait accessoire dans le traitement du prurigo ; la médication prépondérante, celle à laquelle vous devrez surtout avoir recours, c'est la médication locale. Traitement local.

Le traitement local du prurigo doit, en premier lieu, avoir pour but de ramollir l'épiderme et de calmer l'irritation cutanée par des applications émollientes. Vous ferez donc d'abord appliquer, sur les régions malades, des compresses imbibées d'une décoction ou d'une infusion de fleurs de sureau ou de racines de guimauve, ou des cataplasmes d'amidon. Vous pourrez, dans le même but, employer des onctions grasses avec de l'axonge. Vous prescrirez aussi des bains, soit des bains simples, soit des bains d'amidon, soit des bains de vapeur ; le plus souvent, ce sont les bains tièdes amidonnés qui réussissent le mieux, à la condition de les prescrire très prolongés. Les bains d'eaux thermales naturelles de Plombières, de Néris, de Royat et de Saint-Gervais n'agissent guère que comme des bains ordinaires, comme des bains qu'on peut prolonger pendant plus Applications émollientes et bains. Eaux thermales naturelles.

longtemps, qu'on a au moins l'habitude de prolonger pendant plus longtemps que les bains ordinaires. C'est pour cette raison que vos malades retireront un certain bénéfice des bains prolongés, tels qu'on les donne à Loèche dans le Valais, en Suisse.

Lotions calmantes.

Pour atténuer les démangeaisons, il faudra faire des lotions calmantes à la surface de la peau. Ces lotions sont les mêmes que celles dont je vous ai déjà donné bien des fois les formules, je ne fais que vous les rappeler brièvement.

Vous emploierez donc soit de l'eau vinaigrée au tiers, deux tiers d'eau tiède et un tiers de vinaigre ; soit un mélange de deux tiers d'eau tiède et d'un tiers d'éther sulfurique ; soit une solution de chloral au 1/50e ; soit une solution de sublimé au 1/1,000e ou la liqueur de Van Swieten, à laquelle vous pourrez ajouter, pour rendre son action antiprurigineuse plus efficace, une certaine proportion d'eau de laurier-cerise, par exemple 40 grammes d'eau de laurier-cerise pour 1,000 grammes de solution mercurielle.

Pommades calmantes.

Comme pommades calmantes, destinées à remplacer les lotions, je vous conseille surtout des pommades renfermant soit du menthol, soit de l'essence de menthe, dans la proportion de 1 à 2 pour 100. Vous pourrez employer également, dans le même but, des pommades phéniquées dans la proportion de 1 gramme d'acide phénique pour 100 grammes d'excipient.

En dehors de cette médication symptomatique, le *traitement curatif local* doit être un traitement irritant et substitutif.

Applications substitutives. Huile de cade.

Les *applications substitutives*, destinées à guérir le prurigo, comprennent, en premier lieu, l'*huile de cade*, soit pure, soit mitigée avec une proportion variable d'huile d'amande douce, ou incorporée à du glycérolé d'amidon ou à de la vaseline, sous forme de pommade. L'huile de cade est un médicament qui rend de très grands services dans le prurigo ; mais c'est un topique très irritant, trop irritant quelquefois, de sorte qu'il faut l'employer avec prudence et rarement pure.

Huile de foie de morue.

Si l'huile de cade, même mitigée, même incorporée à la vaseline, est trop irritante, il faudra avoir recours à l'huile de foie de morue, avec laquelle vous ferez des onctions quotidiennes sur tout le corps ou dont vous imbiberez des compresses, que vous laisserez en permanence sur les parties malades. Ces compresses sont surtout applicables dans les poussées aiguës ou dans le prurigo compliqué, où les autres topiques sont trop irritants.

Naphtol et acide salicylique.

Comme autres pommades irritantes et substitutives, on a employé également la pommade au naphtol, à 5 pour 100, ou seulement à 3 pour 100 chez les enfants ; les pommades à l'acide salicylique à 1 ou 2 pour 100.

Pommades soufrées.

Hébra donnait la préférence aux préparations soufrées ; il préconisait l'emploi d'une pommade composée de soufre, d'huile de cade et de savon noir, et qui est une modification de l'ancienne pommade de Wilkinson. La pommade d'Hébra est ainsi composée :

Soufre	ãã 15 grammes.
Huile de cade	
Savon noir	ãã 30 —
Axonge	
Craie préparée	10 —

C'est, en effet, une bonne préparation, mais une préparation très irritante et qu'il ne faudra employer qu'avec circonspection.

Dans le prurigo compliqué de pustules et d'abcès, toutes ces pommades substitutives ne trouvent pas leur indication, car elles irriteraient beaucoup trop la peau ; l'huile de foie de morue elle-même est quelquefois trop irritante, et, dans ce prurigo compliqué, vous ne pourrez guère avoir recours qu'aux applications émollientes, aux compresses d'eau de guimauve, aux bains, particulièrement aux bains d'amidon, aux pommades et aux poudres inertes.

Prurits cutanés.

Messieurs, après cet exposé du prurigo papuleux, j'arrive à l'étude des *prurits cutanés*, qui comprennent *tous les prurigos sans papules* des anciens dermatologistes.

Il est bien évident que nous n'avons en vue, en ce moment, que les *prurits essentiels*, indépendants d'une autre affection cutanée, car vous avez vu que le prurit était un symptôme banal, commun à un grand nombre de dermatoses.

Le prurit que je vous décris maintenant est, au contraire, un prurit primitif, il n'est symptomatique d'aucune éruption; c'est un prurigo dans lequel l'un des éléments fait défaut, dans lequel les papules sont absentes ou inappréciables. Dans cette maladie, la démangeaison est, pour ainsi dire, l'unique symptôme, mais elle est plus violente encore que dans le prurigo papuleux.

Ce prurigo latent, ou prurit, peut être généralisé ou localisé.

Prurit généralisé. Symptômes.

Le *prurit généralisé* est plus rare que le prurit partiel.

Il s'établit progressivement, le plus souvent sans cause appréciable, et devient peu à peu de plus en plus intense.

Il se manifeste par des démangeaisons de caractère variable : tantôt ce sont des picotements, tantôt c'est une véritable cuisson, parfois même brûlante.

Habituellement, ces démangeaisons apparaissent par accès paroxystiques, dans l'intervalle desquels la peau est à peine prurigineuse. Dans d'autres cas, au contraire, le prurit est permanent; les malades ne peuvent même supporter le contact des vêtements, sans en être vivement incommodés.

Accès paroxystiques du prurit.

Ces accès paroxystiques sont quelquefois périodiques

et apparaissent tous les jours à la même heure, ainsi que l'avait remarqué Cazenave ; mais, ordinairement, ils se répètent plusieurs fois par jour.

Les accès sont provoqués par des causes psychiques, émotions morales de toutes sortes ; par des accès de colère ; par des contrariétés ; par un travail intellectuel exagéré. Dans d'autres cas, ils sont provoqués par des variations de température, et il faut que vous sachiez que c'est surtout le soir, au moment où le malade se met au lit, que les accès se manifestent ; souvent, ils durent pendant toute la nuit, et la violence du prurit est encore exaspérée par la chaleur du lit.

Dans ces accès, les démangeaisons débutent par un point quelconque du corps, par les jambes, par les épaules, par la ceinture, et elles s'étendent bientôt à toute la surface cutanée. Elles occasionnent alors des douleurs intolérables ; les malades se grattent avec fureur et recherchent même la solitude pour se gratter plus facilement. Habituellement, le froid leur apporte quelque soulagement et, à ce propos, Alibert raconte l'histoire d'une religieuse, qui était atteinte de ce prurit généralisé et qui ne pouvait calmer ses démangeaisons qu'en se mettant absolument nue sur le carreau de sa cellule.

Ces démangeaisons violentes, que rien ne peut calmer, finissent par produire l'insomnie, l'amaigrissement, la mélancolie, et même on a vu des malades qui, désespérés de ne pouvoir trouver un soulagement à leurs souffrances, étaient amenés au suicide.

La peau atteinte de prurit est sèche, rugueuse, et présente parfois quelques rares papules très petites. Mais cette peau est tellement endurcie, le plus souvent, qu'elle est parfois à peine excoriée ; elle peut même ne présenter aucune trace de grattage, et c'est là une particularité tout à fait remarquable. État de la peau prurigineuse.

Dans d'autres cas, la peau est probablement moins

résistante, ou le grattage est plus violent; on trouve alors, sur la surface cutanée, des stries rougeâtres, des croûtes linéaires résultant des excoriations, et, après la chute de ces croûtes, on observe des dépôts pigmentaires, qui sont la trace des lésions de grattage.

Formes spéciales du prurit généralisé.

Il y a deux variétés de ce prurit généralisé qui méritent une mention spéciale : le prurit sénile, ou *prurigo senilis* des anciens dermatologistes, et une autre forme, qui a été décrite par Duhring, sous le nom de prurigo d'hiver, ou de *pruritus hiemalis*.

Prurit sénile.

Le *prurit sénile*, dont je dois vous parler d'abord, apparaît habituellement après soixante ans.

Il réalise tous les symptômes du prurit généralisé que je viens de vous décrire.

C'est surtout lui qui occasionne des démangeaisons insupportables, et, chose remarquable, dans cette forme, la peau est à peine altérée, seulement un peu rugueuse et pigmentée, et ne présente même pas d'excoriations.

Prurit d'hiver.

Le *pruritus hiemalis*, ou *prurit d'hiver*, est une forme particulière, décrite par Duhring, qui apparaît au moment de l'automne et dure tout l'hiver jusqu'en avril; elle augmente dans la saison la plus froide, mais cesse dès que le beau temps revient, pour se reproduire de nouveau, avec les mêmes caractères, à l'automne suivant.

Ce prurigo est ordinairement limité aux membres inférieurs, aux cuisses et aux jambes; mais il peut s'étendre à tout le corps.

Ordinairement le prurit est accompagné de petites papules, et la peau est facilement altérée par le grattage; elle est recouverte d'excoriations assez nombreuses.

Remarquez, en passant, combien peut être différente la réaction de la peau atteinte de prurit : dans certains cas, dans le prurit sénile, malgré la violence du grattage, il y a peu de lésions cutanées, presque pas d'excoriations; dans d'autres cas, au contraire, comme nous le montre le prurit d'hiver, les démangeaisons ne sont pas plus vives, le grattage n'est pas plus violent, et cependant il y a des altérations cutanées.

Dans ce prurit d'hiver, les accès se produisent surtout le soir, comme dans toutes les autres variétés de prurit, et surtout au moment où les malades se mettent au lit.

Quelles sont les causes du prurit généralisé ? Étiologie.

Ce prurit est toujours une manifestation de l'arthritisme et du nervosisme. Les malades qui en sont atteints sont souvent des névropathes, ou bien on trouve chez eux, ou chez leurs ascendants, des antécédents arthritiques multiples. Cette étiologie arthritique existe même pour le pruritus hiemalis, ou prurit d'hiver, à l'égard duquel le froid de l'hiver ne joue que le rôle d'une cause occasionnelle. Arthritisme et tempérament nerveux.

Les démangeaisons du prurit généralisé, comme aussi celles du prurit partiel, que je vous décrirai tout à l'heure, sont exaspérées par les écarts de régime et les excès alcooliques.

A côté de ce prurit diathésique, on observe aussi le prurit, plus ou moins généralisé, comme *symptôme secondaire d'altérations humorales diverses*, dans l'ictère, dans le diabète sucré, dans la néphrite interstitielle ; dans ces maladies, le prurit peut être considéré comme le résultat d'une auto-intoxication. Auto-intoxications.

Le plus fréquent de ces prurits symptomatiques est le *prurigo hépatique*, qu'on observe dans le cours de l'ictère, particulièrement dans le cours de l'ictère chronique et surtout dans celui qui est consécutif à une oblitération des voies biliaires. Prurigo hépatique.

Le prurigo hépatique a été attribué hypothétiquement à l'irritation des nerfs des papilles par les acides biliaires. Il occasionne des démangeaisons très vives ; parfois, la peau qui en est atteinte se recouvre de petites papules, qui s'excorient facilement ; mais, dans d'autres cas, l'éruption fait complètement défaut, et vous n'observez que des lésions de grattage.

Prurits partiels.

Les *prurits partiels*, dont j'ai à vous parler maintenant, sont plus fréquents que le prurit généralisé.

Bien que reconnaissant le plus souvent une cause locale, ils sont aussi sous la dépendance d'une cause générale préexistante, et cette cause est toujours l'arthritisme.

Le prurit partiel a été observé surtout à l'anus, aux parties génitales, à la paume des mains et à la plante des pieds; il est exceptionnel ailleurs. Je vais rapidement vous décrire ces principales variétés.

Prurit anal.

Le *prurit anal*, décrit par les anciens dermatologistes sous le nom de *prurigo podicis*, naît autour de l'anus; mais il peut s'étendre, d'une part, à la partie inférieure du rectum, d'autre part, soit en avant, vers le périnée et jusqu'aux grandes lèvres chez les femmes, soit en arrière, jusqu'au coccyx dans la rainure interfessière.

Dans ce prurit, il n'y a pas d'éruption, mais des démangeaisons extrêmement vives, démangeaisons qui sont exaspérées par la marche, par la station assise, par l'acte de la défécation. Les démangeaisons existent surtout la nuit; elles subissent alors des exacerbations violentes, qui causent au malade un véritable supplice.

La peau de l'anus est parfois douce, onctueuse au toucher comme une muqueuse, ainsi que l'avait remarqué Devergie; parfois, au contraire, elle est rouge, boursouflée, excoriée.

Il n'est pas rare de voir ce prurit déterminé par la présence d'hémorrhoïdes; il n'est pas rare non plus de l'observer chez les phtisiques, suivant la très juste remarque de Devergie.

Prurit génital chez la femme.

Le prurit des parties génitales chez la femme, connu sous le nom de *prurigo pudendi muliebris*, occupe la partie supérieure des grandes lèvres, la région clitoridienne et le pubis. Il occasionne des démangeaisons extrêmement violentes, peut-être plus violentes encore que le prurit anal, démangeaisons qui, en raison du grattage qui en est la conséquence, conduisent quelquefois les malades à l'onanisme ou à la nymphomanie. Les femmes atteintes de ce prurit se grattent avec fureur; parfois, rien ne peut calmer les démangeaisons, pas même l'application de la glace. Les douleurs deviennent quelquefois intolérables et peuvent provoquer des crises d'hystérie.

La peau de la vulve est rugueuse, inégale, excoriée par le grattage; les grandes lèvres sont tuméfiées et pigmentées.

L'affection peut se propager à la muqueuse vaginale, qui devient cuisante, rouge, tuméfiée, et donne naissance à un écoulement muco-purulent.

Quelquefois, le prurit vulvaire est lié à la grossesse et disparaît avec elle; d'autres fois, il apparaît au moment de la ménopause, et il dure alors avec une ténacité désespérante.

Prurit génital chez l'homme.

Le prurit des parties génitales est plus rare chez l'homme que chez la femme; chez lui, il occupe le scrotum et le périnée. La peau des bourses est rouge et rugueuse, couverte de papules et d'excoriations; ce prurit scrotal occasionne des démangeaisons également très vives.

Prurit palmaire et plantaire.

Quant au *prurit palmaire et plantaire*, c'est une affection assez rare, qui siège symétriquement sur la paume des deux mains ou sur la plante des deux pieds; il donne lieu à un prurit très pénible; mais, en dehors de son siège, il ne présente rien de particulier et ne doit pas nous arrêter plus longtemps.

Diagnostic des prurits.

J'ai à vous faire maintenant, Messieurs, le *diagnostic des prurits cutanés*.

Le diagnostic du prurit généralisé est facile: c'est une affection dans laquelle il n'y a que du prurit et pas d'autres lésions cutanées que des lésions de grattage.

Le *prurit local*, particulièrement le prurigo de l'anus et celui des organes génitaux diffèrent de l'eczéma par l'absence de suintement, de vésicules, de croûtes.

Il faut éviter de confondre le prurigo de l'anus, ou *prurigo podicis*, avec les démangeaisons qui sont liées, chez les enfants et même, quelquefois, chez les adultes, à la présence d'ascarides ou, plus fréquemment, à la présence d'oxyures dans l'anus ou à la partie inférieure du rectum.

Pronostic. Quant au pronostic du prurit, il est généralement assez sévère. Le prurit cutané, dans toutes ses formes, est d'une ténacité désespérante, il est même parfois rebelle à tout traitement.

Traitement. Je ne vous citerai pas tous les médicaments qui ont été employés pour le guérir ou le calmer; je vous indiquerai seulement les traitements les plus efficaces.

Bains. Vous conseillerez à vos malades des bains prolongés: bains d'amidon, bains simples, ou bains alcalins.

Eaux minérales. Vous leur prescrirez également des bains dans les stations d'eaux minérales, surtout d'eaux minérales sédatives, telles que Néris et Plombières; vous pourrez les envoyer aussi aux eaux alcalines de Royat ou de Vichy.

Hydrothérapie froide. En dehors des bains, vous vous trouverez bien, pour calmer l'irritabilité générale, dont ces malades sont atteints, de leur ordonner l'hydrothérapie froide, des douches en pluie ou en jet brisé.

On a conseillé aussi, pour la nuit, des enveloppements humides, pratiqués avec des compresses de tarlatane, imbibées d'eau froide boriquée et recouvertes de taffetas gommé ou de caoutchouc.

Lotions calmantes. Les lotions calmantes seront souvent utiles; ce sont les mêmes que je vous ai indiquées pour le prurigo papuleux. Vous emploierez donc, suivant les cas, soit de l'eau vinaigrée au tiers, soit une solution de chloral, soit un mélange d'éther et d'eau tiède, soit une solution faible de phénol, soit une solution de sublimé, soit de l'eau blanche. Je ne reviens pas sur les proportions de ces différentes substances, je vous les ai déjà données.

Poudres. Dans l'intervalle des lotions et des bains, il faudra appliquer des poudres inertes, surtout des poudres minérales, qui ne fermentent pas comme les poudres végétales. Vous vous servirez soit de la poudre de talc, soit de la poudre d'oxyde de zinc, soit de la poudre de sous-nitrate de bismuth ; dans ces différentes poudres inertes vous pourrez incorporer une certaine quantité de camphre pulvérisé, dans la proportion de 1 pour 50, par exemple.

Pommades calmantes.

C'est également pour calmer le prurit que vous devrez avoir recours, dans d'autres cas, à des pommades. Celles-ci sont, d'ailleurs, surtout applicables au prurit localisé, car il est assez difficile d'oindre toute la surface du corps, comme vous seriez obligés de le faire dans le prurit généralisé.

Ces pommades sont les suivantes : soit la pommade phéniquée, à 1 ou 2 pour 100 ; soit la pommade camphrée, à 3 pour 30 ; soit la pommade au chloral, au 1/30e ; soit la pommade au calomel, au 1/10e ; ou bien, des pommades au menthol ou à l'essence de menthe, à 1 ou 2 pour 100 ; ou encore une pommade à la cocaïne, au 1/50e ou au 1/100e. C'est surtout la pommade à la cocaïne qui ne doit pas être employée dans le prurit généralisé. Il est entendu que, pour toutes ces pommades, l'excipient est, le plus souvent, la vaseline.

Traitement spécial du prurit anal.

Pour les prurits localisés ou partiels, on a encore conseillé certains médicaments spéciaux.

Dans le prurit anal, on s'est souvent bien trouvé de l'attouchement des parties prurigineuses avec un crayon de menthol ; on a fait aussi, pour modifier la peau, des applications d'une solution de nitrate d'argent au 1/20e ; enfin, vous êtes quelquefois obligés de prescrire des suppositoires calmants, que vous introduisez dans l'anus, suppositoires opiacés, belladonés, cocaïnés ou camphrés.

Traitement du prurit vulvaire.

Pour le prurit vulvaire, vous appliquerez les mêmes pommades calmantes que tout à l'heure : pommade phéniquée, pommade au menthol ou à la cocaïne ; vous emploierez aussi utilement des pommades inertes, dans lesquelles vous incorporerez une certaine proportion de chlorhydrate de morphine, le plus souvent 1 pour 100.

Scarifications et cautérisations ignées.

Dans les cas rebelles, dans lesquels tous les autres traitements ont échoué, on a conseillé de faire des *scarifications* linéaires quadrillées, ou des *cautérisations ignées* superficielles, avec le thermo-cautère ou le galvano-cautère.

Électrisation.

Les scarifications et les cautérisations ne sont applicables qu'aux prurits partiels, anal ou vulvaire. L'*électrisation* a été aussi employée, non seulement dans les prurits localisés, mais même dans le prurit généralisé. On se sert des *courants continus*, le pôle positif étant maintenu en place (sur la vulve, par exemple, s'il s'agit de prurit localisé à cette région), et le pôle négatif promené sur les régions voisines. La galvanisation est souvent un bon moyen de traitement.

Médication interne antispasmodique.

Quant à la *médication interne* des prurits cutanés, elle comprend surtout des médicaments qui doivent agir sur l'irritabilité nerveuse. Vous prescrirez donc à vos malades des antispasmodiques et des calmants : les préparations de valériane, de musc, de chloral, d'opium, de bromure de potassium. Tous les hypnotiques et tous les sédatifs nerveux sont applicables ; vous serez même très vraisemblablement obligés de les employer tous, tour à tour, car toutes ces préparations, si calmantes qu'elles soient, ont souvent bien peu d'efficacité.

On a conseillé, comme autre médicament interne, l'acide phénique, à la dose de 20 à 50 centigrammes par jour, en pilules de 5 centigrammes. Si l'acide phénique a donné parfois de bons résultats dans le prurigo papuleux, je crois que ces résultats ont été beaucoup moins appréciables dans le prurit.

En somme, dans tous ces prurits cutanés, qui sont si rebelles, si pénibles et si douloureux pour les malades, c'est surtout aux préparations calmantes que vous devrez avoir recours, soit sous forme de médicaments internes, soit sous forme d'applications locales.

Je dois maintenant vous indiquer les principales formules des médicaments, que je vous ai recommandés dans le prurigo papuleux et dans les diverses variétés de prurit.

Formulaire thérapeutique du prurigo et des prurits.

Le **traitement interne** comprend les préparations suivantes :

Médication interne.

Pilules phéniquées :

Pilules phéniquées

℞ Acide phénique	......	0,05 centigr.
Excipient	......	q. s.

Pour une pilule.

Donner de quatre à dix et même vingt pilules par jour, *avec beaucoup de prudence.*

Préparations hypnotiques et calmantes:

Préparations hypnotiques et calmantes.

℞ Extrait de valériane	......	0,20 centigr.
Excipient	......	q. s.

Pour une pilule.

Donner de dix à vingt pilules par jour.

On peut aussi prescrire l'extrait de valériane dans un lavement, à la dose de 4 grammes par jour.

℞ Hydrate de chloral	......	10 grammes.
Sirop de fleurs d'orangers	......	200 —

De deux à quatre cuillerées par jour.

Pilules opiacées :

℞ Extrait thébaïque	......	0,01 centigr.
Excipient	......	q. s.

Pour une pilule.

Donner de cinq à dix pilules par nuit, d'heure en heure.

℞ Sulfonal .... 0,50 centigr.
Pour un cachet.

Donner de deux à quatre cachets par nuit.

℞ Chloralose .... 0,20 centigr.
Pour un cachet.

De un à quatre cachets par nuit.

℞ Bromure de potassium .... 10 grammes.
Sirop d'écorces d'oranges amères .... 200 —

Donner de deux à quatre cuillerées par jour.

℞ Teinture de musc .... 3 à 5 grammes.
Sirop (*ad libitum*) .... 120 —

A prendre par cuillerées dans les vingt-quatre heures.

Traitement externe.

Préparations antiprurigineuses.

Traitement externe :

Topiques antiprurigineux :

Lotions calmantes :

℞ Hydrate de chloral .... 4 grammes.
Glycérine .... 50 —
Eau .... 150 —

Ou :

℞ Hydrate de chloral .... 4 grammes.
Glycérine .... } āā 25 —
Alcool .... }
Eau .... 150 —

Ou :

℞ Hydrate de chloral .... 4 grammes.
Alcool .... 50 —
Eau .... 150 —

℞ Phénol .... 2 grammes.
Glycérine .... 50 —
Eau .... 150 —

℞ Sublimé .... 0,20 centigr.
Alcool à 90° .... } āā 10 grammes.
Eau de laurier-cerise .... }
Eau .... 180 —

Pommades antiprurigineuses :

℞ Menthol ou essence de menthe	0,50 à 1 gramme.
Vaseline	50 —
Oxyde de zinc, ou Poudre d'amidon	5 à 10 —

(Selon que l'on veut une pommade plus ou moins épaisse.)

℞ Acide phénique	0,50 à 2 grammes.
Oxyde de zinc	10 —
Vaseline	50 —

℞ Camphre pulvérisé	3 grammes.
Vaseline	30 —

℞ Hydrate de chloral	1 gramme.
Vaseline	30 —

℞ Chlorhydrate de cocaïne	0,25 à 0,50 centigr.
Vaseline	25 grammes.

Poudre antiprurigineuse :

℞ Talc, ou Oxyde de zinc	ãã 50 grammes.
Poudre d'amidon	
Camphre finement pulvérisé	1 —

Les pommades précédentes sont applicables aux prurits et au prurigo papuleux ; à ce dernier seul conviennent les **pommades irritantes et substitutives** suivantes : Pommades irritantes.

℞ Naphtol β	1 gramme.
Vaseline	20 à 30 —

℞ Acide salicylique	0,50 à 1 gramme.
Vaseline	50 —

Pommades cadiques :

℞ Huile de cade pure	3 à 10 grammes.
Glycérolé d'amidon	30 —

℞ Huile de cade	5 à 25 grammes.
Huile d'amandes douces	25 —

En plus des pommades calmantes ci-dessus, les préparations suivantes sont applicables aux *prurits anal et vulvaire :*

Suppositoires pour le prurit anal.

Suppositoires calmants pour le prurit anal:

♃ Extrait thébaïque	0,03 à 0,05 centigr.
Beurre de cacao	3 grammes.
♃ Chlorhydrate de cocaïne	0,02 à 0,03 centigr.
Beurre de cacao	3 grammes.
♃ Chlorhydrate de morphine	0,02 centigr.
Beurre de cacao	3 grammes.
♃ Extrait de belladone	0,01 centigr.
Calomel	0,03 —
Beurre de cacao	3 grammes.

Pommade morphinée pour le prurit vulvaire:

♃ Chlorhydrate de morphine	0,30 centigr.
Vaseline	30 grammes.

Strophulus.

Messieurs, à la suite du prurigo, j'ai encore à vous faire connaître une autre affection papuleuse, le *strophulus*.

Sous ce nom, Bateman a décrit une dermatose papuleuse propre à l'enfance, connue vulgairement sous le nom de *feux de dents*, et dont l'existence indépendante est aujourd'hui bien menacée.

Le strophulus est une dermatose indépendante.

Certains auteurs, en effet, rattachent cette affection au lichen simplex aigu ou à l'eczéma papuleux; d'autres, à l'érythème papuleux ou à l'urticaire; d'autres, enfin, considèrent les éléments papuleux du strophulus comme le premier stade du prurigo papuleux.

Messieurs, malgré les contestations qui se sont élevées à propos de l'individualité du strophulus, je crois encore que c'est une *dermatose spéciale*, qui diffère du lichen simplex par les caractères de ses papules, par sa marche et par les conditions dans lesquelles il se développe; qui diffère également de l'érythème papuleux et de l'urticaire par la forme de ses éléments éruptifs; qui diffère du prurigo par sa courte durée et par son pronostic bénin.

Définition.

Le strophulus est, en effet, caractérisé par des papules

rouges ou blanches, distinctes les unes des autres, assez volumineuses, acuminées, prurigineuses et d'une courte durée.

Cette affection se montre presque exclusivement chez les *jeunes enfants*, chez les nouveau-nés ou les enfants à la mamelle. Elle est ordinairement sous la dépendance de troubles gastro-intestinaux, causés par une alimentation défectueuse ou trop abondante, ou provoquée par le travail de la dentition, d'où le nom de feux de dents qu'on lui a donné vulgairement.

Etiologie.

Troubles gastro-intestinaux et dentition.

Cette affection paraît plus fréquente au printemps et pendant l'été, suivant la juste remarque de Devergie.

C'est, d'ailleurs, une éruption tout à fait accidentelle et sur laquelle l'état diathésique des sujets ne semble avoir aucune influence.

Le strophulus se montre quelquefois d'emblée; mais, le plus souvent, il est précédé et accompagné d'embarras gastrique, d'un léger mouvement fébrile et d'agitation.

Symptômes.

Les papules apparaissent successivement sur une ou plusieurs régions du corps, d'abord habituellement sur le tronc, puis sur les membres et même sur la face.

Eruption papuleuse; ses caractères.

Leur volume atteint les dimensions d'une tête d'épingle ou d'un grain de millet.

Ces papules occasionnent des démangeaisons très vives, qui portent les enfants à se gratter; de ce grattage résultent de petites excoriations cutanées, qui font que les papules se couvrent de croûtelles sanguinolentes, absolument comme dans le prurigo.

L'aspect, la coloration et le groupement de ces papules sont variables :

Elles sont tantôt rouges, tantôt blanches, tantôt isolées, tantôt, au contraire, presques confluentes sur certains points et groupées sous formes de plaques plus ou moins étendues.

Bateman, d'*après les caractères des papules*, a décrit *cinq variétés* de strophulus qui n'ont, d'ailleurs, pas,

Variétés.

sachez-le bien, une très grande importance, car elles peuvent s'associer sur le même sujet.

Les cinq variétés de Bateman, qui ont été admises par la plupart des auteurs, sont les suivantes :

1° Le *strophulus intertinctus*, dont les papules sont rouges, proéminentes, éparses, entremêlées de taches érythémateuses, et siègent sur les extrémités et sur le tronc.

2° La deuxième forme est le *strophulus confertus*, ou confluent, caractérisé par des papules plus petites, mais beaucoup plus nombreuses, confluentes sur certains points, bien que toujours parfaitement distinctes, d'un rouge moins vif que les précédentes.

3° La troisième forme est le *strophulus volaticus*, dans lequel les papules sont rouges et disposées en groupes arrondis, qui apparaissent successivement sur plusieurs points du corps, en même temps que l'éruption disparaît sur d'autres points.

4° Dans une quatrième forme, à laquelle on a donné le nom de *strophulus albidus*, les papules sont petites, isolées, d'une coloration blanche et non rouge, comme les précédentes; mais ces papules blanches sont entourées d'une auréole rouge, érythémateuse.

5° Il y a une autre forme de strophulus à papules blanches, qui constitue la cinquième variété, à laquelle on a donné le nom de *strophulus candidus*. Ici, les papules sont blanches, comme dans la forme précédente; mais elles sont plus larges, plus mates et absolument dépourvues d'auréole rouge, inflammatoire ou érythémateuse, à leur base.

Évolution. Quels que soient leur aspect, leur couleur, leur volume et leur groupement, ces papules ont une durée courte et se terminent par desquamation furfuracée, pityriasique, au bout de quelques jours.

Mais l'éruption n'évolue pas en une seule venue; les papules se produisent par plusieurs poussées successives, de sorte que la maladie peut durer pendant deux ou trois semaines et même davantage.

Vous voyez que les caractères du strophulus vous permettent habituellement de faire facilement le diagnostic de cette dermatose. Diagnostic.

A cause de son développement rapide, de l'absence de symptômes généraux avant et pendant l'éruption, le strophulus ne peut pas être confondu avec les fièvres éruptives, et notamment avec la rougeole. Il faudrait bien peu d'attention pour commettre une erreur de diagnostic. Diagnostic avec les fièvres éruptives.

Les papules du *lichen simplex aigu* sont plus confluentes et plus petites que celles du strophulus. Les deux affections n'apparaissent pas au même âge; vous avez vu que le strophulus est une affection tout à fait particulière aux jeunes enfants. Les deux éruptions, celle du lichen et celle du strophulus, ne présentent pas la même évolution et ne se développent pas non plus sous l'influence des mêmes causes, le strophulus ayant des conditions de développement spéciales, liées aux troubles gastro-intestinaux de l'enfance, au moment de l'apparition des dents. Diagnostic avec le lichen simplex aigu.

Il en est de même du *prurigo*, qui diffère complètement du strophulus, car c'est une affection chronique, tandis que le strophulus est une éruption passagère et accidentelle. Diagnostic avec le prurigo.

L'*érythème papuleux* est également bien différent. Il n'appartient pas à la première enfance; ses papules sont moins volumineuses, moins nombreuses et moins prurigineuses que celles du strophulus. De plus, la forme papuleuse de l'érythème est rarement isolée et vous observez presque toujours, en même temps que des papules, d'autres lésions caractéristiques de l'érythème polymorphe, même quand cet érythème polymorphe reste constamment sec, c'est-à-dire qu'avec les papules vous observez des tubercules, quelquefois même des nouures de la peau. Diagnostic avec l'érythème papuleux.

Diagnostic avec la gale.

La *gale* est quelquefois d'un diagnostic très difficile, chez l'enfant, et très malaisée à distinguer du strophulus; car, chez l'enfant, les lésions scabieuses ne présentent pas les mêmes sièges d'élection que chez l'adulte. La gale de l'enfant ne siège pas avec prédilection dans les espaces interdigitaux, ni aux organes génitaux ; elle peut occuper toutes les régions du corps, c'est ce qui fait qu'il vous est quelquefois facile de la confondre avec le strophulus. Mais, même chez l'enfant, la gale est remarquable par le polymorphisme de ses lésions ; vous observez presque toujours des lésions vésiculeuses et pustuleuses, en même temps que des papules. En cherchant avec soin, vous pouvez découvrir des sillons et des acares. Jamais l'éruption de la gale n'atteint la face, tandis que vous avez vu que les papules du strophulus peuvent siéger à la face et siègent même assez fréquemment à la face.

Pronostic et traitement.

Le strophulus est une affection tout à fait bénigne; cette éruption ne présente aucune gravité, et son traitement est aussi simple que possible.

Le plus souvent, il suffit de donner aux petits enfants une alimentation convenable, surtout quand l'éruption a été causée par des troubles digestifs; c'est l'alimentation lactée exclusive que vous devrez prescrire.

Quelquefois, quand les troubles intestinaux ont été plus marqués, il est bon d'administrer un léger purgatif.

Quant au *traitement local*, il est de la plus grande simplicité; il vous suffira de saupoudrer les parties malades avec des poudres inertes, avec un mélange de poudre de talc et d'amidon, par exemple. Si les démangeaisons sont trop vives, il faudra faire, à la surface de la peau, des lotions avec de l'eau vinaigrée tiède, dans la proportion que je vous ai indiquée plusieurs fois, c'est-à-dire un tiers de vinaigre pour deux tiers d'eau tiède.

VINGT-SIXIÈME LEÇON

DERMATOSES SUPPURATIVES. — IMPÉTIGO, ECTHYMA ET RUPIA

SOMMAIRE. — *Impétigo.*

Définition. — *Étiologie :* conditions prédisposantes; inoculation superficielle de microbes pyogènes; coexistence d'autres suppurations superficielles; contagion et inoculabilité.

Symptômes : Caractères et évolution des pustules; croûtes impétigineuses; chute des croûtes; exulcérations et cicatrisation.

Impétigo ulcéré : sa distinction avec l'*impetigo rodens.*

Marche : *impetigo scabida.* — Auto-inoculations successives.

Variétés de l'éruption : I. figurata; I. larvalis, engorgements et suppurations ganglionnaires du cou; *I. sparsa*; *I. granulata,* plaques d'alopécie secondaire, abcès du cuir chevelu.

Diagnostic : avec l'eczéma, *eczéma impétigineux ;* avec les croûtes de l'herpès; avec l'ecthyma, le sycosis, le favus, la syphilide pustuleuse, la tuberculose pustulo-ulcéreuse; avec l'*impétigo herpétiforme*, caractères de cette affection.

Pronostic. — Traitement général.

Traitement local : applications émollientes; préparations boriquées; autres préparations antiseptiques; huile de cade. — Prophylaxie.

Formulaire thérapeutique.

Ecthyma.

Définition de l'*ecthyma* et du *rupia.*

Nature de la maladie. — *Étiologie :* infection d'origine interne; infection d'origine externe, ses causes. — Causes prédisposantes, âge et cachexie.

Description symptomatique : Évolution de la pustule d'ecthyma; caractères du rupia.

Sièges et marche de l'éruption. — Phénomènes généraux.

Pronostic. — Complications : néphrite infectieuse.

Variétés : E. symptomatiques. — E. de cause externe (gale et substances irritantes). — E. cachectique. — E. infantile; *rupia escharotica.*

Diagnostic. — Avec les autres maladies pustuleuses : avec l'acné, l'impétigo, la mentagre, les furoncles, la syphilide pustulo-crustacée.

Traitement. — Traitement général.

Traitement local : 1° à la période pustuleuse ; 2° à la période croûteuse ; 3° traitement des ulcérations. — Solutions, pommades et poudres antiseptiques.
Formulaire thérapeutique.

MESSIEURS,

Je vous ai exposé, dans les dernières leçons, les diverses dermatoses papuleuses que vous aurez à observer dans votre pratique : les lichens, le prurigo et le strophulus. J'arrive à une maladie de nature bien différente, à l'*impétigo*.

Impétigo.

Avec l'impétigo, nous abordons l'étude des affections pustuleuses, qui sont des lésions suppuratives de la peau ; la pustule, comme je vous l'ai déjà dit en vous décrivant les lésions cutanées élémentaires, n'étant qu'une vésicule remplie de pus.

Définition.

L'impétigo est caractérisé par des pustules dites *psydraciées*, c'est-à-dire superficielles, petites, dépourvues d'inflammation périphérique, auxquelles succèdent des croûtes ordinairement jaunâtres et melliformes, dont la chute ne laisse pas de cicatrices.

Les anciens dermatologistes, qui étaient d'excellents observateurs, considéraient avec raison l'impétigo comme un *genre spécial*, comme une maladie indépendante. Plus tard, certains auteurs, Hardy et Hébra entre autres, ont voulu rattacher l'impétigo à l'eczéma, sous le nom d'eczéma pustuleux. C'était une erreur, car l'impétigo est bien distinct de l'eczéma, non seulement par son aspect morphologique et la forme de sa lésion élémentaire, qui est une pustule, et non une vésicule, mais aussi par son évolution, et surtout par ses conditions étiologiques.

Distinction de l'impétigo et de l'eczéma.

Il est vrai que l'eczéma peut prendre le caractère impétigineux, que les vésicules peuvent être mêlées de pustules, mais cet eczéma impétigineux est le résultat d'une infection secondaire ; car, pour le dire immédiatement, les pustules de l'impétigo sont causées par la pénétration sous l'épiderme de parasites pyogènes.

Étiologie. Conditions prédisposantes.

L'impétigo s'observe surtout chez les enfants, particulièrement chez les enfants lymphatiques ; c'est pourquoi Bazin l'avait appelé *scrofulide bénigne exsudative*. Il est plus fréquent chez les enfants mal nourris, malpropres et mal tenus. Il est quelquefois provoqué par le travail de la dentition.

Chez les femmes, chez lesquelles l'impétigo est plus commun que chez les hommes, il coïncide parfois avec l'établissement des règles. Chez les hommes, il peut être déterminé par des excès de table, des excès alcooliques, quelquefois même par des fatigues exagérées.

Enfin, il apparaît plus fréquemment au printemps et à l'automne,

Inoculation superficielle de parasites pyogènes.

Mais toutes ces conditions étiologiques, que je viens de vous indiquer, ne sont que des causes déterminantes et secondaires. La véritable cause, la *cause efficiente de l'impétigo* est l'inoculation cutanée superficielle de microorganismes de la suppuration.

On a trouvé, dans le pus des pustules, plusieurs variétés de staphylocoques ; et cette constatation, faite particulièrement par M. Dubreuilh (de Bordeaux), doit nous porter à considérer la pustule impétigineuse comme une *suppuration intra-épidermique bénigne et localisée*.

Coexistence d'autres suppurations superficielles.

En fait, l'impétigo coexiste souvent, particulièrement chez les enfants, avec d'autres suppurations cutanées, notamment avec des tournioles, ainsi que le Dr Chaumier l'a montré un des premiers, ou avec des lésions vésico-ulcéreuses de la conjonctive, ou avec des ulcérations de la muqueuse buccale, qui ont été récemment décrites par MM. Sevestre et Gastou, sous le nom de stomatite impétigineuse. Toutes ces lésions cutanées et muqueuses sont produites par les mêmes staphylocoques que l'impétigo.

L'impétigo est donc une affection parasitaire et microbienne, et, par sa nature même, c'est une affection contagieuse et inoculable.

Contagion et inoculabilité.

La contagion de l'impétigo a été démontrée cliniquement, pour la première fois, par Devergie, dont l'opinion a d'abord été contestée. Il a fallu qu'un dermatologiste anglais, Tilbury Fox, décrivît l'*impetigo contagiosa*, pour qu'on admît, enfin, cette vérité, venant d'une source étrangère, alors qu'on l'avait si longtemps combattue, tant qu'elle était soutenue par un Français.

L'impetigo contagiosa n'est, d'ailleurs, pas une forme spéciale, contrairement à ce que pensait T. Fox ; c'est un impétigo ordinaire. Tout impétigo est contagieux et inoculable, inoculable d'un sujet à l'autre et auto-inoculable sur le même sujet. Les expériences de Tilbury Fox et celles de M. Vidal sont très démonstratives à cet égard.

L'impétigo est contagieux entre les enfants d'une même famille ou entre les enfants d'une même école ; il est contagieux de l'enfant à l'adulte et réciproquement. Devergie a fait observer, le premier, que les enfants atteints d'impétigo contagionnent souvent leur mère, et que les femmes qui soignent les enfants impétigineux sont, elles-mêmes, fréquemment atteintes de pustules semblables, disséminées sur différentes régions du corps.

L'inoculabilité de l'impétigo rend compte du développement de pustules impétigineuses sur les surfaces eczémateuses, ou sur les régions de la peau exposées à l'action des substances irritantes, chez certains ouvriers, ou sur les parties excoriées par le grattage dans les affections parasitaires, telles que la phthiriase ou la gale.

Symptômes.

Quelles que soient les conditions étiologiques dans lesquelles se développe l'impétigo, cette dermatose a ordinairement une évolution très simple.

Le plus souvent, l'éruption se produit d'emblée; parfois, cependant, elle est précédée de prodromes d'embarras gastrique et de malaise général.

Quel qu'ait été le mode de début, vous voyez apparaître, sur une région localisée, une rougeur légèrement prurigineuse, et, très rapidement ou immédiatement, sur cette rougeur l'épiderme se soulève, sous forme de pustules petites, globuleuses, arrondies, jaunâtres et distendues par une humeur opaque et purulente.

Caractères des pustules

Ces pustules sont isolées ou groupées les unes à côté des autres, réunies sous forme de plaques plus ou moins étendues. Leur volume varie depuis la grosseur d'un grain de chènevis jusqu'à la dimension d'une lentille. Chaque pustule est, parfois, entourée d'un léger cercle rouge, érythémateux; mais, le plus souvent, cette rougeur périphérique fait même complètement défaut. D'ailleurs, la base de cette pustule n'est ni indurée, ni enflammée; c'est, comme je vous l'ai déjà dit, le caractère particulier des pustules psydraciées.

Évolution des pustules.

Ces pustules sont très fragiles; elles se rompent facilement au bout de deux ou trois jours et même quelquefois plus tôt; elles se rompent spontanément ou, plus souvent, elles sont excoriées par le grattage.

Quand les papules sont ouvertes, elles donnent lieu à l'écoulement d'un liquide jaunâtre, qui se répand à la surface des parties malades et se concrète sous forme de croûtes.

Croûtes impétigineuses.

Ces croûtes sont molles, friables, jaunâtres, semblables à du miel, d'où le nom de *melitagra flavescens*, qu'Alibert avait donné à l'impétigo. Bazin comparait leur aspect à celui de la marmelade d'abricots. Quelquefois, au lieu d'être franchement jaunes, d'un jaune doré, elles sont d'un jaune verdâtre et caractérisent cette forme qu'Alibert, qui aimait, comme vous le savez, les comparaisons imagées, avait appelé *impetigo musci-*

formis, à cause d'une vague analogie avec la coloration de certaines mousses. Dans d'autres cas, les croûtes sont noirâtres, parce que les excoriations cutanées ont amené l'épanchement d'une petite quantité de sang; ces croûtes caractérisent ce qu'on a appelé l'*impetigo nigricans*. Quelquefois, les croûtes, au lieu d'être arrondies sous forme de plaques, sont plus ou moins allongées à la surface de la peau, semblables à des stalactites; on leur donnait jadis le nom d'*impetigo procumbens*.

Telles sont les différentes espèces de croûtes impétigineuses. Ces croûtes sont plus ou moins épaisses, plus ou moins larges, plus ou moins étendues; du reste, leur épaisseur est accrue sans cesse par la continuation de l'exsudation séreuse à leur face profonde. Cette exsudation persiste, en effet, pendant quelque temps encore, une fois que les croûtes sont formées.

Chute des croûtes ; exulcérations et cicatrisation.

Les croûtes tombent au bout d'un certain temps, soit spontanément, soit sous l'influence d'applications émollientes et particulièrement de cataplasmes. Quand elles sont tombées, la peau qu'elles recouvraient reste rouge et exulcérée; sur certains points, le suintement continue quelque temps, amenant la production de nouvelles croûtes, qui sont de plus en plus minces et qui finissent par ne plus se reproduire.

Enfin, l'exulcération se cicatrise, et vous avez alors sous les yeux une surface rouge, luisante, recouverte d'un épiderme très mince.

Cette tache rouge, consécutive à la chute des croûtes et à la cicatrisation des pustules, persiste assez longtemps, se recouvre quelquefois de minces squames, mais disparaît enfin sans laisser aucune trace; jamais l'impétigo ne laisse de cicatrices, contrairement aux autres pustules, aux pustules de l'ecthyma, notamment, que nous allons étudier dans un instant.

L'impétigo ne laisse pas de cicatrice, excepté, toutefois, dans les cas très rares où les pustules ont été excoriées profondément par le grattage et où les excoriations ont dépassé la limite de l'épiderme et atteint le corps papillaire ou la partie superficielle du derme; dans ces cas-là, le grattage a produit de véritables ulcérations, et ces ulcérations laissent des cicatrices. Impétigo ulcéré.

Ces ulcérations secondaires au grattage doivent être bien distinguées de ce que les anciens et Devergie, notamment, appelaient l'*impetigo rodens*. On avait décrit sous le nom d'impetigo rodens une lésion pustuleuse, dans laquelle les croûtes recouvraient et laissaient au-dessous d'elles, après leur chute, des ulcérations cutanées quelquefois très profondes. Eh bien, Messieurs, il est prouvé aujourd'hui que cet impetigo rodens n'est pas de l'impétigo; sous ce nom on avait confondu des lésions bien différentes; on avait confondu des cas dissemblables de syphilides méconnues, relevant de la syphilis acquise ou même de la syphilis héréditaire, de tuberculoses cutanées ulcéreuses et probablement d'autres lésions encore; de sorte que, si je vous parle incidemment de cet impetigo rodens, qui ne présente aucune existence propre et individuelle, c'est simplement pour vous mettre en garde contre cette dénomination et pour que vous sachiez bien que l'impetigo rodens n'a rien à voir avec l'impétigo véritable. Impetigo rodens, distinct de l'impétigo ulcéré.

L'évolution de l'impétigo, tel que je viens de vous le décrire, dure de quinze jours à un mois à peu près; la maladie a donc une marche aiguë. Marche.

Quelquefois la durée se prolonge, quand les croûtes sont plus épaisses et se renouvellent un certain nombre de fois. Les croûtes, dans ces cas-là, deviennent plus dures, plus adhérentes; elles sont rugueuses; il semble que l'éruption ait une évolution torpide. Ces croûtes dures, rugueuses, épaisses de certaines formes d'impétigo, avec tendance à la callosité, étaient décrites par Impetigo scabida.

les anciens auteurs sous le nom d'*impetigo scabida*.

Auto-inoculations successives.

La durée de la maladie peut être aussi prolongée par l'apparition incessante de nouvelles pustules, qui résultent d'auto-inoculations successives, car les enfants, en grattant et en déchirant les pustules, portent du pus sur différentes régions du corps, de sorte que toutes les pustules de la surface cutanée ne sont pas contemporaines ; il y a des pustules arrivées à la période croûteuse, des pustules même guéries, alors qu'il y en a d'autres qui ne font que naître. La maladie peut être ainsi prolongée pendant un certain temps, pendant quelquefois même très longtemps, par suite de ces inoculations successives.

Tels sont les caractères généraux de l'impétigo.

Variétés de l'éruption.

L'éruption peut présenter des variétés, déterminées par la disposition des pustules et par leur siège.

Impetigo figurata.

Quand les pustules sont confluentes, agglomérées sur une région plus ou moins étendue, mais toujours bien limitée, elles constituent ce qu'on a appelé l'*impetigo figurata*.

Cette forme est caractérisée par des plaques croûteuses, jaunâtres, plus ou moins épaisses, plus ou moins larges, qui siègent surtout à la face, mais quelquefois peuvent envahir les membres ; on ne les observe jamais sur le tronc. A la face, l'impetigo figurata siège surtout sur les joues ; on l'observe également aux oreilles ; il peut s'étendre au cuir chevelu, et nous verrons tout à l'heure qu'il est quelquefois primitif sur cette région. C'est cette variété d'impétigo qui constitue la *gourme* de l'enfance.

Impetigo larvalis.

Quand l'impetigo figurata est étendu à toute la face, il constitue une sorte de masque, qui a été décrit sous le nom d'*impetigo larvalis ;* il occupe alors le front, les joues, le menton. Au milieu de cette plaque croûteuse générale qui recouvre toute la figure, le nez, les paupières sont habituellement indemnes ; cependant, quelquefois, l'éruption faciale est accompagnée de lésions conjonctivales, d'une conjonctivite rebelle, quelquefois aussi d'un écoulement nasal, qui semblent bien indiquer que l'affection impétigineuse s'est étendue à la muqueuse oculaire et à la muqueuse nasale. Les enfants, en portant avec leurs doigts du pus impétigineux sur leurs yeux et dans leurs narines, ont déterminé, dans ces régions, une inflammation impétigineuse, qui ne se manifeste pas toutefois par les pustules typiques de l'impétigo cutané.

Cette forme généralisée, répandue sur toute la face, cet impetigo larvalis est caractérisé par un masque croûteux général, assez épais, remarquable par sa persistance. Ce masque occasionne habituellement des douleurs vives, particulièrement pendant les mouvements de contraction de la face, quand l'enfant pleure ou quand il crie ; il détermine également de la gêne dans les mouvements des lèvres ; il est le siège d'un prurit assez intense, qui porte les enfants à s'écorcher la peau incessamment, de sorte que l'impétigo larvalis est presque toujours excorié.

Engorgements et suppurations ganglionnaires du cou.

Enfin, une inflammation aussi vive, une inflammation de nature suppurative, comme celle-là, n'existe pas sans retentir sur les ganglions lymphatiques. En effet, habituellement, vous voyez les ganglions sous-maxillaires et les ganglions cervicaux engorgés ; vous les voyez même quelquefois suppurer et donner lieu à des abcès ganglionnaires, qu'on est obligé d'ouvrir avec le bistouri.

Impetigo sparsa.

Dans d'autres cas, au lieu d'être agglomérées, les pustules sont éparses, disséminées sur une ou plusieurs régions du corps, et constituent alors l'*impetigo sparsa*. Cette forme occupe les membres, la face, le cuir chevelu ; elle est beaucoup plus rare sur le tronc. Sur les membres, les croûtes sont plus épaisses et plus persistantes que partout ailleurs, particulièrement aux membres inférieurs.

Mais l'impetigo sparsa siège surtout sur la face et sur le cuir chevelu, comme, d'ailleurs, l'impetigo figurata; il présente des caractères spéciaux sur le cuir chevelu.

Impétigo du cuir chevelu; impetigo granulata.

L'impétigo du cuir chevelu occasionne des démangeaisons très vives. Chaque pustule est traversée par un poil, et, quand ces pustules se rompent, l'humeur, qui se concrète sous forme de croûtes, agglutine les cheveux; les croûtes, en même temps, se fragmentent, se désagrègent et constituent alors des grains adhérents aux cheveux, grains qui ont été comparés à de petits fragments de plâtre ou de mortier. Cet aspect spécial a fait donner à cette forme de la maladie le nom d'*impetigo granulata*. Cet impétigo granulé du cuir chevelu coexiste souvent avec la phthiriase, et, dans ce cas, il est habituellement secondaire à celle-ci.

Le mécanisme de cette lésion complexe doit être compris de la manière suivante: quand un enfant a des poux, les démangeaisons occasionnées par les parasites provoquent le grattage, lequel produit à son tour des excoriations cutanées, et c'est alors sur ces excoriations que viennent s'inoculer les germes pyogènes de l'impétigo; de sorte que les pustules sont déterminées par le grattage, qui est lui-même déterminé par la présence des poux. Mais l'impétigo, une fois développé, entretient la pullulation des poux, en raison de l'accumulation des croûtes, qui sont très difficiles à enlever et que les parents, il faut le reconnaître, ont parfois bien soin de respecter, de peur de faire souffrir leurs enfants. Ces croûtes finissent par recouvrir de véritables nids de poux, et, dans ces cas, le traitement de l'impétigo devient assez compliqué, car il faut non seulement traiter l'affection cutanée, mais il faut détruire aussi les parasites.

Plaques d'alopécie secondaire.

Les cheveux, adhérents aux croûtes, tombent quelquefois; il en résulte une alopécie, le plus souvent transitoire, et les cheveux repoussent au bout de quelque temps. Ils ne repoussent cependant pas dans tous les cas; ils ne repoussent parfois pas dans les cas où les plaques croûteuses ont été très épaisses et très persistantes; l'inflammation cutanée sous-jacente, entretenue par le grattage et par d'autres irritations, peut amener, par places, la destruction des follicules pileux et laisser, à la surface du cuir chevelu, des plaques d'alopécie définitive.

Abcès sous-cutanés du cuir chevelu.

Le cuir chevelu, atteint de cette forme d'impétigo, est quelquefois le siège d'une inflammation très vive, qui peut se propager au tissu cellulaire sous-cutané et déterminer la formation de petits abcès.

Tels sont les caractères généraux et particuliers des diverses formes d'impétigo; j'arrive maintenant au diagnostic de la maladie.

Diagnostic avec l'eczéma.

Le diagnostic de l'impétigo doit se faire, d'abord, avec l'*eczéma*. Vous vous rappelez que les croûtes de l'eczéma sont grisâtres, qu'elles sont beaucoup moins épaisses que celles de l'impétigo et qu'au contraire la peau est beaucoup plus altérée dans l'eczéma que dans l'impétigo; dans l'eczéma, la peau est épaissie et indurée. De plus, l'éruption eczémateuse est une affection chronique, qui dure très longtemps, tandis que l'éruption de l'impétigo est aiguë et a toujours une courte durée.

Eczéma impétigineux.

Quant à la forme mixte, désignée sous le nom d'*eczéma impétigineux*, je vous ai déjà dit que c'était un eczéma, au point de vue nosologique, et non un impétigo. C'est un eczéma diathésique, avec infection impétigineuse secondaire, un eczéma dans les vésicules duquel les parasites de l'impétigo se sont inoculés et ont donné lieu à un certain nombre de pustules. Dans cette éruption complexe, l'élément impétigineux surajouté guérit avec le traitement approprié, ce qui prouve bien qu'il est distinct de l'eczéma véritable; il guérit, mais les lésions eczémateuses subsistent, même quand les pustules sont guéries, et subsistent avec leur évolution longue et chronique.

Diagnostic avec l'herpès à la période croûteuse.

L'*herpès*, non pas l'herpès à la période vésiculeuse, qui est tout à fait distinct de l'impétigo, mais l'herpès à la période croûteuse peut être confondu avec les croûtes de l'impétigo. Les croûtes, qui succèdent aux vésicules herpétiques, peuvent être en effet tout à fait semblables à celles de l'impétigo; elles sont parfois jaunâtres, sanguinolentes, noirâtres, absolument comme celles de l'impétigo excorié. Mais rappelez-vous que l'éruption de l'herpès est toujours moins étendue, mieux limitée, et, de plus, qu'elle n'est pas accompagnée de suintement. Les croûtes tombent rapidement et ne se reproduisent pas; l'herpès est une éruption d'une durée beaucoup plus courte que l'impétigo. Enfin, l'herpès a un siège spécial; il est *para-muqueux*, comme on dit en dermatologie; il siège habituellement autour des muqueuses des lèvres ou autour de l'orifice des narines.

Les autres affections que vous pouvez confondre avec l'impétigo sont les affections pustuleuses, et notamment l'*ecthyma.*

Diagnostic avec l'ecthyma.

Les pustules de l'ecthyma sont bien distinctes des pustules de l'impétigo; ce sont des pustules *phlysaciées*, beaucoup plus profondes, comme vous le savez. Elles sont caractérisées, non pas seulement par une suppuration épidermique, mais aussi par une suppuration dermique. Ces pustules reposent sur une base dure et rouge; elles ne sont pas superficielles comme les pustules impétigineuses. De plus, les pustules de l'ecthyma sont toujours isolées et distinctes; elles ne sont pas confluentes et groupées les unes à côté des autres, comme celles de l'impétigo. Les pustules ecthymateuses donnent lieu à des croûtes épaisses, très adhérentes, très dures, à des croûtes brunes ou brunâtres, qui n'ont jamais l'aspect jaunâtre et melliforme particulier aux croûtes impétigineuses.

Diagnostic avec le sycosis.

Une autre affection pustuleuse doit être distinguée de l'impétigo, c'est celle qui est connue sous le nom de *sycosis parasitaire* ou de *mentagre*. Ce *sycosis* est la trichophytie de la barbe. Il est toujours limité aux régions pilaires ; il ne s'étend pas sur les parties de la face dépourvues de poils ; les lésions sont exclusivement bornées à la barbe. Les pustules du sycosis sont plus volumineuses, plus profondes que celles de l'impétigo ; elles sont toujours mêlées à des indurations tuberculeuses, qui succèdent à l'ouverture des pustules, qui persistent après elles et qui sont disséminées sur différents points de la barbe. Ces tubercules n'existent jamais dans l'impétigo, ce qui rend le plus souvent le diagnostic assez facile entre les deux affections.

Diagnostic avec le favus.

Il y a encore un diagnostic facile, c'est celui qui consiste à distinguer les croûtes du *favus* de celles de l'impétigo ; il n'y a qu'un dermatologiste peu exercé qui pourrait commettre une telle confusion. Les croûtes faviques ne sont pas molles, elles sont sèches et pulvérulentes et non pas humides comme celles de l'impétigo. Ces croûtes ont une coloration jaune soufre tout à fait particulière, et elles présentent une odeur caractéristique ; le favus, comme je vous l'ai dit dans la séméiologie générale de la peau, répand une odeur de souris, qu'on reconnaît toujours quand on l'a sentie seulement une fois. Enfin, le favus est accompagné de l'altération et de la chute des poils, dans lesquels vous pouvez constater la présence des champignons pathogènes. Ce sont autant de caractères qui vous permettront de faire le diagnostic, même dans les cas les plus dénaturés et les plus douteux.

Diagnostic avec la syphilide pustuleuse.

Il y a un autre diagnostic beaucoup plus difficile, c'est celui de la *syphilide pustuleuse* ou *pustulo-crustacée*. Les croûtes de la syphilide pustuleuse ressemblent parfois beaucoup à celles de l'impétigo, particulièrement quand elles siègent à la face ou au cuir chevelu ; cependant les deux éruptions présentent des caractères différents. Les pustules syphilitiques donnent peu de suintement, elles ne suintent pas autant que celles de l'impétigo ; ces pustules donnent lieu à des croûtes sèches, adhérentes, et non pas molles et humides comme celles de l'impétigo ; ces croûtes présentent aussi une coloration différente, elles sont ordinairement brunâtres ou, tout au moins, verdâtres, mais jamais jaunes comme celles de l'impétigo. Quand elles tombent, elles laissent au-dessous d'elles une tache cuivrée, pigmentée, légèrement cicatricielle, qui n'a rien de commun avec les taches rouges, superficielles, non cicatricielles, qui succèdent à la chute des croûtes de l'impétigo. Enfin, l'éruption syphilitique présente souvent une disposition circinée, tandis qu'au contraire les croûtes de l'impétigo et les pustules, qui donnent naissance à ces croûtes, sont toujours disséminées sans ordre sur une région plus ou moins étendue de la face.

Diagnostic avec la tuberculose pustulo-ulcéreuse.

Il y a, Messieurs, une autre affection qu'il faut distinguer de l'impétigo, c'est une forme de *tuberculose cutanée superficielle et très atténuée*, que j'ai décrite, en 1889, sous le nom de *tuberculose pustulo-ulcéreuse ou ulcéro-crustacée*. Cette affection est caractérisée, au début, par des pustules qui ressemblent à celles de l'impétigo, mais qui sont moins nombreuses et plus localisées, et qui en diffèrent surtout par leur profondeur et par l'ulcération que leurs croûtes recouvrent. Dans l'impétigo ulcéré, l'ulcération résulte toujours du grattage; elle est superficielle et n'a pas la même persistance que dans ces lésions tuberculeuses de la peau, dont je viens de vous parler.

Dans les cas douteux, il sera facile de reconnaître, par l'expérimentation, la nature tuberculeuse de cette lésion pustulo-ulcéreuse ; on n'y trouve pas de bacilles, mais l'inoculation du liquide, provenant des pustules, détermine toujours la tuberculose péritonéale chez les cobayes auxquels on a injecté une petite quantité de ce liquide dans le péritoine.

Enfin, Hébra et Kaposi ont décrit, sous le nom d'*impétigo herpétiforme*, une maladie spéciale, bien différente de l'impétigo et particulière aux femmes enceintes. Cette affection est constituée par des pustules très petites, miliaires, jaunâtres, disposées par groupes, reposant sur une base rouge et enflammée. Rapidement ces pustules se rompent, et elles sont remplacées par une croûte brunâtre. Il y a, d'ailleurs, plusieurs éruptions successives subintrantes, qui font que la maladie dure un certain temps. Ces pustules ont des sièges de prédilection ; vous les observez au début particulièrement aux aines, autour du nombril et sur les seins. Cet impétigo herpétiforme est une éruption très grave, bien différente par conséquent de l'impétigo véritable ; c'est une affection très grave, accompagnée d'une fièvre élevée, d'un état général des plus mauvais, et qui souvent se termine par la mort. Cette dermatose doit donc être considérée comme une *maladie infectieuse spéciale*.

Diagnostic avec l'impétigo herpétiforme. Caractères de cette affection.

A cause du volume et de la disposition de ses pustules, à cause des phénomènes généraux graves qui l'accompagnent, à cause des conditions spéciales de son développement, il est absolument impossible de confondre cette éruption avec l'impétigo véritable, et, si je vous ai indiqué ses caractères à propos du diagnostic de l'impétigo, c'est surtout pour vous faire connaître, en passant, une maladie rare, à la vérité, mais qui a été observée non seulement en Allemagne, mais aussi en France, et qu'il est important que vous puissiez reconnaître à l'occasion.

Je reviens à l'impétigo proprement dit. L'impétigo est une affection qui présente toujours un pronostic bénin.

Pronostic.

Comme c'est, ainsi que vous l'avez vu, une affection artificielle, provoquée, parasitaire, il faut toujours la traiter et dans tous les cas, à tous les âges, sans craindre les métastases. La disparition de l'impétigo n'a pas, en effet, les mêmes inconvénients que la disparition des éruptions diathésiques, comme l'eczéma.

Traitement. général.

Le traitement, d'ailleurs, est bien simple; vous vous rappelez que l'impétigo s'observe particulièrement chez les enfants lymphatiques; il sera donc bon de modifier le tempérament lymphatique par des médicaments appropriés, notamment par l'huile de foie de morue et les préparations ferrugineuses, par exemple le sirop d'iodure de fer.

Traitement local.

Quant au traitement local, il varie suivant l'époque de la maladie.

Applications émollientes et antiseptiques.

Au début, il faudra prescrire des cataplasmes d'amidon ou des applications émollientes et à la fois antiseptiques, particulièrement des compresses de tarlatane, imbibées d'une solution saturée d'acide borique; puis, à cette période également, vous ferez bien de saupoudrer les parties malades avec un mélange de poudre d'amidon et de poudre de talc, auxquelles vous associerez une petite quantité d'acide borique. Le but de ces poudres est de modérer le suintement et d'activer la formation des croûtes.

Pommades boriquées.

Quand l'irritation locale est apaisée, quand les croûtes sont tombées, c'est alors qu'il faut appliquer à la surface de la peau des pommades curatives, antiparasitaires. Je vous conseille surtout l'application des pommades à l'acide borique, soit du glycérolé d'amidon boriqué, soit de la vaseline boriquée.

J'ai constaté jadis un des premiers, à l'Hôpital des Enfants, l'efficacité de l'acide borique dans le traitement de l'impétigo. On peut dire que l'on guérit presque sûrement toutes les formes d'impétigo, dans la plupart des cas, exclusivement avec cette médication boriquée très simple.

Les pommades à l'acide borique sont préparées au 1/10e; le meilleur excipient pour ces pommades est le glycérolé d'amidon : 30 grammes de glycérolé d'amidon et 3 grammes d'acide borique finement pulvérisé. Pour rendre la pommade plus épaisse, je vous conseille d'y introduire une poudre inerte, de l'oxyde de zinc, par exemple, dans la proportion de 3 à 5 grammes pour 30, ou mieux du précipité blanc, qui a également une action antiparasitaire, comme l'acide borique. Au moyen de cette pommade, vous guérirez très facilement les affections impétigineuses.

Pommades au précipité jaune, à l'acide salicylique, au salol.

Cependant il y a des cas plus rebelles, et c'est pour ces cas, pour ceux dans lesquels l'acide borique ne réussit pas assez rapidement, que l'on a conseillé l'application d'autres pommades. On a employé, notamment, la pommade au précipité jaune dans la proportion de 1 gramme pour 20 grammes de vaseline. On a conseillé aussi les pommades à l'acide salicylique dans la proportion de 50 centigrammes à 1 gramme pour 50 grammes d'excipient, c'est-à-dire au 1/50e ou au 1/100e. Vous ferez bien, également, d'incorporer dans ces pommades à l'acide salicylique une petite quantité d'oxyde de zinc, par exemple 5 à 10 grammes pour 50 grammes d'excipient. Enfin, on a préconisé la pommade au salol au 1/10e.

Huile de cade.

Bazin employait jadis, contre l'impétigo, l'huile de cade pure ou mitigée, et certainement c'était un traitement qui réussissait très bien. Avant l'acide borique, le meilleur traitement de l'impétigo était incontestablement l'huile de cade, mais l'huile de cade a des inconvénients que je vous ai déjà signalés, inconvénients d'odeur et de couleur, qui font qu'aujourd'hui l'emploi de ce médicament est abandonné, quand il peut être remplacé par un autre ; or, dans l'impétigo, l'acide borique peut remplacer avantageusement l'huile de cade.

Prophylaxie.

Enfin, en raison de la contagion facile de l'impétigo, il est bon de soumettre le malade à des mesures d'isolement. La prophylaxie s'impose surtout dans les familles, où les enfants sont nombreux, et dans les écoles. Il faut, non pas isoler complètement les enfants atteints, mais recommander aux parents ou aux instituteurs de mettre ces enfants à l'écart, de façon à ce qu'ils n'aient pas de contact direct avec les autres enfants. De plus, il est bon de couvrir la partie malade de topiques isolants, non seulement comme moyen de traitement, mais surtout pour prévenir la contagion d'un enfant à un autre.

Formulaire de l'impétigo.

Pour préciser vos souvenirs, permettez-moi maintenant de vous indiquer les formules des *principales pommades* employées dans le traitement de l'impétigo.

♃ Acide borique pulvérisé	3 à 4 grammes.
Précipité blanc	3 —
Glycérolé d'amidon ou vaseline	30 —

♃ Acide borique pulvérisé	3 grammes.
Oxyde de zinc	5 —
Glycérolé d'amidon	30 —

♃ Précipité jaune	1 gramme.
Vaseline	20 —

♃ Acide salicylique	0,30 à 0,60 centigr.
Oxyde de zinc	3 grammes.
Vaseline	30 —

♃ Salol	3 grammes.
Vaseline	30 —

Si vous employez l'huile de cade mitigée, vous pourrez formuler ainsi la préparation :

♃ Huile de cade pure de genévrier	ãã 15 grammes.
Huile d'olive	

Ecthyma.

Messieurs, l'inoculation cutanée des agents de la suppuration peut donner lieu, en dehors de l'impétigo, à une autre lésion pustuleuse plus profonde, qui est connue sous le nom d'*ecthyma*.

L'ecthyma est une éruption caractérisée par des pustules arrondies, de dimensions variables, mais généralement assez volumineuses, pustules isolées, peu nombreuses, reposant sur une base dure et enflammée, auxquelles succèdent des croûtes brunes, épaisses, et parfois des ulcérations plus ou moins profondes. Définition.

Les anciens dermatologistes donnaient le nom de *rupia* à une lésion analogue, mais de dimensions plus volumineuses ; au lieu d'être une vésicule purulente comme l'ecthyma, le rupia est une *bulle purulente*. Les croûtes du rupia sont plus volumineuses et plus stratifiées que celles de l'ecthyma. Définition du rupia.

Ces deux lésions peuvent être rapprochées l'une de l'autre, car elles apparaissent dans des conditions semblables et coexistent souvent chez le même sujet.

La forme la plus habituelle de ces suppurations cutanées, ecthyma ou rupia, est la pustule de l'ecthyma.

Cette pustule résulte, comme celle de l'impétigo, de l'insertion de microbes pyogènes dans les couches épidermiques. Nature de la maladie.

Il m'est absolument impossible de vous dire, d'une façon précise, pourquoi, dans certains cas, la suppuration épidermique prend la forme impétigineuse et dans d'autres cas la forme ecthymateuse.

Peut-être cette différence morphologique de la lésion tient-elle au plus ou moins de profondeur de l'inoculation épidermique ou à la nature des microbes inoculés.

Quoi qu'il en soit, on trouve dans le pus de la pustule des parasites différents ; on y trouve des cocci isolés, des staphylocoques et des streptocoques.

Le pus de ces pustules est inoculable et auto-inoculable, comme M. Vidal l'a montré le premier. Mais les inoculations ne réussissent pas toujours et, d'autre part, *c'est le pus dans son intégrité qui est inoculable ;* les cultures des microbes recueillis dans les pustules ne peuvent reproduire la pustule d'ecthyma typique.

Étiologie.

Infection d'origine interne.

L'ecthyma est donc une forme d'infection suppurative de la peau. Mais les microbes pyogènes, qui lui donnent naissance, ne viennent pas toujours de l'extérieur ; la peau peut s'infecter par la voie interne. On observe, en effet, l'ecthyma dans le décours de certaines maladies infectieuses, comme la scarlatine, la variole surtout et la fièvre typhoïde.

Au déclin de la fièvre typhoïde, ainsi que l'a montré M. Bouchard, l'éruption ecthymateuse peut être considérée comme une sorte de décharge cutanée bactérienne, provenant d'une infection secondaire à la fièvre typhoïde. C'est dans les cas de ce genre qu'on observe l'éruption simultanée d'un grand nombre de pustules.

Infection d'origine externe; ses causes.

Dans d'autres cas, à la vérité, à la suite de la fièvre typhoïde ou d'autres fièvres graves, l'ecthyma peut résulter d'une infection externe, de la pénétration directe des microbes par des excoriations cutanées, l'extension de l'éruption provenant d'auto-inoculations successives.

Maladies parasitaires et prurigineuses; grattage.

L'inoculation directe des microbes pyogènes, producteurs de l'ecthyma, s'observe, comme épiphénomène secondaire, dans toutes les affections parasitaires, à la suite du grattage, principalement dans la gale et dans la phthiriase, et également dans toutes les maladies prurigineuses, telles que l'eczéma, le prurigo, etc.

Substances irritantes et malpropres.

Tous les ouvriers qui manient des substances irritantes, pouvant excorier la peau, et surtout des substances malpropres, sont plus aptes que les autres à contracter l'ecthyma. Tels sont les garçons d'écurie, les peintres, les maçons, les épiciers, les mégissiers, chez lesquels vous observez très fréquemment cette forme de suppuration cutanée localisée.

Causes prédisposantes ; âge, cachexie.

Enfin, il y a, comme causes prédisposantes de l'infection ecthymateuse, des *conditions de terrain*. L'ecthyma est plus fréquent chez les enfants et chez les vieillards, à cause de la débilité naturelle des âges extrêmes. On l'observe surtout chez les individus déprimés par la misère, par les excès alcooliques ou par une alimentation insuffisante, en un mot chez tous les cachectiques et chez tous les débilités. On l'observe particulièrement chez les diabétiques et chez les brightiques, etc.

Telles sont les causes de l'ecthyma ; voyons maintenant quelle est l'évolution de l'éruption ecthymateuse.

Description.

La lésion débute par une petite tache érythémateuse et prurigineuse, sur laquelle s'élève rapidement une papule rouge, conoïde et douloureuse.

Évolution de la pustule d'ecthyma.

Dès le second jour ou plus tôt, vous voyez apparaître, au sommet de cette petite saillie conoïde, un point jaunâtre, résultant du soulèvement de l'épiderme par le pus. La suppuration ne tarde pas à envahir toute l'étendue de la saillie primitive et, dès le troisième ou le quatrième jour, la pustule est constituée.

A sa période d'état, cette pustule est le type des pustules phlysaciées, dont elle présente, d'ailleurs, la constitution anatomique générale, que je vous ai déjà décrite dans les lésions élémentaires de la peau. Cette pustule est arrondie, proéminente, entourée d'une auréole érythémateuse, et repose sur une base dure, rouge et enflammée. Ses dimensions sont variables : tantôt la pustule est toute petite, pas plus grosse qu'un pois ; mais elle est habituellement beaucoup plus large, elle atteint la dimension d'une pièce de 50 centimes, et même davantage.

Vers le septième jour, la pustule se déchire ; le pus se concrète sous forme d'une croûte brunâtre ou jaunâtre, épaisse, irrégulière, enchâssée profondément dans le derme.

La croûte elle-même tombe au bout d'un temps variable et, à sa place, vous voyez une tache rougeâtre, persistante, ou même, si l'inflammation est plus profonde, une cicatrice violacée.

Dans quelques cas, particulièrement chez les vieillards et chez les individus cachectiques, au-dessous de la croûte se trouve une ulcération atonique, lente à se cicatriser, donnant lieu, quand elle se cicatrise, à des cicatrices indélébiles.

Caractères du rupia.

Tels sont les caractères de la pustule de l'ecthyma. *La lésion du rupia est un peu différente.* Le soulèvement épidermique est d'emblée plus volumineux et prend la *forme bulleuse.* La bulle purulente du rupia est plus superficielle que celle de l'ecthyma; mais, au contraire, sa base n'est pas indurée, et l'inflammation périphérique est moins marquée. Le contenu des bulles n'est pas franchement purulent, comme dans l'ecthyma; il est souvent sanieux; c'est un mélange de sérosité, de pus et de sang.

Les croûtes du rupia sont plus volumineuses, plus saillantes et surtout plus larges; elles ont un aspect stratifié, conchyliforme, qu'on a comparé à celui d'une écaille d'huître ou de patelle. De plus, ces croûtes ont une tendance incessante à s'accroître graduellement à la périphérie. En effet, dans le rupia, vous voyez souvent des soulèvements épidermiques bulleux, périphériques, annulaires, se produire successivement et excentriquement autour de la croûte primitive. Chacun de ces soulèvements devient croûteux lui-même, et c'est ce qui fait qu'au bout d'un certain temps, les croûtes du rupia présentent un aspect stratifié tout à fait particulier. La croûte, dans son ensemble, est en quelque sorte constituée par un certain nombre de croûtes superposées, celle qui est au centre étant à la fois la plus petite, la plus superficielle et la plus ancienne. Les croûtes du rupia sont très adhérentes, beaucoup plus persistantes encore que celles de l'ecthyma. Enfin, elles recouvrent des ulcérations plus larges et plus profondes.

Malgré ces caractères différents, la lésion du rupia est de même nature et de même origine que celle de l'ecthyma; mais c'est une forme beaucoup plus rare, si l'on sépare du rupia les syphilides crustacées volumineuses, qu'on avait jadis à tort confondues avec lui et décrites sous le nom de rupia syphilitique.

Le rupia est exclusivement observé chez les cachectiques, et on peut dire que c'est une lésion assez exceptionnelle.

Sièges de l'ecthyma et du rupia.

Ces lésions pustulo-croûteuses d'ecthyma et de rupia siègent surtout aux membres inférieurs, particulièrement sur les jambes et aussi sur les fesses et sur les cuisses. L'ecthyma peut affecter également le dos et les épaules, mais il est tout à fait exceptionnel à la face.

Marche de l'éruption. Phénomènes généraux.

Les pustules sont toujours isolées ; habituellement, elles sont localisées et en petit nombre. Mais, même si l'éruption est généralisée, elle reste discrète, et il n'y a jamais un aussi grand nombre de pustules que dans l'impétigo.

L'ecthyma évolue par poussées successives, c'est-à-dire que toutes les pustules ne sont pas contemporaines, et, en raison de la persistance du mauvais état général du sujet, il se fait plusieurs éruptions les unes après les autres.

Le retentissement douloureux est en rapport avec le nombre et le volume des pustules.

Cette inflammation cutanée suppurative s'accompagne souvent de propagation aux lymphatiques, beaucoup plus fréquemment encore que l'impétigo. Les ganglions lymphatiques sont engorgés ; ils suppurent même quelquefois, et, dans certains cas, leur inflammation donne lieu à des phlegmons profonds.

L'ecthyma est accompagné de phénomènes généraux, habituellement peu marqués, si vous ne considérez que ceux qui sont dus à l'éruption elle-même ; rarement, vous observez de la fièvre.

Pronostic.

Toute la gravité dépend, non de l'éruption elle-même, mais de l'état du sujet sur lequel l'ecthyma se développe, et c'est, comme je vous l'ai dit tout à l'heure, toujours chez des individus affaiblis et cachectiques qu'on observe cette maladie.

Complications de l'éruption ecthymateuse.

Cependant, l'ecthyma peut présenter par lui-même des complications, déterminées par la pénétration dans l'économie des agents de la suppuration. Un dermatologiste de Lyon, M. Augagneur, a décrit des néphrites infectieuses consécutives à l'ecthyma. Dans certains cas, où l'éruption ecthymateuse est très étendue, où les pustules sont nombreuses, en même temps qu'on voit se manifester un état général assez grave, si l'on examine l'urine, on y trouve de l'albumine. Le mécanisme de cette albuminurie est le même que celui de toutes les albuminuries infectieuses. La néphrite consécutive aux suppurations cutanées doit être rapprochée des néphrites infectieuses qui ont été observées dans un certain nombre de maladies, particulièrement dans la fièvre typhoïde et dans la variole. Vous voyez donc que l'ecthyma, tout en étant une éruption accidentelle, sans retentissement général le plus souvent, peut, dans un certain nombre de cas, exceptionnels à la vérité, donner lieu à des complications viscérales assez graves.

Variétés.

L'ecthyma présente plusieurs variétés, en rapport surtout avec les conditions étiologiques dans lesquelles il se développe; nous allons examiner maintenant ces diverses variétés.

Ecthyma symptomatique.

L'*ecthyma*, dit *symptomatique*, est celui qui se montre au déclin des maladies infectieuses, particulièrement dans la convalescence de la variole, ainsi que M. du Castel, notamment, en a rapporté des exemples. On l'observe aussi dans la fièvre typhoïde, où il a été étudié, d'une manière complète, par le professeur Bouchard et par M. Hanot.

Je vous ai indiqué la pathogénie de cet ecthyma symptomatique. Il était déjà connu de Bateman, qui le rattachait à la variété qu'il avait dénommée *ecthyma luridum*.

L'ecthyma typhique siège particulièrement sur les fesses, sur les cuisses et sur le dos. Il est constitué par des pustules parfois très nombreuses, bien que parfaitement isolées les unes des autres. Ces pustules, d'ailleurs, sont superficielles, de dimensions variables ; elles se rompent avec facilité par les frottements multiples, auxquels le corps des malades est exposé, et donnent lieu à des ulcérations douloureuses, qui guérissent sans laisser de cicatrices.

Cet ecthyma de la fièvre typhoïde, ou plus exactement qui s'observe dans le décours de la fièvre typhoïde, est inoculable. J'ai vu une infirmière, qui soignait des femmes atteintes de fièvre typhoïde et d'ecthyma, contracter, par inoculation directe, des pustules à la partie antérieure des avant-bras et des poignets.

L'*ecthyma de cause externe* est une éruption artificielle, causée par les irritations cutanées. Cet ecthyma peut être parasitaire, consécutif à la gale, ou professionnel, observé chez les individus qui manient des substances irritantes. Dans les deux cas, c'est une éruption bénigne et de courte durée. Ecthyma de cause externe.

Il est caractérisé par des pustules superficielles, qui guérissent le plus souvent sans laisser aucune cicatrice.

Il y a deux autres variétés d'ecthyma : l'ecthyma cachectique et l'ecthyma infantile, variétés dans lesquelles les lésions sont plus profondes, plus longues et plus durables. Dans ces variétés, les microbes pyogènes ne restent pas localisés à l'épiderme, ils envahissent le derme, et les pustules laissent après elles des cicatrices parfois indélébiles.

L'*ecthyma cachectique* est observé surtout chez les Ecthyma cachectique vieillards ; on le rencontre aussi chez les individus de tout âge, débilités par la misère ou par les excès, particulièrement par les excès alcooliques. Il siège de préférence aux jambes, parfois aux cuisses ; dans quelques cas exceptionnels, on l'a vu envahir le tronc et les membres supérieurs.

Il est caractérisé par des pustules volumineuses, auxquelles succèdent des croûtes épaisses, très adhérentes, qui recouvrent des ulcérations rebelles. Ces ulcérations, longues à se cicatriser, prennent quelquefois le caractère gangréneux et sont constituées par des pertes de substance profondes, irrégulières. Cette forme gangréneuse de l'ecthyma est d'ailleurs assez rare.

L'ecthyma cachectique est toujours une affection de longue durée, qui donne lieu à des cicatrices profondes, entourées d'une zone pigmentée qui persiste pendant un temps très long.

Ecthyma infantile.

L'*ecthyma infantile* est aussi une manifestation cachectique, propre aux jeunes enfants. Il est remarquable par sa gravité et par sa généralisation. On l'observe chez les enfants débiles, athreptiques, auxquels on donne une nourriture insuffisante ou défectueuse.

Il est constitué par des pustules de dimensions variables, disséminées sur les membres et sur le tronc, et qui peuvent même, particularité importante, envahir la face. Ces pustules recouvrent des ulcérations profondes, irrégulières, occupant parfois toute l'épaisseur de la peau, et très lentes à se cicatriser.

L'ecthyma infantile comporte un pronostic grave. Les enfants, qui en sont atteints, maigrissent rapidement et arrivent en peu de temps à la cachexie. Ils présentent une altération profonde des fonctions digestives, avec diarrhée et vomissements ; mais il faut reconnaître que ces symptômes généraux sont plutôt en rapport avec la cause qui a produit l'ecthyma qu'avec l'ecthyma lui-même.

Dans quelques cas, chez les enfants atteints de cette forme d'ecthyma, les pustules sont encore plus volumineuses, ce sont véritablement des bulles. Ces bulles sont larges, irrégulières, entourées d'une auréole violacée, remplies d'un liquide noirâtre, séro-sanguinolent. Le liquide s'écoule et ne se concrète pas sous forme de croûtes. Cela est très important, car c'est la seule forme d'ecthyma dans laquelle la période pustuleuse ne soit pas remplacée par une période croûteuse. Après la rupture des pustules, on a sous les yeux des ulcérations profondes, larges, gangréneuses, baignées par un pus sanieux et fétide. On voit successivement des bulles semblables poindre à la surface des téguments, sur différentes régions du corps. Cette éruption est accompagnée de fièvre, d'un état général très grave, et elle amène souvent la mort. Rupia escharotica.

Si l'affection guérit, ce qui est le cas le plus exceptionnel, les pustules laissent à leur place des cicatrices profondes et irrégulières.

Cette forme bulleuse, ulcéreuse et gangréneuse, non croûteuse, de l'ecthyma a été décrite par les anciens auteurs comme une variété de rupia, sous le nom de *rupia escharotica*. C'est, d'ailleurs, une forme tout à fait exceptionnelle, au moins en France.

Telles sont, Messieurs, les principales variétés de l'ecthyma, auxquelles vous aurez affaire dans votre pratique. J'arrive maintenant au diagnostic général de la maladie. Diagnostic.

Théoriquement, ce diagnostic devrait être fait avec toutes les pustules; mais il y a des affections pustuleuses qu'il est impossible de confondre avec l'ecthyma; telles sont la *variole* et la *vaccine*, qui ont une évolution tout à fait différente.

Les pustules de l'*acné* sont également faciles à distinguer de l'ecthyma. Elles ont une évolution plus lente; elles sont, en général, plus nombreuses. Les Diagnostic avec l'acné.

pustules acnéiques sont dures, plus petites, plus acuminées que celles de l'ecthyma. Elles siègent particulièrement à la face, où, au contraire, l'ecthyma n'apparaît jamais.

Diagnostic avec l'impétigo.

Les pustules de l'*impétigo* sont beaucoup plus confluentes : elles ne sont pas isolées, mais agglomérées et réunies les unes aux autres par groupes; elles sont, d'ailleurs, tout à fait superficielles, tandis que celles de l'ecthyma sont profondes; elles donnent lieu à des croûtes jaunes, molles et humides, différentes des croûtes de l'ecthyma. En somme, les caractères qui distinguent l'impétigo de l'ecthyma sont les caractères différentiels des pustules psydraciées et des pustules phlysaciées.

Diagnostic avec la mentagre.

Les pustules de la trichophytie de la barbe, connue sous le nom de *mentagre* ou de *sycosis parasitaire*, ressemblent à celles de l'ecthyma. Mais rappelez-vous que les pustules de la mentagre sont localisées à la barbe, que chacune de ces pustules est traversée par un poil, et qu'enfin vous voyez, mêlées aux pustules, des nodosités tuberculeuses, plus ou moins dures et volumineuses, qui n'existent dans aucune forme d'ecthyma.

Diagnostic avec la furonculose.

Les *furoncles* ne peuvent non plus être confondus avec les pustules de l'ecthyma. Ce sont de petites tumeurs dures, profondes, beaucoup plus consistantes que l'ecthyma, beaucoup plus inflammatoires aussi. Les furoncles se terminent par l'élimination d'un bourbillon, résultant de la mortification du tissu cellulaire et qui ne ressemble en rien au contenu liquide de la pustule ecthymateuse.

Diagnostic avec la syphilide pustulo-crustacée.

Le diagnostic est, au contraire, très difficile quelquefois avec les *syphilides pustulo-crustacées;* mais voici les caractères qui vous permettront de distinguer les syphilides pustuleuses de l'ecthyma. Les syphilides ont souvent une auréole cuivrée. Elles ont une marche plus lente. Les phénomènes inflammatoires, qui les accompagnent, et le retentissement douloureux, auquel elles donnent lieu, sont beaucoup moindres que dans l'ecthyma. Les syphilides ont une tendance plus grande à l'ulcération. Elles sont très fréquentes à la face, tandis qu'au contraire l'ecthyma est absolument exceptionnel dans cette région. Les ulcérations de la syphilis sont plus profondes que celles de l'ecthyma; elles sont taillées à pic et donnent lieu à des croûtes plus épaisses, grisâtres ou verdâtres, quelquefois stratifiées comme celles du rupia, mais dans tous les cas beaucoup plus épaisses et beaucoup plus adhérentes. Enfin, les cicatrices, qui succèdent aux pustules de la syphilis, sont plus régulières, plus superficielles et plus lisses que les cicatrices des pustules d'ecthyma. Ces cicatrices ont un aspect pigmenté tout à fait spécial; la pigmentation, comme vous le savez, disparaît du centre à la périphérie, de sorte qu'au bout d'un certain temps, la cicatrice syphilitique est blanche et lisse au centre, et pigmentée à la périphérie.

Traitement.

Le traitement de l'ecthyma est généralement assez simple.

Traitemen général.

Comme traitement général, étant données les conditions spéciales de débilitation dans lesquelles l'ecthyma se développe, vous devrez, en premier lieu, prescrire à vos malades une alimentation réparatrice. Puis, il sera bon d'ordonner des préparations ferrugineuses et toniques, par exemple de l'iodure de fer, des amers et des préparations de quinquina.

Pour les enfants, le meilleur tonique est le lait d'une bonne nourrice, de sorte que, quand les enfants atteints d'ecthyma sont nourris au biberon, ce qui est le cas le plus fréquent, ou quand ils ont une nourrice défectueuse, il faut leur donner une nourrice ou changer leur nourrice, si celle-ci est mauvaise, et vous verrez parfois l'affection guérir par ce moyen très simple.

Traitement local.

Le traitement local de l'ecthyma n'est pas non plus très compliqué, mais comporte des indications différentes selon les périodes.

Traitement de la période pustuleuse.

1° A la *période pustuleuse*, avant que les pustules soient ouvertes, je vous recommande d'éviter soigneusement l'application de topiques humides, l'application de corps gras ou de pommades, qui favorisent la pullulation des microbes et la suppuration. A la période pustuleuse, il faut vous contenter de saupoudrer simplement la lésion ecthymateuse avec une poudre inerte, de la poudre de talc ou d'amidon, à laquelle vous incorporez une substance antiseptique, par exemple une certaine proportion de poudre d'acide borique.

Pour prévenir les auto-inoculations des pustules, et vous avez vu que la propagation de l'ecthyma à la surface de la peau se fait surtout par auto-inoculations successives, pour prévenir ces auto-inoculations, il faut isoler les pustules, il faut les recouvrir, par exemple, d'un morceau de sparadrap de Vigo, ou mieux d'un morceau de sparadrap à l'emplâtre rouge, dont la formule, donnée par M. Vidal, est la suivante :

Emplâtre diachylon	27 grammes.
Cinabre	1 gr. 50
Minium	2 gr. 50

Vous découpez des morceaux de ce sparadrap, que vous appliquez sur chaque pustule ecthymateuse, de façon à l'isoler d'une façon complète.

Traitement de la période croûteuse.

2° *Quand les croûtes sont formées*, il faut les respecter ; il faut bien se garder de les faire tomber, car elles constituent le revêtement protecteur, qui permet la cicatrisation sous-jacente de l'ulcération ecthymateuse. Cependant, si les croûtes sont trop lentes à se détacher, il faudra favoriser leur chute au moyen de l'application de cataplasmes ou de compresses antiseptiques et émollientes, par exemple de compresses de tarlatane, imbibées de solution saturée d'acide borique.

3° *Quant aux ulcérations*, qui succèdent à l'éruption ecthymateuse, ulcérations qui sont si rebelles, particulièrement dans le rupia, elles doivent être traitées comme toutes les plaies, c'est-à-dire par des solutions antiseptiques. Il faut laver ces ulcérations avec une solution antiseptique plus ou moins énergique ; les solutions les plus actives devront être employées dans les formes torpides de l'ecthyma, particulièrement dans la forme gangréneuse et dans le rupia.

Traitement des ulcérations.

Solutions anti-septiques.

Vous prescrirez donc, suivant les cas, soit une solution d'acide borique saturée, soit une solution phéniquée au 1/100e ou au 1/50e, soit une solution d'acide salicylique, soit une solution de chloral, soit un mélange d'eau et d'alcool camphré, soit une solution de sublimé au 1/1,000e ou au 1/500e. Il faut être très prudent avec les solutions de sublimé, à cause de l'absorption possible du sel mercuriel à la surface des plaies.

Quand vous avez ainsi lavé les ulcérations, il faut les panser avec des pommades astringentes et antiseptiques. C'est alors que vous emploierez la pommade au tannin, à 4/30e, ou les pommades au salol, à l'iodoforme, au calomel, dans la proportion de 1/10e de substance active.

Pommades.

Si les ulcérations sont très larges, si les pommades les irritent trop, on est obligé de changer le mode de pansement. Au lieu de les panser avec des pommades, vous saupoudrerez simplement les ulcérations avec une poudre antiseptique, soit de la poudre d'iodoforme, soit du salol, soit du dermatol, soit de l'aristol. Toutes ces poudres antiseptiques donnent les unes et les autres de bons résultats.

Poudres anti-septiques.

Dans certains cas d'ulcérations très étendues, comme celles du rupia, quand surtout les ulcérations sont très enflammées et douloureuses, il faudra prescrire des pansements humides. Vous ferez appliquer sur les ulcérations de la gaze antiseptique, imbibée d'eau phéniquée ou de solution boriquée, comme dans toutes les espèces de plaies.

Traitement des ulcères atones.

Quelquefois les ulcérations sont non seulement torpides, mais tout à fait atones ; il est bon alors d'exciter leur surface pour favoriser leur cicatrisation. Vous vous trouverez bien, dans ces cas-là, de toucher légèrement les bourgeons charnus de l'ulcération ecthymateuse, ou plutôt de l'ulcération du rupia, car c'est surtout le rupia qui donne lieu à ces ulcérations rebelles, de les toucher avec le crayon de nitrate d'argent, ou avec un pinceau trempé dans une solution faible de chlorure de zinc.

Formulaire de l'ecthyma.

Messieurs, je vous ai indiqué, chemin faisant, la posologie d'un certain nombre de préparations applicables au traitement de l'ecthyma; les formules suivantes pourront également vous être utiles :

Poudres.

1° *Pour la période pustuleuse:*

Poudre composée:

℞ Acide borique pulvérisé	10 grammes.
Poudre de talc (ou d'oxyde de zinc)	20 —
Poudre d'amidon de riz	20 —

M. S. A.

℞ Poudre d'amidon	45 grammes.
Salol	5 —

Solutions antiseptiques.

2° *Solutions pour laver les ulcérations :*

℞ Acide borique	30 grammes.
Eau	1 litre.

℞ Phénol absolu	0,50, ou 1, ou 2 grammes.
Alcool	10 grammes.
Eau	40 —

℞ Acide salicylique	1 à 2 grammes.
Eau	100 grammes.

℞ Hydrate de chloral	2 grammes.
Eau	100 —

Pommades :

Pommades.

℞ Tannin	4 grammes.
Vaseline	30 —
℞ Salol	3 grammes.
Vaseline	30 —
℞ Iodoforme	3 grammes.
Vaseline	30 —
℞ Dermatol	3 grammes.
Vaseline	30 —

VINGT-SEPTIÈME ET VINGT-HUITIÈME LEÇONS

HERPÈS ET ZONA

Sommaire. — Définition et délimitation de l'herpès.

Description générale de l'éruption : Caractères et évolution des vésicules ; herpès des muqueuses.

Variétés étiologiques :

I. — *Herpès fébrile symptomatique :* Ses caractères, ses causes. — Herpès cataménial.

II. — *Fièvre herpétique :* Symptômes ; manifestations muqueuses de la fièvre herpétique.

Anatomie pathologique de la vésicule d'herpès.

Diagnostic de l'herpès en général avec l'eczéma, l'érysipèle vésiculeux.

Diagnostic de l'herpès symptomatique.

Diagnostic de la fièvre herpétique avec la varicelle, le pemphigus aigu, la gale, la fièvre typhoïde. — Diagnostic de l'angine herpétique.

Traitement de l'herpès fébrile, de la fièvre herpétique et de l'angine herpétique.

III. — *Zona*: Définition.

Pathogénie, anatomie pathologique et étiologie : Altérations des nerfs et des ganglions ; épidémicité, nature infectieuse. Zonas symptomatiques.

Description : Phénomènes généraux ; éruption ; complications ; zona hémorrhagique, zona gangréneux, zona abortif.

Névralgies ; troubles de la sensibilité ; troubles trophiques.

Variétés topographiques : Z. pectoral ; Z. abdominal, lombo-abdominal et lombo-inguinal ; Z. lombo-fémoral, fessier et fémoral ; Z. périnéal ; Z. brachial ; Z. du cou, occipito-cervical et descendant ; Z. du trijumeau ; Z. ophthalmique, troubles oculaires ; Z. du maxillaire supérieur et du maxillaire inférieur ; Z. du cuir chevelu.

Diagnostic.

Traitement de l'éruption et de la névralgie.

IV. — *Herpès de cause externe.*

Etiologie : Causes extérieures ; influence diathésique.

Herpès progénital, préputial et vulvaire : symptômes ; caractères, marche et complications des ulcérations herpétiques. — Herpès névralgique des organes génitaux. — Causes de l'herpès génital. — Herpès récidivant du prépuce. — Causes de l'herpès vulvaire.

Herpès des lèvres et d'autres régions. — Herpès récidivant des syphilitiques.

Diagnostic de l'herpès génital avec les gerçures traumatiques, la balano-posthite érosive, le chancre simple, le chancre induré ; — herpès solitaire chancriforme ; — diagnostic avec les plaques muqueuses.
Traitement de l'herpès génital ; traitement de l'herpès névralgique.

Messieurs,

J'arrive maintenant à l'étude d'une affection vésiculeuse, à l'étude de l'*herpès*. C'est une maladie tout à fait différente de celles que nous venons de décrire.

Il y a, dans les anciens auteurs, une grande confusion relativement à la définition de l'herpès. Sous ce nom, on avait jadis réuni beaucoup d'affections distinctes.

De nos jours encore on a créé la dénomination fâcheuse d'herpétisme, pour désigner un état morbide général, une diathèse, qui n'est d'ailleurs plus admise maintenant, et qui n'a rien de commun avec la lésion cutanée à laquelle le nom d'herpès doit être exclusivement réservé.

Définition.

La signification du mot herpès est aujourd'hui bien définie :

C'est une lésion cutanée inflammatoire vésiculeuse, dans laquelle les vésicules sont assez volumineuses, de forme arrondie, réunies par groupes distincts, qui reposent sur une base érythémateuse et congestive et sont séparés par des intervalles de peau saine.

Telle est la définition de l'herpès, comme on doit l'admettre maintenant.

Délimitation de l'herpès.

Il faut retrancher du cadre de l'herpès les éruptions vésiculeuses trichophytiques, désignées parfois sous le nom d'herpès circiné ; nous les étudierons, dans une leçon ultérieure, avec la teigne tondante. Il faut également éliminer l'herpès iris de Bateman, que nous avons rattaché à l'érythème polymorphe, sous le nom d'hydroa ou d'érythème hydroïque.

Description générale de l'éruption. L'herpès étant ainsi défini et délimité, j'arrive à la description générale de l'éruption herpétique.

Début. Cette éruption est quelquefois précédée de prodromes fébriles ou, dans d'autres cas, se développe d'emblée. Elle est précédée aussi, sur les points qui vont être atteints, d'une sensation de prurit, de picotements et même quelquefois de véritable douleur, comme on l'observe dans le zona. Puis, rapidement la peau rougit, se tuméfie par place, et, sur ces places rouges, apparaissent des soulèvements épidermiques vésiculeux.

Vésicules. Les vésicules sont, d'abord, très petites, miliaires, mais elles grossissent jusqu'au volume d'une tête d'épingle ou d'un gros pois. Ces vésicules sont distinctes dans chaque groupe, quel que soit leur nombre ; elles sont agglomérées, mais elles ne sont jamais confluentes comme celles de l'eczéma.

Les groupes vésiculeux, reposant, comme je viens de vous le dire, sur une surface rouge et tuméfiée, sont de nombre, d'étendue et de configuration variables. Ordinairement, ils sont irrégulièrement arrondis, quelquefois en forme de traînée, selon la remarque de Devergie.

Parfois, vous voyez des vésicules isolées, aberrantes, solitaires, dans les espaces qui séparent les groupes herpétiques.

Évolution de la vésicule d'herpès. La vésicule herpétique, considérée en elle-même, est d'abord claire et transparente. Du troisième au sixième jour, son contenu se trouble et devient opaque, par l'accumulation des leucocytes dans sa cavité. Rapidement l'humeur opaque se concrète et donne lieu à des croûtes tantôt jaunâtres, tantôt brunâtres, tantôt noirâtres, quand le contenu vésiculeux est mêlé d'une certaine quantité de sang. La croûte tombe au bout de quelques jours et laisse alors à sa place une macule rouge, ou quelquefois une exulcération, qui se cicatrise rapidement.

Cette terminaison croûteuse ne s'observe que dans l'herpès cutané.

Sur les muqueuses ou sur les régions de la peau qui sont humides comme des muqueuses, par exemple sur les parties génitales, après la rupture des vésicules, vous avez d'emblée une ulcération superficielle et jamais de croûtes. Herpès des muqueuses.

Aux *parties génitales*, ces exulcérations sont isolées, arrondies, ou réunies les unes aux autres, sous forme d'une érosion plus ou moins large, à bords polycycliques, selon l'expression très juste de M. le professeur Fournier. Leur cicatrisation est plus ou moins rapide.

Sur la *muqueuse de la gorge*, ces ulcérations se recouvrent d'une pellicule blanchâtre, d'un enduit pseudomembraneux, qui constitue l'*angine herpétique* ou angine couenneuse commune. Angine herpétique.

La durée de chaque groupe vésiculeux, qu'il siège sur la peau ou sur les muqueuses, est d'environ une dizaine de jours ; mais, comme des éruptions successives peuvent se produire les unes à côté des autres, la durée de la maladie est quelquefois prolongée pendant un temps plus long. Durée des vésicules.

Tels sont, Messieurs, les caractères généraux de l'herpès ; mais l'éruption herpétique peut se développer dans des conditions étiologiques diverses, qui impriment à l'affection cutanée des modifications de siège et d'aspect. Variétés étiologiques.

I. — En premier lieu, comme vous le savez, l'herpès n'est pas rare comme phénomène secondaire, au début, dans le cours ou à la fin d'un certain nombre de maladies fébriles infectieuses. C'est cet herpès symptomatique qui est connu aussi sous le nom d'*herpès fébrile* ou sous celui d'*herpès critique*, quand il apparaît à la fin de la maladie. Herpès symptomatique, ses causes.

L'herpès symptomatique présente une localisation spéciale. Il est toujours *para-muqueux*, c'est-à-dire qu'il siège autour des orifices des muqueuses, surtout autour des lèvres où il a reçu le nom d'*herpes labialis*, parfois autour des narines où on l'appelle *herpes nasalis*. C'est cette éruption d'herpès qui est vulgairement connue sous le nom de *boutons de fièvre*.

Quelquefois les vésicules herpétiques apparaissent sur les semi-muqueuses, telles que le gland, le prépuce, la vulve et même l'anus.

Parfois, vous avez aussi quelques groupes herpétiques aberrants, qui s'éloignent des orifices naturels et qui siègent alors sur les joues et, dans d'autres cas, à la face interne des lèvres.

Les vésicules de l'herpès symptomatique sont peu nombreuses. Les groupes de vésicules sont également en petit nombre et localisés à une région restreinte. Ces vésicules présentent une évolution très rapide; elles se dessèchent sans suppuration et donnent lieu simplement à de petites croûtes grises ou brunâtres, quelquefois jaunâtres, particulièrement sur les lèvres, où les croûtes de l'herpès ressemblent souvent à celles de l'impétigo.

On observe cette éruption d'herpès dans différentes maladies, d'abord dans l'*embarras gastrique fébrile*, dans la *fièvre éphémère* et dans *la synoque*, dans ces états fébriles infectieux, qui sont intermédiaires entre l'embarras gastrique et la fièvre typhoïde.

On l'observe aussi dans la *pneumonie*, où il est considéré habituellement comme un phénomène de bon augure, dans la *méningite cérébro-spinale*, où il peut siéger sur toutes les parties de la face, et, par cette particularité, se distingue des autres herpès symptomatiques, qui sont tous, comme je vous l'ai dit, presque exclusivement para-muqueux, localisés aux orifices des lèvres ou du nez. Dans la méningite cérébro-spinale, l'herpès est tellement constant qu'il peut être considéré comme un des éléments caractéristiques de la maladie.

Vous observez aussi l'herpès dans la *fièvre typhoïde*, mais il est beaucoup plus rare que dans l'embarras gastrique, au moins en France ; car il paraît qu'en Allemagne l'herpès est aussi fréquent dans la fièvre typhoïde que dans l'embarras gastrique. L'herpès peut exister également dans la *fièvre palustre*, et particulièrement dans la forme connue sous le nom de fièvre rémittente gastrique ou bilieuse.

L'herpès symptomatique n'est pas toujours sous la dépendance d'une maladie infectieuse : il peut être le résultat d'une sorte d'*auto-intoxication*.

Herpès cataménial.

C'est de cette façon qu'on peut comprendre la pathogénie de l'*herpès cataménial*, qui survient chez certaines femmes à l'occasion de leur époque menstruelle. C'est également de cette façon qu'on peut comprendre les éruptions d'herpès, qu'on observe à la suite de fatigues prolongées, à la suite des excès de toutes sortes. L'herpès est alors le retentissement cutané des troubles de la nutrition, provoqués par ces états anormaux de l'organisme.

Fièvre herpétique.

II. — Messieurs, l'herpès fébrile peut se présenter avec des caractères différents. Il paraît alors indépendant de toute autre affection.

Les malades qui le portent ne sont atteints d'aucune des maladies qui provoquent habituellement l'herpès. L'embarras gastrique est même parfois à peine marqué.

Dans les cas dont je parle, une fièvre plus ou moins vive et une éruption abondante d'herpès paraissent constituer, en somme, toute la maladie. L'affection ainsi constituée doit être considérée comme une *fièvre exanthématique spéciale*, et on peut lui donner le nom de *fièvre herpétique*.

Symptômes.

En effet, cet herpès fébrile est précédé de prodromes, comme les fièvres éruptives. Ces *prodromes* consistent en fièvre plus ou moins vive, en malaise, courbature, anorexie ; quelquefois il y a des épistaxis.

Dans certains cas même, ces phénomènes généraux prodromiques sont beaucoup plus graves ; la température peut s'élever à 40 degrés ; les malades sont atteints de délire ; on pense au début d'une maladie grave, et tout à coup, au bout de deux ou trois jours, la fièvre tombe, les symptômes généraux s'amendent en même temps qu'apparaît l'éruption d'herpès.

Cette éruption est constituée par des groupes d'herpès, qui présentent les caractères ordinaires, mais qui ne siègent pas seulement autour des orifices muqueux et qui sont disséminés sur la face. Ce n'est pas exclusivement un herpès para-muqueux, c'est un *herpès cutané disséminé.*

Les vésicules siègent donc de chaque côté de la face, sans ordre, sans rapport avec les trajets nerveux ; l'éruption est bilatérale, bien différente en cela des éruptions de zona. Elle occupe les joues, le nez, les paupières, les oreilles ; parfois elle peut s'étendre au reste du corps et envahir le cou, la poitrine et les bras ; mais, le plus souvent, elle est limitée à la face.

Manifestations muqueuses de la fièvre herpétique.

Dans d'autres cas, l'éruption de la fièvre herpétique affecte surtout les muqueuses.

On observe des vésicules dans la bouche, où elles se rompent et deviennent douloureuses. Cette variété buccale de la fièvre herpétique est peut-être la même maladie que la *stomatite aphteuse.*

Les mêmes vésicules siègent aussi dans la gorge, où elles constituent l'*angine herpétique* ou angine couenneuse commune.

Souvent, ces éruptions d'herpès sur les muqueuses coexistent avec de l'herpès cutané, ce qui prouve bien l'identité de nature de ces diverses manifestations cutanées et muqueuses.

D'ailleurs, qu'elles siègent sur la peau ou sur les muqueuses, les vésicules herpétiques suivent leur évolution habituelle. Sur la peau, elles se dessèchent et donnent lieu à des croûtes, qui tombent sans laisser de cicatrices. Sur les muqueuses, il n'y a pas de croûtes, comme vous le savez ; les parties malades se débarrassent peu à peu de l'exsudat pseudo-membraneux, qui recouvrait la surface ulcéreuse ; elles se détergent, se cicatrisent et guérissent rapidement.

En somme, la fièvre herpétique est une affection bénigne.

Anatomie pathologique.

Voyons maintenant quels sont les caractères histologiques de cette vésicule d'herpès.

La congestion des vaisseaux papillaires, l'infiltration embryonnaire des papilles, l'exsudation vasculaire sont ici les mêmes que dans les autres lésions vésiculeuses ; mais la vésicule de l'herpès est plus superficielle que celle de l'eczéma. L'exsudation séreuse traverse tout le corps muqueux et vient s'accumuler au niveau de la couche granuleuse ; c'est là que siège la vésicule herpétique, tandis que, dans l'eczéma, la vésicule occupe la partie moyenne du corps muqueux, grâce à la dégénérescence spéciale des cellules malpighiennes.

Le liquide des vésicules renferme toujours des micro-organismes, mais aucun jusqu'à présent n'a été reconnu comme spécifique. Cependant, certaines formes d'herpès peuvent être contagieuses ; les auto-inoculations réussissent quelquefois. La contagion de l'angine herpétique notamment, bien que minime, n'est pas douteuse.

L'herpès fébrile est facile à reconnaître.

Diagnostic de l'herpès en général.

Avec l'eczéma.

D'une manière générale, les groupes de l'herpès diffèrent des plaques eczémateuses par les caractères de l'éruption : dans l'eczéma, les vésicules sont plus petites, elles sont confluentes ; l'éruption donne lieu à un suintement abondant et à des démangeaisons très vives, qui n'existent pas dans l'herpès. Les plaques d'eczéma sont plus étendues et présentent une évolution tout à fait différente.

Avec l'érysipèle vésiculeux.

L'érysipèle vésiculeux ou bulleux présente aussi des

caractères bien différents de l'herpès ; ce sont des plaques rouges, saillantes, douloureuses, limitées par un bourrelet circonférentiel. L'éruption est accompagnée d'engorgement ganglionnaire, et la réaction fébrile est beaucoup plus vive.

Diagnostic de l'herpès symptomatique.

L'herpès symptomatique para-muqueux, l'herpès fébrile ordinaire, accompagnant d'autres maladies, est un épiphénomène que tous les médecins savent reconnaître, sans être très versés dans la dermatologie, et sur le diagnostic duquel il est inutile d'insister.

Diagnostic de la fièvre herpétique.

Avec la varicelle.

L'herpès cutané disséminé, qui est le propre de la fièvre herpétique, ne peut être confondu avec la varicelle, dont l'éruption est généralisée et dont les vésicules sont isolées et non groupées par plaques.

Avec le pemphigus aigu.

On ne peut pas confondre la fièvre herpétique avec le pemphigus aigu, dont la lésion élémentaire est une bulle, toujours plus volumineuse que la vésicule de l'herpès. Les bulles du pemphigus sont isolées et distinctes.

Avec la gale.

L'éruption de la gale est polymorphe, non exclusivement vésiculeuse, et ne peut donner lieu à aucune erreur de diagnostic.

Avec la fièvre typhoïde.

Avant l'éruption, la fièvre herpétique peut être confondue avec la fièvre typhoïde ; le diagnostic est souvent incertain. L'éruption seule vient démontrer la nature de la maladie. Il faut aussi se méfier des localisations particulières de l'herpès ; parfois, l'herpès fébrile siège seulement aux organes génitaux, surtout chez la femme ; si l'on n'est pas prévenu de cette particularité, en présence d'une fièvre de nature indéterminée, quand on n'a pas recherché les vésicules aux organes génitaux, on est exposé à commettre de graves erreurs de diagnostic.

Diagnostic de l'angine herpétique avec la diphtérie.

La localisation de l'herpès fébrile sur la gorge, quand elle est isolée, constitue l'angine herpétique et doit être distinguée de l'angine diphtéritique.

Le diagnostic est quelquefois très difficile ; mais, en

somme, il ressortit beaucoup plutôt à la médecine interne qu'à la dermatologie, et vous me pardonnerez de ne pas y insister.

L'herpès fébrile réclame un traitement bien simple.

Traitement de l'herpès symptomatique.

L'herpès symptomatique n'a besoin, pour ainsi dire, d'aucun traitement. Si les croûtes sont douloureuses, vous pourrez simplement appliquer, à leur surface, une pommade inerte à l'oxyde de zinc ou à l'acide borique.

D'après M. Leloir (de Lille), on pourrait faire avorter les vésicules herpétiques, en lotionnant la région atteinte avec de l'alcool pur à 90 degrés ; c'est un moyen qu'il est possible d'essayer ; s'il ne réussit pas, il ne présente au moins aucun danger.

Traitement de la fièvre herpétique.

Quant à la fièvre herpétique proprement dite, il faut la traiter comme toutes les fièvres ; administrer aux malades du sulfate de quinine, leur donner un purgatif. Le traitement local consistera à saupoudrer les groupes éruptifs avec des poudres inertes, à appliquer, quand les croûtes sont formées, des pommades à l'oxyde de zinc et à l'acide borique, comme dans l'herpès symptomatique.

Traitement de l'angine herpétique.

Enfin, l'angine herpétique, qui est une localisation tout à fait spéciale, doit être traitée par des gargarismes antiseptiques avec une solution boriquée, avec une solution phéniquée faible, par des gargarismes au chlorate de potasse, des attouchements de jus de citron; c'est un traitement tout à fait spécial, que je ne fais que vous indiquer ici.

Zona.

III. — Il y a une autre forme d'herpès qui, en raison de sa pathogénie, de sa distribution éruptive, constitue, en réalité, une *maladie spéciale*, je veux parler du *zona*, ou herpès zoster, de cette maladie qui était connue autrefois sous le nom de *feu sacré* ou de *feu de saint Antoine*.

Définition.

Le zona est caractérisé par des groupes de vésicules

herpétiques, disposés en séries linéaires, le long du trajet anatomique de certains nerfs.

Pathogénie, anatomie pathologique et étiologie.

Depuis le mémorable travail de Parrot, le zona est considéré comme un trouble trophique de la peau.

Les recherches anatomiques de Danielsen, de Bœrensprung, de Weidner, de Chandelux et de beaucoup d'autres, ont montré la constance des altérations nerveuses dans toutes les autopsies de zona. Le travail le plus important sur ce sujet est dû à Boerensprung.

Altérations des nerfs et des ganglions.

Cet auteur a constaté, dans un cas de zona intercostal, que les nerfs intercostaux de la région malade étaient atteints de névrite interstitielle et que les ganglions rachidiens correspondants présentaient également des lésions d'inflammation interstitielle.

Des altérations semblables des ganglions et des nerfs ont été observées par d'autres, après Boerensprung

Dans le zona ophthalmique, Wyss et Horner ont constaté l'inflammation interstitielle du ganglion de Gasser.

L'inflammation des ganglions rachidiens et des nerfs périphériques est donc la cause anatomique du zona; mais cette lésion nerveuse n'est qu'un processus pathogénique dont il faut maintenant rechercher l'origine.

Epidémicité; nature infectieuse.

Or, l'observation clinique montre que le zona survient souvent sous forme quasi-épidémique, particulièrement au printemps; quand vous voyez un zona dans un quartier, dans une région, dans un hôpital, vous en observez ordinairement et successivement plusieurs. L'observation montre également que le zona est habituellement accompagné de phénomènes généraux plus ou moins légers, qu'il paraît naître sous l'influence de certaines constitutions médicales, que, dans la majorité des cas, il confère l'immunité et ne récidive pas sur le même sujet; en un mot, l'observation montre que le zona se présente selon le mode étiologique et avec les allures d'une *maladie infectieuse* ou d'un *pseudo-exanthème*, suivant la dénomination de Bazin.

Il semble donc que la cause première du zona soit une infection, qui porte son action sur les nerfs et qui, par l'intermédiaire de la lésion nerveuse, donne lieu à l'éruption cutanée.

Cette conception étiologique et pathogénique du zona appartient surtout à M. Landouzy, pour qui le zona est une véritable *fièvre zostérienne.*

Telle est l'étiologie du *zona primitif*, essentiel, si je puis dire, du zona considéré comme une maladie indépendante.

Zonas symptomatiques.

A côté de lui, il y a des zonas symptomatiques d'affections nerveuses, des éruptions zostériformes, qui reconnaissent la même pathogénie trophique et qui s'observent dans le cours des maladies de la moelle, atteignant le cordon postérieur ou sensitif, principalement dans le cours de l'ataxie locomotrice, sur les membres atteints de douleurs fulgurantes, comme l'ont montré les travaux de Charcot et de ses élèves, notamment de M. Cotard et de M. Ollivier.

Les mêmes éruptions zostériformes ont été signalées à la suite de lésions nerveuses de toutes sortes, à la suite de plaies des nerfs ou de contusion des nerfs, ainsi qu'il résulte des travaux des chirurgiens américains, Weir-Mittchell, Keen et Morehouse.

On a observé aussi le zona à la suite des accidents nerveux, déterminés par l'*intoxication oxy-carbonique;* il y a, à ce sujet, des observations probantes dues à M. Leudet, de Rouen; et, enfin, le zona a été également observé à la suite des névrites périphériques, produites par l'intoxication arsenicale, ainsi qu'il résulte des travaux de M. Jonathan Hutchinson, de Londres.

Description symptomatique.

Quelles que soient la nature et l'étiologie du zona, l'éruption zostérienne se présente avec des caractères identiques, avec cette différence que les phénomènes généraux, qui marquent le début du zona essentiel, font défaut dans les éruptions zostériformes, secondaires aux affections de la moelle ou aux lésions des nerfs.

Phénomènes généraux.

Ces phénomènes généraux, propres au zona essentiel, sont ordinairement très légers, et c'est pourquoi souvent ils passent inaperçus ; c'est une fièvre très modérée, quelquefois précédée d'un léger frisson, accompagnée d'état saburral des voies digestives et d'un peu d'embarras gastrique, d'un peu de céphalalgie, d'un peu d'agitation et de malaise ; mais, encore une fois, ce sont des symptômes très fugaces et très légers.

Douleurs prodromiques.

L'éruption en elle-même est souvent, mais non toujours, précédée de douleurs lancinantes, névralgiques, qui peuvent persister pendant et après l'éruption.

Éruption.

Cette éruption, et c'est son caractère tout à fait particulier, est localisée à une moitié du corps ; il y a, dans la science, quelques cas de zona double, mais ces faits sont tout à fait exceptionnels. L'éruption est donc localisée à une moitié du corps, très exactement ; elle occupe alors surtout le tronc, sous forme d'une demi-ceinture, ou les membres, où elle affecte la forme de traînées parallèles à l'axe des membres, ou le cou, où elle rayonne selon le trajet cutané des branches du plexus cervical superficiel.

Groupes vésiculeux.

L'éruption de zoster est constituée par des plaques rouges, saillantes, sur lesquelles se développent des vésicules plus ou moins confluentes, plus ou moins petites, quelquefois très volumineuses et constituant de véritables petites bulles. Ces plaques sont isolées les unes des autres. Les groupes vésiculeux sont en nombre variable, disposés linéairement sur le trajet d'une ramification nerveuse cutanée.

Toutes les vésicules sont contemporaines sur chaque groupe ; mais les groupes ont une apparition successive ; ils se développent dans un espace de quatre à huit jours, comme le dit très exactement M. Kaposi ; les premiers groupes qui se montrent sont ceux qui sont situés aux deux extrémités de la zone atteinte ;

pour le zona pectoral, par exemple, les deux premiers groupes herpétiques sont ceux qui sont situés sur la ligne médiane du thorax, en avant, et au niveau des apophyses épineuses, en arrière.

Les vésicules se dessèchent sans se rompre, excepté dans le cas très fréquent où elles sont excoriées; elles donnent lieu à une croûtelle brunâtre, qui tombe au bout de huit à dix jours et laisse, à sa place, une tache pigmentaire et même, dans quelques cas, particulièrement à la face, une cicatrice souvent indélébile. Évolution des vésicules.

La durée totale de la maladie, dans son évolution complète, est de deux à trois septenaires. Durée.

L'éruption du zona, avec les caractères généraux que je viens de vous décrire, peut présenter des complications. Complications.

Ce sont, d'abord, des exulcérations, déterminées par le grattage et par le frottement; ces exulcérations augmentent la douleur, prolongent un peu la durée de la maladie, favorisent l'apparition des cicatrices, sans avoir d'autre gravité. Exulcérations.

Mais il y a des complications plus graves, qui caractérisent alors ces deux formes de zona, décrites par les auteurs sous les noms de zona hémorrhagique et de zona gangréneux.

Le *zona hémorrhagique* est spécial aux vieillards et aux individus débilités; dans tous les zonas, il y a quelques vésicules hémorrhagiques, qui n'ont pas grande importance quand elles sont en petit nombre; mais, dans cette forme, toutes les vésicules sont remplies de sang; elles se rompent, au lieu de se dessécher, comme dans le zona ordinaire, et donnent lieu à des ulcérations plus ou moins profondes, qui suppurent pendant longtemps, quelquefois pendant deux ou trois mois, et qui laissent à leur suite des cicatrices déprimées, indélébiles. Zona hémorrhagique.

Le *zona gangréneux* se développe dans les mêmes conditions étiologiques que le zona hémorrhagique, chez Zona gangréneux.

les vieillards et chez les individus débilités ; il n'est pas rare non plus de l'observer chez les diabétiques. Cette forme est caractérisée surtout par des plaques de sphacèle, qui succèdent aux groupes vésiculeux et occupent leur place. Ces plaques sphacélées présentent une durée très longue, et la maladie est plus ou moins grave, suivant la profondeur des lésions, et aussi suivant l'état antérieur du sujet.

Zona abortif.

A côté de ces formes graves, exceptionnelles, il y a, au contraire, une forme bénigne, en quelque sorte une *forme abortive*, qui a été décrite par certains auteurs sous le nom de zona abortif. Celui-ci est constitué par un très petit nombre de groupes vésiculeux, quelquefois seulement un ou deux groupes, situés à l'extrémité du trajet nerveux ; de plus, les vésicules ne deviennent pas adultes comme dans le zona ordinaire, beaucoup d'entre elles avortent, restent à l'état de papules et desquament simplement, sans donner lieu à des croûtes. Mais rappelez-vous bien que ce zona n'est abortif qu'au point de vue de l'éruption et qu'il peut occasionner le même retentissement douloureux, les mêmes névralgies rebelles que le zona ordinaire avec l'éruption la plus abondante.

Troubles nerveux. Névralgies.

Ces douleurs névralgiques, en effet, sont très fréquentes ; elles ne sont pas constantes, mais elles sont assez fréquentes, dans toutes les variétés de zonas, pour constituer un des caractères les plus essentiels de la maladie. Elles sont, d'ailleurs, très variables d'intensité. Elles persistent, parfois, longtemps après l'éruption, sans que rien puisse faire prévoir cette persistance, d'après le mode de début, le siège, l'aspect ou l'étendue de l'éruption. C'est un point intéressant à retenir ; il faut que vous soyez toujours très réservés sur le pronostic d'un zona. Il y a des zonas qui se présentent sous une apparence très simple et qui laissent, à leur suite, des névralgies rebelles, qu'aucun traitement ne peut même atténuer.

Ces névralgies sont quelquefois accompagnées de troubles de la sensibilité, qui consistent dans un mélange d'anesthésie et d'hyperesthésie, occupant le territoire du nerf que recouvre l'éruption; mais, fait important, ces plaques d'anesthésie et d'hyperesthésie sont sans rapport direct avec les groupes éruptifs, ainsi que l'a bien montré M. Rendu.

Troubles de la sensibilité.

Ces troubles de la sensibilité peuvent persister longtemps après l'éruption, comme la névralgie elle-même; quelquefois, ils sont accompagnés de véritables troubles trophiques. On observe l'atrophie musculaire, localisée à certains muscles, la chute des cheveux, la chute des dents, dans le zona du trijumeau, des parésies et des paralysies partielles, notamment la paralysie des muscles moteurs de l'œil, dans d'autres cas, des troubles vasomoteurs. Mais, en somme, il faut reconnaître que ces accidents, ces complications sont assez rares et que, le plus souvent, le zona est borné à une éruption, accompagnée d'une légère douleur qui disparaît rapidement, d'une névralgie qui est rarement tenace, et que, quelquefois même, les phénomènes douloureux profonds font absolument défaut.

Troubles trophiques.

Messieurs, on a admis des variétés de zona, d'après le siège de l'éruption. Théoriquement, le zona peut se montrer sur le trajet de tous les nerfs cutanés, mais il y a cependant certaines localisations plus communes et plus importantes à connaître que les autres; ce sont celles-là que nous allons passer en revue.

Variétés topographiques.

Le zona siège avec une prédilection marquée sur le thorax, et ensuite, par ordre de fréquence, on l'observe sur l'abdomen, les membres inférieurs, la face, le cou, les membres supérieurs et le périnée.

Nous allons examiner successivement ces principales variétés topographiques.

Le zona pectoral, celui qu'on observe sur le thorax, occupe un des espaces intercostaux, quelquefois deux de

Zona pectoral.

ces espaces. Il siège sur le trajet d'un nerf intercostal, le troisième, le quatrième, le cinquième, le sixième ou le septième nerf intercostal ; il est limité régulièrement à une moitié du corps, de l'épine dorsale à la ligne médiane antérieure.

Il est accompagné souvent d'une névralgie, qui présente quelquefois les trois points douloureux caractéristiques de la névralgie intercostale. Parfois, il y a un point de côté qui précède l'éruption et qui, avant qu'elle apparaisse, peut faire craindre le développement d'une pleurésie.

Zona abdominal.

Le zona abdominal présente deux sous-variétés :

Dans la première, l'éruption siège à la partie inférieure du dos, de la huitième vertèbre dorsale à la première lombaire et, en avant, jusqu'à la ligne blanche. Cette localisation a reçu le nom de *zona lombo-abdominal ;* elle occupe le trajet des huitième, neuvième, dixième, onzième et douzième nerfs thoraciques ;

Zona lombo-abdominal.

Zona lombo-inguinal.

Dans l'autre forme, l'éruption occupe le trajet des nerfs supérieurs lombaires et de leurs anastomoses. Cette variété a reçu le nom de *zona lombo-inguinal;* elle s'étend de la région lombaire à la ligne blanche, mais descend en avant jusqu'au pubis, dans la région inguino-scrotale ou inguino-vulvaire, et, en arrière, jusqu'à la région fessière et même à la partie externe de la cuisse, jusqu'au grand trochanter.

Zona lombo-fémoral.

Le zona lombo-fémoral est celui qui siège sur le trajet des branches cutanées des deuxième, troisième et quatrième nerfs lombaires. Il peut occuper toutes les branches et toutes les ramifications de ces nerfs et présente alors une surface éruptive très étendue ; ou bien, il n'occupe que le trajet de quelques-unes de ces branches et principalement le trajet du nerf fémoro-cutané, du nerf génito-crural, du nerf obturateur, du nerf crural et de ses ramifications.

Ce zona lombo-fémoral total occupe la fesse, les faces

antérieure, externe et interne de la cuisse et le mollet ; il s'étend, à la partie interne, sur le scrotum et sur les grandes lèvres.

Parfois, il n'envahit pas une région aussi étendue ; il est localisé à la fesse et prend le nom de *zona fessier*, ou à la cuisse et constitue alors le *zona fémoral isolé*. Zona fessier. Zona fémoral.

On a donné le nom de zona périnéal à celui qui suit la distribution cutanée des branches du plexus sacré ; c'est le zona sacro-génital et sacro-ischiatique ; quelques auteurs ont même considéré à tort l'herpès génital comme un zona partiel. Je viens d'observer, à la consultation dermatologique de l'hôpital Saint-Antoine, un cas de ce zona périnéal ou *périnéo-génital*, dans lequel l'éruption occupait les ramifications des nerfs honteux interne et fessier inférieur ou petit sciatique gauches ; on trouvait des groupes vésiculeux sur la moitié gauche de la verge, du gland et du scrotum, dans le pli inguino-scrotal du même côté, sur le périnée et sur la fesse. Zona périnéal.

Le zona brachial est celui qui siège sur les branches cutanées des nerfs du plexus brachial ; il occupe la région inférieure et postérieure de l'épaule et le membre supérieur. Il est quelquefois limité au bras ou à l'avant-bras, et même à la main. Zona brachial.

Le zona du cou correspond aux branches du plexus cervical superficiel. Cette localisation présente à considérer deux formes distinctes : Zona du cou.

1° Une première forme, qui est le *zona de la nuque*, ou le zona occipito-cervical, et qui siège au niveau des branches auriculaire, mastoïdienne et cervicale transverse ou cervicale superficielle. L'éruption occupe la partie latérale du cou, l'oreille, la région mastoïdienne. En bas, elle descend sur l'angle de la mâchoire et même dans la région sus-hyoïdienne, suivant le trajet du rameau descendant de la branche cervicale transverse ; Zona occipito-cervical.

2° L'autre variété est le *zona descendant*, qui occupe les branches descendantes du plexus cervical superfi- Zona descendant.

ciel, c'est-à-dire les rameaux sus-sternaux, sus-claviculaires et sus-acromiens. L'éruption siège sur la partie latérale et inférieure du cou, le moignon de l'épaule, la partie médiane et supérieure du thorax.

Zona facial.

Une autre forme très importante de zona est le zona facial ou du trijumeau, qui peut être total, ou occuper seulement une des trois branches du nerf.

Zona total du trijumeau.

Quand il est total, l'éruption siège sur toute la face, mais particulièrement au point d'émergence des nerfs : au niveau de la paupière supérieure, dans l'*échancrure sus-orbitaire*, à la sortie du nerf frontal externe ; au-dessous de la paupière inférieure, au niveau du *trou sous-orbitaire*, point d'émergence du nerf sous-orbitaire ; sur la pommette, près du *trou malaire*, au niveau du rameau temporo-malaire de la branche orbitaire du nerf maxillaire supérieur ; sur la partie latérale du menton, au niveau du *trou mentonnier*, à la terminaison du nerf dentaire inférieur.

En même temps, parfois, vous observez une éruption herpétique dans la gorge, éruption unilatérale, caractérisée par des vésicules ou les fausses membranes qui leur succèdent, sur le *voile du palais*, particulièrement sur le pilier antérieur, au niveau de la terminaison des nerfs palatins, émanés du ganglion du Meckel.

Le zona partiel du trijumeau peut occuper séparément une des trois branches de ce nerf.

Zona ophthalmique.

Quand il siège sur la branche ophthalmique de Willis, il constitue le *zona ophthalmique*. C'est une variété très importante, à cause des complications graves qu'elle peut amener à sa suite.

L'éruption siège, à la fois ou séparément, sur la paupière supérieure, sur la tempe, sur le front et même sur le cuir chevelu, jusqu'à la suture lambdoïde, le long du rameau lacrymal et du rameau frontal. En bas, elle descend jusqu'à la moitié correspondante de la face dorsale du nez, le long du rameau nasal ; la muqueuse nasale peut même être tuméfiée, par suite de l'altération du filet nasal interne. Enfin, les membranes externes de l'œil sont quelquefois atteintes ; la conjonctive est rouge, quelquefois même présente une éruption de conjonctivite phlycténulaire, qui n'est autre chose qu'une éruption herpétique ; dans d'autres cas, l'iris lui-même est enflammé.

Lésions oculaires.

Les lésions oculaires du zona ophthalmique, qui sont des lésions trophiques de l'œil, ont été décrites particulièrement par Hutchinson, par Wyss et par Hybord. Elles résultent de la propagation de la névrite à la longue racine ou racine sensitive du ganglion ophthalmique et aux nerfs ciliaires. Les lésions consistent, comme je viens de vous le dire, dans de la conjonctivite et de l'iritis ; quelquefois, les désordres sont beaucoup plus graves et on observe des ulcérations de la cornée, parfois même une perforation de la cornée, qui peut amener la fonte purulente de l'œil.

Symptômes fonctionnels.

Les troubles fonctionnels du zona ophthalmique sont quelquefois très intenses ; c'est une photophie très prononcée, provoquant des douleurs névralgiques très vives, qui persistent même habituellement après l'éruption, quelquefois pendant un temps très long, et qu'aucun médicament ne peut calmer.

Zona du nerf maxillaire supérieur.

Le zona peut occuper également les branches du nerf maxillaire supérieur. L'éruption siège alors sur la joue, au niveau de la pommette, sur la paupière inférieure, sur l'aile du nez, sur la lèvre supérieure ; il y a quelquefois des groupes vésiculeux sur le voile du palais ; la névrite peut aussi se propager aux nerfs dentaires, amenant des névralgies dentaires tenaces, et quelquefois même la chute des dents.

Zona du nerf maxillaire inférieur.

Quand il occupe les ramifications cutanées du nerf maxillaire inférieur, le zona siège sur le menton, sur la lèvre inférieure, quelquefois sur le lobule de l'oreille et sur la région temporale, suivant les branches du nerf auriculo-temporal. Il peut envahir la peau de la joue et la muqueuse buccale, le long des ramifications du nerf buccal; il peut même atteindre la moitié correspondante de la langue et constitue alors ce qu'on a appelé le *zona lingual*.

Zona du cuir chevelu.

Boerensprung, qui a beaucoup étendu, comme vous le savez, le domaine du zona, a même considéré l'herpès labial symptomatique comme un zona facial incomplet; mais cette opinion me paraît tout à fait inacceptable.

Le zona peut occuper le cuir chevelu, mais cette localisation est rare. Les vésicules sont, dans ce cas, difficiles à voir, excepté chez les individus chauves. Le zona du cuir chevelu n'est, d'ailleurs, jamais isolé. Il résulte de la propagation du zona du front, le long du nerf frontal externe ou sus-orbitaire; ou bien il n'est qu'une dépendance du zona du nerf maxillaire inférieur et occupe les ramifications cutanées crâniennes du nerf auriculo-temporal; ou bien encore, il résulte de l'extension d'un zona de la nuque, d'un zona occipito-cervical, et occupe alors les dernières divisions des branches auriculaire et mastoïdienne du plexus cervical superficiel. Dans d'autres cas, enfin, il peut siéger à la région postérieure de la tête, le long des rameaux du nerf grand occipital.

Diagnostic.

Telles sont, Messieurs, les principales formes de zona, que vous aurez à observer. Habituellement, le zoster est une affection facile à reconnaître. Tout au plus, certaines formes limitées et localisées pourraient-elles être confondues, par un observateur inexpérimenté, avec des plaques d'*eczéma* ou avec un *érysipèle vésiculeux*. Je vous ai déjà indiqué les caractères différentiels de ces deux affections avec les groupes vésiculeux de l'herpès; je n'y reviens pas.

Le zona des membres peut quelquefois être pris pour une éruption d'*érythème polymorphe vésiculeux;* mais l'érythème polymorphe est rarement exclusivement vésiculeux, il est toujours mêlé de bulles, de nouures, de taches rouges érythémateuses, et, enfin, il est toujours symétrique et occupe les deux côtés du corps ; il n'est jamais localisé à un membre.

Le traitement du zona est également, le plus souvent, très simple. Traitement.

Il faut éviter, d'abord, la rupture des vésicules, car c'est surtout cette rupture qui donne lieu aux douleurs superficielles du zona. Pour cela, gardez-vous des topiques irritants, du collodion, des applications dites abortives ; toutes les préparations conseillées pour faire avorter le zona n'ont qu'un effet, c'est de provoquer la rupture des vésicules et de les rendre très douloureuses. Il faut vous contenter d'un traitement plus anodin, saupoudrer les vésicules avec de la poudre d'amidon ou d'oxyde de zinc, appliquer une couche de ouate, serrée par un bandage de corps, s'il s'agit par exemple d'un zona du thorax, et recommander aux malades l'immobilité, pour éviter l'excoriation des vésicules. Traitement de l'éruption.

Si les vésicules sont rompues et douloureuses, vous pouvez appliquer à leur surface une pommade inerte à l'oxyde de zinc, ou une pommade légèrement calmante, dans laquelle vous incorporerez une petite quantité d'extrait d'opium ou de chlorhydrate de morphine. M. Besnier conseille l'application du liniment oléo-calcaire, recouvert d'une couche d'ouate.

Contre les névralgies consécutives, qui font souvent le désespoir des médecins et des malades, on a préconisé tous les calmants et tous les antispasmodiques internes et externes, toutes les pommades calmantes, opiacées, morphinées, cocaïnées, chloroformées. A l'intérieur, on a conseillé les pilules de Méglin, les granules d'aconitine cristallisée à la dose totale de 1/4 à 1/2 milligramme par jour, donnée par fractions de 1/10e de milligramme. On a également employé les cautérisations ignées, comme dans toutes les névralgies. L'électricité, sous forme de courants induits ou de courants Traitement de la névralgie zostérienne.

continus, donne parfois de bons résultats. Les injections de morphine calment momentanément la douleur; mais ce n'est qu'un expédient, qui ne guérit pas la maladie et expose les malades à la morphinomanie.

Vous voyez qu'en somme le traitement de ces névralgies, consécutives au zona, ne diffère pas du traitement de toutes les névralgies, quelle que soit leur origine.

En désespoir de cause, on a conseillé d'envoyer les malades aux eaux de Néris, qui sont des eaux sédatives et calmantes, mais qui ne produisent pas toujours l'effet désiré.

Le zona ophthalmique, à cause des troubles spéciaux qu'il occasionne, exige un traitement particulier, qui est du ressort de l'oculistique et sur lequel vous me permettrez de ne pas insister ici.

Herpès de cause externe.

Étiologie.

IV. — Messieurs, l'herpès peut reconnaître d'autres causes qu'une maladie générale infectieuse ou des altérations nerveuses; il est souvent le résultat d'irritations extérieures, chez des individus prédisposés et chez lesquels une sorte d'idiosyncrasie favorise le développement de l'éruption.

Ces herpès de cause externe sont sans doute aussi, le plus souvent du moins, des herpès de nature parasitaire ou microbienne, car ils sont parfois contagieux.

Influence prédisposante de l'arthritisme.

Mais la contagion, comme l'irritation extérieure, n'ont d'action que sur des peaux ou des muqueuses aptes à contracter l'herpès, et l'on ne peut méconnaître l'influence d'un état constitutionnel prédisposant sur le développement de cet herpès. C'est un herpès récidivant, observé presque exclusivement chez des sujets arthritiques.

Sièges.

L'herpès de cause externe s'observe sur les régions dont l'épiderme est mince et délicat, sur le bord des lèvres, aux parties génitales, chez l'homme et chez la femme, et sur les muqueuses.

Herpès progénital, préputial et vulvaire.

La variété la plus importante est l'herpès génital

ou mieux l'*herpès progénital*, herpès préputial chez l'homme, herpès vulvaire chez la femme.

Chez l'homme, l'éruption occupe le prépuce, le sillon balano-préputial, plus rarement le gland et la peau de la verge.

Chez la femme, il siège sur les deux faces des grandes lèvres, sur la face externe et sur la face interne, sur les petites lèvres, sur la fourchette, au pourtour de l'anus; il s'étend quelquefois jusqu'au pli inguino-vulvaire et, d'autre part, il peut se propager jusque sur la muqueuse vaginale et même sur le col utérin.

L'herpès génital débute par un sentiment de cuisson et de prurit, qui dure pendant deux ou trois jours et qui est bien connu des malades sujets à l'herpès préputial.

L'éruption est constituée par des groupes vésiculeux, reposant sur une base enflammée, et dont les vésicules sont assez volumineuses. Symptômes.

Sur la peau du prépuce, l'herpès présente son évolution habituelle; il en est de même sur les grandes lèvres, c'est-à-dire sur la peau, à proprement parler. Les vésicules sont facilement excoriées par le frottement et donnent naissance à des croûtes, qui présentent tous les caractères des croûtes herpétiques, de celles de l'herpès fébrile, par exemple; ou bien, ces vésicules s'affaissent sans se rompre et se terminent par une légère desquamation.

Au contraire, sur la face interne du prépuce et des grandes lèvres et à l'orifice vulvaire, c'est-à-dire sur les parties humides de la peau, les vésicules sont toujours excoriées et ne se terminent jamais par des croûtes; elles donnent lieu à des exulcérations, qui se recouvrent souvent d'un exsudat blanchâtre, comparable un peu à celui que vous voyez sur la muqueuse buccale à la suite de l'herpès de cette région.

Les ulcérations herpétiques des organes génitaux sont arrondies, quelquefois isolées, quelquefois réunies, Caractères des érosions herpétiques.

formant alors une petite plaque ulcéreuse à bords polycycliques, ainsi que l'a bien établi M. le professeur Fournier. La base de ces ulcérations est parfois tuméfiée, mais jamais indurée. Il y a quelquefois un œdème mou de la région, doublée, comme vous savez, d'un tissu cellulaire lâche ; mais cet œdème est facilement dépressible, il n'est pas dur et persistant comme celui qui accompagne le chancre syphilitique.

Herpès névralgique des organes génitaux.

Les ulcérations donnent lieu à une sensation de cuisson assez pénible ; c'est plus que du prurit, c'est une véritable cuisson. Dans des cas exceptionnels même, cette cuisson devient douloureuse ; les douleurs peuvent être très vives et caractérisent la forme connue sous le nom d'*herpès névralgique*, qui a été décrite particulièrement par M. Mauriac. Ces herpès névralgiques des organes génitaux sont peut-être des zonas partiels et doivent être, à ce titre, distingués de l'herpès banal de cause externe, qu'on observe si fréquemment aux organes génitaux de l'homme ou de la femme.

Engorgements ganglionnaires.

Quelquefois, l'herpès progénital donne lieu à un retentissement ganglionnaire ; vous voyez alors des adénites inguinales plus ou moins douloureuses, mais qui suppurent très rarement, pour ne pas dire jamais.

Durée et cicatrisation des ulcérations herpétiques.

Habituellement, surtout quand elles sont peu nombreuses, ces ulcérations herpétiques se cicatrisent rapidement, en deux ou trois jours au plus. Elles ne laissent aucune cicatrice, aucune trace de leur existence. Cependant, dans l'herpès confluent de la vulve particulièrement, surtout s'il est mal soigné, s'il est entretenu par le défaut de propreté, la durée peut se prolonger pendant plus longtemps, quelquefois pendant dix ou quinze jours.

Cet herpès vulvaire présente aussi une particularité remarquable, relativement à sa cicatrisation ; parfois, il se cicatrise suivant un mode spécial, qui a été décrit autrefois par un médecin de l'hôpital de Lourcine, par

Legendre, et plus récemment par le Dr Bruneau. Au niveau de l'érosion, la peau, en se cicatrisant, subit une sorte d'*hypertrophie*, forme une plaque saillante, semblable à la plaque muqueuse ; mais jamais cette saillie cicatricielle n'est végétante comme la plaque muqueuse ; elle a aussi une durée beaucoup plus courte que les lésions syphilitiques ; jamais cette saillie, même hypertrophique, même végétante, ne dure plus de huit jours. D'ailleurs, les ulcérations, terminées par ce mode spécial de cicatrisation, laissent à leur place une tache rougeâtre, semblable à celle qui succède à toutes les éruptions herpétiques, mais jamais de cicatrices persistantes.

Causes de l'herpès génital.

L'herpès génital de l'homme ou de la femme, en dehors des cas dont je vous ai déjà parlé précédemment, où il est une manifestation fébrile, au même titre que l'herpès labial, cet herpès génital, dis-je, est provoqué par une irritation extérieure.

Herpès récidivant du prépuce.

Chez l'homme, il est provoqué par le coït ; certains individus, à chaque coït, ont une poussée d'herpès. D'autres ont une poussée d'herpès chaque fois qu'ils ont des rapports avec une femme nouvelle. C'est véritablement un herpès récidivant, qui donne aux sujets qui en sont atteints un état mental tout à fait particulier, et les spécialistes sont habitués à voir des malades qui viennent périodiquement les consulter, croyant avoir une affection vénérienne, et qui, chaque fois, ne sont atteints que d'une poussée d'herpès.

Pour MM. Diday et Doyon, cet herpès récidivant serait la conséquence à longue échéance d'un chancre simple. Pour ces auteurs, les individus, atteints d'herpès récidivant, auraient eu toujours un chancre mou. Cette opinion n'est pas exacte ; il est certain que quelques-uns des malades ont été affectés antérieurement d'une autre affection vénérienne, quelquefois d'un chancre simple; mais souvent l'herpès se développe chez des individus prédisposés et qui n'ont eu ni chancre mou, ni blennorrhagie, ni chancre syphilitique. Parfois aussi, l'herpès *accompagne* d'autres manifestations vénériennes, existe en même temps qu'elles, et notamment il n'est pas rare de voir une éruption d'herpès en même temps que la blennorrhagie; il est encore moins rare de voir l'herpès accompagner le chancre syphilitique.

Causes de l'herpès vulvaire.

Telles sont les causes de l'herpès génital chez l'homme.

Chez la femme, ces causes sont analogues. Le plus souvent, l'herpès génital se manifeste à la suite du coït, surtout à la suite d'excès de coït. Quelquefois même, il est contagieux par le coït; certaines femmes contractent de l'herpès après des rapports avec un homme atteint d'herpès. Dans quelques cas, l'herpès résulte de l'irritation de la région par l'accumulation de sébum à la face interne des grandes lèvres, par la présence de flux vaginaux, leucorrhéiques ou blennorrhagiques, ou par la présence de chancres, comme chez l'homme. Enfin, il n'est pas rare de l'observer à la suite des premiers rapports sexuels, chez les jeunes mariées.

Herpès de cause externe des lèvres et d'autres régions.

L'herpès de cause externe peut siéger sur d'autres régions que les organes génitaux. Il n'est pas rare sur les lèvres, sur les bords et la pointe de la langue et sur la muqueuse buccale. Il se développe à la suite du contact de substances irritantes, particulièrement d'aliments fortement épicés. Et même, chez certains individus prédisposés, chez ceux qui sont doués d'une susceptibilité particulière, les contacts les plus inoffensifs d'ordinaire peuvent suffire pour provoquer une éruption d'herpès.

L'herpès récidivant, dont je vous ai parlé, peut aussi siéger ailleurs qu'aux parties génitales.

On l'a observé sur les lèvres, sur la face et, en particulier, sur les joues, sur les fesses. Il affecte, le plus souvent, le caractère névralgique et, chose remarquable, il atteint toujours la même région chez les mêmes sujets, à chacune de ses récidives. Certains individus ont ainsi un herpès récidivant, siégeant toujours à la joue ; d'autres, un herpès récidivant siégeant toujours à la fesse, par exemple, ou sur un autre point du corps.

Herpès récidivant des syphilitiques.

Enfin, cet herpès récidivant n'est pas rare chez les syphilitiques, dans les premières années de la maladie; il a été bien décrit par M. le professeur Fournier. Les ulcérations herpétiques occupent surtout les bords de la langue, où elles sont presque constamment prises pour des plaques muqueuses ; il importe donc de les bien connaître, pour les distinguer des lésions syphilitiques. Leur diagnostic se fait, d'ailleurs, de la même façon que celui de toutes les ulcérations herpétiques ; ces ulcérations n'ont pas la même profondeur, ni surtout la même persistance que les lésions syphilitiques.

Diagnostic de l'herpès génital.

Revenons maintenant à l'herpès génital, pour en établir le diagnostic. Celui-ci est parfois très simple; d'autres fois, au contraire, il est très difficile.

Il doit être fait avec les gerçures traumatiques, avec les ulcérations de la balano-posthite, avec le chancre simple, avec le chancre syphilitique et, enfin, avec les plaques muqueuses.

Diagnostic avec les gerçures.

Les *gerçures traumatiques*, qui se produisent pendant le coït, occupent le filet ou le sillon balano-préputial chez l'homme, l'orifice vulvaire chez la femme. Elles ont une forme allongée et linéaire, et non arrondie, comme les ulcérations herpétiques.

Diagnostic avec la balano-posthite érosive.

Les érosions de la *balano-posthite* sont plus larges, plus superficielles, moins régulières que les exulcérations d'herpès; elles sont toujours accompagnées d'une rougeur générale de la région malade.

Diagnostic avec le chancre simple.

Le *chancre simple* donne lieu à des ulcérations plus profondes et plus larges que celles de l'herpès, ulcérations qui s'élargissent encore rapidement, au bout d'un certain temps. Les bords du chancre sont décollés et le fond de l'ulcération sécrète une suppuration abondante. Au contraire, l'herpès n'est pas constitué par une ulcération aussi bien délimitée; ce sont des ulcérations réunies par groupes, à bord festonné, microcyclique et polycyclique. M. Fournier insiste beaucoup sur ces caractères. L'adénopathie inguinale est insignifiante dans l'herpès; le bubon suppuré est la règle dans le chancre mou. Enfin, dans les cas douteux, vous pourrez avoir recours à l'inoculation, qui est toujours positive dans le chancre mou.

Diagnostic avec le chancre induré.

Le *chancre induré* est d'un diagnostic d'autant plus difficile avec les ulcérations herpétiques que, parfois, il y a coexistence des deux lésions. Voici notamment, Messieurs, un fait qui n'est pas rare : un individu est atteint d'herpès récidivant ; à plusieurs reprises, il a eu de l'herpès du prépuce, et, un jour, au milieu de ces vésicules d'herpès, se dissimule une petite ulcération chancreuse; l'herpès périphérique guérit, l'ulcération chancreuse persiste; c'est, en quelque sorte, un chancre qui s'était caché, dissimulé au milieu de l'éruption d'herpès du prépuce.

Herpès solitaire chancriforme.

Mais le diagnostic est surtout difficile quand il s'agit d'herpès solitaire, qui, pour cette raison, a été désigné par Ricord sous le nom d'*herpès chancriforme*. Celui-ci est constitué par une seule vésicule, une seule ulcération, qui simule parfois beaucoup un chancre syphilitique ; voici, cependant, les caractères qui vous permettront de distinguer les deux sortes d'affection :

L'herpès est plus douloureux, plus superficiel, a une évolution beaucoup plus rapide que le chancre induré. Le chancre, au contraire, repose sur une base dure, a une évolution de longue durée, est presque absolument indolent. Dans le chancre syphilitique, vous observez une adénopathie inguinale multiple, avec des ganglions durs, dont l'un est plus volumineux que les autres.

Quelquefois, cependant, le diagnostic doit rester en suspens et ne peut se faire que par l'observation ultérieure de la maladie, c'est-à-dire par l'apparition des accidents secondaires de la syphilis.

Diagnostic avec les plaques muqueuses.

Les *plaques muqueuses* peuvent être aussi confondues avec l'herpès des organes génitaux, et particulièrement les plaques muqueuses vulvaires. Cependant celles-ci présentent des caractères différents ; ce sont des érosions multiples, plates ou végétantes, mais qui ne sont pas creusées comme les lésions de l'herpès. De plus, elles sont peu suintantes, presque indolentes et non prurigineuses comme les ulcérations herpétiques ; elles répandent aussi une odeur *sui generis*, une odeur tout à fait spéciale, qui fait qu'on les reconnaît toujours quand on les a senties une fois. Enfin, vous trouvez également, avec les plaques muqueuses, cette adénopathie inguinale polyganglionnaire, dure et non douloureuse, qui n'existe pas dans les ulcérations herpétiques. Le plus souvent, ces caractères suffiront pour vous faire diagnostiquer les deux affections.

Traitement de l'herpès génital.

Le traitement de l'herpès génital est très simple. Il consiste dans l'application de poudres inertes, de poudre d'amidon pure ou mêlée avec une poudre astringente, par exemple la poudre d'alun. Vous pouvez faire un mélange à parties égales, ou dans des proportions variables, de poudre d'alun et de poudre d'amidon, pour saupoudrer la région balano-préputiale, atteinte d'herpès, et, le plus souvent, vous obtiendrez une guérison rapide.

Si ce moyen ne suffit pas, vous pouvez badigeonner la région malade avec une solution faible de nitrate d'argent, par exemple au 1/50e, ou au 1/20e. Dans d'autres cas, on a employé les badigeonnages avec l'eau blanche, qui réussit assez bien ; mais ce qui réussit le mieux, encore une fois, c'est l'application d'un mélange de poudre d'amidon et de poudre d'alun.

L'herpès confluent de la vulve doit être traité par l'application de compresses imbibées d'une solution boriquée saturée. Quand les ulcérations sont très étendues, vous pouvez employer la pommade à l'oxyde de zinc, mais les indications de la pommade sont très rares ; le plus souvent, contentez-vous de calmer l'irritation cutanée, au moyen de compresses boriquées, et saupoudrez ensuite les ulcérations avec de la poudre d'amidon, ou avec un mélange de poudre d'amidon et de poudre d'alun ou d'acide borique pulvérisé.

Traitement de l'herpès névralgique.

Quant à cette forme particulière d'herpès, que je vous ai décrite sous le nom d'herpès récidivant névralgique, c'est une forme qui défie presque tous les efforts thérapeutiques. On a employé toute espèce de traitement pour en venir à bout ; on a employé l'application de solutions fortes de nitrate d'argent, la cautérisation des ulcérations herpétiques avec le crayon de nitrate d'argent.

Dans d'autres cas, les douleurs sont si vives qu'il faut prescrire des pommades calmantes, des pommades morphinées ou cocaïnées, selon la formule suivante, par exemple :

℞ Oxyde de zinc	3 grammes.
Chlorhydrate de cocaïne	0,30 centigr.
Ou : Chlorhydrate de morphine	

Mais, malheureusement, tous ces traitements sont souvent peu efficaces.

L'herpès récidivant non névralgique, cet herpès récidivant du prépuce, qui a été décrit par Diday et Doyon, est justiciable, d'après ces auteurs, de la cure minérale par les eaux d'Uriage. Certainement, les eaux sulfureuses donnent de bons résultats dans le traitement de l'herpès préputial récidivant ; mais il faut savoir aussi que cet herpès récidivant est une affection de la jeunesse et qu'on en est surtout atteint de vingt à trente ans, qu'après cet âge il est très rare, de sorte qu'il est naturel que, quand un malade est allé pendant plusieurs saisons de suite à Uriage, il se voie guéri de son herpès.

VINGT-NEUVIÈME ET TRENTIÈME LEÇONS

PEMPHIGUS

SOMMAIRE. — Définition et caractères généraux.

Classification des maladies différentes auxquelles a été attribuée la dénomination générale de pemphigus. — Délimitation du pemphigus, ses formes.

Pemphigus aigu des adultes.

Symptômes généraux; caractères et marche de l'éruption; éruption sur les muqueuses; complications gastro-intestinales et pulmonaires. — Pronostic.

Pemphigus aigu grave, infectieux. — Symptômes.

Étiologie. — Diagnostic du pemphigus aigu.

Traitement de la forme bénigne et de la forme grave.

Pemphigus épidémique des nouveau-nés.

Étiologie : contagion, inoculabilité.

Symptômes : Caractères, marche et siège de l'éruption. — Pronostic.

Diagnostic : avec le pemphigus syphilitique plantaire et palmaire ; avec les éruptions vaccinales ; avec la varicelle bulleuse et l'ecthyma.

Traitement.

Pemphigus chronique bulleux.

Étiologie.

Description symptomatique : Évolution des bulles. — Variétés. — Pemphigus des muqueuses. — Complications viscérales. — Phénomènes généraux. — Durée et pronostic.

Anatomie pathologique des lésions viscérales.

Pemphigus chronique bénin, pemphigus prurigineux ou dermatite herpétiforme.

Causes. — Caractères de l'éruption : *prurit.* — Marche; durée ; pronostic.

Herpès gestationis ou pemphigus prurigineux de la grossesse :

Diagnostic avec l'impétigo herpétiforme.

Diagnostic du pemphigus chronique bulleux avec les éruptions pemphigoïdes : la syphilide bulleuse, la léproïde bulleuse, les éruptions bulleuses trophiques, le pemphigus hystérique, le pemphigus virginum.

Diagnostic avec la gale, le pemphigus simulé, les vésications cutanées, les brûlures ; avec l'ecthyma et le rupia, la syphilide pustuleuse, l'impétigo.

Pemphigus foliacé.

Définition et délimitation de la maladie, distincte du pityriasis rubra. C'est l'herpétide maligne exfoliatrice de Bazin.

Causes : primitif ou secondaire. — Symptômes : caractères des squames ; état de la peau sous-jacente ; lésions des phanères ; odeur fétide des malades ; propagation aux muqueuses ; complications viscérales. — Marche, terminaison, pronostic.

Diagnostic avec l'eczéma, le psoriasis, le pityriasis rubra.

Pemphigus végétant.

Traitement du pemphigus chronique dans toutes ses formes :

Traitement interne. — Formulaire. — Hygiène. — Préparations calmantes. — Traitement des complications viscérales.

Traitement local. — Formulaire :

Traitement local du pemphigus bulleux : Bains prolongés, liniment oléo-calcaire, pommades, lotions antiseptiques, poudres. — Traitement du pemphigus des muqueuses.

Traitement spécial de la dermatite herpétiforme : liniment oléo-calcaire phéniqué ; pommades mentholées. — Lotions phéniquées. — Poudres inertes.

Traitement du pemphigus foliacé.

MESSIEURS,

Après la description de l'herpès, j'arrive maintenant à l'étude d'une affection bulleuse, le pemphigus, et j'y arrive d'une façon d'autant plus naturelle que la lésion bulleuse, au point de vue anatomique, est tout à fait comparable à la vésicule de l'herpès.

Définition.

On doit donner le *nom générique de pemphigus à un groupe d'affections cutanées*, caractérisées par l'éruption de bulles, généralement assez volumineuses, globuleuses et arrondies, distendues par un liquide opalin ou lactescent.

Évolution générale.

Ces bulles sont précédées ordinairement de taches rouges, un peu cuisantes, sur lesquelles on voit apparaître rapidement le soulèvement de l'épiderme, décollé par l'exhalation séreuse.

Ce soulèvement épidermique bulleux est hémisphérique, rénitent, tendu par le liquide qui remplit sa cavité ; il ressemble à la phlyctène de la brûlure.

Tantôt la bulle est entourée d'une légère auréole rouge, congestive ; tantôt elle occupe toute l'étendue de la tache primitive et, à sa période d'état, ne présente aucune rougeur à son pourtour.

Le contenu de la bulle, d'abord clair et limpide, ne tarde pas à devenir jaunâtre. Il peut être exceptionnellement séro-purulent ou hémorrhagique, dans les formes graves et dans certaines conditions de cachexie particulière.

Examiné au microscope, ce liquide bulleux montre des leucocytes, des cellules épithéliales altérées, et souvent des cristaux de phosphate ammoniaco-magnésien, fait signalé par MM. Lailler et Guiraud et fait intéressant, si on le rapproche de la phosphaturie constatée par Chalvet chez certains malades atteints de pemphigus. Au point de vue de sa composition chimique, ce liquide est albumineux, coagulable par la chaleur et par les acides, de réaction neutre ou faiblement alcaline.

Au bout d'un temps variable, généralement très court, de un à trois jours, la bulle de pemphigus se flétrit, devient pendante par la résorption d'une partie du liquide qui la remplit, et elle se rompt; quelquefois, elle se rompt même dès les premières heures de sa formation. Cette rupture est spontanée ou déterminée par les frottements et par le grattage.

Le plus souvent, la surface excoriée, sous-jacente à la bulle, se dessèche rapidement et se recouvre d'une squame blanche, mince, large, foliacée, peu adhérente, formée principalement de débris épidermiques. Dans des cas plus rares, l'excoriation, qui succède à la rupture des bulles, présente un suintement séro-purulent, qui donne naissance à une véritable croûte brunâtre, toujours de faible épaisseur.

Ces squames ou ces croûtes tombent assez rapidement et laissent seulement à leur place une tache rouge, qui s'efface peu à peu, mais jamais de cicatrice.

L'éruption du pemphigus peut se développer sur les muqueuses dermo-papillaires comme sur la peau, c'est-à-dire sur les muqueuses de la bouche, du pharynx, de la conjonctive, du vagin et de l'urèthre. Quand l'éruption est accessible à la vue, qu'elle siège, par exemple, dans la bouche ou dans la gorge, elle se présente sous l'aspect de soulèvements bulleux, semblables aux bulles cutanées, qui sont remplacés par des exsudats blanchâtres, formés de mucus et de débris épithéliaux et recouvrant une exulcération de la muqueuse. Ces exsudats ressemblent beaucoup à ceux des vésicules d'herpès, développées sur les muqueuses.

L'anatomie pathologique de la bulle du pemphigus est, comme je vous l'ai déjà dit, absolument comparable à celle de l'herpès. Le soulèvement de l'épiderme, d'où résulte la phlycténation, s'opère au niveau de la couche granuleuse de l'épiderme, comme l'ont montré les recherches de M. le professeur Renaut et de M. Nodet. C'est dans ce point que se collecte le liquide exsudé des vaisseaux, après avoir traversé tout le corps muqueux. La situation superficielle de la bulle du pemphigus explique pourquoi cette lésion ne laisse pas de cicatrice.

Classification.

Tels sont les caractères généraux du pemphigus, considéré comme lésion cutanée. Cette lésion appartient à plusieurs maladies distinctes :

1° Premièrement, le *pemphigus aigu fébrile des adultes* et le *pemphigus épidémique des nouveau-nés*, qui constituent peut-être deux formes de la même affection ;

2° En second lieu, des pemphigus chroniques, qui comprennent trois formes : le *pemphigus chronique bulleux ordinaire*, dont une variété spéciale a été décrite sous le nom de *pemphigus prurigineux* ou de *dermatite herpétiforme;* le *pemphigus foliacé*, et enfin, une troisième forme, le *pemphigus végétant*.

Délimitation du pemphigus.

Toutes ces affections, de nature dissemblable, classées sous la dénomination générale de pemphigus, constituent chacune une maladie indépendante et *sui generis*. Mais il importe de les distinguer, les unes et les autres, des *lésions pemphigoïdes secondaires*, symptomatiques d'un autre état morbide ou d'une autre maladie préexistante.

C'est ainsi qu'il faut distraire du pemphigus aigu des adultes les bulles pemphigoïdes de l'*érythème polymorphe vésico-bulleux*, de l'*érysipèle bulleux* et de l'*urticaire bulleuse*.

Il faut en distinguer également les *éruptions bulleuses artificielles pathogénétiques*, consécutives à l'absorption de certains médicaments, tels que l'iodure et le bromure de potassium, par exemple.

Il faut en distraire aussi les bulles qu'on observe dans le cours d'autres affections cutanées, telles que la gale, et les éruptions bulleuses exceptionnellement observées dans le cours de certaines maladies infectieuses et de l'infection purulente.

D'autre part, il faut séparer du pemphigus des nouveau-nés la *syphilide bulleuse* ou pemphigus syphilitique.

Il faut également distinguer du pemphigus chronique bulleux les *syphilides bulleuses*, la *léproïde bulleuse*, qui est une manifestation précoce de la lèpre anesthésique, décrite à tort sous le nom de pemphigus lépreux. Il faut en distinguer les *éruptions bulleuses pemphigoïdes d'origine nerveuse*, appelées quelquefois pemphigus trophiques, éruptions qui comprennent : 1° les bulles pemphigoïdes, symptomatiques des névrites et des plaies des nerfs et siégeant sur le trajet des nerfs malades ; 2° les éruptions trophiques bulleuses, observées exceptionnellement dans le cours de certaines affections des centres nerveux ; 3° le pemphigus hystérique, qui était déjà connu de J.-P. Franck et qui survient chez des femmes manifestement atteintes de la névrose hystérique. C'est à ce pemphigus hystérique également qu'il faut rattacher très vraisemblablement l'affection décrite par Hardy sous le nom de *pemphigus virginum*, éruption bulleuse à petits éléments, observée chez les jeunes filles mal réglées et qui est sous la dépendance d'une hystérie fruste.

Toutes les éruptions bulleuses, que je viens de vous indiquer, sont *des éruptions pemphigoïdes*, mais *ce ne sont pas des pemphigus.*

Description des pemphigus.

Après cette élimination nécessaire, j'arrive à la description des différentes espèces de pemphigus.

Il y a, au moins, deux pemphigus bien distincts l'un de l'autre, et qui constituent deux maladies différentes : le pemphigus aigu et le pemphigus chronique. Ces deux maladies n'ont de commun que leur lésion élémentaire bulleuse.

Pemphigus aigu des adultes.

Le pemphigus aigu des adultes, ou *fièvre pemphigoïde*, est rattaché aujourd'hui, par beaucoup d'auteurs, à l'érythème polymorphe vésico-bulleux.

Certainement, Messieurs, on a décrit sous le nom de pemphigus bien des cas qui doivent être rapportés légitimement à l'hydroa ou à l'érythème vésiculo-bulleux. Cependant, je crois qu'il y a aussi des cas rares de pemphigus aigu vrai et qu'il faut conserver ce nom pour désigner une *maladie fébrile*, *exanthématique*, *exclusivement bulleuse*, dans laquelle les bulles ne sont pas mélangées à des taches érythémateuses, à des vésicules ou à des papules, en un mot aux lésions élémentaires multiples de l'érythème polymorphe.

Dans le pemphigus aigu, la peau est saine dans l'intervalle des bulles et présente sa coloration normale; tout au plus est-elle légèrement rouge, quand les bulles sont très rapprochées les unes des autres et presque confluentes.

Symptômes généraux du début.

La maladie débute par des symptômes généraux, qui constituent la période d'invasion et qui consistent en une fièvre modérée, un peu de courbature, un état de malaise général. Ces symptômes durent de vingt-quatre à quarante-huit heures, quelquefois deux ou trois jours, mais jamais plus. Ils se dissipent d'ailleurs quand l'éruption apparaît.

Éruption, ses caractères, sa marche.

Celle-ci est caractérisée, au début, par des taches rouges, légèrement prurigineuses, sur lesquelles apparaissent très rapidement des bulles de dimensions variables, plus grosses qu'un pois, quelquefois du volume d'une noisette, et même plus grosses encore, atteignant le volume d'une noix, ainsi que Cazenave et Schedel en ont rapporté des exemples.

A leur période d'état, ces bulles sont souvent entourées d'une étroite auréole rouge ou rosée, qui même quelquefois fait complètement défaut. Elles sont en nombre variable, disséminées sur toute la surface cutanée ou localisées à certaines régions. Elles occupent de préférence la partie supérieure du corps, ainsi que l'a montré Bazin.

Mais, quel que soit son siège, l'éruption est ordinairement discrète, très rarement confluente; elle est successive, c'est-à-dire qu'elle se fait par plusieurs poussées.

Ces bulles, une fois formées, suivent l'évolution habituelle des bulles du pemphigus, telle que je vous l'ai décrite tout à l'heure; elles s'affaissent et sont remplacées par des squames larges ou des croûtes lamelleuses. Leur durée moyenne est de sept jours.

Éruption sur les muqueuses.

L'éruption peut s'étendre aux muqueuses et occuper la bouche, la gorge, les conjonctives, les muqueuses génito-urinaires.

Complications gastro-intestinales et pulmonaires.

Parfois même, le pemphigus aigu présente des complications gastro-intestinales et des complications pulmonaires, que les anciens auteurs rapportaient hypothétiquement à un pemphigus interne. C'est une idée erronée, car les bulles ne peuvent se développer que sur les muqueuses dermo-papillaires, qui présentent la même structure que la peau. D'ailleurs ces complications internes sont tout à fait exceptionnelles dans la forme bénigne du pemphigus aigu.

Durée ; pronostic.

La durée totale de la maladie varie, suivant qu'il y a une seule ou plusieurs poussées éruptives, entre un et trois ou quatre septenaires au plus.

Le pronostic est tout à fait bénin, excepté dans les cas exceptionnels, où on constate des complications viscérales.

Pemphigus aigu grave, infectieux.

Mais, à côté de cette forme simple et bénigne du pemphigus aigu, il y a une *forme grave*, *maligne*, *véritablement infectieuse*, dans laquelle M. Spillmann a même trouvé des microbes.

Prodromes.

Cette forme est précédée de prodromes graves, de fièvre intense, accompagnée de frissons, de vomissements, de délire. Les malades ont la langue sèche, une soif vive ; ils ont perdu le sommeil. En même temps, ils ressentent une sensation générale de cuisson sur tout le corps.

Éruption.

Ces symptômes généraux de la période d'invasion persistent quand l'éruption apparaît et même pendant toute la durée de l'éruption. Celle-ci est généralisée et parfois très confluente ; elle est constituée par des bulles, en nombre très considérable et qui se succèdent avec rapidité. Ces bulles ont un contenu séro-sanguinolent ou même purulent.

Les malades sont en proie à une fièvre continue, tombent dans une adynamie de plus en plus profonde. On constate parfois des épistaxis, des hémorrhagies intestinales et, fréquemment, des complications pleuro-pulmonaires, qui amènent la mort en huit ou quinze jours.

Telle est la forme grave et tout à fait exceptionnelle du pemphigus aigu. Il y a tous les intermédiaires de gravité entre la forme simple et cette forme maligne.

Étiologie.

Ce pemphigus aigu, dans ses deux formes, forme bénigne ou forme grave, *est une fièvre exanthématique infectieuse*, qui, dans certaines circonstances et dans certains pays, paraît avoir pu régner d'une façon épidémique, ainsi qu'en témoignent les écrits des anciens dermatologistes. C'est donc une maladie infectieuse, mais il faut reconnaître que la nature de cette infection est absolument inconnue.

Diagnostic.

Le diagnostic du pemphigus aigu de l'adulte est généralement facile.

Il diffère de l'herpès fébrile disséminé, ou *fièvre herpétique*, et de *la varicelle* par le volume de ses éléments éruptifs et par sa marche, qui est absolument différente de celle de ces deux maladies. La forme grave en diffère surtout par ses caractères spéciaux de malignité.

Diagnostic avec l'érythème polymorphe bulleux.

Dans l'*érythème polymorphe bulleux*, avec lequel on a voulu confondre le pemphigus aigu, les bulles ne sont pas des lésions isolées ; elles sont mêlées à d'autres éléments éruptifs, notamment à des taches érythémateuses, à des vésicules et quelquefois à des papules.

Avec l'urticaire bulleuse.

Les bulles de l'érythème bulleux et de l'*urticaire bulleuse* sont des éléments surajoutés et ne constituent pas la partie principale de l'éruption, comme dans le pemphigus aigu. Ces deux maladies ont une évolution bien différente de celle du pemphigus.

Traitement.

Le traitement ne nous retiendra pas longtemps.

Forme bénigne.

Dans la *forme bénigne*, il n'y a, à proprement parler, aucun traitement à faire ; c'est une maladie qui guérit toute seule. Tout au plus, devrez-vous prescrire un léger purgatif et saupoudrer les parties malades avec une poudre inerte, comme la poudre d'amidon. Les bains sont quelquefois utiles ; on s'est trouvé bien également de l'application du liniment oléo-calcaire légèrement phéniqué, à 1 pour 100 ou 1 pour 200, recouvert d'enveloppement ouaté.

Forme maligne.

Quant à *la forme maligne*, elle résiste le plus souvent

à tous les traitements, et toute thérapeutique est impuissante à empêcher la terminaison fatale.

Cependant, vous ferez bien de prescrire à vos malades le sulfate de quinine à hautes doses, comme dans toutes les maladies infectieuses. Pour calmer l'irritation cutanée, vous pourrez ordonner des bains d'amidon prolongés, si les malades peuvent les supporter. Dans le cas contraire, il faudra vous contenter de saupoudrer toute la surface du corps avec de la poudre d'amidon, ou d'appliquer du liniment oléo-calcaire phéniqué, recouvert d'ouate, comme dans la forme bénigne.

Le pemphigus aigu peut s'observer non seulement chez les adultes, mais aussi chez les adolescents et chez les enfants. Chez les nouveau-nés, on observe également un pemphigus aigu, mais celui-ci présente des caractères particuliers qui l'ont fait décrire comme une maladie spéciale.

Pemphigus épidémique des nouveau-nés.

Le *pemphigus des nouveau-nés* est, en effet, un pemphigus aigu, spécial aux nouveau-nés. C'est peut-être la même affection que le pemphigus aigu fébrile de l'adulte. Les caractères spéciaux qu'il présente, notamment l'épidémicité, sont peut-être en rapport avec les conditions spéciales de son développement, avec le jeune âge des sujets et leur résistance moindre à la contagion.

Étiologie.

Quoi qu'il en soit, le pemphigus des nouveau-nés est un exanthème fébrile, qu'on observe quelquefois à l'état isolé et sporadique, sur des nouveau-nés et sur de jeunes enfants, mais le plus souvent à l'état épidémique, dans les maternités et dans les asiles d'enfants assistés, où il trouve des conditions favorables à sa propagation.

Contagion.

Il est contagieux d'un enfant à un autre enfant, contagieux de l'enfant à l'adulte. Les enfants peuvent communiquer la maladie à leur mère ou aux personnes chargées de leur donner des soins. Mais la contagion est d'autant plus facile que le sujet est plus jeune ; elle est surtout fréquente chez les jeunes enfants.

Inoculabilité.

Le pemphigus des nouveau-nés est non seulement contagieux, mais inoculable et auto-inoculable, ainsi que l'ont montré les recherches de M. Vidal.

Distinction du pemphigus syphilitique des nouveau-nés.

Ce pemphigus épidémique est tout à fait distinct du *pemphigus syphilitique* des nouveau-nés, avec lequel on l'a si souvent confondu. Le pemphigus syphilitique, qui siège aux régions palmaire et plantaire, est anatomiquement une *affection papulo-bulleuse* et non bulleuse ; on trouve un soulèvement papuleux au-dessous de la bulle ; celle-ci est secondaire, la papule est primitive. La nature syphilitique de cette lésion n'est d'ailleurs plus contestée ; au contraire, le pemphigus infantile épidémique est une affection exclusivement bulleuse, qui n'a rien à voir avec la syphilis.

Symptômes du pemphigus épidémique.

Le pemphigus infantile, bien décrit par MM. Ollivier et Ranvier, par M. Hervieux et par d'autres, apparaît du deuxième au quinzième jour après la naissance, quelquefois beaucoup plus tard chez les enfants exposés à la contagion et placés au milieu du foyer épidémique. Mais jamais il n'apparaît avant le deuxième jour, jamais il n'existe au moment de la naissance, contrairement au pemphigus syphilitique palmaire et plantaire.

Caractères et marche de l'éruption.

L'éruption est précédée d'une période d'invasion, qui dure de douze à vingt-quatre heures et pendant laquelle les enfants sont agités et fébricitants.

Cette éruption est constituée par des taches rouges, parfois prurigineuses, d'un diamètre de 4 à 5 millimètres. Au centre de ces taches, vous voyez se produire une petite élevure miliaire, bientôt vésiculeuse, qui s'accroît et devient une véritable bulle globuleuse, du volume d'une lentille le plus souvent, quelquefois plus volumineuse. Le développement complet de la bulle s'opère en vingt-quatre heures.

Ces bulles évoluent comme celles du pemphigus

aigu des adultes. Leur contenu est d'abord clair, puis opaque. Quelques-unes s'affaissent et se dessèchent sans se rompre ; d'autres sont excoriées ou se rompent spontanément ; le liquide qu'elles renferment s'écoule, et il en résulte une exulcération recouverte d'une croûte. Celle-ci est peu adhérente, tombe rapidement et laisse, à sa place, une tache rouge qui s'efface, et jamais de cicatrice.

Siège. Le pemphigus épidémique des nouveau-nés peut occuper toutes les régions du corps ; mais il siège principalement sur le cou, sur la face, sur le tronc et à la racine des membres. On ne l'observe jamais ou, du moins, on ne l'observe que très exceptionnellement à la paume des mains et à la plante des pieds.

Le nombre des bulles est variable : parfois, il n'y en a que trois ou quatre sur toute la surface du corps ; d'autres fois, au contraire, l'éruption est beaucoup plus abondante.

Elle se fait par *poussées successives ;* chaque bulle dure environ un septenaire et, à cause de ces poussées successives, la maladie a une durée totale de une à quatre semaines environ.

Pronostic. Ce pemphigus des nouveau-nés est toujours d'un pronostic bénin. Les cas de mort, qui ont été signalés, sont toujours imputables à une maladie étrangère, existant avant l'éruption ou survenue dans le cours de celle-ci.

Diagnostic. Le diagnostic doit surtout être fait avec le pemphigus syphilitique, ou mieux avec la *syphilide papulo-bulleuse* palmaire et plantaire.

Diagnostic avec le pemphigus syphilitique : caractères de celui-ci. Celle-ci présente des caractères tout à fait différents. Elle existe toujours au moment de la naissance et se développe pendant la vie intra-utérine. Il n'est même pas rare de voir des fœtus mort-nés, expulsés avec des bulles syphilitiques palmaires et plantaires. Au contraire, le pemphigus épidémique se développe au plus tôt le deuxième jour après la naissance ; il est d'ailleurs précédé et accompagné de fièvre comme une maladie exanthématique.

Les bulles syphilitiques sont aplaties, à contenu purulent d'emblée. Le pemphigus des nouveau-nés est caractérisé par des bulles arrondies, globuleuses, dans lesquelles le liquide est d'abord clair et ne se trouble qu'ultérieurement.

La syphilide bulleuse siège exclusivement à la région palmaire et plantaire; c'est une affection d'une très grande gravité, généralement suivie de mort. Dans le pemphigus, au contraire, les bulles sont disséminées sur toutes les régions, excepté sur les régions palmaire et plantaire, où l'éruption est tout à fait exceptionnelle. De plus, le pemphigus épidémique est une affection contagieuse et d'un pronostic bénin. Vous voyez donc qu'il est facile de distinguer les deux affections.

Diagnostic avec les éruptions vaccinales.

Les *éruptions vaccinales* ont été quelquefois aussi confondues avec le pemphigus des nouveau-nés. Cependant elles présentent des conditions étiologiques différentes. Les bulles sont moins globuleuses que celles du pemphigus. Je dois vous dire que, pour certains auteurs, le pemphigus vaccinal n'est autre chose qu'un pemphigus aigu, développé à l'occasion de la vaccine.

Diagnostic avec la varicelle bulleuse.

Dans la *varicelle bulleuse*, les bulles sont moins volumineuses que dans le pemphigus des nouveau-nés. L'éruption ne présente pas cette localisation spéciale à la face, au cou, à la racine des membres; elle est, au contraire, disséminée plus facilement sur toute la surface du corps.

Diagnostic avec l'ecthyma.

Quant à l'*ecthyma*, il est caractérisé par des ulcérations plus profondes et, d'une façon générale, par les différences qui distinguent les pustules des bulles.

Traitement.

Le traitement du pemphigus épidémique des nouveau-nés est très simple; c'est à peu près le même que celui du pemphigus aigu des adultes. Il faudra vous contenter de saupoudrer le corps des enfants avec des poudres inertes, comme la poudre d'amidon, et de faire prendre quelques bains d'amidon. C'est une maladie qui guérit toute seule et dont il ne faut pas troubler l'évolution par une médication intempestive.

Pemphigus chronique bulleux.

J'arrive maintenant, Messieurs, au pemphigus chronique et, d'abord, à la forme principale de pemphigus chronique, qui a été décrite par les auteurs sous le nom de *pemphigus chronique bulleux vulgaire*, de *pemphigus diutinus*, ou pemphigus successif; cette dénomination qui appartient à Willan, indique bien la chronicité de la maladie.

Contrairement au pemphigus aigu, qui a un début fébrile et une évolution limitée, le pemphigus chronique bulleux est une affection de longue durée, qui s'établit insidieusement.

Étiologie.

Les causes du pemphigus chronique sont très obscures. Pour expliquer son développement, on a invoqué la misère, mais il faut reconnaître que parfois la maladie s'observe chez des individus qui vivent dans d'excellentes conditions hygiéniques. On a invoqué aussi la débilitation de l'organisme; en effet, le pemphigus chronique est plus fréquent chez les vieillards que chez les jeunes gens.

Quant à l'alimentation, qu'on a incriminée également, elle n'a aucune action directe, non plus que toutes les autres causes physiologiques ou cosmiques auxquelles on serait tenté d'attribuer quelque influence. On observe le pemphigus diutinus dans les deux sexes; on l'observe dans tous les climats et dans tous les pays, dans toutes les saisons.

Influence de l'arthritisme.

Comme autre élément étiologique, on peut, dans un certain nombre de cas, incriminer l'*arthritisme*. En effet, on trouve souvent, chez les malades ou chez leurs ascendants, des antécédents de goutte, de rhumatisme, d'eczéma, de lithiase biliaire et urinaire, de migraine et de névralgies. Mais parfois on ne trouve véritablement aucune cause à la maladie.

Le pemphigus chronique bulleux débute par des taches rouges, plus ou moins prurigineuses ou complètement indolentes, qui surviennent sans aucun prodrome. Au centre de chaque tache, vous voyez se produire un soulèvement phlycténoïde. La bulle ainsi formée prend un accroissement rapide ; tantôt elle est entourée d'une auréole rouge, tantôt cette auréole fait complètement défaut.

Description symptomatique.

Bulles, leur évolution.

Le volume des bulles est très variable ; généralement, celles-ci sont très volumineuses, de la grosseur d'une noisette au moins, quelquefois d'une noix et même davantage. Dans d'autres cas les bulles sont plus petites, du volume d'un pois, et constituent alors une variété spéciale qui a été décrite par les anciens auteurs sous le nom de *pemphigus à petites bulles*.

Ces bulles ont une forme arrondie, globuleuse, hémisphérique ; elles sont remplies d'un liquide clair ou opalescent, qui, les jours suivants, devient ordinairement séro-purulent.

Elles suivent la même évolution que les vésicules de l'herpès. Quelques bulles s'affaissent sans se rompre ; la plupart se rompent, soit spontanément, soit quand elles sont déchirées par le grattage ou par des irritations extérieures. Elles donnent lieu alors à une exulcération douloureuse, qui se recouvre de croûtes brunâtres ; celles-ci, après leur chute, laissent des taches rouges, à la surface desquelles l'épiderme s'exfolie pendant quelque temps.

Cette tache rouge secondaire, terminale, persiste pendant un temps plus ou moins long et ne s'efface le plus souvent que très lentement.

Variétés.

Le nombre des bulles du pemphigus chronique est variable. Quelquefois l'éruption est tout à fait discrète et localisée à une région du corps, particulièrement aux membres inférieurs. Dans des cas exceptionnels, il n'y a même qu'une seule bulle, très volumineuse, qui présente une évolution rapide, le plus souvent se développe pendant la nuit, se rompt et est remplacée par une nouvelle bulle qui se produit à côté de la première. On voit ainsi se produire plusieurs bulles l'une après l'autre. Cette variété de pemphigus, que je n'ai jamais eu l'occasion d'observer, a été décrite sous le nom de *pemphigus solitarius ;* c'est une sorte de pemphigus à bulle géante et unique.

Le plus souvent, l'éruption occupe simultanément ou successivement plusieurs régions du corps. Quelquefois même, elle est presque généralisée ; c'est cette forme longue et grave qui constitue particulièrement le *pemphigus diutinus*. Les bulles se développent par poussées subintrantes ; elles sont parfois confluentes et, en raison des poussées successives, on trouve, sur le même sujet, des bulles récentes, des excoriations, des croûtes et des taches, en un mot les lésions bulleuses à leurs différents degrés d'évolution. Dans certaines conditions de cachexie particulière, le contenu d'un certain nombre de bulles peut devenir *hémorrhagique ;* ou bien celles-ci donnent lieu à des ulcérations plus persistantes que d'habitude, qui même, exceptionnellement, peuvent devenir gangréneuses.

Pemphigus des muqueuses.

L'éruption de pemphigus chronique bulleux, dans la forme grave et généralisée que je viens de vous décrire, peut se propager aux muqueuses ; elle est fréquente sur la muqueuse des lèvres, sur celle de la bouche, du pharynx. Elle n'est pas rare non plus sur la conjonctive. Plus rarement, on voit des bulles se produire sur la muqueuse génito-urinaire, sur celle du vagin et de l'urèthre.

Les symptômes varient avec la muqueuse affectée : ce sont des symptômes de stomatite, d'angine, de conjonctivite. Le pemphigus de la conjonctive donne lieu à des lésions quelquefois très graves; il détermine l'adhérence de la conjonctive et du globe oculaire, le rétrécissement de l'ouverture palpébrale et, dans quelques cas même, l'atrophie de l'œil.

Le pemphigus de l'urèthre est une cause d'obstacle à la miction. MM. Vidal et Colson ont rapporté le cas d'un malade qui, à chaque poussée de pemphigus, était atteint de rétention d'urine; obligé de se sonder, le malade ramenait avec la sonde des lambeaux de muqueuse.

On a vu aussi le pemphigus du pharynx se propager à l'œsophage, qui est, comme vous le savez, une muqueuse dermo-papillaire, et gêner la déglutition, nécessiter alors le cathétérisme de l'œsophage. Vous trouverez une observation de ce genre rapportée dans le *Traité des angines* de Lasègne.

En un mot, l'éruption bulleuse peut siéger sur *toutes les muqueuses dermo-papillaires*, comme sur la peau.

Complications viscérales.

De plus, dans le pemphigus chronique grave ou pemphigus diutinus de Willan, on observe des complications viscérales, qui occupent l'appareil respiratoire ou le tube gastro-intestinal. Ces complications sont tantôt des bronchites, des congestions pulmonaires et des broncho-pneumonies; ces lésions apparaissent avec chaque poussée bulleuse cutanée. Dans d'autres cas, les malades sont atteints de vomissements abondants, de diarrhée, accompagnée de selles sanguinolentes.

Phénomènes généraux.

Vous comprenez qu'une affection, aussi grave par elle-même et par ses complications, ne dure pas longtemps sans être accompagnée de phénomènes généraux; ceux-ci sont habituellement très graves et se présentent à une époque plus ou moins avancée de la maladie. Ils consistent dans une perte complète de l'appétit, accompagnée d'amaigrissement; les malades s'affaiblissent graduellement; ils présentent de la diarrhée, des vomissements perpétuels; ils tombent bientôt dans un état cachectique, accompagné de fièvre hectique, enfin dans un marasme complet.

Parfois, vous observez même des complications étrangères à l'éruption, du genre de celles qui peuvent survenir dans le cours de toutes les maladies cachectisantes. C'est ainsi que vous voyez un certain nombre de malades, atteints de pemphigus chronique, être affectés de phthisie pulmonaire et, dans d'autres cas, d'albuminurie.

Durée et pronostic.

La durée de la maladie est indéterminée; parfois elle est extrêmement longue, et, dans tous les cas, le pronostic est très grave. La mort est la terminaison habituelle du pemphigus chronique. Cette mort survient, soit par le fait d'une des complications, que je vous ai signalées, soit par les progrès de la cachexie.

Anatomie pathologique des lésions viscérales.

Les lésions anatomiques viscérales, qu'on a trouvées à l'autopsie des malades morts de pemphigus chronique bulleux, sont des lésions communes à toutes les maladies cachectiques. On a noté particulièrement la dégénérescence graisseuse du foie, signalée par Cazenave; d'autres auteurs ont observé la dégénérescence amyloïde du foie, de la rate et des reins. Deux fois, on a trouvé des ulcérations stomacales et intestinales, chez des malades morts de pemphigus chronique. Ces deux observations appartiennent, l'une à MM. Hillairet et Robertet, l'autre à MM. Hardy, Labéda et Guiraud. Je vous ai déjà dit que ces ulcérations stomacales et intestinales, que ce pemphigus interne, comme on l'a appelé, que ces complications viscérales du pemphigus ont été faussement attribuées par certains auteurs à une éruption pemphigoïde sur les muqueuses digestives. C'est une opinion erronée, sur la réfutation de laquelle il est inutile de revenir.

Le pemphigus chronique bulleux est donc une affection très grave, presque fatalement mortelle. Cependant, s'il faut en croire les auteurs, la mort n'est pas constante ; on a même cité quelques cas de guérison, mais ceux-ci ne s'observent que dans les formes discrètes et localisées.

Messieurs, à côté de cette forme grave du pemphigus chronique bulleux, il y a une forme relativement bénigne, malgré son incurabilité, en ce sens qu'elle n'altère pas la santé générale et qu'elle ne met pas les jours du malade en danger. L'éruption guérit, mais se reproduit toujours, et récidive ainsi indéfiniment, à des intervalles plus ou moins éloignés ; entre chaque poussée éruptive, le malade reste indemne et semble guéri. Un autre caractère important de cette forme est l'*intensité du prurit*, qui est même accompagné de douleurs plus ou moins vives.

Pemphigus chronique bénin ; pemphigus prurigineux ou dermatite herpétiforme.

Cette forme spéciale correspond au pemphigus chronique bénin de certains auteurs anciens et notamment de Gibert, et au pemphigus prurigineux de Cazenave et de Hardy. Elle a été plus récemment étudiée et plus complètement par M. Dühring, qui lui a donné le nom de *dermatite herpétiforme*.

Je ne demande pas mieux que d'accepter cette nouvelle dénomination, mais il faut que vous sachiez bien que c'est seulement un mot nouveau et non une maladie nouvelle. M. Dühring a, néanmoins, le mérite d'avoir mieux déterminé que ses devanciers les caractères du pemphigus prurigineux.

Causes.

Les causes de ce pemphigus prurigineux sont aussi obscures que celles du pemphigus diutinus grave. On sait seulement que l'affection se développe surtout chez les individus nerveux et à la suite d'émotions violentes. Cette influence du tempérament nerveux est peut-être la cause de l'intensité du prurit.

Symptômes. Caractères de l'éruption.

L'éruption du pemphigus prurigineux ou de la dermatite herpétiforme est précédée de prurit ; elle débute par les bras et les jambes et envahit peu à peu le reste du corps, où elle est plus ou moins confluente, plus ou moins disséminée.

Cette éruption est constituée par des bulles plus ou moins nombreuses, d'un volume variable, quelquefois très petites, véritablement herpétiformes, d'où le nom de pemphigus à petites bulles, donné à cette maladie par les anciens auteurs.

Ces bulles reposent sur des plaques érythémateuses ou apparaissent d'emblée sur la peau saine. Elles sont mêlées, et c'est là un des caractères importants de l'affection, elles sont mêlées de taches érythémateuses, sur lesquelles le soulèvement épidermique ne se fait pas ; elles sont mêlées également de saillies papuleuses, qui sont en quelque sorte des bulles avortées. Quelques bulles deviennent pustuleuses, d'autres sont hémorrhagiques.

Les bulles se rompent et donnent lieu à des excoriations qui se recouvrent de croûtes, ou, au contraire. s'affaissent directement sans se rompre et donnent lieu seulement à des squames. Quelques-unes des excoriations se recouvrent parfois d'excroissances papillomateuses, particulièrement aux pieds. C'est une complication très rare, et il n'y a aucune raison de décrire cette forme papillomateuse comme une variété spéciale.

Jamais les bulles ne laissent de cicatrices ; mais, quand elles ont disparu, on trouve à leur place une pigmentation considérable de la peau, qui était déjà bien connue des anciens auteurs et qui a été signalée par Cazenave et par Hardy.

Le pemphigus prurigineux envahit les muqueuses, comme le pemphigus chronique vulgaire, de la même façon et avec les mêmes localisations, sur lesquelles je ne reviendrai pas.

Prurit. Le caractère important de cette affection est que l'éruption donne lieu à un prurit intense, et non seulement à des démangeaisons, mais à des fourmillements, à des sensations de cuisson, de brûlure et, parfois, à une tension véritablement douloureuse de la peau.

La maladie évolue par poussées successives, plus ou moins rapprochées, plus ou moins longues. Dans l'intervalle des poussées, le prurit peut persister ; vous voyez également persister la pigmentation des poussées anciennes. Marche. Durée.

La maladie peut avoir une durée très longue, plusieurs années, quelquefois même un grand nombre d'années. Pendant toute cette durée, et c'est là le caractère différentiel du pemphigus prurigineux et du pemphigus diutinus, pendant toute la durée de la maladie, les malades conservent un bon état général ; c'est pourquoi on a considéré à juste titre la dermatite herpétiforme comme une forme bénigne de pemphigus chronique.

On observe cependant, dans des cas exceptionnels, des complications digestives et des complications broncho-pulmonaires, semblables à celles du pemphigus bulleux ordinaire ; mais, encore une fois, ce sont là des complications très rares.

Le pronostic de la dermatite herpétiforme ou du pemphigus prurigineux n'est pas un pronostic grave. Cependant la guérison n'est pas le fait habituel. C'est une maladie bénigne, en ce sens qu'elle n'entraîne pas la mort, mais qui le plus souvent est incurable. Néanmoins la guérison est possible, elle a été observée dans un certain nombre de cas tout à fait exceptionnels ; mais, ordinairement, la maladie persiste indéfiniment. La mort peut être, quoique assez rarement, produite par des complications. Il est également exceptionnel de voir la mort survenir par cachexie ; cette terminaison ne s'observe que chez les vieillards, et plus rarement que dans le pemphigus bulleux ordinaire. Enfin, on a pu voir, dans un certain nombre de cas, le pemphigus prurigineux se transformer en pemphigus foliacé et faire place alors à une maladie très grave. Pronostic.

Herpès gestationis ou pemphigus prurigineux de la grossesse.

Il y a une forme particulière de pemphigus prurigineux à petites bulles, spéciale aux femmes enceintes, qui a été décrite quelquefois sous le nom d'*herpès gestationis*.

Cette dermatite herpétiforme apparaît plus ou moins tôt après le début de la grossesse. Elle débute par les extrémités, les aines, le pourtour du nombril ; elle dure jusqu'à ce que la grossesse soit terminée, et disparaît quelque temps après la délivrance.

Diagnostic avec l'impétigo herpétiforme.

Cette guérison constante la distingue de l'*impétigo herpétiforme*, que je vous ai déjà décrit, affection également spéciale à la grossesse, mais qui en diffère en ce qu'elle est d'une gravité mortelle. Je vous ai dit que cet impétigo herpétiforme était une sorte de maladie infectieuse, très vraisemblablement de nature pyémique.

Le pemphigus prurigineux de la grossesse peut récidiver à chaque grossesse nouvelle. L'éruption, à chaque récidive, devient de plus en plus étendue et présente une durée de plus en plus longue.

Cette affection présente les mêmes caractères éruptifs que la dermatite herpétiforme ordinaire, la même intensité du prurit, la même conservation d'un bon état général. Il est inutile de revenir sur tous ces symptômes.

Diagnostic du pemphigus chronique bulleux, dans ses deux formes, avec les éruptions pemphigoïdes.

Le diagnostic du pemphigus chronique bulleux, *dans les deux formes* que nous venons d'étudier, le *pemphigus diutinus* et le *pemphigus prurigineux*, doit être fait d'abord avec les éruptions pemphigoïdes, qui comprennent, comme je vous l'ai déjà dit, la syphilide bulleuse, la léproïde bulleuse, les éruptions bulleuses trophiques et les éruptions bulleuses de cause externe.

Diagnostic avec la syphilide bulleuse.

La *syphilide bulleuse*, décrite à tort, par certains auteurs, sous le nom de pemphigus syphilitique des adultes, est une éruption très rare ; elle est caractérisée par des bulles petites, à contenu purulent d'emblée, entourées d'une auréole cuivrée, qui donnent lieu à des ulcérations et à des cicatrices d'aspect spécial. Elle siège particulièrement aux mains et aux pieds. Elle est accompagnée d'autres manifestations spécifiques, qui l'empêchent d'être confondue avec le pemphigus.

Diagnostic avec la léproïde bulleuse.

La *léproïde bulleuse*, ou pemphigus lépreux, est constituée par des bulles très rares, qui siègent aux extrémités et autour des articulations. Ces bulles, en se rompant, donnent lieu à un ulcère atonique, qui finit par se cicatriser ; mais la cicatrice est blanche, absolument insensible, comme, d'ailleurs, toutes les manifestations de la lèpre.

Diagnostic avec les éruptions bulleuses trophiques.

Les *éruptions bulleuses trophiques*, qu'on observe dans les lésions de la moelle épinière, à la suite des plaies des nerfs, dans certains cas de névrites périphériques, seront assez facilement reconnues par les signes concomitants de la maladie qui leur a donné naissance, ces éruptions étant toujours des phénomènes secondaires. Ces bulles trophiques siègent particulièrement aux extrémités ou le long des trajets nerveux. Elles n'ont d'ailleurs aucune gravité par elles-mêmes, contrairement au pemphigus chronique vrai, dont vous connaissez le pronostic très grave.

J'ai observé avec le Dr Barbe, à la consultation dermatologique de l'hôpital Saint-Antoine, un cas de *trophonévrose cutanée bulleuse, d'origine hystérique,* localisée au moignon de l'épaule, ayant récidivé plusieurs fois sur la même région, à plusieurs années de distance ; à chaque crise nouvelle, quelques-unes des bulles se sont terminées par une plaque de *sphacèle*, assez longue à guérir. Le moulage de cette affection rare est déposé au musée de l'hôpital Saint-Louis. — La localisation de l'éruption, dans des cas de ce genre, et les antécédents du sujet ne peuvent vous laisser aucun doute sur la nature de la maladie.

Diagnostic avec le pemphigus hystérique et le pemphigus virginum.

Il convient de rapprocher des éruptions bulleuses trophiques les deux affections décrites sous le nom de pemphigus hystérique et de pemphigus virginum. Ce sont aussi des éruptions d'origine nerveuse, qui se développent dans des conditions étiologiques spéciales, dont la connaissance vous permettra de faire facilement le diagnostic.

Le *pemphigus hystérique*, qui est d'ailleurs assez rare, coïncide ou alterne avec des attaques convulsives d'hystérie, guérit assez facilement, ne dure que quelques jours, pour se reproduire avec le même caractère au moment de nouvelles attaques.

Quant au *pemphigus virginum*, qui a été décrit par Hardy, il apparaît chez les jeunes filles nerveuses, atteintes de chlorose et d'aménorrhée. C'est une éruption tout à fait bénigne, qui guérit avec le retour des règles.

Les *éruptions bulleuses de cause externe*, qu'elles soient déterminées par des parasites ou par des agents physiques ou chimiques, ne peuvent être confondues avec le pemphigus.

Diagnostic avec la gale.

La *gale* donne lieu à des bulles, qui ont été décrites quelquefois sous le nom de bulles pemphigoïdes et que Bazin rangeait dans les pemphigus de cause externe. Mais ces bulles n'existent jamais seules; elles sont mêlées à d'autres lésions, dont le polymorphisme vous permettra de faire facilement le diagnostic.

Diagnostic avec le pemphigus simulé.

Vous devez également faire le diagnostic du pemphigus avec ce que certains auteurs ont décrit sous le nom de *pemphigus simulé*. Je vous ai déjà dit qu'au moyen de poudre de cantharides certains individus avaient réussi à simuler une éruption de pemphigus. Dans ces cas-là, vous pourrez dévoiler la supercherie, en examinant les bulles à la loupe; par ce moyen, il vous sera facile de reconnaître la présence de petites parcelles noires de poudre de cantharides.

Diagnostic avec les bulles dues à la vésication et à la brûlure.

Le diagnostic est également facile avec les éruptions

de cause externe, qui sont dues à l'application de substances vésicantes sur la peau; l'ammoniaque liquide, la pommade au garou peuvent donner lieu à des bulles, qu'il est impossible de confondre avec le pemphigus.

Il en est de même des phlyctènes de *la brûlure*, qui ne peuvent vous induire en erreur, à cause de leur marche tout à fait différente.

Le diagnostic du pemphigus chronique bulleux doit également être fait avec l'ecthyma et le rupia, la syphilide pustulo-crustacée et l'impétigo.

Diagnostic avec l'ecthyma et le rupia.

L'*ecthyma et le rupia* diffèrent du pemphigus par leur lésion élémentaire, qui est une pustule ou une bulle purulente. Ils en diffèrent par leurs croûtes épaisses, par les ulcérations profondes que ces croûtes recouvrent.

Diagnostic avec la syphilide pustuleuse.

Dans la *syphilide pustulo-crustacée*, les croûtes sont moins larges, beaucoup plus épaisses, beaucoup plus adhérentes que celles du pemphigus; ces croûtes recouvrent des ulcérations profondes, qui donnent lieu à des cicatrices d'aspect spécial, que je vous ai déjà décrites plusieurs fois, tandis que le pemphigus ne laisse jamais de cicatrices.

Diagnostic avec l'impétigo.

Enfin, les pustules et les croûtes de l'*impétigo* ne peuvent pas être confondues avec le pemphigus chronique; la marche et les caractères des deux affections sont trop différents.

Pemphigus foliacé.

Définition et délimitation de la maladie.

A côté du pemphigus chronique bulleux, il y a une autre espèce de pemphigus chronique, dans lequel l'éruption, confluente et généralisée, est constituée par des bulles, qui se rompent et s'affaissent aussitôt qu'elles sont formées, de sorte que la période bulleuse de l'éruption passe souvent inaperçue et que la peau se recouvre très rapidement de squames abondantes, minces et larges, qui tombent et se renouvellent incessamment.

Cette espèce de pemphigus est connue, depuis Cazenave, sous le nom de *pemphigus foliacé*. Bazin lui a donné le nom d'*herpétide maligne exfoliatrice.*

Le pemphigus foliacé a été confondu à tort par quelques dermatologistes avec le pityriasis rubra et la dermatite exfoliatrice ; ces deux affections sont primitivement et exclusivement squameuses, tandis que, dans le pemphigus foliacé, on trouve toujours, sinon des bulles récentes déjà rompues et affaissées, au moins des lamelles épidermiques molles et humides, qui résultent manifestement d'un soulèvement épidermique produit par une exsudation séreuse.

Causes.

Le pemphigus foliacé est très rarement une affection primitive, qui se développe sous l'influence de causes inconnues.

Le plus souvent, il est consécutif à un pemphigus chronique bulleux ; il peut succéder aussi à un eczéma chronique.

Quelques dermatologistes ont voulu séparer le pemphigus foliacé primitif du pemphigus foliacé secondaire, réserver seulement au premier le nom de pemphigus foliacé et désigner l'autre sous le nom d'herpétide exfoliatrice. A part leur différence d'origine, j'avoue que je ne vois aucune raison de séparer ces deux formes, car l'éruption est absolument semblable dans les deux cas.

Le début seul diffère.

Symptômes du début.

Dans le *pemphigus foliacé primitif*, on voit apparaître, sur plusieurs points du corps, des bulles aplaties, flasques, qui se rompent avant d'arriver à l'état de bulles parfaites. Peu à peu les bulles avortent de plus en plus et sont immédiatement remplacées par des squames. L'éruption se généralise en quelques jours à toute la surface cutanée.

Quand la forme foliacée succède au pemphigus bulleux, les bulles deviennent confluentes, se rompent à peine formées, et vous voyez alors une succession incessante de squames, qui résultent de soulèvements bulleux avortés, et qui recouvrent toute la surface du corps, comme dans le cas précédent. De temps en temps, il est possible de trouver, sur différents points, des bulles isolées plus appréciables.

La transformation de l'eczéma en pemphigus foliacé s'opère d'une façon analogue.

Période d'état.

Quel qu'ait été le mode de début du pemphigus foliacé, qu'il soit primitif ou secondaire, la maladie, à sa période d'état, est constituée par des squames qui recouvrent tout le corps, y compris la paume des mains et la plante des pieds, et le cuir chevelu.

Caractères des squames.

Ces squames sont minces, superposées, à moitié détachées, enroulées sur leurs bords; elles tombent et se reproduisent sans cesse; elles sont quelquefois tellement abondantes qu'elles remplissent le lit des malades.

Elles sont sèches, le plus souvent, quand elles se sont renouvelées plusieurs fois et quand la maladie présente une certaine durée; de place en place, cependant, il est possible d'en trouver qui sont encore molles et humides, et qui représentent des lambeaux épidermiques décollés récemment par la sérosité.

Etat de la peau au-dessous des squames.

Au-dessous des squames, la peau est rouge, exulcérée, présente une surface humide, semblable à celle d'une brûlure superficielle, selon la juste comparaison d'Hebra.

Par les frottements et par les irritations cutanées, principalement aux coudes, aux fesses, au niveau des trochanters, là où la peau est exposée à subir des frottements continus, ces exulcérations, sous-jacentes aux squames, peuvent devenir de véritables ulcérations. Celles-ci, secondairement, se recouvrent de croûtes jaunâtres, résultant de la concrétion de la sérosité purulente exsudée à leur surface.

Marche. Lésions des phanères.

La maladie suit une marche chronique et progresse lentement; elle a toujours une longue durée. Au bout d'un certain temps, les poils, les cheveux, les cils et les sourcils tombent, par suite de l'altération secondaire des follicules pileux. Les ongles sont déchaussés et tombent également.

Odeur fétide des malades.

Il y a un autre caractère particulier de cette maladie, c'est que les sujets, qui en sont atteints, répandent une odeur fétide tout à fait spéciale, nauséabonde, qu'il est absolument impossible d'oublier quand on l'a sentie une fois.

Propagation aux muqueuses, complications viscérales.

L'éruption du pemphigus foliacé peut se propager aux muqueuses, comme celle du pemphigus chronique ordinaire. La maladie présente aussi quelquefois, et même souvent, des complications semblables à celle du pemphigus chronique bulleux. Ces complications sont particulièrement des accidents gastro-intestinaux ou des complications broncho-pulmonaires. Les malades sont atteints de vomissements, de diarrhée, quelquefois même de diarrhée colliquative.

Terminaison. Pronostic.

Quand la maladie a duré un certain temps, les sujets s'affaiblissent graduellement, présentent de l'œdème des membres inférieurs et de l'anasarque. Ils tombent dans un état cachectique profond et, enfin, ils meurent, soit dans le marasme, soit par le fait d'une des complications dont je viens de vous signaler l'existence.

Cependant, il y a des cas de guérison; la guérison serait possible d'après M. Hardy, mais tout à fait exceptionnelle. En somme, il est peu de dermatologistes qui aient observé la guérison du pemphigus foliacé.

Diagnostic avec l'eczéma.

Le diagnostic de cette maladie est habituellement facile.

Il est facile de distinguer le pemphigus foliacé de l'*eczéma chronique*, qui n'est jamais généralisé; même quand l'éruption est très étendue et confluente, l'eczéma a des squames moins larges qui sont toujours accompagnées de croûtes; il y a un épaississement de la peau, qui n'existe pas dans le pemphigus, et enfin l'eczéma est accompagné de démangeaisons, qui n'existent jamais non plus, à un degré égal, dans aucune éruption de pemphigus.

Le *psoriasis* est caractérisé par des squames sèches et micacées, tout à fait différentes des écailles épidermiques molles et minces du pemphigus. De plus, l'éruption du psoriasis n'est jamais généralisée.

Diagnostic avec le psoriasis.

Quant au *pityriasis rubra* et *à la dermatite exfoliatrice*, à ces deux affections exclusivement squameuses, qu'on a voulu confondre avec le pemphigus foliacé, elles s'en distinguent en ce que leurs squames sont exclusivement sèches; on n'observe aucune sécrétion, aucun soulèvement bulleux, même avorté, à aucune des périodes de la maladie.

Diagnostic avec le pityriasis rubra.

J'ai encore un mot à vous dire d'une autre forme très rare de pemphigus chronique, qui a été décrite par M. Neumann sous le nom de *pemphigus végétant*.

Pemphigus végétant.

Dans cette forme, après la rupture des bulles, on voit apparaître, sur les surfaces dénudées, des végétations fongueuses, plus ou moins saillantes, qui sécrètent un liquide nauséabond et se recouvrent de croûtes minces.

Les lésions sont surtout marquées dans les grands plis articulaires, particulièrement dans les régions inguino-scrotale et inguino-vulvaire.

Le pemphigus végétant est une maladie de la plus haute gravité; il conduit à la mort par cachexie, comme le pemphigus chronique vulgaire et le pemphigus foliacé.

Voyons maintenant quel traitement convient au pemphigus chronique, dans toutes les formes que je viens de vous exposer.

Traitement du pemphigus chronique dans toutes ses formes.

Un mot d'abord du traitement interne.

Tous les médicaments internes ont été employés avec un égal insuccès. La cause de la maladie étant inconnue, il est difficile de trouver un médicament interne approprié.

Traitement interne. Formulaire.

On a donné, tour à tour, des *alcalins*, des *sulfureux*,

sans aucun résultat. Les alcalins échouent, même chez les arthritiques avérés.

On a donné l'*arsenic*, comme dans toutes les maladies de la peau, surtout l'arséniate de soude à haute dose, de 4 à 10 milligrammes par jour, pendant longtemps ; cette médication a paru produire un peu d'amélioration, surtout dans la dermatite herpétiforme, mais jamais de guérison véritable. Cependant, c'est encore l'arsenic qui est le meilleur des médicaments internes employés dans le pemphigus, d'une façon générale.

Le *sulfate de strychnine*, conseillé par M. Lailler, donne également parfois de bons résultats. Il a une action favorable sur le système nerveux ; il relève l'état général des malades, rend leur digestion plus facile. Mais à cela se borne toute son action, il n'a véritablement aucune influence spécifique sur la guérison du pemphigus.

Vous pouvez administrer le sulfate de strychnine, soit sous la forme de *sirop de sulfate de strychnine du codex*, à la dose de une à trois cuillerées à café par jour, soit sous forme de pilules d'un demi-milligramme, dont vous faites prendre une, deux, trois, quatre ou cinq par jour. Vous pouvez également prescrire la strychnine sous forme de gouttes amères de Baumé, quatre à chaque repas, ou sous forme de teinture de noix vomique, dix gouttes par jour.

Enfin, pour combattre la tendance à la cachexie, il sera bon de prescrire aux malades une *médication tonique ;* vous emploierez alors les toniques ordinaires, le fer et le quinquina.

Quand l'éruption est accompagnée de suppuration, au niveau des excoriations qui siègent aux coudes, aux genoux, sur les trochanters, dans ces cas-là, les malades seront quelquefois atteints de fièvre; vous traiterez cette fièvre par le *sulfate de quinine*, à la dose de 0,60 centigrammes à 1 gramme par jour, en deux fois.

Hygiène.

Il faut aussi prescrire, à défaut de médicaments actifs, une hygiène appropriée. Il faut conseiller aux malades, atteints de pemphigus chronique, le repos du corps et de l'esprit, le séjour à la campagne. Dans certains cas, vous retirerez de bons effets du *régime lacté*, qui est très favorable à l'élimination des produits toxiques de l'organisme et qui est indiqué, comme vous le savez, dans la plupart des dermatoses chroniques.

Préparations calmantes et antispasmodiques.

Quand il y a un état saburral des voies digestives, vous pourrez prescrire un léger laxatif; mais soyez sobre dans l'emploi des purgatifs, à cause de l'apparition très facile de la diarrhée, et sachez qu'une fois que celle-ci a commencé, il est très difficile de l'arrêter.

Quelquefois, dans les formes douloureuses et prurigineuses du pemphigus, particulièrement dans la dermatite herpétiforme, il sera utile d'avoir recours à la médication calmante et antispasmodique interne. Vous aurez alors le choix entre les préparations d'opium et celles de valériane, de belladone ou de jusquiame.

L'opium peut être administré sous forme d'extrait thébaïque à la dose de 5 centigrammes par jour, en cinq pilules, ou d'injection de morphine, 1 à 2 centigrammes par jour. L'extrait de valériane, comme vous le savez, se prescrit à la dose de 2 à 4 grammes par jour, en pilules ou en lavement. Vous pouvez le remplacer par le valérianate d'ammoniaque à la dose de 0,20 centigrammes. L'extrait de jusquiame est peu efficace; vous le donnerez à la dose de 5 à 10 centigrammes par jour, en pilules ou en potion. Dans quelques cas, l'antipyrine vous donnera de bons résultats, à la dose quotidienne de 2 à 4 grammes, prise en plusieurs fois.

Traitement des complications viscérales.

Quant aux complications, elles présentent des indications spéciales au point de vue du traitement.

Les complications gastriques, notamment, caractérisées par des vomissements, exigeront l'emploi du régime lacté exclusif ; quelquefois le lait est lui-même vomi comme tous les autres aliments ; vous ferez bien alors de l'alcaliniser, soit avec de l'eau de chaux, soit avec de l'eau de Vichy, en petite quantité.

Le régime lacté est aussi formellement indiqué dans tous les cas où les malades présentent de l'anasarque et de l'albuminurie. Cette dernière complication n'est pas très rare dans le pemphigus chronique et particulièrement dans le pemphigus foliacé.

Quant aux complications intestinales, caractérisées par la diarrhée, vous les traiterez par les moyens ordinaires, par le laudanum, le diascordium, aux doses habituelles, sur lesquelles je n'ai pas à insister ici.

Traitement local. Formulaire.

J'arrive au traitement local du pemphigus, et d'abord à celui du pemphigus bulleux.

Traitement local du pemphigus bulleux.

Bains prolongés.

Dans le pemphigus bulleux, à cause des soulèvements faciles de l'épiderme, il faut proscrire les cataplasmes et les topiques humides à la surface de la peau. Cependant, les bains prolongés sont quelquefois applicables et donnent de bons résultats ; mais, dans certains cas, ils déterminent un ramollissement considérable de l'épiderme, favorisent les soulèvements bulleux et vous serez obligés d'y renoncer. L'avantage de ces bains prolongés est de produire une sédation très marquée des phénomènes prurigineux et de soulager beaucoup les malades.

Liniment oléo-calcaire.

Le traitement le plus simple, celui qui donne habituellement les meilleurs résultats, c'est l'application du liniment oléo-calcaire, usité communément dans les brûlures. Vous enduisez les parties malades avec ce liniment et vous les recouvrez d'une couche d'ouate. Ce traitement, qui a été conseillé autrefois par Hillairet, est appliqué encore aujourd'hui d'une façon habituelle à l'hôpital Saint-Louis.

Pommades.

Quand les croûtes sont formées, qu'il s'agisse de véritables croûtes ou de squames croûteuses, pour les faire tomber, vous vous servirez de pommades inertes, à base d'oxyde de zinc ou de sous-nitrate de bismuth, dans lesquelles vous pourrez incorporer une petite quantité d'acide borique, à titre d'antiseptique.

Pansement des ulcérations.

Les ulcérations, qui résultent de la rupture des bulles, doivent être lavées avec une solution saturée d'acide borique ou avec une solution faible de salicylate de soude, à 2 pour 100. Il faut non seulement laver les ulcérations, mais appliquer à leur surface des compresses imbibées des mêmes solutions.

Topiques pulvérulents.

Dans d'autres cas, les topiques humides sont dangereux, même à la surface des ulcérations ; il faudra panser celles-ci avec des topiques pulvérulents ; vous saupoudrerez les parties ulcérées, soit avec de la poudre d'amidon, soit avec de la poudre de talc, poudres inertes auxquelles vous incorporerez une petite quantité d'acide borique, dans la proportion de 10 pour 100 par exemple, ou d'acide salicylique, dans une proportion plus faible, de 2 à 5 grammes pour 100.

Traitement du pemphigus de la bouche et de la gorge et de la conjonctive.

Le pemphigus des muqueuses, celui de la bouche et de la gorge, doit être traité, comme toutes les angines et toutes les stomatites, par des gargarismes et des collutoires à la fois émollients et antiseptiques. Vous emploierez la macération de guimauve, dans laquelle vous ferez dissoudre de l'acide borique à saturation. Dans le pemphigus conjonctival, vous prescrirez des applications permanentes de compresses imbibées d'eau boriquée ; vous ferez instiller dans l'œil, matin et soir, deux gouttes de collyre au borax, dans la proportion de 10 centigrammes de borax pour 30 grammes d'eau distillée.

Traitement de la dermatite herpétiforme.

Le pemphigus prurigineux, ou dermatite herpétiforme, réclame le même traitement général et le même traitement local que le pemphigus chronique bulleux.

ordinaire. Mais vous aurez à insister surtout sur la médication calmante et antispasmodique interne, les phénomènes prurigineux étant particulièrement marqués dans cette forme.

Vous vous servirez des mêmes topiques que dans le pemphigus diutinus, mais vous leur associerez des substances antiprurigineuses. C'est ainsi que vous pourrez prescrire, non pas le liniment oléo-calcaire simple, mais le liniment oléo-calcaire phéniqué, additionné par exemple d'un centième d'acide phénique. L'acide phénique, comme vous le savez, est un très bon calmant des démangeaisons cutanées.

Liniment oléo-calcaire phéniqué.

Vous vous trouverez bien aussi, dans cette forme de pemphigus, de l'application de pommades inertes à l'amidon ou à l'oxyde de zinc, additionnées d'une petite quantité de menthol ou d'essence de menthe, de 50 centigrammes à 2 grammes pour 100 grammes de pommade.

Pommades mentholées.

Quand la peau ne présente pas de lésions bulleuses trop nombreuses, quand il y a surtout du prurit, vous retirerez de bons effets des lotions phéniquées, avec une solution de phénol au centième.

Lotions phéniquées.

Dans d'autres cas, toutes ces lotions et toutes ces pommades ne font qu'irriter la peau et vous devrez alors vous contenter de saupoudrer toute la surface du corps avec des poudres inertes, particulièrement avec de la poudre d'amidon simple, qui calme quelquefois beaucoup mieux les démangeaisons de la dermatite herpétiforme que tous les autres topiques, les topiques humides et les pommades.

Poudres inertes.

Quant au pemphigus foliacé, son traitement diffère peu de celui du pemphigus chronique bulleux. Il faudra surtout saupoudrer la surface cutanée avec de la poudre d'amidon ; souvent aussi, vous vous trouverez bien de prescrire des bains prolongés, si les malades peuvent les supporter et surtout si la macération de l'épiderme ne provoque pas l'apparition d'excoriations au-dessous des squames.

Traitement du pemphigus foliacé.

TRENTE-UNIÈME ET TRENTE-DEUXIÈME LEÇONS

TUBERCULOSES CUTANÉES

SOMMAIRE. — Classification des lésions tuberculeuses cutanées.

I. *Tuberculose pustulo-ulcéreuse.*

Sa fréquence chez les enfants. — Description de la lésion. — Démonstration de sa nature tuberculeuse. — Diagnostic. — Pronostic et traitement.

II. *Gommes tuberculeuses.*

Gommes cutanées et sous-cutanées.

Étiologie.

Symptômes : *Gommes dermiques;* leur évolution; ulcérations qui leur succèdent; écrouelles.

Gommes sous-cutanées; symptômes et marche. — Lymphangites tuberculo-gommeuses.

Anatomie pathologique des gommes tuberculeuses ; différences avec les gommes syphilitiques. — Bactériologie et inoculations expérimentales.

Diagnostic avec les gommes syphilitiques, avec les gommes de la syphilis héréditaire tardive, avec les tumeurs de la peau, avec l'érythème noueux.

Pronostic.

Traitement. — Traitement général : préparations iodées, huile de foie de morue, etc. — Eaux chlorurées sodiques.

Traitement local des gommes ramollies, des gommes ulcérées.

III. *Ulcérations tuberculeuses de la peau.*

Pathogénie et étiologie. — Ulcérations primitives et secondaires.

Siège et symptômes : Développement, caractères et marche de l'ulcération.

Complications : adénopathies ; généralisation tuberculeuse.

Anatomie pathologique.

Diagnostic avec les autres formes de tuberculose cutanée; avec les lésions ulcéreuses de la syphilis, à toutes ses périodes; avec le chancre simple ; avec l'épithélioma.

Traitement : Préparations antiseptiques ; cautérisations.

IV. *Tuberculose verruqueuse ou papillomateuse.*

Tubercule anatomique : Causes ; description clinique et marche. — Infection tuberculeuse généralisée secondaire. — Anatomie pathologique.

Tuberculose verruqueuse. — Étiologie : inoculation primitive, auto-inoculation secondaire.
Siège ; symptômes : papillôme avec fissures suppurantes inter-papillaires ; trois zones. — Marche ; régression scléreuse et cicatrisation.
Lupus scléreux.
Pronostic de la tuberculose papillomateuse.
Anatomie pathologique ; bactériologie et inoculations expérimentales.
Diagnostic avec la verrue, avec le papillôme simple, avec les végétations de la vulve et de l'anus, avec la folliculite agminée, avec le lichen plan corné, avec l'épithélioma papillaire, avec le nœvus verruqueux, avec certaines syphilides papuleuses.
Traitement. — Destruction de la lésion par la cautérisation ignée ou par le râclage ; pansements consécutifs par des applications antiseptiques.

MESSIEURS,

Je commence aujourd'hui l'étude des tuberculoses cutanées, qui va nous occuper pendant plusieurs leçons.

Classification des lésions tuberculeuses cutanées.

Les recherches histologiques, bactériologiques et expérimentales contemporaines ont montré que la tuberculose cutanée comprenait à la fois le lupus et la plupart des scrofulides des anciens dermatologistes, en même temps que des ulcérations cutanées semblables aux ulcérations tuberculeuses des muqueuses et notamment de la langue.

La tuberculose de la peau est donc aujourd'hui un des grands chapitres de la pathologie cutanée. Malgré leur identité de nature, les diverses manifestations cutanées de la tuberculose présentent un aspect clinique différent, et on doit consacrer à chacune d'elles une description spéciale.

Nous étudierons donc successivement :

La tuberculose pustulo-ulcéreuse ou ulcéro-crustacée, qui est une forme spéciale de tuberculose de la peau ;

Les gommes tuberculeuses cutanées et sous-cutanées ;

La tuberculose ulcéreuse de la peau ;

Enfin, les différentes formes de lupus.

En réalité, il y a encore une autre forme de tuberculose de la peau, c'est le *lichen scrofulosorum*, que je vous ai décrit dans une des leçons précédentes, et auquel on pourrait donner le nom de *tuberculose cutanée papuleuse*.

Les gommes tuberculeuses et le lichen scrofulosorum sont des tuberculoses cutanées par *infection générale*, dans lesquelles les bacilles arrivent à la peau par la voie interne.

Les autres formes de tuberculose cutanée (tuberculose pustulo-ulcéreuse, ulcérations tuberculeuses de la peau, tuberculose verruqueuse et lupus) sont des tuberculoses par *inoculation cutanée directe*, chez un sujet sain ou déjà antérieurement tuberculeux.

La *tuberculose pustulo-ulcéreuse* ou ulcéro-crustacée, que j'ai décrite en 1889, dans une communication au Congrès international de dermatologie, est la forme la plus atténuée de la tuberculose locale de la peau. Tuberculose pustulo-ulcéreuse.

Bien que passée sous silence par tous les dermatologistes, c'est une forme de tuberculose cutanée très fréquente chez les enfants, aussi fréquente, d'après mes observations, que les gommes tuberculeuses. Fréquence.

C'est, d'ailleurs, exclusivement chez les enfants qu'on l'observe; c'est à l'hôpital des Enfants que je l'ai étudiée, il y a quelques années, dans le service de M. le professeur Grancher.

Hardy a décrit jadis une *scrofulide pustuleuse*, qui, dans une certaine mesure, représente cette tuberculose superficielle, mais il l'a confondue, à tort, avec les pustules qui marquent souvent le début de la tuberculose verruqueuse.

La tuberculose pustulo-ulcéreuse comprend, sans doute, la plupart des faits décrits par les anciens dermatologistes sous le nom d'*impetigo rodens*. C'est, en effet, au début, une lésion pustuleuse qui ressemble à la pustule de l'impetigo sparsa. Les enfants, atteints de cette affection, conservent ordinairement un bon état général; on ne trouve chez eux aucune manifestation tuberculeuse viscérale.

Description. Ces pustules tuberculeuses sont constituées par une *petite collection purulente épidermo-papillaire*, plus profonde que la pustule impétigineuse, plus superficielle et moins volumineuse que la gomme dermique.

Pustules et croûtes. Ces pustules sont bientôt remplacées par des croûtes jaunâtres, semblables à celles de l'impétigo, mais qui recouvrent des ulcérations plus profondes et plus persistantes que celles de l'impétigo excorié.

Ulcération. L'ulcération, qui succède à la pustule, est assez exactement arrondie, bien différente d'aspect de l'ulcération des gommes cutanées, qui, outre sa profondeur plus grande, est irrégulière et serpigineuse.

Nombre et siège des lésions. Ces lésions pustulo-ulcéreuses siègent en nombre variable, généralement en petit nombre, sur la face et sur le cou, moins souvent sur les membres, où elles occupent particulièrement les bras, les fesses et les cuisses. Les pustules sont toujours isolées les unes des autres et jamais confluentes et agglomérées comme celles de l'impétigo.

Elles coexistent d'ailleurs souvent avec l'impétigo, souvent aussi avec d'autres manifestations tuberculeuses de la peau, surtout avec des gommes dermiques ou hypodermiques, quelquefois avec des tubercules lupiques.

Démonstration de la nature tuberculeuse de ces pustules. Messieurs, cette association de la tuberculose ulcéro-crustacée avec d'autres lésions tuberculeuses est déjà une preuve clinique de l'identité de nature et d'origine des deux sortes de lésions. Mais, de plus, la nature tuberculeuse de ces pustules, d'aspect impétigineux, peut être déterminée expérimentalement par les inoculations.

Inoculations expérimentales. Le pus de ces lésions, inoculé aux animaux dans le péritoine, au cobaye particulièrement, a toujours donné naissance, dans mes expériences, à une tuberculose à évolution très lente, qui prouve que ces lésions cutanées tuberculeuses sont peu virulentes.

L'inoculation expérimentale est d'ailleurs le seul critérium de leur nature, car je n'ai jamais trouvé de bacilles tuberculeux, ni dans le pus des pustules, ni à la surface des ulcérations.

Diagnostic.

La tuberculose pustulo-ulcéreuse ne peut être confondue qu'avec l'impétigo. Je vous ai indiqué, chemin faisant, les caractères différentiels de ces deux maladies. Je n'ai pas à y revenir.

Pronostic et traitement.

Ces lésions pustulo-ulcéreuses présentent d'ailleurs une bénignité remarquable.

Elles guérissent assez facilement et se cicatrisent rapidement, en quinze jours, trois semaines ou un mois au plus, par un traitement très simple, dont l'acide borique forme la base.

Vous n'avez qu'à saupoudrer les ulcérations avec un mélange, à parties égales, d'acide borique et de talc pulvérisé, et à appliquer à leur surface, en permanence, une pommade à l'acide borique au dixième, et vous verrez les ulcérations guérir.

La bénignité du pronostic est le caractère propre de cette forme de tuberculose cutanée infantile.

Gommes tuberculeuses.

Les *gommes tuberculeuses*, qu'on appelait autrefois des *gommes scrofuleuses*, constituent une manifestation plus profonde et plus grave de la tuberculose cutanée.

Gommes cutanées et sous-cutanées.

Ces gommes peuvent occuper le derme seul ou le tissu cellulaire sous-cutané, avec envahissement secondaire du derme. Les *gommes dermiques* correspondent aux *abcès dermiques* des anciens dermatologistes, aux scrofulides phlegmoneuses d'Hardy ; ce sont elles qui constituaient les écrouelles. Les *gommes sous-cutanées* représentent les *abcès froids* des anciens.

Étiologie.

Les gommes tuberculeuses peuvent se présenter

comme manifestation primitive et isolée de la tuberculose. Dans d'autres cas, elles sont associées à d'autres formes de la tuberculose cutanée, ou à des tuberculoses viscérales, ou à des adénites tuberculeuses. Mais, dans tous les cas, elles semblent être le *résultat d'une infection générale de l'organisme*. Leur pathogénie est donc bien différente de celle des tuberculoses inoculées, qui comprennent le lupus, les ulcérations tuberculeuses et la tuberculose pustulo-ulcéreuse que je viens de vous décrire tout à l'heure.

Influence du lymphatisme.

On peut observer les gommes tuberculeuses à tous les âges, chez les adultes, chez les vieillards et chez les enfants ; mais elles sont surtout fréquentes dans l'enfance et dans l'adolescence. Les enfants lymphatiques y sont, manifestement, beaucoup plus sujets que les autres. C'est pourquoi M. Besnier donne à ces lésions le nom de gommes scrofulo-tuberculeuses, nom qui indique bien l'influence du lymphatisme ou de la scrofule sur leur développement.

Symptômes.

Voyons maintenant quel est le développement de ces gommes tuberculeuses.

Gommes dermiques ; leur évolution.

Les *gommes dermiques* débutent par de petites nodosités cutanées, par de petites infiltrations nodulaires, qui sont d'abord beaucoup plus appréciables au toucher qu'à la vue.

A leur niveau, la peau ne tarde pas à prendre une coloration rougeâtre ou livide.

Ces petites nodosités sont absolument torpides, aussi peu inflammatoires que possible, et peuvent rester quelque temps inaperçues et ignorées du malade qui les porte.

Elles sont indolores spontanément, très légèrement douloureuses à la pression, quand elles ont acquis un certain développement.

En effet, ces petites nodosités grossissent, s'étalent en surface, peuvent se réunir en nappe plus ou moins étendue.

En même temps, elles deviennent de plus en plus superficielles, se ramollissent, deviennent fluctuantes et s'ouvrent à la surface de la peau par un ou plusieurs pertuis. Ouverture des gommes.

Le liquide, qui s'écoule des orifices ainsi produits, est un pus séreux, grumeleux, quelquefois filant, quelquefois sanguinolent. Ce pus peut se concréter au-dessus des orifices, sous forme de croûtes brunâtres, qui sont bientôt détachées, décollées par la suppuration sous-jacente.

La peau, qui recouvre les lésions gommeuses, s'ulcère dans une étendue variable. Ulcérations.

Tantôt, l'ouverture cutanée est plus étroite que le fond de l'ulcération ; il en résulte une sorte de clapier anfractueux, une sorte de cavité irrégulière, qui peut même communiquer profondément avec la cavité des gommes voisines.

Tantôt, au contraire, la peau s'ulcère sur toute la surface de la gomme sous-jacente ; vous avez alors, sous les yeux, une ulcération large et profonde, irrégulière, torpide, à fond saignant, bourgeonnant et sanieux, quelquefois recouverte de croûtes. Cette ulcération peut même s'étendre au-delà des limites de la gomme primitive et envahir la peau voisine par une marche serpigineuse.

La cicatrisation de ces ulcérations gommeuses, qu'elle soit spontanée ou provoquée par le traitement, se fait par le bourgeonnement graduel du fond de la cavité. Les parties se rapprochent, et la peau se répare et se reforme. Il en résulte une cicatrice livide, irrégulière, tomenteuse, couverte de brides, souvent difforme et qui garde pendant longtemps sa coloration violacée. Ces cicatrices difformes, même quand la coloration violacée a disparu, restent difformes pendant toute l'existence. Cicatrisation.

Le volume des gommes tuberculeuses dermiques est très variable : tantôt ce sont seulement de petites nodo- Volume.

sités isolées ; tantôt, au contraire, ce sont des masses étalées, irrégulières, plus ou moins étendues, qui peuvent coexister, d'ailleurs, avec des gommes sous-cutanées.

Siège. Leur siège est également variable. Elles peuvent occuper tous les points du corps; mais elles siègent surtout à la face et sur le cou, et, avec une prédilection particulière, à l'union de la face et du cou, au-dessous du maxillaire inférieur, ou à la partie extérieure de la joue, vers l'angle de la mâchoire et en avant des oreilles.

Nombre. Ces lésions sont habituellement peu nombreuses; elles peuvent être agglomérées, mais elles occupent le plus souvent une région restreinte. Cependant on a cité des cas exceptionnels, où elles occupaient une grande partie des téguments. M. Fournier en a rapporté un exemple remarquable, il y a quelques années, à la Société de dermatologie.

Durée. Les gommes cutanées présentent une durée très longue, une évolution très lente ; la cicatrisation surtout se fait très longtemps attendre et exige un traitement suivi.

Gommes sous-cutanées. Quant aux gommes sous-cutanées, que nous avons à examiner maintenant, elles ont des caractères un peu différents.

Quel que soit leur nombre, elles sont toujours isolées, ne se réunissent pas par confluence et chacune d'elles suit une évolution indépendante.

Symptômes. Début. Les gommes sous-cutanées présentent un début insidieux, comme celui des gommes dermiques. Leur existence est longtemps latente ; elles n'occasionnent aucune douleur au début. Elles sont appréciables seulement au toucher et donnent la sensation d'une petite tumeur dure, qui roule sous le doigt.

Ramollissement et ulcération. Mais, peu à peu la tumeur grossit, se ramollit, devient fluctuante ; en même temps, l'infiltration tuberculeuse s'étend de la profondeur vers la superficie, envahit la couche profonde, puis la couche superficielle du derme.

La peau rougit, devient douloureuse et livide, et s'ulcère par destruction graduelle.

La gomme hypodermique est devenue dermique et présente tous les caractères de celle-ci, c'est-à-dire la même ulcération anfractueuse et irrégulière, la même lenteur dans la cicatrisation, la même cicatrice violacée, irrégulière et persistante. Une fois que l'ulcération s'est produite, les caractères sont les mêmes dans les deux cas, et je crois inutile d'y revenir.

Le nombre des gommes sous-cutanées est très variable. Nombre. Quelquefois il n'y en a qu'une seule ; dans d'autres cas il y en a plusieurs, un très grand nombre, qui apparaissent successivement sur diverses régions du corps.

Leur volume est également variable. Elles sont ordi- Volume. nairement plus grosses qu'une noisette, atteignant souvent le volume d'une noix. Elles sont même parfois accompagnées de collections purulentes sous-cutanées, plus ou moins étendues, également de nature tuberculeuse, car le pus de ces abcès, inoculé aux animaux, donne naissance à la tuberculose.

Ces gommes peuvent s'étendre sur toute la longueur Lymphangite tuberculo-gommeuse. d'un membre, suivant le trajet d'un vaisseau lymphatique. Cette forme de lymphangite tuberculo-gommeuse a été bien étudiée par M. Hallopeau. Les lymphangites gommeuses peuvent même amener, par propagation, l'infection tuberculeuse des ganglions lymphatiques correspondants. Je viens d'observer, dans mon service de l'hôpital Saint-Antoine, un cas très remarquable de cette localisation tuberculeuse lymphangitique, dans lequel des gommes multiples occupaient toute la longueur du membre inférieur gauche, le dos du pied, le mollet, la face postérieure de la cuisse. Cette lymphangite gommeuse était accompagnée d'une adénopathie inguinale volumineuse, de même nature.

Tels sont les caractères cliniques des gommes tuberculeuses cutanées et sous-cutanées.

Anatomie pathologique.

L'anatomie pathologique des gommes tuberculeuses ou scrofuleuses, comme on les appelait autrefois, est aujourd'hui bien connue ; leur nature tuberculeuse est bien établie.

Comme toutes les productions tuberculeuses, ces gommes présentent trois phases dans leur évolution anatomique : une phase d'induration et de crudité, une phase de ramollissement et une phase d'élimination. A toutes les périodes, on trouve, dans la masse néoplasique gommeuse, les *éléments caractéristiques du tissu tuberculeux* : infiltration embryonnaire, follicules tuberculeux types, avec les cellules géantes et épithélioïdes, oblitération des vaisseaux.

Caractères du tissu tuberculeux.

Différences anatomiques avec la gomme syphilitique.

La gomme tuberculeuse a des limites diffuses; elle s'accroît peu à peu, par l'extension de la zone embryonnaire périphérique, et présente, en même temps, une tendance rapide à la caséification et à la nécrobiose centrales. Ces caractères la distinguent anatomiquement de la gomme syphilitique, qui est mieux limitée, qui tend à s'enkyster, dans laquelle les cellules géantes sont beaucoup plus rares et l'oblitération des vaisseaux beaucoup plus lente. La lésion gommeuse syphilitique est un mélange de dégénération et de transformation fibreuse. La tendance à l'organisation fibreuse n'existe jamais dans les gommes tuberculeuses.

Examen bactériologique.

L'examen histologique permet de découvrir de rares bacilles, soit dans la partie ramollie, soit, plus souvent, dans les parois de la cavité gommeuse ; mais la recherche des bacilles est parfois négative.

Inoculations expérimentales.

L'inoculation du pus caséeux des gommes donne naissance, dans le plus grand nombre des cas, au développement d'une tuberculose expérimentale chez le cobaye, qui est l'animal de choix pour cette sorte d'expérience. Les inoculations ne réussissent pas chez le lapin.

Les inoculations ne sont pas toujours positives ; elles sont parfois très lentes à produire leurs effets, parce que la tuberculose locale des gommes scrofuleuses est une tuberculose torpide et peu virulente. Dans un cas publié par M. Barié, j'ai fait, avec du pus de gomme scrofuleuse, une injection péritonéale à un cobaye, qui n'est mort qu'au bout de quatre mois de sa tuberculose inoculée. Vous voyez donc qu'il ne faut pas se hâter de conclure à une inoculation négative dans ces cas-là ; car, encore une fois, la matière tuberculeuse des gommes est d'une virulence extrêmement atténuée, et les effets de l'inoculation peuvent se faire attendre longtemps.

Diagnostic avec les gommes syphilitiques.

Le diagnostic des gommes tuberculeuses doit être fait surtout avec les gommes syphilitiques.

Au début, à la *période d'induration*, le diagnostic n'est possible que par la constatation des autres accidents syphilitiques ou tuberculeux, que présente le malade. Il n'est même quelquefois possible que par l'épreuve du traitement spécifique. Toutes les fois qu'un malade se présentera avec des nodosités cutanées ou sous-cutanées de nature douteuse, donnez-lui le traitement spécifique ; la lésion guérira, s'il s'agit de syphilis, et elle ne sera influencée en aucune façon, s'il s'agit de gommes tuberculeuses.

Le diagnostic est donc quelquefois difficile à la période d'induration des gommes ; mais, à *la période de ramollissement*, qui est d'ailleurs beaucoup plus précoce dans la tuberculose que dans la syphilis, le diagnostic est plus facile. La gomme tuberculeuse a une évolution rapide et ne tarde pas à s'ouvrir à l'extérieur ; le ramollissement se fait vite et l'ulcération se forme rapidement. La gomme syphilitique marche plus lentement ; elle peut d'ailleurs se résoudre et se résorber.

Quand la gomme est ulcérée, elle présente des caractères encore plus nets. L'ulcération tuberculeuse est irrégulière, à bords décollés, à fond bourgeonnant ; la peau qui l'entoure est violacée. L'ulcération syphilitique est plus régulièrement arrondie ; ses bords sont durs et taillés à pic; son fond est recouvert d'une sorte d'enduit pseudo-membraneux grisâtre. Les croûtes auxquelles elle donne lieu sont épaisses, stratifiées, conchyliformes, d'une coloration verdâtre; ce ne sont pas des croûtes molles, brûnâtres, minces, friables, comme celles qui recouvrent les ulcérations des gommes tuberculeuses. La gomme syphilitique ulcérée est entourée d'une auréole cuivrée et non d'une coloration livide, comme la gomme tuberculeuse.

Les *cicatrices terminales* sont aussi bien différentes. Celles des gommes tuberculeuses sont irrégulières, difformes, rouges ou violacées. Celles de la syphilis sont pigmentées, brunâtres, de forme arrondie et régulière. Cette pigmentation persiste pendant très longtemps et disparaît lentement, du centre vers la circonférence.

Diagnostic avec les gommes de la syphilis héréditaire tardive.

Il y a un diagnostic plus difficile, c'est celui qui consiste à distinguer les gommes tuberculeuses des gommes de la syphilis héréditaire tardive.

Comme celles-ci siègent sur des malades qui ne présentent pas d'antécédents personnels de syphilis, elles sont quelquefois très faciles à confondre avec les gommes tuberculeuses; le diagnostic se fera surtout par la constatation des *stigmates de la syphilis héréditaire* : la kératite interstitielle, les altérations dentaires et le développement imparfait du sujet. Vous savez que les individus, atteints de syphilis héréditaire, ne suivent pas leur développement normal, que ce sont toujours des êtres chétifs et malingres, tandis qu'au contraire le malade atteint de gommes tuberculeuses présente souvent une stature et une organisation d'apparence normale.

Diagnostic avec les tumeurs de la peau, fibromes et sarcomes.

Les tumeurs cutanées ou sous-cutanées, qui se présentent sous formes de petites nodosités indurées, par exemple les fibromes et les sarcomes, se distingueront facilement des gommes tuberculeuses par leur évolution différente. Les fibromes sont durs et indéfiniment stationnaires. Les sarcomes s'ulcèrent par envahissement progressif de la peau, mais non par ramollissement. De plus, ces tumeurs de la peau, particulièrement le sarcome, sont accompagnées de douleurs, d'élancements, qui n'existent pas dans les gommes tuberculeuses.

A la période d'induration, il est quelquefois facile, pour un observateur inexpérimenté, de confondre les gommes tuberculeuses avec les nodosités de l'érythème noueux. C'est un diagnostic qui n'est pas fait dans les auteurs et que je vous signale. Souvent l'érythème noueux est pris pour de petites gommes, au début surtout, quand l'éruption est discrète, quand les nouures de l'érythème ne sont pas très abondantes. Il suffit d'être prévenu de la similitude des lésions pour éviter la confusion, car l'évolution des deux maladies est tout à fait différente. L'érythème noueux ne se ramollit jamais; c'est une éruption passagère, qui laisse à sa suite une infiltration ecchymotique de la peau, tout à fait particulière. Vous avez vu, au contraire, que les gommes tuberculeuses se ramollissent toujours au bout d'un certain temps. Diagnostic avec l'érythème noueux.

Le pronostic des gommes tuberculeuses est toujours grave, comme celui de toutes les manifestations tuberculeuses, mais cette gravité est très variable. Pronostic.

Tantôt la gomme constitue seulement une tuberculose véritablement locale et isolée ; tantôt, au contraire, quand les gommes sont très multipliées, elles doivent faire craindre l'apparition plus ou moins éloignée d'une tuberculose viscérale. Quelquefois, celle-ci ne se manifeste que longtemps après, et il n'est pas rare de voir des individus, qui présentent des cicatrices anciennes de gommes tuberculeuses, être atteints, à l'âge adulte, d'une tuberculose pulmonaire, qui montre que l'infection date de leur première enfance et était restée latente pendant un grand nombre d'années.

Ces gommes peuvent exister, d'ailleurs, chez des sujets

atteints déjà d'une tuberculose interne, le plus souvent d'une tuberculose pulmonaire.

Traitement. Le traitement des gommes tuberculeuses doit être particulièrement énergique.

Traitement général. Le traitement général est ici très efficace ; il comprend principalement l'huile de foie de morue, qu'il faudra donner à haute dose, et aussi les autres médicaments conseillés dans la tuberculose en général, mais dont aucun ne vaut l'huile de foie de morue. Ces médicaments sont l'arsenic, le phosphate de chaux, l'acide borique et les préparations iodées, particulièrement sous forme de sirop iodo-tannique. Vous ferez bien de faire prendre successivement, ou même à la fois, si l'estomac peut les supporter, toutes ces préparations, en insistant surtout sur l'huile de foie de morue. J'ai l'habitude de prescrire, dans toutes les formes de la tuberculose cutanée, un sirop iodo-tannique, phosphaté et arsénié, dont je dois la formule à un de mes anciens internes en pharmacie, M. Perrin-Maréchal. Voici la composition de ce sirop :

℞ Sirop iodo-tannique	300	grammes.
Biphosphate de chaux	15	—
Liqueur de Pearson	10	—

à prendre à la dose de deux cuillerées à soupe par jour.

Les *eaux minérales naturelles*, chlorurées sodiques et sulfureuses, donnent souvent aussi de bons résultats, en améliorant l'état général des sujets. Vous conseillerez les eaux de Salies-de-Béarn ou de Salins. Dans le même ordre d'idées, vous conseillerez le séjour au bord de la mer. Vous vous trouverez bien également des eaux sulfureuses fortes et, particulièrement, des eaux de Challes, qui sont applicables à toutes les formes de la tuberculose cutanée, à toutes les scrofulides, comme on les appelait autrefois.

Cette médication générale, quand elle est appliquée de

bonne heure, à la période d'induration, peut parfois prévenir le ramollissement des gommes et amener leur résolution. Dans tous les cas, elle peut empêcher le retour de nouvelles lésions semblables, en fortifiant le sujet et en le rendant moins apte à subir les atteintes de la tuberculose.

Traitement local.

Quant à la médication locale, il y a peu à espérer d'elle quand les lésions sont à leur début. Il est douteux qu'on puisse faire résorber une gomme indurée, par des badigeonnages de teinture d'iode ou par des applications de pommade à l'iodure de potassium.

Le traitement local est surtout important quand les gommes sont ramollies et ulcérées.

Traitement des gommes ramollies.

Lorsque les gommes sont ramollies, on peut essayer de faire des injections d'éther iodoformé ou de naphtol camphré, qui parfois limitent la lésion.

Lorsque la peau menace de s'ulcérer, il est préférable d'ouvrir antiseptiquement les collections caséeuses avec le bistouri. Vous pouvez ainsi obtenir des cicatrices beaucoup plus régulières que celles que laisse l'ouverture spontanée.

Traitement des gommes ouvertes et ulcérées.

Quand les gommes sont ouvertes, artificiellement ou spontanément, il faut modifier la surface de leur cavité par des cautérisations énergiques.

Il sera utile, le plus souvent, de faire précéder les cautérisations du râclage des parois de la cavité gommeuse, au moyen de la curette tranchante, afin de détruire, dans ces parois et même dans les tissus périphériques, les granulations tuberculeuses, qui existent souvent et qui sont prêtes, en évoluant, à donner lieu à leur tour à de nouvelles gommes semblables.

Les cautérisations peuvent être faites, soit avec le crayon de nitrate d'argent, soit avec une solution de chlorure de zinc; vous pourrez aussi employer la cautérisation ignée, avec une pointe fine de thermo-cautère ou avec le galvano-cautère. Mais je vous conseille surtout le traitement suivant, qui a été vulgarisé en France par M. Besnier : Introduisez un crayon de nitrate d'argent mitigé (nitrate d'argent et nitrate de potasse fondus, à parties égales) dans la cavité gommeuse, de façon à toucher fortement toute l'étendue des parois. Retirez ce crayon et introduisez à la place un bâton de zinc métallique, du volume d'un crayon ordinaire, que vous promenez également sur toute l'étendue de la cavité. Il se fait, *in situ*, une cautérisation avec le nitrate de zinc, qui modifie très favorablement la surface tuberculeuse.

Quand la cavité est largement ouverte et que la gomme a fait place à une ulcération, vous pratiquerez également le curettage de la surface malade ; vous cautériserez cette surface, comme précédemment, soit avec le crayon de nitrate d'argent mitigé et le crayon de zinc métallique, soit au moyen de badigeonnages avec le naphtol camphré ou le phénol camphré, soit au moyen d'attouchements avec de l'acide lactique pur ou étendu de moitié d'eau ou avec une solution de chlorure de zinc.

Dans l'intervalle des cautérisations, vous appliquerez une pommade à l'acide borique au dixième, additionnée d'une petite quantité de chlorhydrate de cocaïne, dans la proportion de 1 pour 100, par exemple, pour calmer les douleurs.

Les surfaces ulcérées pourront aussi être pansées avec la poudre d'iodoforme, avec la poudre de salol, avec la poudre d'iodol ou d'aristol.

Il est nécessaire, parfois, de varier le traitement et d'employer successivement ces diverses substances, pour vaincre l'atonie des ulcérations tuberculeuses et amener leur cicatrisation.

Enfin, si, à la suite des cautérisations, la réaction inflammatoire est trop vive, vous prescrirez des topiques émollients, des cataplasmes d'amidon et surtout l'application en permanence de compresses imbibées d'une solution saturée d'acide borique.

Ulcérations tuberculeuses de la peau.

Telles sont, Messieurs, les deux formes les plus bénignes de la tuberculose cutanée. J'ai à vous parler ensuite des *ulcérations tuberculeuses de la peau.*

Toutes les tuberculoses cutanées, qu'il s'agisse de gommes ou de lupus, peuvent, à une certaine période de leur évolution, devenir ulcéreuses. Mais, à côté de ces ulcérations secondaires, il y a une forme de tuberculose de la peau, qui est *ulcéreuse d'emblée* et dans laquelle l'ulcération est le résultat de la fonte de véritables petits tubercules cutanés. C'est cette forme que nous allons étudier maintenant.

Les ulcérations tuberculeuses proprement dites ont d'abord été observées sur les muqueuses, en particulier sur la langue, où elles ont été décrites, il y a déjà longtemps, par Ricord, qui avait été frappé de la similitude de ces lésions avec les ulcérations syphilitiques, puis par M. Fournier, par M. Julliard et, enfin, par Trélat, à qui on doit un excellent travail sur ce sujet.

Les ulcérations tuberculeuses de la peau sont connues depuis moins longtemps; leur nature a été déterminée d'après les analogies morphologiques et histologiques qu'elles présentent avec les ulcérations des muqueuses. La première observation de tuberculose ulcéreuse de la peau est due à M. Coÿne et a pour sujet un malade du service de Vulpian.

Pathogénie. Etiologie.

La tuberculose ulcéreuse de la peau se développe dans deux conditions différentes.

Ulcérations tuberculeuses primitives.

Elle peut être le résultat d'une inoculation directe et accidentelle, chez des sujets indemnes jusque-là de toute infection tuberculeuse. On a observé la tuberculose inoculée chez de petits juifs, à la suite de la circoncision suivie de succion par un rabbin tuberculeux. On l'a observée chez des sujets qui s'étaient blessés avec des fragments de crachoirs, ayant servi à des phtisiques, ou qui s'étaient inoculé accidentellement sur des excoriations préexistantes, aux mains et aux avant-bras principalement, en maniant des linges ou des objets contaminés par des produits tuberculeux.

Ulcérations tuberculeuses secondaires.

Mais, en somme, les faits de cet ordre sont rares; le plus souvent, les ulcérations cutanées tuberculeuses se manifestent chez des malades atteints de tuberculose viscérale avancée, surtout de tuberculose pulmonaire et de tuberculose intestinale.

Elles résultent, dans ces cas, d'une auto-inoculation par les bacilles contenus dans les crachats ou dans les matières intestinales. Il suffit d'une érosion minime pour que les bacilles s'y implantent et donnent naissance à des granulations tuberculeuses et, consécutivement, à une ulcération de même nature.

Siège : anus et lèvres.

Cette pathogénie explique pourquoi les ulcérations tuberculeuses siègent avec prédilection autour de l'anus et sur les lèvres, particulièrement sur la lèvre inférieure; elles sont produites par les inoculations bacillaires, qui résultent du passage des matières intestinales ou de l'expulsion de la salive souillée de produits tuberculeux.

Vulve et verge.

On observe aussi la tuberculose ulcéreuse à la vulve, où elle est secondaire à la tuberculose des ovaires et des trompes. On l'observe à la verge, où elle résulte d'une tuberculose génito-urinaire. Dans ces cas, l'inoculation provient du contact des sécrétions génitales ou de l'urine, infectées par les bacilles de la tuberculose. MM. du Castel et Michaux ont bien mis en évidence ce mode pathogénique des ulcérations tuberculeuses de la verge.

Face et mains.

Ces ulcérations ont été observées aussi à la face, aux membres supérieurs, aux mains notamment, exceptionnellement aux membres inférieurs, parce que l'auto-inoculation y est beaucoup plus difficile.

Description.

Quel est le développement de ces ulcérations tuberculeuses ?

Le début de l'ulcération passe souvent inaperçu. Cependant, dans les cas de tuberculose ulcéreuse primitive, par inoculation accidentelle, chez des sujets indemnes de tuberculose viscérale, on a pu observer les symptômes initiaux de la lésion. Sur le point inoculé, on voit se développer une petite saillie papuleuse, un petit nodule, qui devient blanchâtre, se rompt et laisse écouler un peu de pus ou de matière caséeuse. Il en résulte une ulcération qui, loin de se cicatriser, s'accroît sans cesse par la production, à la périphérie, de petits nodules semblables, qui se ramollissent et s'ulcèrent à leur tour. C'est, notamment, de cette façon que se produit l'ulcération qui succède à la circoncision ou à une petite blessure produite par un objet souillé de matière tuberculeuse.

Développement de l'ulcération, à la suite de l'inoculation.

Mais, dans la grande majorité des cas, quand le malade se présente à l'observation, l'ulcération est déjà constituée, surtout si cette ulcération est secondaire et siège à l'anus ou aux lèvres, chez un individu déjà infecté depuis longtemps de tuberculose.

L'ulcération tuberculeuse, à sa période d'état, présente une étendue variable ; elle est ordinairement petite, de 1 à 2 centimètres de diamètre, quand elle siège près d'un orifice naturel, à l'anus ou à la lèvre ; elle est quelquefois même beaucoup plus petite. Sur les membres, elle peut atteindre des dimensions plus considérables. La lésion a, d'ailleurs, peu de tendance à s'étendre en profondeur ; elle est relativement superficielle ; sa base n'est ni épaissie, ni indurée, à peine infiltrée.

Caractères de l'ulcération constituée. Dimensions.

La forme de l'ulcération est arrondie ou un peu irrégulière, sinueuse et festonnée, chaque feston correspondant à une granulation périphérique, qui s'est ramollie et ulcérée.

Forme.

Les bords de l'ulcération sont nettement taillés comme à l'emporte-pièce et non décollés, comme ceux des gommes ulcérées. Ils sont d'une coloration rougeâtre

Aspect.

ou livide. La peau périphérique est également rouge et violacée.

Le fond de l'ulcération est granuleux, couvert de petits bourgeons charnus atones, d'un rouge pâle, et parsemé de granulations tuberculeuses miliaires, jaunâtres, en plus ou moins grand nombre. Ces granulations, du volume d'une tête d'épingle, sont parfois très rares ; il faut les chercher avec soin. Elles peuvent exister aussi sur les bords de l'ulcère. Elles sont tantôt dures et pleines, tantôt ramollies, quand elles sont en voie de caséification ; tantôt elles sont vidées et remplacées par une minime ulcération cupuliforme.

Ces ulcérations tuberculeuses sont peu suintantes ; quelquefois, cependant, la matière séro-purulente qui les recouvre se concrète sous forme d'une croûte molle, fragile et peu adhérente.

Douleur et symptômes fonctionnels.

Ces lésions sont habituellement indolores, au moins spontanément. Les ulcères tuberculeux deviennent, au contraire, douloureux par la pression, par les frottements, par les mouvements de la région malade ; ils occasionnent même des *troubles fonctionnels*, accompagnés de douleurs vives, quand ils siègent près des orifices naturels. Aux lèvres, ils gênent l'alimentation ; à l'anus, ils rendent la défécation très pénible et déterminent du ténesme. La douleur est quelquefois tellement vive qu'elle provoque des lipothymies et que les malades redoutent d'aller à la garde-robe.

Nombre des ulcérations.

Ordinairement, l'ulcération est unique sur la même région ; mais, dans quelques cas, on a observé simultanément plusieurs ulcérations semblables sur diverses régions du corps.

Caractères des ulcérations selon leur siège.

Ces ulcérations présentent, d'ailleurs, des caractères un peu particuliers, selon les régions sur lesquelles elles siègent.

A l'anus, elles sont parfois assez larges et s'étendent au-delà du sphincter anal, sur la muqueuse du rectum.

Sur la lèvre inférieure, elles occupent la partie médiane ou les parties latérales et sont parfois multiples.

A la lèvre supérieure, l'ulcération occupe le bord libre et reste de petite dimension, ou, au contraire, elle envahit la peau voisine et peut s'étendre jusqu'à l'aile du nez.

Accroissement des ulcérations.

Quelle que soit la région qu'elles occupent, les ulcérations tuberculeuses présentent souvent, à leur périphérie, des granulations tuberculeuses jaunâtres ; celles-ci, en se ramollissant, donnent lieu à de petites ulcérations, qui se réunissent à l'ulcération principale ; c'est ainsi que s'opère l'extension de proche en proche des ulcérations cutanées tuberculeuses.

Complications : adénopathies ; généralisation tuberculeuse.

Chose remarquable, la lésion cutanée, quand elle est secondaire à une tuberculose interne, comme c'est le cas le plus fréquent, retentit très faiblement sur le système lymphatique de la région. Les ganglions inguinaux, s'il s'agit d'ulcérations anales, les ganglions du cou, s'il s'agit d'ulcérations des lèvres, sont fréquemment tuméfiés ; mais, habituellement, ils ne suppurent pas, ils ne s'abcèdent pas.

Au contraire, à la suite des ulcérations primitives, résultant de l'inoculation tuberculeuse sur un sujet sain, les ganglions lymphatiques s'engorgent rapidement, se caséifient, se ramollissent, s'abcèdent et s'ouvrent à l'extérieur. La lésion cutanée peut même devenir le point de départ d'une généralisation tuberculeuse, qui envahit les poumons et même les méninges, si les sujets infectés sont des enfants.

Anatomie pathologique.

Quels sont, Messieurs, les caractères anatomiques de ces ulcérations tuberculeuses ?

MM. Renaut et Vallas (de Lyon), à qui on doit une bonne étude histologique de la tuberculose de la peau, reconnaissent *deux formes anatomiques* de cette affection. Dans les deux formes, les lésions siègent dans le derme proprement dit et non dans les glandes.

Dans la première forme, les granulations tuberculeuses sont surtout embryonnaires, renferment très peu de cellules géantes et se caséifient rapidement. Le tissu intercalaire subit aussi une dégénérescence caséo-tuberculeuse rapide. Les vaisseaux sont oblitérés sur le fond de l'ulcère, et, sur les bords de l'ulcère, les papilles sont hypertrophiées, envahies par les bacilles ; de sorte que l'ulcération n'a aucune tendance à la réparation et qu'elle s'étend graduellement par ses bords.

Dans la deuxième forme, on trouve des *follicules tuberculeux typiques*, avec cellules épithélioïdes et cellules géantes, infiltrés dans le derme; il n'y a, pour ainsi dire, aucune inflammation intercalaire, il n'y a pas cette inflammation diffuse que nous constations tout à l'heure; mais le tissu dermique, qui entoure les follicules, subit une sorte de nécrobiose lente, de désintégration moléculaire spéciale qui aboutit à l'ulcération.

Bactériologie.

On trouve parfois, à l'examen bactériologique, des bacilles en petit nombre, dans le liquide qui baigne la surface de l'ulcère; on en trouve surtout dans les granulations du fond de l'ulcère et sur les bords de l'ulcération.

L'inoculation expérimentale du liquide et des parcelles de tissu granuleux provoque la tuberculose chez le cobaye et même chez le lapin, qui est habituellement réfractaire à l'inoculation des tuberculoses atténuées; mais les ulcérations tuberculeuses sont beaucoup plus virulentes que les gommes.

Diagnostic.

Le diagnostic des ulcérations tuberculeuses est généralement assez facile, surtout si ces ulcérations siègent chez des individus déjà tuberculeux.

Diagnotic avec les ulcérations secondaires des autres formes de la tuberculose cutanée : tuberculose verruqueuse et lupus.

Il faut, d'abord, distinguer des ulcérations tuberculeuses les diverses formes de tuberculose cutanée, ulcérées secondairement.

La *tuberculose verruqueuse*, notamment, que nous

étudierons dans un instant, présente toujours de petites ulcérations entre ses saillies papillomateuses. Le *lupus ulcéré*, *lupus exedens*, *lupus vorax*, est également accompagné d'ulcérations plus ou moins étendues. Mais ces ulcérations sont d'aspect et de siège différents.

La tuberculose verruqueuse siège sur les mains et les doigts ; son processus ulcéreux est toujours minime ; les lésions papillomateuses et scléreuses sont prédominantes.

Le lupus siège surtout à la face. Autour de l'ulcération lupique, on trouve toujours des nodules tuberculeux, avec leur coloration sucre d'orge spéciale, et une infiltration cutanée tuberculeuse plus ou moins marquée.

De plus, ces deux formes de tuberculose cutanée sont primitives, n'apparaissent pas habituellement chez des sujets déjà infectés de tuberculose, chez des tuberculeux avancés, comme les ulcérations tuberculeuses proprement dites.

Les *gommes ulcérées*, par leur évolution, par leur forme, diffèrent notablement de la tuberculose ulcéreuse. Vous vous rappelez les caractères de cette forme de tuberculose cutanée. Diagnostic avec les gommes ulcérées.

Quant aux ulcérations syphilitiques, elles présentent aussi des caractères bien différents. Le diagnostic, d'ailleurs, ne doit être fait que dans les cas où ces lésions syphilitiques siègent chez des individus tuberculeux. Diagnostic avec les ulcérations syphilitiques.

Le *chancre syphilitique*, l'accident initial de la syphilis, est une ulcération bien limitée. Il repose sur une base dure ; il n'est pas irrégulier de forme et n'a pas de tendance à s'étendre, comme l'ulcère tuberculeux ; il est accompagné d'une pléiade ganglionnaire indurée, inguinale, constante. Avec le chancre induré.

Les *plaques muqueuses* occupent les lèvres et l'anus, comme les ulcérations tuberculeuses. Mais elles sont multiples, superficielles, précédées d'un chancre, dont Avec les plaques muqueuses.

on trouvera encore la trace, précédées ou accompagnées d'éruption syphilitique secondaire ou de roséole.

Avec les ulcérations tertiaires.

Quant aux *ulcérations syphilitiques tertiaires*, elles n'ont pas leur siège de prédilection aux lèvres et à l'anus comme les ulcérations tuberculeuses; elles peuvent occuper tous les points du corps. Elles atteignent parfois des dimensions très étendues et, caractère très important, elles se cicatrisent par places, en même temps qu'elles s'étendent sur d'autres points de leur périphérie. Ces cicatrices sont lisses et pigmentées, ainsi que je vous l'ai déjà dit plusieurs fois. Le fond de l'ulcère est irrégulier et n'est pas parsemé de granulations jaunâtres. L'ulcération syphilitique est parfois recouverte d'une croûte dure, verdâtre, stratifiée, profondément enchâssée, qui ne peut être comparée à la croûte molle, fragile, qu'on trouve quelquefois sur les ulcérations tuberculeuses de la peau. Enfin, autour des ulcérations syphilitiques, la peau est infiltrée, dure, et présente une coloration cuivrée tout à fait spéciale.

Dans les cas douteux, et il y en a, il faut pratiquer l'examen bactériologique, qui pourra faire reconnaître la présence des bacilles de la tuberculose, et surtout faire des inoculations au cobaye, pour éclairer le diagnostic.

Diagnostic avec le chancre simple.

Le *chancre simple*, le chancre mou, comme on l'appelle quelquefois, surtout s'il siège à l'anus, peut être confondu avec une ulcération tuberculeuse. Il s'en distingue par ses bords décollés, par sa surface suppurante, qui n'est pas parsemée de granulations jaunâtres, par l'adénite suppurée qui l'accompagne toujours. Dans l'ulcération tuberculeuse, on trouve des granulations tuberculeuses jaunâtres, non seulement sur la surface ulcérée, mais à son pourtour.

Diagnostic avec l'épithélioma.

L'*épithélioma* est caractérisé par une ulcération rouge, parfois fongueuse, couverte de bourgeons sanieux, qui saignent facilement; les bords de l'épithélioma sont durs, saillants et irréguliers. Vous voyez que ce sont des caractères bien différents de ceux des ulcérations tuberculeuses.

Traitement.

Messieurs, le traitement des ulcérations tuberculeuses diffère peu de celui des gommes ulcérées ; il y a cependant une différence, c'est que les gommes tuberculeuses doivent guérir et que les ulcérations tuberculeuses, portées presque toujours par des individus profondément tuberculeux, ne guérissent jamais ou presque jamais.

Poudres, pommades et solutions antiseptiques.

Dans bien des cas, il faudra vous contenter de faire, à la surface de l'ulcération, des applications de poudres antiseptiques, de poudre d'iodoforme, de poudre de salol, de poudre d'acide borique.

Vous pourrez prescrire également des pommades antiseptiques, pommade iodoformée, pommade boriquée, pommade salolée ; toutes ces pommades sont formulées au dixième, à 3 grammes de substance active pour 30 grammes de vaseline.

Il faut laver les ulcérations avec une solution phéniquée faible ou une solution saturée d'acide borique.

Si ces ulcères sont très douloureux, vous appliquerez, de plus, à leur surface, une pommade cocaïnée au centième ou au cinquantième.

Si vous voulez employer un traitement plus actif, et surtout si l'état général du malade en vaut la peine, il faut avoir recours à la cautérisation.

Cautérisation.

Celle-ci doit être pratiquée soit avec le fer rouge, le thermo-cautère ou le galvano-cautère, soit à l'aide de caustiques liquides.

Vous emploierez surtout des attouchements journaliers, soit avec une solution de chlorure de zinc, soit avec du naphtol camphré ou du phénol camphré, soit avec de l'acide lactique pur, qu'il faut manier avec une certaine prudence, ou étendu de son tiers ou de sa moitié d'eau.

Le traitement des ulcérations tuberculeuses par

l'acide lactique a été préconisé par le Dr Rafin; il donne surtout de bons résultats dans le traitement des ulcérations des muqueuses ; il est certainement moins actif dans les ulcérations de la peau.

Vous pouvez aussi vous servir, avec avantage, de la cautérisation avec le crayon de nitrate d'argent, suivie de l'application du crayon de zinc métallique, comme pour les gommes ulcérées.

Contre-indication de l'intervention chirurgicale.

Le *traitement chirurgical* n'est pas applicable à la tuberculose ulcéreuse. L'ablation totale, qui a été pratiquée dans un certain nombre de cas, n'est jamais suivie de cicatrisation, et une nouvelle ulcération se développe toujours sur la plaie opératoire. Si vous joignez à cet insuccès des interventions opératoires que l'état général des sujets est toujours très mauvais, que les malades, qui portent ces ulcérations tuberculeuses, sont généralement des tuberculeux avancés, vous voyez qu'il est absolument inutile de recourir à une opération aussi sérieuse que l'ablation.

Tuberculose cutanée verruqueuse ou papillomateuse.

Tels sont les caractères des ulcérations tuberculeuses de la peau. J'arrive maintenant à une autre forme de tuberculose cutanée, connue sous le nom de *tuberculose verruqueuse* ou *papillomateuse*.

La tuberculose locale, inoculée, affecte en effet parfois sur les téguments une forme particulière, distincte des ulcérations tuberculeuses et des nodules du lupus.

Dans cette forme de tuberculose cutanée, la lésion est constituée par des excroissances papillomateuses ou verruqueuses, groupées sous forme de plaques saillantes et rugueuses, d'étendue variable, recouvertes de lamelles épidermiques cornées ou de croûtes dures et épaisses, et séparées les unes des autres par des ulcérations linéaires et fissuriques.

C'est l'ancienne scrofulide verruqueuse

Cette affection, connue depuis longtemps, est la scrofulide verruqueuse de Hardy, le lupus scléreux de

M. Vidal. Il y a quelques années, MM. Riehl et Paltauf (de Vienne) ont décrit cette lésion comme une maladie nouvelle, sous le nom de tuberculose verruqueuse. Vous voyez, une fois de plus, quelle est la valeur des prétendues découvertes récentes des dermatologistes étrangers. Cette tuberculose verruqueuse n'est autre chose que la scrofulide verruqueuse des anciens auteurs.

Tubercule anatomique.

La tuberculose verruqueuse ou papillomateuse comprend aussi le *tubercule anatomique*, qui est la variété la plus simple et la plus commune de cette affection, et dont la nature tuberculeuse n'est plus douteuse aujourd'hui, depuis les travaux de M. Verneuil, de M. Vidal et de M. Besnier.

Causes du tubercule anatomique

Le tubercule anatomique est cette lésion papillomateuse, que vous connaissez tous et qu'on observe aux doigts et à la main, particulièrement sur la région dorsale, chez les médecins ou chez les garçons d'amphithéâtre, qui se piquent avec des instruments ayant servi à des autopsies de tuberculeux.

La même lésion peut se développer chez tous ceux, d'une manière générale, qui se blessent avec des objets contaminés par des matières tuberculeuses ou qui s'inoculent, sur des excoriations superficielles, avec une humeur de tuberculeux.

Il est vraisemblable, d'ailleurs, que la *réceptivité personnelle* a une certaine influence sur la facilité avec laquelle se produit l'inoculation et aussi sur la persistance et la gravité de la lésion, une fois produite. L'hérédité tuberculeuse, l'alcoolisme, la déchéance physique, de quelque nature qu'elle soit, sont certainement des conditions prédisposantes d'une grande importance. Il y a là une *question de terrain*, qu'il ne faut pas oublier; tous les organismes ne sont pas égaux devant le bacille de la tuberculose.

Description clinique.

Quoi qu'il en soit, vous avez tous vu, sans doute, et vous verrez souvent, autour de vous, des tubercules anatomiques. Je vais vous rappeler leurs caractères.

Deux modes de début.

La lésion débute, soit par une petite ulcération qui résulte de la plaie d'inoculation, qui ne s'est pas fermée, ne se cicatrise pas, se recouvre d'une croûte et devient peu à peu papillomateuse ; soit par une petite papule rouge, dont le centre suppure, s'ulcère, devient croûteux, et qui s'entoure d'un certain nombre de papules semblables, dont l'évolution est la même que celle de la papule primitive. De la réunion de ces éléments primaires résulte une plaque d'étendue variable, qui s'étend plus ou moins et dont la surface irrégulière se recouvre d'excroissances verruqueuses.

Lésion constituée.

Quel qu'ait été le mode de début, soit par une ulcération qui ne s'est pas cicatrisée, soit par de petits nodules suppurés et ouverts à l'extérieur, la lésion constituée se présente sous l'aspect d'une plaque surélevée, raboteuse, irrégulière, à bords nets et saillants, et dont la surface est hérissée de saillies papillaires cornées.

Dimensions.

Les dimensions de ce papillome varient et peuvent atteindre un centimètre à un centimètre et demi de diamètre, et même davantage, quand plusieurs plaques se sont réunies par confluence.

Marche.

Le tubercule anatomique présente une marche très lente. Tantôt il reste sec, indéfiniment stationnaire, et, dans ce cas, il est à peu près indolent. Tantôt, au contraire, de temps en temps, il est le siège de poussées inflammatoires aiguës suppuratives, la suppuration se faisant jour entre les saillies papillaires ; cette forme inflammatoire détermine des douleurs assez vives.

Le tubercule anatomique peut s'affaisser spontanément, se scléroser au centre, tandis que la périphérie s'accroît lentement. Dans d'autres cas, il s'étend en profondeur et en surface, en conservant un aspect verruqueux, de plus en plus marqué, sur toute son étendue,

Cependant, il faut savoir qu'il peut guérir seul, au bout d'un certain nombre d'années ; mais cette terminaison heureuse et spontanée n'est pas habituelle.

Infection tuberculeuse généralisée secondaire.

Quelquefois même, chez les individus débiles et lymphatiques, dont l'organisme présente une prédisposition spéciale au développement de la tuberculose, l'infection, au lieu de rester locale, se propage aux vaisseaux lymphatiques de l'avant-bras et du bras, envahit les ganglions de l'aisselle et peut déterminer, dans certains cas, une tuberculose viscérale, une tuberculose pulmonaire.

Vous voyez donc que le tubercule anatomique, qui est le plus souvent une lésion torpide, peut néanmoins provoquer parfois des accidents de la plus haute gravité. C'est pourquoi il importe de détruire ce foyer de tuberculose locale, rapidement et avec énergie.

Anatomie pathologique.

Les lésions histologiques du tubercule anatomique sont celles de la tuberculose verruqueuse en général, c'est-à-dire que l'on constate une hypertrophie considérable des papilles, un développement exagéré de la couche cornée de l'épiderme, une infiltration embryonnaire des papilles, avec nombreux follicules tuberculeux.

Les bacilles sont rares dans cette lésion, qui présente une remarquable tendance à la sclérose.

Tuberculose verruqueuse.

Le tubercule anatomique, comme je vous l'ai dit, n'est qu'une variété de la tuberculose papillomateuse ou verruqueuse ; les deux lésions sont identiques.

La tuberculose verruqueuse de M. Riehl et le lupus scléreux de M. Vidal présentent, en effet, les mêmes caractères que le tubercule anatomique : le même siège sur les parties découvertes, particulièrement aux mains, le même aspect morphologique, verruqueux et papillomateux, la même structure histologique et, enfin, les mêmes conditions de développement. Les deux affections sont des tuberculoses par inoculation.

Étiologie. Inoculation primitive.

La tuberculose papillomateuse se développe, en effet, le plus souvent, chez des individus bien portants, indemnes de toute tuberculose antérieure, comme le tubercule anatomique.

On l'observe surtout chez ceux qui, par leur profession, sont en contact avec des tuberculeux, les médecins, les garçons d'amphithéâtre, les infirmiers. Elle affecte aussi les individus qui sont en rapport journalier avec des animaux malades, ou qui sont exposés à manier des substances animales infectées de tuberculose, par exemple les vétérinaires, les nourrisseurs, les cochers, les bouchers, les équarrisseurs et les cuisiniers.

Auto-inoculation secondaire.

Cette forme de tuberculose cutanée peut être aussi produite par auto-inoculation, chez un sujet déjà tuberculeux, à la suite d'une plaie accidentelle. Les faits de ce genre ne sont pas rares ; vous pourrez en voir deux, en ce moment, dans mon service de l'hôpital Saint-Antoine.

Dans ces conditions, la lésion siège le plus souvent sur le dos de la main. M. Vidal attribue, avec raison, cette particularité de siège au mouvement instinctif qui porte les phthisiques à s'essuyer les lèvres avec le dos de leur main.

Enfin, la tuberculose verruqueuse peut prendre naissance dans d'autres conditions encore. Elle peut se développer *autour d'une lésion tuberculeuse préexistante, ouverte à l'extérieur*, par exemple autour d'une fistule provenant d'une tuberculose osseuse, autour de l'ouverture d'un abcès ganglionnaire ou d'une gomme sous-cutanée, autour d'une fistule à l'anus.

M. Besnier a constaté très justement que, dans cette forme secondaire, la lésion avait une évolution plus rapide, une tendance plus facilement ulcéreuse que dans le cas où la tuberculose verruqueuse se développe d'emblée, chez des sujets non antérieurement tuberculeux.

Siège.

A part ces cas exceptionnels, dans lesquels la tuberculose verruqueuse occupe la même région que la lésion tuberculeuse primitive, cette affection siège presque toujours à *la face dorsale de la main et des doigts*. On l'a observée beaucoup plus rarement sur le reste du corps, sur les membres, sur la face et sur le cou. J'en ai vu un cas sur le dos du pied, chez un homme de vingt ans, que j'ai soigné il y a trois ans, à l'annexe de l'Hôtel-Dieu, et qui portait cette lésion depuis son enfance. Ces sièges sont exceptionnels ; le plus souvent, encore une fois, c'est sur le dos de la main et sur le dos des doigts, quelquefois dans les espaces interdigitaux, qu'on observe la plaque de tuberculose verruqueuse.

L'affection est habituellement constituée et à sa période d'état, quand le malade se présente à l'observation ; c'est alors une plaque verruqueuse, plus ou moins saillante, plus ou moins étendue. Symptômes.

La lésion de début n'est appréciable qu'à la périphérie des plaques en voie d'accroissement ; elle est tout à fait semblable à la phase initiale du tubercule anatomique. C'est un petit nodule dur, une petite saillie papuliforme, qui s'abcède, s'ouvre et fait place à une ulcération végétante, papillomateuse, recouverte d'une croûte. Début.

Des éléments semblables se développent autour de la lésion primitive, et, de leur groupement, résulte une plaque d'étendue variable, de la dimension d'un pois, d'une pièce de cinquante centimes, d'une pièce d'un franc ou de deux francs, pouvant quelquefois même atteindre la largeur d'une pièce de cinq francs en argent. Dimensions.

Cette plaque est arrondie, ovalaire, sinueuse sur ses bords, parfois irrégulière et comme serpigineuse, quand elle résulte de la confluence de deux ou de plusieurs plaques voisines, primitivement isolées et réunies secondairement. On voit, en effet, parfois, de petites Forme.

plaques nouvelles se développer autour de la plaque principale.

Aspect de la plaque verruqueuse.

L'aspect de la plaque verruqueuse, à son état de complet développement, a été bien décrit par MM. Riehl et Paltauf.

C'est un véritable papillome corné, à surface irrégulière, faisant une saillie de plusieurs millimètres, surtout au centre, hérissé de végétations dures, cornées, de coloration grisâtre.

Fissures inter-papillaires.

Ces saillies papillomateuses sont séparées par des fissures, des ulcérations linéaires ou de petits abcès miliaires, de petites pustules, desquelles on peut faire sourdre du pus, en pressant en masse le placard verruqueux par sa base. L'existence de ces petites ulcérations miliaires, de ces petites pustules inter-papillaires, est extrêmement importante, car elle est particulière à cette forme de tuberculose cutanée.

Les trois zones de la plaque verruqueuse.

Première zone.

Les végétations, qui caractérisent la plaque verruqueuse, sont plus saillantes au centre de la plaque, qui représente la partie la plus ancienne de la lésion; elles sont plus petites, plus déprimées à la périphérie, diminuent insensiblement sur les bords, pour disparaître tout à fait.

Deuxième zone.

Les bords de la plaque verruqueuse sont infiltrés, couverts de pustules et de croûtes, qui représentent la lésion en voie d'accroissement.

Troisième zone.

Ils sont eux-mêmes entourés d'une zone érythémateuse, livide ou violacée, à peine saillante.

C'est pourquoi les auteurs décrivent trois zones dans le placard de la tuberculose verruqueuse : la zone centrale papillomateuse, la zone moyenne, formée par de petites pustules et des croûtes, et une zone tout à fait périphérique, simplement érythémateuse et infiltrée.

Revêtement corné et croûtes.

Les saillies papillomateuses sont recouvertes de lamelles épaisses, adhérentes, stratifiées, d'épiderme corné.

L'application de cataplasmes ramollit ces stratifications cornées; on peut alors les enlever par le grattage. La surface papillomateuse, ainsi décapée, apparaît plus nette; elle est comme hérissée de verrues rougeâtres, ressemblant à des bourgeons charnus, séparées par des fissures suppurantes.

Dans certains cas, les stratifications épidermiques sont remplacées par des croûtes dures, épaisses, adhérentes, moulées sur les saillies papillaires, de la même façon que le revêtement corné.

Souvent, cette lésion tuberculeuse n'occasionne ni douleur ni prurit et surtout pas de douleur spontanée; elle est seulement douloureuse à la pression. Dans d'autres cas, au contraire, les douleurs sont assez vives et déterminées même par un attouchement léger. Symptômes subjectifs.

La marche de cette affection est essentiellement chronique. La tuberculose verruqueuse peut durer pendant un grand nombre d'années. Marche.

La plaque s'accroît lentement, par poussées intermittentes, séparées par des périodes pendant lesquelles la lésion reste stationnaire. L'extension se fait tantôt régulièrement par toute la périphérie de la plaque, tantôt par un point seulement de son pourtour.

Mais, et c'est là un caractère important de la maladie, cette affection, malgré son accroissement graduel, a une tendance constante à la réparation spontanée.

En effet, au bout d'un certain temps de durée, au centre de la plaque, les croûtes tombent, la suppuration inter-papillaire diminue et se tarit tout à fait, les végétations s'affaissent, s'atrophient progressivement, laissant à leur place une cicatrice scléreuse, mince, brillante, blanche ou rosée, d'un aspect réticulé, recouverte de fines squames. Régression scléreuse; cicatrisation.

Cette cicatrice centrale peut se produire, en même temps que la périphérie continue à proliférer. Dans d'autres cas, et après une évolution très longue, la cicatrisation peut envahir toute la plaque verruqueuse, qui guérit spontanément, mais peut être suivie de récidive sur un point voisin.

Messieurs, les caractères morphologiques, que je viens de vous exposer, appartiennent aussi bien à la tuberculose verruqueuse qu'au lupus scléreux de M. Vidal. L'aspect spécial de la lésion, dans cette *papillomatose tuberculeuse*, si je puis dire, résulte d'un mélange d'hyperkératose épidermique, d'hypertrophie papillaire et de sclérose du derme.

Lupus scléreux.

Les cas, dans lesquels la sclérose prédomine sur le développement papillomateux, représentent plus particulièrement le *lupus scléreux*. Mais, encore une fois, les deux lésions sont identiques: identiques sous le rapport des symptômes, identiques aussi histologiquement, comme je vous le dirai dans un instant.

Pronostic.

Quel est maintenant le pronostic de cette forme de tuberculose cutanée?

Dans le plus grand nombre des cas, la tuberculose papillomateuse reste une lésion indéfiniment locale et ne s'accompagne pas de généralisation tuberculeuse.

Cependant on a vu, dans certains cas, la tuberculose se propager aux lymphatiques, et il n'est pas impossible que ce foyer limité de tuberculose cutanée devienne, à un moment donné, comme cela s'observe dans d'autres tuberculoses locales, le point de départ d'une infection tuberculeuse viscérale.

Anatomie pathologique.

Les lésions anatomiques de la tuberculose verruqueuse ont été bien étudiées par MM. Vidal et Leloir, par MM. Riehl et Paltauf et par M. Darier.

Elles sont surtout marquées dans la couche superficielle du derme et, particulièrement, dans le corps papillaire, tandis que, dans le lupus, comme nous le verrons dans la prochaine séance, l'infiltration occupe toute la profondeur du derme.

Dans la tuberculose verruqueuse, la couche superficielle du derme et les papilles présentent une infiltration diffuse de cellules embryonnaires et, par places, des follicules tuberculeux typiques, avec cellules embryonnaires, cellules épithélioïdes et cellules géantes.

La plupart des nodules tuberculeux ont leur centre caséeux ; mais les granulations superficielles, celles qui sont situées le plus immédiatement au-dessous de l'épiderme, au lieu de se caséifier, suppurent et constituent de petits abcès miliaires ; ce sont ces petits abcès qui s'ouvrent dans les fissures inter-papillaires.

Il est remarquable que cette forme de tuberculose détruit les glandes sébacées et les follicules pileux, mais qu'au contraire elle respecte les glandes sudoripares, parce que, le plus souvent, la lésion n'atteint pas le niveau de ces glandes. Les conduits excréteurs sont seuls altérés, quand ils traversent la lésion.

L'infiltration embryonnaire gonfle les papilles, qui sont hypertrophiées dans tous les sens, allongées et épaissies. Le développement de ces saillies papillaires, de ces papillomes, est contemporain de la production des nodules tuberculeux ; il ne résulte pas, comme dans le lupus, de la végétation des ulcérations tuberculeuses.

Ces papillomes sont revêtus d'une couche cornée considérablement épaissie, composée de lamelles épidermiques stratifiées. L'hypertrophie n'atteint pas toujours seulement la couche cornée ; la couche granuleuse est quelquefois elle-même hypertrophiée.

Le processus de néo-formation embryonnaire, qui infiltre la partie superficielle du derme et des papilles, présente ce caractère important d'avoir une tendance constante à la transformation scléreuse diffuse, d'où résultent l'atrophie et la cicatrisation spontanée de la lésion, au bout d'un certain temps.

Recherche des bacilles.

La tuberculose verruqueuse est une lésion peu virulente et, par suite, pauvre en bacilles ; il est parfois très difficile d'en découvrir quelques-uns dans les follicules tuberculeux ou au milieu de l'infiltration embryonnaire. Il faut faire un grand nombre de préparations, pour trouver quelques bacilles; et même, quelquefois, les recherches bactériologiques sont complètement infructueuses.

Inoculations expérimentales.

L'inoculation expérimentale elle-même ne réussit pas toujours. Elle réussit le plus souvent chez le cobaye; elle peut même donner des tuberculoses en séries; mais, parfois, il faut inoculer un certain nombre d'animaux, pour avoir sur quelques-uns des résultats positifs.

Diagnostic.

Le diagnostic de la tuberculose verruqueuse est habituellement facile. Les caractères distinctifs de la lésion sont, comme le dit très bien M. du Castel, la présence d'une zone érythémateuse périphérique, les ulcérations miliaires du pourtour de la masse verruqueuse et du fond des fissures inter-papillaires, et, enfin, la tendance sclérosique cicatricielle centrale du papillome.

Ces éléments de diagnostic vous permettront de distinguer toujours la tuberculose papillomateuse des verrues, des papillomes simples, des végétations, des folliculites agminées, du lichen corné hypertrophique, de l'épithélioma papillaire, du nœvus papillomateux et, enfin, des syphilides.

Passons en revue ces différentes affections, pour faire leur diagnostic avec la tuberculose verruqueuse.

Diagnostic avec la verrue.

La *verrue*, qui est la plus simple de toutes ces lésions papillaires, est bien caractérisée aussi par l'hypertrophie du corps papillaire et de l'épiderme, mais c'est une lésion nettement limitée, qui ne repose pas sur une base indurée, qui ne présente pas l'auréole rouge, érythémateuse, périphérique, de la tuberculose verruqueuse; dans la verrue, on ne constate pas de suppuration, il n'y a pas de croûte; la lésion ne laisse pas de cicatrice, quand elle guérit spontanément.

Je vous mentionne seulement, sans insister sur son diagnostic, la *kératodermie* palmaire et plantaire, qui présente un siège spécial, que n'affecte pas la tuberculose verruqueuse.

Le *papillome simple* présente beaucoup de ressemblance avec la tuberculose verruqueuse ; mais il est plus saillant ; il est bien limité, ne repose pas sur une base indurée, n'a pas de zone érythémateuse à son pourtour, ne présente pas cette cicatrice centrale, caractéristique de la tuberculose papillomateuse.

Diagnostic avec le papillome simple.

Quelquefois, cependant, le diagnostic est très difficile entre le papillome simple et le papillome tuberculeux. Il faudra, dans les cas douteux, pratiquer l'examen bactériologique ; vous serez obligés quelquefois aussi de faire des inoculations expérimentales, pour établir le diagnostic précis des deux espèces de lésions.

On observe, quelquefois, à la vulve et à l'anus, des *végétations simples*, qui doivent être distinguées des placards de tuberculose verruqueuse, développés autour d'une fistule anale. Les caractères des végétations et de la tuberculose papillomateuse sont assez différents : les végétations ne sont pas dures, rugueuses, cornées et irrégulières comme le papillome tuberculeux ; ce sont, au contraire, des excroissances molles, toujours humides et parfois suintantes. Les végétations se présentent sous forme d'excroissances ramifiées, qui ne se recouvrent pas de croûtes.

Diagnostic avec les végétations.

L'affection spéciale, décrite par MM. Quinquaud, Leloir et Pallier, sous le nom de *folliculites* et de *périfolliculites agminées*, est caractérisée par un placard saillant, en forme de macaron, à extension excentrique, siégeant sur le dos de la main et sur l'avant-bras ; vous voyez que c'est un siège qui rappelle beaucoup celui de la tuberculose papillomateuse, de sorte que le diagnostic est quelquefois assez difficile. Cependant, le placard de la folliculite et de la périfolli-

Diagnostic avec la folliculite agminée.

culite agminée est nettement limité, beaucoup mieux limité que celui de la tuberculose verruqueuse. Il a une surface mamelonnée et irrégulière, non pas fissurique, mais parsemée d'orifices, qui donnent à la lésion, dans son ensemble, l'aspect d'une écumoire. Cette lésion peut être recouverte de pus et de croûtes, mais toujours, par la pression en masse, on fait sourdre des orifices, non seulement des gouttes de pus, mais des sortes de boudins allongés, blanchâtres, en forme de vermicelle; ce caractère est tout à fait distinctif de la folliculite et de la périfolliculite agminée.

Cette affection, d'après des recherches récentes de M. Sabouraud, paraît produite par certaines variétés de *trichophyton*, d'origine animale. Elle peut, d'ailleurs, présenter une forme aiguë et une forme subaiguë. Dans sa *forme aiguë*, elle a une évolution très rapide, qui se fait en huit, dix ou quinze jours, et qui, jointe aux caractères que je viens de vous donner, permet de la reconnaître facilement.

Mais la *forme subaiguë* de la folliculite agminée est véritablement papillomateuse et beaucoup plus facile à confondre, par conséquent, avec la tuberculose papillomateuse, à laquelle certains auteurs ont voulu la rattacher, notamment MM. Besnier et Vidal.

Toutefois, même dans cette forme à évolution plus longue, la folliculite agminée a une marche plus rapide que la tuberculose verruqueuse ou le lupus scléreux. De plus, la folliculite est plus suppurative que la tuberculose papillomateuse; elle n'a pas la même tendance à la sclérose et à la cicatrisation spontanée; on n'observe pas cette cicatrice scléreuse centrale, qui caractérise, au bout d'un certain temps d'évolution, la tuberculose verruqueuse.

Il est vraisemblable, d'ailleurs, qu'on a décrit, comme des folliculites agminées subaiguës, certains cas qui doivent être plus légitimement rattachés à la tuberculose verruqueuse, de sorte que le diagnostic de ces deux affections exige de nouvelles recherches plus précises.

Le *lichen plan corné* est, comme je vous l'ai dit dans une précédente leçon, caractérisé par une plaque dure et sèche, très prurigineuse, qui siège presque toujours à la jambe et qui ne présente pas les fissures suppurantes de la tuberculose papillomateuse.

Diagnostic avec le lichen plan corné.

L'*épithélioma papillaire* des vieillards est constitué par un papillome, dont l'aspect et l'évolution sont assez différents de ceux de la tuberculose verruqueuse. Les croûtes de l'épithélioma sont peu adhérentes, se détachent aisément; elles recouvrent des végétations saignantes, facilement ulcérées; ces ulcérations sont beaucoup plus étendues que celles que présente le papillome tuberculeux. La lésion épithéliomateuse n'a aucune tendance à la cicatrisation et envahit, au contraire, de proche en proche et progressivement, les parties voisines. Ces caractères différentiels vous permettront toujours de faire un diagnostic certain.

Diagnostic avec l'épithélioma papillaire.

Il y a une forme de nœvus, qui a été décrite sous le nom de *nœvus papillomateux* ou *verruqueux*. Pour éviter toute confusion, rappelez-vous que le nœvus est une lésion congénitale, ou au moins, qui date des premières années de l'existence. Cette lésion n'est jamais le siège d'aucune suppuration, ce qui la distingue très nettement de la tuberculose verruqueuse. Il n'y a non plus jamais, à proprement parler, de véritables croûtes. Le nœvus papillomateux ou verruqueux peut être recouvert d'un enduit séborrhéique plus ou moins épais, qui revêt la surface des saillies papillaires, mais jamais cet enduit séborrhéique ne prend l'aspect de croûtes proprement dites.

Diagnostic avec le nœvus verruqueux.

Il y a, en dernier lieu, un diagnostic à faire, c'est celui de certaines *syphilides papuleuses*, qui, dans quelques cas, exceptionnels à la vérité, peuvent être recouvertes d'un revêtement corné épais, d'apparence

Diagnostic avec certaines syphilides papuleuses.

croûteuse, et doivent être distinguées du lupus scléreux. Cependant, ces papules syphilitiques présentent des caractères différents. Elles ont toujours une tendance à affecter une disposition circinée et sont, le plus souvent, groupées en cercles ou en demi-cercles. Leurs groupes sont plus nombreux que les placards de la tuberculose verruqueuse. Les papules sont aplaties; elles ne sont pas fissurées comme les plaques tuberculeuses; elles ne sont pas non plus suppurantes; elles ne présentent pas ces petits abcès miliaires, ces petites pustules, qui existent autour des papillomes tuberculeux. Enfin, elles sont généralement accompagnées d'autres lésions syphilitiques concomitantes ou de stigmates de syphilides anciennes, de cicatrices, soit pigmentées, soit blanches, cicatrices lisses, tout à fait caractéristiques de la syphilis et dont l'existence éclairera le diagnostic d'une façon définitive.

Traitement.

J'arrive maintenant au traitement de la tuberculose verruqueuse.

Destruction de la lésion.

Il n'y a qu'un traitement de la tuberculose verruqueuse ou papillomateuse, dans toutes ses formes, qu'il s'agisse de tubercule anatomique, de tuberculose verruqueuse proprement dite ou de lupus scléreux : ce traitement consiste à *détruire la lésion*.

Cette destruction peut être opérée soit par la *cautérisation ignée*, soit par le *râclage*.

Cautérisation ignée.

La cautérisation ignée est le seul mode de cautérisation applicable à la tuberculose verruqueuse et aux tubercules anatomiques. Les caustiques liquides donnent de mauvais résultats et sont insuffisants pour détruire la lésion.

La cautérisation ignée doit être pratiquée à l'aide du thermo-cautère ou du galvano-cautère. Le thermo-cautère est plus douloureux, parce qu'il produit plus de rayonnement que le galvano-cautère, mais il a l'avantage d'être dans les mains de tous les praticiens, qui n'ont pas tous un galvano-cautère à leur disposition. Il faut vous servir, dans ce cas, de la pointe fine du thermo-cautère, qui pénètre mieux dans la profondeur des tissus malades.

La cautérisation ignée, à l'aide du thermo-cautère ou du galvano-cautère, a certainement un avantage sur l'opération sanglante, comme le dit très justement M. Besnier ; cet avantage est d'éviter l'ouverture des vaisseaux et l'infection tuberculeuse du sang. La cautérisation ignée est donc la méthode de choix, à laquelle vous devez donner la préférence.

Il faudra pratiquer des cautérisations assez profondes, faire des pointes de feu très rapprochées les unes des autres. Il faut aussi que vous sachiez bien que ce n'est pas en une seule séance que vous pouvez arriver à détruire les tubercules anatomiques, surtout les plaques de tuberculose verruqueuse. Vous aurez besoin d'un certain nombre de séances successives, espacées à des intervalles plus ou moins longs.

Je dois reconnaître, Messieurs, que la cautérisation est une méthode longue, que parfois même elle est insuffisante, si le papillome tuberculeux est très étendu et très saillant, très volumineux; dans ce cas vous ne pouvez pas, par la cautérisation, détruire la lésion dans toute sa profondeur ou, du moins, il vous faudrait un temps trop long pour opérer cette destruction.

Dans les cas où la lésion est ainsi large et profonde et où la cautérisation ne suffirait pas pour amener sa destruction, il est nécessaire de recourir d'emblée au *râclage avec la curette tranchante*. On se sert, pour cette opération, de la curette de Volkmann plus ou moins modifiée. Le râclage doit être pratiqué largement et profondément, de façon à enlever les tissus malades sur toute leur surface et dans toute leur épaisseur. Râclage.

Cette ablation doit être faite en une seule séance, après anesthésie chloroformique, car c'est une opération assez douloureuse, et il est utile que le malade soit endormi, pour vous permettre d'enlever toute la lésion aussi profondément que possible, afin d'éviter les récidives.

C'est le traitement que j'ai employé, notamment, dans le cas de tuberculose verruqueuse du pied, auquel j'ai déjà fait allusion. La lésion, très étendue en surface et en profondeur, avait résisté à un grand nombre de cautérisations avec le thermo-cautère. Les malades refusent, en effet, souvent une opération sanglante, d'emblée ; on est obligé de se borner d'abord aux cautérisations ; mais, quand la lésion ne cède pas assez vite, il ne faut pas tarder à pratiquer le râclage.

Après l'ablation de la plaque verruqueuse, au moyen de la curette tranchante, la cautérisation ignée trouve d'ailleurs encore son application, pour détruire les nodules périphériques et les points qui auraient échappé au curettage ou qui auraient été insuffisamment enlevés. Naturellement cette cautérisation ne doit être employée que consécutivement et quelques jours après l'opération sanglante.

Pansements consécutifs.

Après l'ablation de la tumeur papillomateuse, vous ferez faire, à la surface de la plaie, soit un pansement humide avec une solution phéniquée faible ou avec une solution boriquée, plus rarement avec une solution de sublimé ; vous savez que les solutions de sublimé sont très facilement absorbables par les plaies et peuvent déterminer des accidents consécutifs d'intoxication mercurielle.

Au bout de quelques jours de pansement humide, vous pourrez remplacer celui-ci par un pansement sec, appliquer sur la plaie opératoire des poudres antiseptiques, de la poudre d'iodoforme, de la poudre de salol ou d'acide borique. Quand la plaie est très irritée, au lieu d'employer un pansement sec, je vous conseille plutôt de la recouvrir d'une couche de pommade antiseptique, et, de toutes ces pommades, celle qui vous donnera les meilleurs résultats est la pommade iodoformée.

Dans certains cas, vous pourrez vous servir simplement de vaseline boriquée, qui est moins active, mais aussi moins irritante.

TRENTE-TROISIÈME
ET TRENTE-QUATRIÈME LEÇONS

TUBERCULOSES CUTANÉES (*suite*)

LUPUS TUBERCULEUX

SOMMAIRE. — Le lupus est une tuberculose locale. — Lupus tuberculeux et lupus érythémateux.

Lupus tuberculeux; son *étiologie*, influence du lymphatisme, coexistence d'autres lésions tuberculeuses, antécédents tuberculeux.

Sièges et Symptômes :

Tubercules lupiques ; leur vascularisation : *lupus angiomateux*. Réaction douloureuse.

Plaque lupique, son évolution. Grains de milium périphériques.

Formes du lupus tuberculeux : lupus non exedens et *exedens*.

Lupus non exedens; deux formes : plan et proéminent.

Lupus plan ; symptômes et évolution. — *Lupus pityriasiforme* et *psoriasiforme. Lupus colloïde.*

Lupus proéminent ; symptômes et marche. — *Lupus végétant.* — *Lupus éléphantiasique;* son siège d'élection aux membres inférieurs. — Lupus éléphantiasique des membres supérieurs, de la face, des organes génitaux : *esthiomène de la vulve.*

Lupus exedens. — Lupus tuberculeux ulcéreux. — *Lupus pustuleux*, impétigineux et rupioïde.

Ulcérations lupiques; leurs caractères, leur évolution.

Lupus serpigineux; lupus térébrant et *vorax; lupus mutilant* des extrémités.

Cicatrices du lupus, non ulcéreux et ulcéreux ; leur évolution différente.

Lupus des muqueuses.

Complications du lupus : adénites, tuberculose pulmonaire, tuberculose aiguë. — *Complications inflammatoires;* leur influence heureuse dans certains cas. — *Epithélioma secondaire.*

Anatomie pathologique. — Histologie, bactériologie et inoculations expérimentales.

Diagnostic avec les autres tuberculoses cutanées; avec les syphilides; avec le cancroïde; avec la lèpre; avec le pésoriasis, l'impetigo, l'eczéma chronique; avec le sycosis parasitaire; avec l'éléphantiasis des Arabes.

Traitement :

Traitement interne : Huile de foie de morue, iode, arsenic, eaux minérales.

Traitement local : Destruction de la lésion. Discussion des divers procédés : Râclage. — Ablation totale avec le bistouri. — Scarifications.

Cautérisations ignées avec le thermo-cautère et le galvano-cautère,

Caustiques chimiques : Nitrate d'argent ; préparations arsenicales ; chlorure de zinc ; iode ; préparations mercurielles ; acide salicylique ; acide lactique ; naphtol camphré ; phénol camphré ; résorcine ; acide pyrogallique.

Formulaire thérapeutique.

Messieurs,

Cette leçon et la suivante seront consacrées à l'étude du lupus tuberculeux. Cette affection cutanée est très importante à connaître, car c'est peut-être la forme la plus fréquente de la tuberculose locale. Vous aurez tous à soigner des lupus dans votre pratique, que vous exerciez à la ville ou à la campagne, surtout si vous exercez à la campagne.

Le lupus, considéré par Bazin et par Hardy comme une *scrofulide*, est une forme de tuberculose cutanée. Vous savez déjà que la tuberculose a englobé dans son domaine toutes les anciennes lésions scrofuleuses.

M. Besnier a le mérite d'avoir, le premier, au nom de la clinique, proclamé la nature tuberculeuse du lupus, avant que l'histologie et la bactériologie soient venues démontrer irréfutablement la vérité de cette théorie. Le lupus est une tuberculose locale.

Il y a deux formes de lupus, bien distinctes l'une de l'autre et qui cependant reconnaissent, comme je vous le dirai plus tard, la même origine : le lupus tuberculeux et le lupus érythémateux. Ces deux formes ont un caractère commun, c'est leur tendance destructive, soit par ulcération, soit par atrophie cicatricielle, sans ulcération des téguments. Ces deux modes pathogéniques destructeurs existent dans le lupus dit tuberculeux ; dans le lupus érythémateux, vous observez seulement la destruction des tissus par atrophie cicatricielle, sans ulcération. Deux formes de lupus : tuberculeux et érythémateux.

Le lupus tuberculeux, que nous étudierons tout d'abord, a été bien décrit autrefois par Willan. La Lupus tuberculeux.

qualification « tuberculeux » est prise ici dans son sens dermatologique et morphologique : tubercule est synonyme de nodosité.

Mais, par un hasard singulier, il se trouve que cette dénomination est également vraie sous le rapport étiologique. Ce lupus n'est pas seulement tuberculeux par la forme de sa lésion élémentaire, il est aussi de nature tuberculeuse ou bacillaire.

Étiologie.

Le lupus est, en effet, une *tuberculose locale par inoculation cutanée.* Qu'il se présente comme une lésion primitive, ce qui est le cas le plus fréquent, ou qu'il se développe chez un individu déjà tuberculeux, l'infection de la peau est toujours d'origine externe ; les germes pathogènes du lupus ne sont pas apportés aux téguments par la voie sanguine.

Le plus souvent, le lupus débute dans le jeune âge ; il a une évolution lente et longue, qui dure un grand nombre d'années, évolution lente tout à fait caractéristique d'une tuberculose atténuée. Le malade, atteint de lupus, conserve pendant très longtemps une bonne santé, quelquefois même pendant toute la durée de la maladie.

Influence du lymphatisme.

Cependant, il faut reconnaître que le lupus se développe ordinairement dans des conditions spéciales, de préférence chez des enfants, des adolescents ou des jeunes gens à tempérament lymphatique, le lymphatisme présentant, comme vous le savez, un terrain favorable à l'éclosion de la tuberculose. Ces sujets lymphatiques sont les scrofuleux d'autrefois.

Antécédents tuberculeux ou coïncidence d'autres lésions tuberculeuses.

Souvent, on trouve davantage : on trouve, chez les malades atteints de lupus, des antécédents tuberculeux héréditaires ; quelquefois même, on trouve chez eux des accidents tuberculeux personnels, soit antérieurs, soit le plus souvent concomitants, consistant en adénites tuberculeuses, en tumeurs blanches et surtout en tuberculose pulmonaire. On peut même observer, parfois, chez eux, une tuberculose pulmonaire miliaire, rapide, à la suite d'interventions thérapeutiques favorisant l'infection sanguine, par exemple à la suite de l'ablation de la lésion par une opération sanglante, ou à la suite de scarifications, ainsi que l'a montré M. Besnier.

Toutes ces particularités cliniques montrent bien la nature tuberculeuse du lupus.

Le lupus tuberculeux étant le résultat d'une inoculation cutanée, il est naturel que la lésion siège, avec prédilection, sur les parties découvertes, d'où son maximum de fréquence à la face. Mais on peut l'observer sur toutes les régions du corps, particulièrement sur les membres; il n'est pas très rare, notamment, sur les membres inférieurs. Il peut siéger sur plusieurs régions à la fois. Sièges.

L'inoculation tuberculeuse, qui donne naissance au lupus, peut se développer sur des excoriations antérieures, produites par une éruption cutanée, l'impétigo ou l'eczéma. Mais, le plus souvent, il faut le reconnaître, la cause occasionnelle locale de l'affection est complètement ignorée. On sait seulement que le lupus paraît plus fréquent chez les individus qui ont vécu avec des tuberculeux ou qui manient habituellement des objets contaminés par des matières tuberculeuses.

Il est remarquable que le lupus est plus fréquent dans les campagnes que dans les villes, comme toutes les tuberculoses atténuées. Dans les villes, c'est surtout la tuberculose viscérale, la tuberculose pulmonaire, qu'on observe.

Telles sont les conditions étiologiques du lupus tuberculeux. Voyons maintenant quels sont les caractères morphologiques de la maladie. Description clinique.

La *lésion élémentaire*, fondamentale, du lupus tuberculeux est un tubercule, dans le sens dermatologique, une *nodosité* de volume variable, d'une coloration rouge jaunâtre, qui rappelle celle du sucre d'orge, suivant la comparaison de tous les auteurs, et d'une consistance assez molle. C'est cette nodosité qu'il nous faut décrire tout d'abord, avant de faire l'examen des différentes formes de lupus.

Tubercule lupique.

Les tubercules lupiques se présentent sous l'aspect de petits nodules, de petits grains superficiels, enchâssés dans le derme, recouverts par l'épiderme, à travers lequel on peut les voir par transparence.

Ces nodules font une saillie variable à la surface cutanée, quelquefois une saillie très minime, et même, quand ils sont un peu profonds, ils ne font aucune saillie, ils sont seulement appréciables à la palpation avec le doigt promené à la surface de la peau.

Leur forme est arrondie, miliaire. Leur volume est habituellement petit, quelquefois pas plus gros qu'une tête d'épingle, ordinairement atteignant la dimension d'un grain de millet.

La couleur de ces tubercules lupiques est d'un rouge pâle, jaunâtre, comme celle du sucre d'orge ou de la gelée de pommes. Ces tubercules sont translucides. Leur consistance est très molle ; ils sont friables, faciles à dilacérer avec des aiguilles.

Quand ils sont agglomérés, agminés comme on dit, leur masse donne à la palpation une sensation de mollesse particulière, la sensation des bourgeons charnus.

Vascularisation ; lupus angiomateux.

Le tissu de ces tubercules est très vasculaire ; ils saignent facilement quand on les écorche, quand on les dilacère. Ils renferment, en effet, des vaisseaux, quelquefois très nombreux, presque aussi nombreux que ceux d'une tumeur érectile. Cette forme particulièrement vasculaire de lupus a été décrite, par certains auteurs, sous le nom de *lupus angiomateux*, c'est-à-dire ressemblant à un angiome.

Réaction douloureuse.

Les tubercules lupiques ne sont pas douloureux spontanément ; mais ils sont sensibles à la pression, quelquefois même sensibles à ce point que le malade redoute la palpation. Cette sensibilité douloureuse est d'ailleurs très importante, car elle permet de reconnaître, par la pression, la présence des tubercules profonds.

Ces nodules sont en nombre variable; ils sont très irrégulièrement distribués dans toute l'étendue de la région malade. Nombre et répartition des nodules; plaque lupique.

Parfois, ils sont isolés, indépendants les uns des autres, soit discrets sur une petite surface, soit disséminés sur une région plus étendue, caractérisant alors ce qu'on a appelé le *lupus tuberculeux disséminé*.

Le plus souvent, les tubercules ne sont pas isolés, comme je viens de vous le dire; ils sont confluents, agglomérés, groupés en nombre plus ou moins considérable, formant des masses plus ou moins volumineuses, des plaques plus ou moins étendues, de forme irrégulièrement arrondie ou circinée.

La plaque lupique, ainsi constituée, présente une marche extensive, lente. L'extension du lupus est centrifuge et se fait par le développement continu de tubercules périphériques. Évolution de la plaque lupique.

Tandis que la périphérie s'accroît, le centre de la plaque a, au contraire, une tendance régressive. Cette régression peut se produire de deux façons différentes, soit par ulcération, soit par résorption interstitielle :

Tantôt, le tubercule s'enflamme, se ramollit, détermine des altérations de l'épiderme, qui aboutissent à une *ulcération;* celle-ci s'étend plus ou moins, en surface et en profondeur.

Tantôt, les tubercules disparaissent sans ulcération, par *atrophie cicatricielle.* Ces plaques cicatricielles ont une grande importance pour caractériser le lupus ; elles existent toujours, au bout d'un certain temps, dans un lupus étendu et servent beaucoup pour le diagnostic de la maladie.

J'ai à vous signaler, dans la description des plaques lupiques, une lésion accessoire, mais qui a néanmoins son importance, car elle est spéciale au lupus et n'existe ni dans le tubercule lépreux ni dans la syphilide tuber- Grains de milium autour de la plaque lupique.

culeuse. Les lésions lupiques, ainsi que l'a montré M. Besnier, sont souvent entourées de points blanchâtres ou jaunâtres, facilement énucléables. Ces points jaunâtres sont des grains de milium, des accumulations de matière sébacée dans des glandes oblitérées; vous connaissez la nature de cette lésion, que je vous ai décrite antérieurement. Ces grains de milium ne doivent pas être confondus avec les tubercules lupiques.

Tels sont les caractères des tubercules ou des nodules lupiques, qui constituent les lésions initiales du lupus tuberculeux.

La présence de ces tubercules reste souvent appréciable pendant toute la durée de la maladie; mais, souvent aussi, elle est dissimulée par des lésions secondaires : par une infiltration générale de la peau, par des lésions inflammatoires, par des éruptions secondaires de diverse nature, par des ulcérations profondes, rongeantes ou papillomateuses.

Formes du lupus tuberculeux

De ces complications variées de la lésion primitive résultent des modifications multiples dans l'aspect du lupus tuberculeux, modifications qui ont servi à établir les différentes formes de la maladie.

Il y a, d'abord, une grande division à établir dans les lésions lupiques, suivant que leur évolution aboutit plus ou moins rapidement à l'ulcération, ou qu'au contraire leur processus tend à l'atrophie cicatricielle.

Il y a donc *deux formes principales de lupus tuberculeux :* le lupus ulcéreux, que les auteurs appellent *lupus exedens*, et le lupus non ulcéreux ou *non exedens.*

Mais il faut bien savoir que ces deux formes ne sont pas absolument indépendantes : un lupus, d'abord non ulcéreux, peut devenir ulcéreux; un lupus peut être *non exedens* sur une partie de son étendue et *exedens* sur une autre partie.

Quoi qu'il en soit, ces deux formes de lupus, *non exedens* et *exedens*, doivent être décrites séparément.

Étudions d'abord le lupus non ulcéreux. *Lupus non exedens.*

Celui-ci présente deux variétés principales, suivant la saillie plus ou moins prononcée des tubercules élémentaires. Ces deux variétés sont : le *lupus plan*, dans lequel les tubercules forment une saillie à peine sensible, et le *lupus élevé* ou *lupus proéminent*, qui est la forme ordinaire du lupus et dans lequel les tubercules font, au contraire, une saillie plus ou moins appréciable à la surface de la peau. *Deux variétés principales.*

Le lupus plan est la forme la plus simple du lupus tuberculeux. *Lupus plan.*

Il est constitué par des nodules isolés ou agglomérés, à peine saillants, quelquefois si peu saillants que cette forme se rapproche beaucoup du lupus érythémateux, avec lequel elle est parfois confondue. Quelquefois même, il n'y a aucune saillie appréciable, au moins à la vue, et on trouve seulement une infiltration des téguments, sensible au toucher.

Ces nodules ne provoquent qu'une très minime réaction inflammatoire à leur périphérie, contrairement à ce que vous observez dans le lupus élevé ou proéminent.

Le lupus plan débute dans l'enfance, vers l'âge de cinq ou dix ans ordinairement, quelquefois plus tôt. *Age du début et siège ; symptômes.*

Il siège presque exclusivement à la joue, au milieu de la joue.

Il est constitué par une petite plaque lenticulaire, quelquefois de dimensions très minimes. Mais cette plaque peut s'accroître progressivement, soit par confluence de plusieurs plaques voisines, soit par extension de la plaque primitive ; elle peut ainsi acquérir une grande étendue et envahir une grande partie de la face.

La plaque du lupus plan présente une coloration rouge ou brunâtre. Elle est bien délimitée ; ses bords sont nettement arrêtés et distincts de la peau saine avoisinante.

Lupus pityriasiforme et psoriasiforme.

La surface de la plaque est luisante, comme vernissée; dans d'autres cas, elle est, au contraire, squameuse, couverte de squames petites, pityriasiformes, ou de squames un peu plus larges, un peu plus épaisses, d'aspect psoriasiforme. Ce sont ces caractères différents des squames qui ont permis aux auteurs de décrire deux nouvelles variétés secondaires du lupus : le *lupus pityriasiforme* et le *lupus psoriasiforme*.

Lupus colloïde.

Quelquefois, les plaques subissent une autre modification ; elles présentent une sorte d'infiltration colloïde et prennent une transparence spéciale. On a décrit cette variété sous le nom de *lupus colloïde*.

Toutes ces variétés secondaires n'ont qu'une importance minime et dépendent seulement de l'aspect particulier de la lésion.

Douleur et prurit.

Le lupus plan est parfois d'une indolence absolue ; mais, s'il n'y a pas de douleur spontanée, le plus souvent il y a une douleur plus ou moins profonde à la pression, douleur quelquefois assez vive, surtout pendant les phases actives de développement du lupus. Dans d'autres cas, bien que ne présentant pas de douleur spontanée, la lésion lupique est le siège d'un prurit plus ou moins intense.

Évolution, régression.

Comme tout lupus, au bout d'un certain temps, le lupus plan a une tendance à l'atrophie cicatricielle. On voit alors se produire, au centre des plaques anciennes, une dépression cicatricielle blanchâtre. En même temps, cependant, la lésion s'accroît à la périphérie ; cet accroissement est indiqué par un semis de nodules jaunes, autour de la plaque primitive.

Le lupus plan présente une marche très lente.

Quelquefois, la guérison peut survenir spontanément, par la régression cicatricielle, qui envahit toute l'étendue de la plaque. Mais, même dans ces cas-là, la guérison n'est parfois qu'apparente ; il y a souvent une récidive, soit au même point, soit en un point voisin.

Dans d'autres cas, la lésion ne guérit pas, elle s'étend graduellement ; cette extension peut être indéfinie et persister pendant toute la durée de l'existence.

Lupus proéminent.

La *seconde variété* du lupus non ulcéreux ou *non exedens* est le lupus élevé, ou lupus surélevé, ou lupus proéminent, dans lequel les tubercules présentent un développement exubérant.

Quand ce lupus élevé n'est accompagné que d'une infiltration modérée du derme, il constitue la forme la plus ordinaire du lupus tuberculeux. Il faut bien savoir, d'ailleurs, que cette forme de lupus, au bout d'un certain temps, a toujours une tendance à devenir ulcéreuse par places, à se transformer partiellement en lupus exedens. Dans la pratique, les formes ne sont pas aussi nettement tranchées que dans une description théorique.

Symptômes.

Quoi qu'il en soit, dans ce lupus élevé ou proéminent, on voit la peau soulevée par des saillies molles et élastiques, plus ou moins volumineuses, saillies qui présentent ordinairement la dimension d'un pois et, quelquefois, peuvent atteindre le volume d'une noisette. Ces masses lupiques sont formées par l'agglomération des nodules primitifs. Elles sont tantôt isolées, tantôt agglomérées par groupes, constituant alors des plaques arrondies, circinées, ou présentant différentes formes plus ou moins irrégulières.

Ces saillies, quel que soit leur mode d'agglomération, ont une base large ; elles sont formées, en quelque sorte, par une moitié de sphère adhérente par sa base. Quel que soit leur volume, jamais elles ne se pédiculisent.

Leur couleur est rouge, d'un rouge plus ou moins pâle ou plus ou moins foncé.

Ces saillies sont d'ailleurs indolentes comme les lésions du lupus plan.

En plus des nodules, qui font saillie à la surface, il y en a d'autres, qui sont plus profonds, qui infiltrent le derme et le tissu cellulaire sous-cutané, qui ne sont appréciables que par la palpation, et même par une palpation profonde.

Polymorphisme des lésions.

Les nodules sont, d'ailleurs, d'âge différent sur une même plaque; quelques-uns sont très petits et présentent les caractères de la lésion élémentaire que je viens de vous décrire; d'autres sont plus ou moins anciens, plus ou moins volumineux; parfois ils sont même végétants.

Par places, les tubercules sont affaissés et sclérosés; ils sont le siège de cette rétraction cicatricielle dont je vous ai déjà parlé. Sur d'autres points, au contraire, les tubercules sont ulcérés et constituent alors une sorte d'intermédiaire entre le lupus non exedens et le lupus exedens.

Réaction inflammatoire.

Dans cette forme proéminente, les nodules ou les masses lupiques déterminent, à leur pourtour et dans leur intervalle, une réaction inflammatoire assez vive, contrairement à ce que vous avez vu dans le lupus plan.

Le derme, dans toute sa profondeur, et quelquefois le tissu cellulaire sous-cutané sont infiltrés, épaissis par l'œdème lymphatique. Le derme est le siège d'une vascularisation excessive; les vaisseaux sanguins sont dilatés, congestionnés.

Congestion passive périphérique.

Cette congestion passive et l'infiltration séreuse, qui en résulte, dépassent même les limites de la masse lupique. Au pourtour du lupus proéminent, la peau n'est pas intacte; elle est violacée, livide, plus épaisse que sur les parties complètement saines.

Lupus végétant.

Dans certains cas et surtout sur certaines régions, les masses lupiques acquièrent encore un volume plus considérable. Le lupus proéminent devient véritablement *végétant*.

Ce lupus végétant s'observe particulièrement au nez et sur les lèvres.

Le nez se trouve transformé en une tumeur plus ou moins irrégulière et bosselée, du volume d'une noix ou d'une mandarine, qui a été comparée aussi par quelques auteurs à une tomate. Cette tumeur lupique englobe le bout du nez, les ailes du nez, la sous-cloison ; elle est recouverte d'une croûte mince, verdâtre, au-dessous de laquelle vous apercevez des bourgeons fongueux, qui forment une sorte de papillome rouge et bosselé. Cependant, malgré ces lésions hypertrophiques, l'orifice des narines reste ouvert.

Vous observez la même lésion, les mêmes amas fongueux et végétants sur les lèvres et, particulièrement, sur la lèvre supérieure.

Une grande partie du visage peut être ainsi envahie par cette néoformation lupique. La face est rouge, injectée, couverte de végétations et de bosselures, qui rappellent l'aspect de l'acné rosacée hypertrophique. Dans d'autres cas, la déformation du visage est presque semblable à celle que produit la lèpre tuberculeuse.

Lupus éléphantiasique.

Messieurs, les troubles de la circulation veineuse et lymphatique, l'infiltration, l'œdème et l'épaississement de la peau et du tissu cellulaire sous-cutané, tous ces phénomènes secondaires, qui existent déjà dans le lupus végétant, atteignent leur plus haut degré dans cette forme hypertrophique spéciale, qui a été décrite sous le nom de *lupus éléphantiasique*, nom qui lui a été donné à cause de sa ressemblance avec l'éléphantiasis des Arabes.

Cette forme siège surtout aux membres inférieurs, quelquefois, mais plus rarement, aux membres supérieurs et à la face.

Quand elle siège aux membres, elle est souvent accompagnée de lupus ordinaire d'une autre région, notamment de lupus de la face, ce qui facilite le diagnostic.

Causes de la transformation éléphantiasique du lupus.

Les causes, qui provoquent la transformation éléphantiasique du lupus, doivent être cherchées dans les poussées aiguës inflammatoires, dans les lymphangites chroniques, dans les érysipèles à répétition, dont la peau affectée de lupus est souvent le siège.

A la suite de chaque poussée lymphangitique, l'œdème augmente, l'induration et la sclérose de la peau deviennent plus considérables.

Le développement de la forme éléphantiasique est favorisé aux membres inférieurs, d'une manière générale, par les conditions défectueuses de la circulation, par la station debout, quelquefois par les varices.

Lupus éléphantiasique des membres inférieurs.

L'hypertrophie du lupus éléphantiasique est, en effet, particulièrement remarquable aux membres inférieurs. Les téguments sont infiltrés, épaissis, indurés et sclérosés. La jambe peut être doublée de volume; elle est cylindrique, n'a plus ses saillies naturelles. Le pied est gonflé et élargi, séparé de la jambe par un sillon antérieur profond. Les orteils sont également atteints; ils sont déviés, déformés, soudés entre eux, englobés par la masse éléphantiasique, dont ils n'émergent que par leur extrémité, sur laquelle les ongles, chose remarquable, sont restés intacts.

Lésions épidermiques; végétations.

A la surface du lupus éléphantiasique, l'épiderme présente un aspect variable. Tantôt il est lisse et luisant, comme tendu; tantôt au contraire, il est épaissi, corné et rappelle un peu l'aspect de l'ichthyose.

La peau peut être couverte de végétations, d'hypertrophies papillomateuses ou verruqueuses. Ces végétations, quelquefois rouges, fendillées, saignantes, présentent, dans leurs interstices, des ulcérations suppurantes. Dans d'autres cas, les végétations sont sèches, couvertes de stratifications épidermiques cornées, comme dans le lupus verruqueux, que je vous ai décrit dans la précédente leçon.

Ulcérations et cicatrices.

Sur cette masse lupeuse hypertrophique, vous trouvez des ulcérations plus ou moins profondes, des cicatrices plus ou moins étendues, et, de places en places, vous apercevez encore des tubercules lupiques de volume différent, plus ou moins anciens, plus ou moins récents.

Aux membres supérieurs, le lupus éléphantiasique produit des lésions analogues, mais moins prononcées. Cependant, les doigts sont aussi déviés, soudés entre eux, présentent des ulcérations profondes, qui peuvent même atteindre les os, et ceux-ci sont frappés de nécrose. Lupus éléphantiasique des membres supérieurs.

A la face, le lupus éléphantiasique amène une déformation complète du visage. Les joues sont pendantes et empâtées; les lèvres sont tuméfiées; l'orifice buccal est rétréci par l'envahissement de cette néoplasie lupique. Les paupières sont gonflées, rapprochées les unes des autres; l'ouverture palpébrale est rétrécie. Les oreilles sont volumineuses et déformées. Lupus éléphantiasique de la face.

Cette forme hypertrophique du lupus peut aussi siéger aux organes génitaux, particulièrement à la verge; celle-ci est alors infiltrée, empâtée, dure, épaissie, et présente des dimensions considérables. Lupus éléphantiasique des organes génitaux.

Elle peut atteindre également la vulve; l'hypertrophie des parties, qui sont tuméfiées, indurées, présente un aspect tout à fait spécial; ce sont ces lésions qui ont été jadis décrites par certains auteurs, et notamment par Huguier, sous le nom d'*esthiomène de la vulve*. Esthiomène de la vulve.

Telle est, Messieurs, la première forme de lupus tuberculeux.

La deuxième grande forme de lupus est le *lupus exedens* ou *lupus ulcéreux*. Lupus exedens.

Le type le plus commun de cette forme est le *lupus tuberculeux ulcéreux*.

Il y a une autre variété, dans laquelle les ulcérations succèdent à des pustules, développées secondairement sur la surface lupique, et qui caractérisent ce qu'on appelle le *lupus pustuleux*.

Examinons d'abord la variété la plus fréquente, le lupus tuberculeux ulcéreux. Lupus tuberculeux ulcéreux.

Quand le lupus tuberculeux, au lieu d'évoluer vers l'atrophie cicatricielle, aboutit à l'ulcération, les tubercules, en voie de dégénérescence caséeuse, se ramollissent. La peau, qui les recouvre, s'amincit ; l'épiderme altéré se détruit, se déchire ; le tubercule se vide, en laissant à sa place une ulcération.

Cette ulcération, à son début, est nettement arrondie, en forme de cratère, et se recouvre d'une croûte épaisse et jaunâtre.

L'ulcération peu à peu se développe et, suivant les cas, prend des caractères différents, que nous examinerons plus loin.

Lupus pustuleux.

La deuxième variété de lupus exedens, qui répond au lupus pustuleux, au *lupus impétigineux*, au *lupus rupioïde*, à la *scrofulide pustuleuse* des anciens auteurs, est caractérisée par une plaque rouge, épaisse, d'infiltration lupique, sur laquelle se développent des pustules. Celles-ci sont tantôt petites, comme un grain de millet ou de chènevis, pressées les unes contre les autres, tantôt, au contraire, plus volumineuses et isolées.

Ces pustules ne tardent pas à se rompre et laissent écouler leur contenu purulent ; le pus est quelquefois mêlé de sang, dans les pustules volumineuses.

Lupus impétigineux et lupus rupioïde.

De l'écoulement de ce liquide purulent résultent des croûtes, soit jaunâtres, quand elles recouvrent les pustules les plus petites, soit brunâtres, volumineuses, épaisses, stratifiées, rupioïdes, quand elles recouvrent des pustules d'un volume plus considérable. Cet aspect différent des croûtes a servi à distinguer deux nouvelles formes de lupus pustuleux : le lupus impétigineux, dont les croûtes ressemblent à celles de l'impétigo, et le lupus rupioïde, dont les croûtes ressemblent à celles du rupia.

Marche et siège du lupus pustuleux.

Le lupus pustuleux a une évolution rapide. Ses ulcérations sont précoces, mais ne produisent pas les mêmes désordres que celles du lupus tuberculeux.

Il est, d'ailleurs, indolent, comme les autres formes de lupus.

Il siège presque exclusivement à la face et affecte particulièrement le nez. Ulcérations lupiques.

J'arrive maintenant à l'étude des ulcérations lupiques. Celles-ci, qu'elles succèdent aux nodules ramollis et caséifiés du lupus tuberculeux ou au lupus pustuleux, présentent des *caractères communs*, sur lesquels il convient de nous arrêter un instant.

Ces ulcérations ont une forme plus ou moins régulièrement arrondie ou ovalaire. Caractères généraux.

Leurs bords se continuent insensiblement avec la peau voisine ; quelquefois, ils sont décollés ; dans d'autres cas, ils sont recouverts de bourgeons mous, fongueux et saignant facilement.

La peau, qui entoure les ulcérations, est violacée, épaissie, infiltrée par la néoplasie lupique.

Ces ulcérations sont peu profondes ; quelquefois, elles sont au même niveau que la peau périphérique. Il y a, cependant, des cas dans lesquels les ulcérations sont beaucoup plus profondes; ce sont ceux qui se rapportent aux formes térébrantes, que je vous décrirai tout à l'heure.

Le fond de l'ulcération est constitué par une surface grisâtre ou jaunâtre, très friable, infiltrée par le tissu lupique, couverte de bourgeons saignants, quelquefois de saillies papilliformes molles. Ces saillies, par leur faible consistance, sont bien distinctes de celles de la tuberculose verruqueuse, qui sont, au contraire, dures et mêmes cornées.

La surface de l'ulcération est baignée par un liquide sanieux, purulent, quelquefois sanguinolent, plus ou moins abondant et plus ou moins épais. C'est ce liquide qui se concrète pour former les croûtes.

Celles-ci ont un aspect variable. Elles sont parfois minces et grisâtres. Dans d'autres cas, elles sont épaisses et jaunes; quelquefois même, elles sont encore plus épaisses, brunes, adhérentes et stratifiées; elles ressemblent, comme je vous le disais tout à l'heure, tantôt aux croûtes de l'impétigo ulcéré, tantôt à celles du rupia.

Évolutions différentes de l'ulcération lupique.

L'ulcération lupique, une fois produite, peut suivre une évolution variable : tantôt elle reste assez limitée et superficielle, c'est un cas assez fréquent; tantôt, au contraire, elle s'étend en surface et en profondeur et caractérise alors les deux formes qui ont été décrites sous les noms de *lupus serpigineux* et de *lupus térébrant* ou *lupus vorax*.

Lupus serpigineux.

Dans le lupus ulcéreux serpigineux, les ulcérations s'étendent en surface, suivant une marche plus ou moins irrégulière; à mesure qu'elles se cicatrisent sur un point, elles envahissent les régions voisines. Ces ulcérations ont des bords sinueux, infiltrés par des nodules lupiques, dont le ramollissement et l'ouverture sont les causes de l'extension graduelle de l'ulcération primitive.

L'ulcération peut ainsi parcourir de grandes surfaces, laissant derrière elle des traînées cicatricielles boursouflées, épaisses, encore infiltrées de nodules lupiques, qui peuvent s'ulcérer de nouveau.

Lupus térébrant et vorax.

Dans d'autres cas, l'ulcération ne s'étend pas seulement en surface, elle s'étend aussi et surtout en profondeur.

Vous avez alors sous les yeux le lupus térébrant, auquel on donne aussi le nom de *lupus vorax* ou de *lupus phagédénique*, quand les destructions qu'il produit sont encore plus profondes et plus étendues, surtout dans les cas où la lésion n'a pas été traitée à temps.

Ce lupus térébrant et vorax siège presque toujours à la face; il débute par l'extrémité du nez, quelquefois par l'intérieur des narines ou par l'aile du nez.

Les nodules lupiques se ramollissent très vite et

donnent lieu à une ulcération rouge, fongueuse, à marche rapidement envahissante, qui détruit peu à peu tout le nez et donne à la figure un aspect hideux.

La lésion peut envahir la voûte palatine, dont elle amène peu à peu la nécrose, la perfore et fait communiquer la bouche avec la cavité des narines.

Sur les téguments, le lupus s'étend aux joues, à toute l'étendue des joues et aux autres parties de la face, aux paupières notamment, qui sont ou détruites ou renversées en ectropion, surtout la paupière inférieure, tirée en bas par des brides cicatricielles.

Parfois, il ne reste pas limité à la peau des paupières; il envahit la conjonctive, donne lieu à des conjonctivites très tenaces, à des kératites secondaires, qui peuvent amener la perte de l'œil; ou bien, ces ulcérations de la conjonctive et du bord palpébral produisent la soudure des deux paupières et l'occlusion de l'œil.

Les lèvres sont également atteintes; elles sont d'abord tuméfiées, infiltrées par la néoplasie lupique; puis, rapidement, elles sont ulcérées et détruites. Il en résulte des pertes de substance plus ou moins considérables; l'orifice buccal est agrandi et béant et laisse parfois les dents à découvert.

Les oreilles sont elles-mêmes envahies. Les pavillons des oreilles, d'abord épaissis, ne tardent pas à s'ulcérer; ils sont en partie détruits et, au bout d'un certain temps, en partie accolés et adhérents à la peau du crâne.

Les ulcérations, quel que soit leur siège et quelle que soit leur étendue, sont recouvertes de croûtes noirâtres, adhérentes, ordinairement très épaisses. Quand on a fait tomber ces croûtes, au moyen de cataplasmes, par exemple, on trouve au-dessous d'elles une suppuration sanieuse plus ou moins abondante, baignant une surface ulcérée, bourgeonnante, couverte de végétations mollasses.

Les bords de l'ulcération sont livides, épaissis et infiltrés ; la peau voisine est également infiltrée, œdémateuse, en voie de dégénérescence lupique.

Quand ces ulcérations se cicatrisent, les cicatrices sont irrégulières, vicieuses, saillantes, couvertes de brides, et contribuent encore, pour une bonne part, à la déformation de la face.

Lupus mutilant des extrémités.

Tels sont les caractères du lupus vorax de la face. Cette forme, avec ses délabrements profonds, est plus rare aux extrémités; elle peut cependant exister. Elle produit des pertes de substance considérables, la destruction totale des doigts, et caractérise alors la variété qui a été décrite, par certains auteurs, sous le nom de *lupus mutilant*.

Cicatrices du lupus.

Messieurs, dans toutes les formes de lupus que nous venons d'examiner, lupus non exedens et lupus exedens, l'aboutissant ultime, fatal, de la lésion est, comme je vous l'ai dit, la production d'une cicatrice.

Cicatrices du lupus non ulcéreux.

Dans le lupus non ulcéreux, la cicatrice est atrophique et résulte d'une sorte de résorption interstitielle du nodule lupique.

Dans quelques cas rares, le tubercule lupique subit la transformation fibreuse ou scléreuse, bien décrite par M. Leloir (de Lille) sous le nom de *lupus sclérosé*, qu'il ne faut pas confondre avec le lupus scléreux, que je vous ai décrit dans la dernière leçons. Dans ce lupus sclérosé, la cicatrice est indurée et épaissé, quelquefois irrégulière et bosselée, au lieu d'être déprimée et atrophique comme dans le lupus non ulcéreux ordinaire.

Cicatrices du lupus ulcéreux.

La cicatrisation du lupus ulcéreux se fait d'une façon tout à fait différente.

L'ulcération se répare peu à peu, de la même manière que toutes les plaies, de quelque nature qu'elles soient. La cicatrisation s'opère de la périphérie vers le centre.

La cicatrice, ainsi produite, au lieu d'être atrophique et déprimée, comme dans le lupus non exedens, est au contraire saillante, hypertrophique, souvent irrégulière, couverte de tractus fibreux. Cette cicatrice peut même subir la transformation kéloïdienne et donne lieu alors à une kéloïde rouge, plus ou moins saillante.

La production de la cicatrice n'est, d'ailleurs, pas toujours la preuve d'une guérison définitive. Il n'est pas rare de voir de nouveaux tubercules lupiques prendre naissance dans le tissu cicatriciel et aboutir, au bout d'un certain temps, à de nouvelles ulcérations.

Lupus des muqueuses.

Le lupus n'est pas toujours borné à la peau; il envahit souvent les muqueuses, soit par propagation, soit isolément, mais toujours, ou, au moins, le plus souvent, avec coexistence d'un lupus cutané. C'est cette coexistence qui permet de faire le diagnostic du lupus, quand il siège sur les muqueuses.

Les muqueuses, atteintes de lupus, sont rouges, mamelonnées, couvertes de petites nodosités et d'ulcérations, suivant la phase de la maladie. La lésion présente, d'ailleurs, toutes les formes que nous avons observées dans le lupus cutané et sur lesquelles je n'ai pas besoin de revenir.

Le lupus des muqueuses siège surtout aux lèvres, aux gencives, d'une façon tout à fait exceptionnelle à la langue. En cela, le lupus diffère de la syphilis, qui atteint la langue avec prédilection.

Il siège non seulement aux lèvres et aux gencives, mais sur le voile du palais, sur le pharynx, dans les fosses nasales; il peut envahir le larynx et les cordes vocales. Vous avez vu qu'il s'étend quelquefois à la conjonctive palpébrale et bulbaire.

Il peut atteindre également la muqueuse vaginale, par propagation d'un lupus de la vulve.

Dans toutes ces variétés, sur toutes ces régions, le lupus des muqueuses produit des délabrements considérables et donne lieu à des troubles fonctionnels, qui sont en rapport avec le siège de la maladie : troubles de la mastication et de la déglutition, s'il s'agit d'un lupus buccal ; troubles respiratoires, si la lésion atteint le pharynx ; troubles de la phonation, s'il s'agit d'un lupus du larynx ; troubles oculaires, si c'est la conjonctive qui est affectée.

Complications du lupus.

Bien que constituant, le plus souvent, une lésion locale, le lupus peut présenter des complications, résultant de la propagation interne de la tuberculose cutanée.

Adénites tuberculeuses.

C'est ainsi qu'il n'est pas rare de voir la lésion lupique compliquée d'adénites tuberculeuses, siégeant dans les ganglions où se rendent les lymphatiques de la région malade.

Tuberculose pulmonaire.

Vous pouvez même observer, chez les lupiques, des tuberculoses viscérales, particulièrement la tuberculose pulmonaire.

Tuberculose aiguë.

Enfin, je vous ai déjà signalé la possibilité d'une tuberculose aiguë, dont l'explosion est la conséquence d'un traitement par les scarifications ou par l'ablation chirurgicale, par une opération sanglante quelconque, qui a déterminé l'ouverture des vaisseaux et favorisé la dissémination des bacilles dans l'organisme.

Toutes les complications du lupus ne sont pas de nature tuberculeuse.

Complications inflammatoires.

On observe aussi, comme complications, des lésions inflammatoires, des lymphangites et surtout des érysipèles à répétition. Parfois, ces accidents inflammatoires, au lieu d'être graves, comme dans les cas ordinaires, présentent une influence heureuse sur l'évolution de la maladie ; ce sont, en quelque sorte, des inflammations substitutives, qui favorisent la cicatrisation.

Influence heureuse de certaines inflammations cutanées intercurrentes.

Toutes les éruptions cutanées, d'ailleurs, les éruptions aiguës intercurrentes, les éruptions fébriles, peuvent avoir une influence heureuse sur la marche du lupus ; je me rappelle avoir vu, chez une jeune fille, une variole intercurrente, contractée pendant son séjour à l'hôpital, avoir une action curative manifeste sur un lupus ulcéré et serpigineux de la face.

Epithélioma secondaire.

Au contraire, il y a une complication très grave du lupus, complication rare et particulière aux sujets âgés, c'est le développement, sur la surface lupique, d'une tumeur d'une autre nature, d'un épithélioma. Les ulcérations lupiques, en effet, dans des cas exceptionnels, peuvent se compliquer d'épithélioma ; celui-ci prend naissance sur la lésion primitive, qui perd peu à peu le caractère lupique, pour prendre le caractère épithéliomateux.

Le lupus, ainsi transformé en épithélioma, devient une tumeur bourgeonnante, facilement saignante, accompagnée de l'envahissement rapide des ganglions de la région affectée, occasionnant des douleurs extrêmement vives ; vous savez, en effet, que la douleur est le propre de l'épithélioma. Cette lésion nouvelle, surajoutée, aggrave la maladie primitive, précipite son dénouement, et le malade ne tarde pas à succomber aux progrès de la cachexie.

Anatomie pathologique.

Messieurs, je serai bref sur l'anatomie pathologique du lupus.

Le tissu lupique peut être considéré comme un type de tuberculose.

On trouve, dans les nodules, des follicules tuberculeux complets, avec les cellules géantes, les cellules épithélioïdes, les cellules embryonnaires de la périphérie.

On trouve, de plus, des traînées embryonnaires plus ou moins abondantes, plus ou moins épaisses, disséminées dans le derme, autour des vaisseaux, autour des glandes et des follicules pileux. Comme dans toutes les lésions tuberculeuses, quelques vaisseaux sont oblitérés.

Les nodules tuberculeux et l'infiltration embryonnaire diffuse existent plus ou moins profondément dans le derme et dans l'hypoderme. Les papilles sont hypertrophiées, gonflées par la néoformation embryonnaire. Les dépressions interpapillaires sont augmentées d'étendue ; l'épiderme s'enfonce profondément entre les papilles.

Quand les nodules doivent aboutir à l'ulcération, ils se caséifient et se ramollissent. L'ulcération est précédée d'altération des cellules du corps muqueux de Malpighi. Ces cellules subissent la dégénérescence vésiculeuse, l'altération cavitaire, que je vous ai maintes fois décrite, comme un phénomène banal de toutes les inflammations cutanées.

Le tissu lupique est pauvre en bacilles.

Le nodule lupique présente donc la structure typique des granulations tuberculeuses ; mais c'est une lésion extrêmement pauvre en bacilles ; il faut faire parfois un grand nombre de coupes pour en découvrir quelques-uns. Le lupus est une tuberculose atténuée et peu virulente ; on pourrait même dire que c'est la moins virulente de toutes les tuberculoses cutanées.

Inoculations expérimentales.

Mais, si l'on trouve peu de bacilles, la nature tuberculeuse de la lésion est toujours démontrée par les inoculations.

Celles-ci sont toujours positives quand elles sont faites dans des conditions convenables. Ainsi, il faut savoir que les insertions sous-cutanées des tissus lupiques réussissent rarement, d'une façon exceptionnelle. Au contraire, les inoculations intra-péritonéales réussissent, presque toujours, chez le cobaye. Ce qui réussit surtout, c'est la greffe dermo-épiploïque, selon le procédé de M. Leloir. Cet expérimentateur fait une incision aux téguments de l'abdomen et introduit dans l'ouverture un fragment de tissu lupique, qui se trouve engagé, à la fois, dans le péritoine et dans la plaie de la paroi abdominale. Soit par ce procédé de greffe dermo-épiploïque, soit par l'insertion intra-péritonéale, les inoculations du lupus réussissent habituellement à provoquer la tuberculose chez le cobaye.

Le lapin, comme je vous l'ai déjà dit, est plus réfractaire; les seules inoculations de lupus, qui donnent la tuberculose au lapin, sont celles qui sont pratiquées dans la chambre antérieure de l'œil.

Diagnostic.

Telles sont les notions les plus importantes sur l'histologie et la bactériologie du lupus tuberculeux. J'arrive maintenant au diagnostic.

Avec les autres tuberculoses cutanées.

Le diagnostic du lupus est facile avec les autres formes de tuberculose cutanée. Celles-ci présentent un autre aspect morphologique et une évolution différente; je n'y insiste pas.

Avec les syphilides.

Le diagnostic doit être fait surtout avec les syphilides, et surtout quand les lésions siègent à la face.

Avec la syphilide tuberculeuse.

Les tubercules de la *syphilide tuberculeuse* sont durs, bruns et cuivrés, aplatis; ils ne sont pas mous, jaunâtres ou rouges, comme les tubercules du lupus non ulcéré. Ceux-ci se dilacèrent facilement et saignent quand on les dilacère; ils sont, de plus, douloureux à la pression, tandis que les tubercules syphilitiques sont insensibles. Ces derniers sont bien limités et ne présentent pas d'infiltration périphérique.

Avec la syphilide pustulo-crustacée.

La *syphilide pustulo-crustacée* doit être distinguée du lupus tuberculeux ulcéreux et croûteux. Dans la syphilis, les croûtes sont plus dures, elles ont une coloration verdâtre; les ulcérations sont plus régulières; il n'y a pas, autour d'elles, cette teinte violacée, livide, qui existe autour des ulcérations lupiques. Il n'y a pas, non plus, cette infiltration périphérique, caractéristique du lupus. La cicatrice syphilitique est beaucoup plus régulière, lisse, moins profonde, entourée d'une auréole brunâtre.

Enfin, d'une façon générale, les lésions syphilitiques évoluent plus rapidement que les lésions lupiques.

Cependant, dans certains cas, le diagnostic est difficile, et il est nécessaire d'instituer le traitement spécifique pour lever tous les doutes.

Diagnostic avec l'épithélioma cutané ou cancroïde.

L'*épithélioma cutané* doit être distingué du lupus. Il est caractérisé par une ulcération irrégulière, déchiquetée, reposant sur une base dure, ulcération dont les bords sont renversés et saillants. Les saillies végétantes, qui recouvrent les ulcérations épithéliomateuses, saignent facilement. Celles-ci sont également le siège d'une sécrétion fétide, occasionnent des douleurs vives, lancinantes, des élancements tout à fait particuliers ; elles sont accompagnées d'engorgement ganglionnaire. Il n'y a rien de tout cela, ainsi que vous l'avez vu, dans le lupus ulcéré. De plus, les ulcérations épithéliomateuses présentent un accroissement rapide et aboutissent promptement à la cachexie, tandis qu'au contraire le lupus est compatible pendant longtemps avec la conservation d'un bon état général.

Diagnostic avec la lèpre.

Les *tubercules de la lèpre* sont parfois confondus avec le lupus. Il faut savoir que les tubercules lépreux sont souvent précédés de plaques érythémateuses, qu'ils n'ont pas une couleur rouge et livide, comme les tubercules du lupus, qu'ils sont plutôt de coloration jaune fauve. Les tubercules de la lèpre sont anesthésiques; c'est un caractère qui leur est particulier. Enfin, la lèpre présente des conditions spéciales de développement; on ne l'observe que dans certains pays.

Quand la lèpre siège aux oreilles, notamment au lobule de l'oreille, celui-ci, ainsi que l'a très bien remarqué M. Besnier, est hypertrophié, mais il est toujours pendant; tandis que, dans le lupus, il est non seulement hypertrophié, mais adhérent à la peau voisine.

Je crois inutile de faire le diagnostic du lupus avec

le *psoriasis*, qui présente des lésions beaucoup plus étendues, beaucoup plus diffuses, beaucoup plus superficielles aussi, et des squames d'un aspect tout à fait spécial.

Diagnostic avec le psoriasis.

Il est de même impossible, avec un peu d'attention, de confondre le lupus pustuleux avec l'impétigo. L'infiltration profonde de la plaque lupique ne ressemble pas à la lésion superficielle de l'*impétigo*. Celui-ci ne cause pas d'ulcérations, à proprement parler, et n'est pas suivi de cicatrices.

Diagnostic du lupus pustuleux avec l'impetigo.

Dans l'*eczéma chronique*, la peau est indurée, épaissie, mais ne présente pas cette infiltration profonde, caractéristique du lupus. Elle ne présente pas de nodules ni d'ulcérations véritables. Par contre, les lésions eczémateuses sont toujours plus ou moins prurigineuses.

Diagnostic avec l'eczéma chronique.

Le *sycosis parasitaire* est caractérisé par un mélange de pustules et d'indurations tuberculeuses. Il siège, d'une façon exclusive, sur les régions pileuses; les poils sont cassés. Les lésions du sycosis sont des lésions inflammatoires, très douloureuses, et, enfin, par l'examen microscopique, il vous sera possible de reconnaître les spores du tricophyton, qui est, comme vous le savez, la cause de la maladie.

Diagnostic avec le sycosis parasitaire.

Le lupus éléphantiasique des membres doit être distingué de l'*éléphantiasis des Arabes*. Comme premier élément de diagnostic, vous savez que l'éléphantiasis vrai appartient à certains pays ; le lupus est observé partout. Le lupus débute dans le jeune âge, a un développement graduel. Même dans cette forme spéciale de lupus, au milieu des lésions éléphantiasiques, il vous est possible de voir les tubercules lupiques, avec leurs caractères ordinaires, ou des ulcérations, qui ne ressemblent pas à celles qu'on observe quelquefois dans l'éléphantiasis des Arabes.

Diagnostic avec l'éléphantiasis des Arabes.

Messieurs, le traitement du lupus tuberculeux est

Traitement.

des plus importants à connaître, car c'est une des maladies cutanées sur lesquelles une thérapeutique bien dirigée a le plus de prise.

Ce traitement doit être à la fois *interne* et *externe*.

Traitement interne.

Le traitement interne est celui de la tuberculose, en général, et, particulièrement de la tuberculose, cutanée.

Huile de foie de morue.

Le médicament qui donne le meilleur résultat, dans le traitement du lupus, celui auquel vous devez toujours avoir recours, c'est l'huile de foie de morue, l'huile de foie de morue à haute dose, six, huit et dix cuillerées par jour, si le malade peut les supporter.

Préparations iodées.

Vous pourrez prescrire aussi des préparations iodées, surtout sous forme de sirop iodo-tannique, ou simplement la teinture d'iode, à la dose de dix à quinze gouttes par jour, en deux fois, administrée dans du lait ou dans du vin. L'iodure de potassium, même à la dose de 2 à 4 grammes par jour, donne peu de résultats.

M. Hardy préconisait autrefois le chlorure de sodium à la dose de 3, 4 et 5 grammes par jour.

On a donné également aux malades, atteints de lupus, de la créosote, de l'arsenic, de l'iodoforme ; tous ces médicaments sont bien insuffisants.

Eaux minérales.

Les eaux minérales naturelles, applicables au traitement du lupus, sont les eaux sulfureuses fortes, les eaux chlorurées sodiques et les eaux arsenicales.

Parmi les eaux sulfureuses fortes, vous vous trouverez bien surtout des eaux de Challes, de Luchon et d'Uriage.

Les eaux chlorurées sodiques, que vous aurez à employer, sont les eaux de Salies-de-Béarn, en première ligne, et les eaux de Salins. Le séjour au bord de la mer est aussi très favorable.

Enfin, comme eau arsenicale, vous n'aurez pas le choix, car la seule que nous possédions en France, comme vous le savez, c'est l'eau de la Bourboule.

Tel est, si je puis dire, le traitement médical du lupus. Mais ce traitement interne est tout à fait insuffisant ; vous ne pouvez guérir le lupus que par le traitement que j'appellerai chirurgical, c'est-à-dire par la destruction de la néoplasie.

Ce traitement local, qui est de beaucoup le plus important, comprend des procédés différents. Traitement local.

On a proposé d'enlever complètement la masse lupique, par le curettage ou par le râclage, au moyen de la curette tranchante de Volkmann ou de celle de M. Vidal, qui n'est qu'une modification de la précédente. Râclage.

Il faut râcler toute la surface du lupus, et arrêter l'hémorrhagie, soit avec de l'amadou, soit avec un tampon de gaze iodoformée. A la suite du râclage, vous ferez un pansement sec avec de la poudre d'iodoforme ou de la poudre de salol.

Ce traitement, par le curettage ou par le râclage, est applicable seulement à un lupus peu étendu ; il ne doit pas être employé à la face. C'est un procédé qui est non seulement très douloureux, mais qui est imparfait, car il n'enlève pas toujours tous les tissus malades et quelques tubercules échappent souvent à la curette tranchante. C'est, de plus, un procédé qui laisse à sa suite des cicatrices très étendues, quelquefois des cicatrices vicieuses, et c'est surtout pour cette raison que vous ne pouvez pas l'employer au visage. Inconvénient du râclage.

Enfin, le râclage, comme toutes les opérations sanglantes des tuberculoses cutanées, expose souvent à des dangers d'infection tuberculeuse secondaire.

On a conseillé aussi l'ablation totale de la plaque lupique avec le bistouri. Cette opération a les mêmes inconvénients, encore plus prononcés, que le traitement par le curettage. Ablation totale.

On a proposé de réparer, par des greffes épidermiques, les pertes de substance qui résultent de l'ablation de la plaque lupique. Ces greffes ont quelquefois donné de bons résultats; mais c'est un procédé qui a été peu employé jusqu'ici.

Scarifications. Balmanno-Squire et Vidal.

Si vous voulez traiter le lupus par l'instrument tranchant, c'est surtout aux scarifications que vous devez recourir.

Celles-ci ont été préconisées, en premier lieu, par M. Balmanno-Squire (de Londres), qui employait un scarificateur à lames multiples. En France, ce mode de traitement a été propagé surtout par M. Vidal, qui, certainement, est l'auteur qui a fait faire le plus de progrès au traitement du lupus par les scarifications.

Technique des scarifications.

On se sert communément chez nous d'un scarificateur à lame unique; c'est le scarificateur de Vidal. Comme c'est une opération assez douloureuse, vous pouvez préalablement pratiquer l'anesthésie locale de la région à opérer, soit par des pulvérisations d'éther ou de chlorure d'éthyle, soit par le stypage avec le chlorure de méthyle.

Ces scarifications doivent être faites assez profondément ; elles doivent être *linéaires* et *quadrillées*. Il faut d'abord faire une première série d'incisions parallèles, assez rapprochées, puis une autre série d'incisions, perpendiculaires aux précédentes et entrecroisées avec elles. Ces scarifications linéaires quadrillées sont les seules employées sur de grandes surfaces. Si, au contraire, vous avez affaire à des tubercules lupiques isolées, vous pouvez les dilacérer complètement.

Pour détruire toute la plaque néoplasique, vous aurez besoin d'un nombre de séances variable ; celles-ci doivent être répétées tous les huit jours environ. Habituellement, de nombreuses séances sont nécessaires pour arriver à la guérison.

Avantages et inconvénients des scarifications.

L'hémorrhagie, produite par les scarifications, est ordinairement minime; on l'arrête facilement avec des tampons d'ouate hydrophile. Si elle est assez abondante, on peut appliquer, sur la surface scarifiée, une plaque d'amadou sèche ou imbibée d'une solution faible de perchlorure de fer.

Avant l'opération, je vous conseille de laver la peau avec la liqueur de Van Swieten, pour l'aseptiser le plus complètement possible; après l'opération, vous ferez bien de faire une pulvérisation d'eau boriquée ou un lavage de la région avec un tampon d'ouate, imbibé d'eau boriquée on d'une solution faible de sublimé, à 1 pour 2000 par exemple.

Dans l'intervalle des séances de scarification, il est bon de maintenir en permanence, sur la surface scarifiée, un morceau d'emplâtre de Vigo ou d'emplâtre rouge de Vidal.

La méthode de traitement par les scarifications est une méthode longue, mais qui donne de très belles cicatrices ; elle est surtout applicable à la face. Il faut que vous sachiez que les scarifications peuvent exposer à une infection tuberculeuse viscérale secondaire ; c'est d'ailleurs son seul inconvénient. Je reconnais que ce danger d'infection secondaire ne se réalise pas fréquemment; mais, néanmoins, il est suffisant pour faire préférer aux scarifications la méthode suivante.

Pour obvier au danger des généralisations tuberculeuses dans le traitement du lupus, d'autres auteurs préconisent, avec raison, la destruction de la plaque lupique par la cautérisation ignée. Cautérisation ignée.

Vous pouvez employer la cautérisation ignée en masse, au moyen du thermo-cautère de Paquelin ; c'est ainsi que procède l'école de Lyon; mais c'est une méthode très douloureuse, qui laisse une plaie très étendue et, consécutivement, une cicatrice difforme. Cautérisation en masse.

Il est préférable d'avoir recours à la cautérisation partielle fragmentée, en plusieurs séances. Cautérisation fragmentée.

Les cautérisations doivent être pratiquées avec la pointe fine du thermo-cautère, enfoncée perpendiculairement dans les tissus malades. Les piqûres doivent être très rapprochées. Il faut commencer la destruction de la lésion par la périphérie, parce que c'est là que le lupus est dans sa phase active de développement ; il faut dépasser les tissus malades pour prévenir l'extension de la néoplasie.

Le thermo-cautère a l'avantage d'être dans les mains de tous les praticiens ; mais il vaut mieux le remplacer, si vous le pouvez, par le galvano-cautère, dont l'irradiation ignée est beaucoup moins étendue. C'est M. Besnier, surtout, qui a préconisé l'emploi du galvano-cautère dans le traitement du lupus.

Galvano-cautère.

Vous vous servirez, selon la largeur de la lésion, du galvano-cautère à pointe unique ou à pointes multiples ; vous ferez des piqûres assez profondes, espacées d'un millimètre. Il faut un nombre de séances variable, d'après l'étendue du lupus, pour le détruire complètement. Les cautérisations doivent être recommencées, quand la cicatrisation des cautérisations de la séance précédente est complète.

Il est utile d'aseptiser la peau, avant l'opération, au moyen d'une lotion avec la liqueur de Van Swieten. Après la cautérisation, vous ne ferez rien, si la surface est sèche, ou vous ferez seulement une pulvérisation d'eau boriquée. S'il y a une hémorrhagie un peu abondante, vous arrêterez cette hémorrhagie avec un tampon d'ouate hydrophile. Si les points cautérisés viennent à suppurer, il faudra appliquer, sur la région malade, un pansement antiseptique sec, soit de la poudre d'iodoforme, soit de la poudre de salol ou d'aristol.

La cautérisation ignée par le galvano-cautère constitue un grand progrès dans le traitement du lupus, progrès dont nous sommes surtout redevables, il faut le reconnaître, à M. Besnier ; mais les cicatrices, déterminées par ce procédé, sont moins belles que celles que donne la scarification. Cependant, la cautérisation ignée est la méthode de choix, car c'est la seule qui mette à l'abri des infections tuberculeuses secondaires ; c'est celle que je vous conseille d'employer toujours.

Caustiques chimiques.

Messieurs, on a traité de tout temps le lupus par les cautérisations. Mais la cautérisation était faite autrefois, non pas avec le cautère actuel, mais avec des caustiques chimiques. Ceux-ci, qui étaient exclusivement employés jadis, sont beaucoup moins usités aujourd'hui.

Nitrate d'argent.

On a proposé, comme caustiques chimiques, dans le traitement du lupus, d'abord le nitrate d'argent, sous forme de crayon ou sous forme de solution concentrée.

Pâtes arsenicales.

D'autres auteurs ont employé la *pâte arsenicale du frère Côme*, ou la pâte d'Hebra, qui est à peu près semblable et dont je vous donnerai la formule à la fin de cette leçon. Cette pâte arsenicale doit être appliquée sous forme d'emplâtres, qui sont renouvelés quotidiennement pendant trois ou quatre jours. Elle possède une action élective sur les tissus lupiques, qui sont escharifiés par son contact, tandis qu'au contraire elle respecte les tissus sains, qui revêtent simplement une teinte érythémateuse.

Chlorure de zinc.

Vous pourrez aussi vous servir du chlorure de zinc, sous forme de crayons ou sous forme de *pâte de Canquoin ;* mais cette pâte est dangereuse, particulièrement à la face, car elle atteint aussi bien les parties saines que les parties malades.

Iode.

On a conseillé l'emploi de l'iode métallique, en solution dans la glycérine, appliquée en badigeonnages sur la plaque lupique.

Préparations mercurielles.

On a conseillé également les préparations mercurielles, notamment la *pommade* au *biiodure de mercure*, qui était beaucoup employée par Hardy. C'est une bonne préparation, qui compte de nombreux succès; mais c'est un mode de traitement très douloureux, surtout parce que l'application de la pommade doit être renouvelée plusieurs fois.

Comme autre préparation mercurielle, on a préconisé le sublimé en solution au millième; des compresses imbibées de cette solution sont appliquées sur les parties malades. Ce traitement est sans action sur les tubercules volumineux. On a aussi conseillé l'emploi d'une pommade au sublimé.

Certains auteurs se sont servis du nitrate acide de mercure. C'est une méthode très dangereuse, qui produit des cautérisations profondes et très étendues, donne lieu même, quelquefois, à des phénomènes d'intoxication mercurielle. A mon avis, ce traitement doit être rejeté.

Acide salicylique.

L'acide salicylique a été employé par M. Unna, sous forme d'emplâtres; M. Besnier l'emploie également sous cette forme, associé à la créosote.

Acide lactique.

On s'est servi aussi d'acide lactique, soit pur, soit en solutions concentrées. L'acide lactique est un liquide qui peut être dangereux, car il fuse très loin; il est aussi d'une application assez douloureuse. On ne doit, d'ailleurs, l'appliquer que sur le lupus ulcéré, particulièrement sur le lupus des muqueuses, où il donne de meilleurs résultats que sur la peau.

Naphtol camphré. Phénol camphré. Résorcine. Acide pyrogallique.

On a conseillé des badigeonnages avec le naphtol camphré, ou avec le phénol camphré. M. Martin de Gimard a employé avec avantage, dans l'intervalle des cautérisations ignées, des badigeonnages, sur les tissus lupiques, avec la mixture phéno-camphrée, de la même composition que celle dont je me sers dans le traitement de la diphtérie.

On s'est servi également des pommades à la résorcine, des pommades, des emplâtres ou des solutions éthérées d'acide pyrogallique. L'acide pyrogallique produit une sorte de vésication de la peau, une inflammation substitutive, qui donne quelquefois des résultats très favorables dans le traitement du lupus; c'est un moyen de traitement qui est surtout applicable à la face.

Vous connaissez maintenant, en plus de la cautérisation ignée, les principaux caustiques chimiques que vous aurez à votre disposition. Mais, quel que soit le traitement employé, il faut que vous sachiez bien que le lupus est sujet à des récidives fréquentes et qu'il faut observer longtemps un lupus avant de le déclarer définitivement guéri.

Vous me dispenserez, je l'espère, Messieurs, de vous parler du traitement du lupus par la lymphe de Koch ; car ceux, qui se sont servi inconsidérément de ce traitement meurtrier, ont eu trop à se repentir de leur empressement irréfléchi.

Tels sont les différents moyens de traitement du lupus tuberculeux. Permettez-moi maintenant de vous donner les principales **formules** des **caustiques chimiques,** qui peuvent trouver leur application dans quelques cas et que je n'ai fait que vous signaler dans l'exposé thérapeutique précédent. Formulaire thérapeutique.

Solutions de nitrate d'argent, à appliquer en badigeonnages sur les ulcérations lupiques : Solution de nitrate d'argent.

Solution forte :

℞ Nitrate d'argent cristallisé....................	ãã 10 grammes.
Eau distillée..................................	

Solution faible :

℞ Nitrate d'argent cristallisé....................	5 grammes.
Eau distillée..................................	10 —

Pâtes arsenicales : Pâtes arsenicales.

Pâte du frère Côme :

On fait préparer la poudre suivante :

℞ Arsenic blanc..................................	1 gramme.
Cinabre..	5 —
Eponge calcinée................................	1 —

Une petite quantité de cette poudre est délayée dans un peu d'eau, pour faire une pâte épaisse, qu'on applique en couche mince sur le lupus; recouvrir la pommade d'un morceau d'amadou, qui tombe avec l'eschare.

On peut remplacer la poudre précédente par la *poudre de Rousselot*, qu'on emploie de la même manière :

℞ Cinabre	16 grammes.
Sang dragon	8 —
Arsenic blanc	1 —

Selon le conseil de Bouchardat, il ne faut pas recouvrir, avec cette pommade, une surface plus grande que 3 centimètres carrés, à cause des dangers de l'absorption arsenicale.

La *pâte d'Hebra* est ainsi composée :

℞ Acide arsénieux	0,50 centigr.
Cinabre	2 grammes.
Onguent rosat	15 —

Étaler cette pommade sur un linge, qu'on coupe ensuite en bandelettes, pour recouvrir la partie malade.

Préparations de chlorure de zinc.

Les **préparations de chlorure de zinc** comprennent :

1° Les crayons de chlorure de zinc fondu, qui sont peu résistants ;

2° Les *crayons de M. Köbner*, qui sont plus maniables :

℞ Chlorure de zinc	1 partie.
Nitrate de potasse	ãã 1/2 partie.
Chlorure de potassium	

Fondus ensemble

3° La *pâte de Canquoin*, dont il y a plusieurs formules, selon la quantité de chlorure de zinc :

a. ℞ Chlorure de zinc	ãã.
Farine de froment	
Eau	q. s. pour faire

une pâte solide, qu'on étale et qu'on coupe par morceaux de la dimension voulue, au moment de s'en servir.

b. ℞ Chlorure de zinc	1 partie.
Farine	2 —
c. ℞ Chlorure de zinc	1 —
Farine	3 —
d. ℞ Chlorure de zinc	1 —
Farine	5 —

L'**iode** est employée sous forme de glycérine iodée, en badigeonnages, selon la formule de Hebra : Glycérine iodée.

℞ Iode	ãã 4 grammes.
Iodure de potassium	
Glycérine	8 grammes.

Les principales **préparations mercurielles,** usitées comme topiques, dans le traitement du lupus tuberculeux, sont : Préparations mercurielles.

1° La *pommade d'Hardy au biiodure :*

℞ Biiodure d'hydrargyre	ãã.
Axonge	

Faire chauffer avant de s'en servir.

2° La *solution de sublimé au millième*, dont on imbibe des compresses, qu'on applique sur le lupus et qu'on recouvre d'une feuille de gutta-percha laminée; la *pommade au sublimé, au centième*, qu'on ne peut appliquer que sur de petites surfaces :

℞ Sublimé	1 gramme.
Éther sulfurique	q. s. pour dissoudre.
Vaseline	100 grammes.

Les préparations de sublimé ont été préconisées par M. Doutrelepont (de Bonn).

L'**acide salicylique** a été employé par M. Unna sous forme d'*emplâtre salicylé*, contenant 10 à 30 grammes d'acide salicylique par mètre d'emplâtre. Acide salicylique.

M. Besnier se sert d'une *pommade salicylée, additionnée de créosote*, pour rendre son application moins douloureuse :

℞ Acide salicylique	5	grammes.
Créosote	1	—
Emplâtre diachylon	20	—

Phénol camphré.

Le **phénol camphré,** moins douloureux que le naphtol camphré, peut être employé pur ou étendu d'huile, d'après la formule suivante, qui n'est autre que ma mixture anti-diphtéritique :

℞ Camphre	20	grammes.
Huile de ricin	15	—
Alcool	10	—
Phénol absolu	5	—
Acide tartrique	1	—

Acide lactique.

L'**acide lactique** est prescrit soit pur (il est alors assez douloureux), soit étendu d'eau, en solution à moitié, à 60 pour 100, à 80 pour 100 (acide lactique 80 grammes, eau 20 grammes).

Résorcine.

La **pommade à la résorcine** est conseillée par M. Bertarelli (de Milan) :

℞ Résorcine	10	grammes.
Vaseline	20	—

Acide pyrogallique.

L'**acide pyrogallique** est prescrit en pommade par M. Schwimmer (de Budapest) :

℞ Acide pyrogallique	10	grammes.
Vaseline	90	—

M. Besnier se sert d'une solution éthérée saturée d'acide pyrogallique, qu'il étale avec un pinceau et qu'il recouvre d'une couche de traumaticine.

TRENTE-CINQUIÈME LEÇON

TUBERCULOSES CUTANÉES (*fin*)

LUPUS ÉRYTHÉMATEUX

SOMMAIRE. — Définition. — Discussion sur la nature de la maladie.
Étiologie.
Division : Lupus érythémateux localisé ; lupus érythémateux généralisé.

I. *Description du lupus érythémateux localisé :*
1. *Lupus érythémateux simple :* Caractères des plaques ; atrophie cicatricielle centrale. — Siège à la face : érythème centrifuge ; vespertillo. — Siège sur le cuir chevelu et sur les membres.
Lupus pernio.
Formes squameuses, pityriasiforme et psoriasiforme.
2. *Lupus acnéique.* — Caractères des squames ; évolution de la lésion, cicatrice. — Sièges.
Lupus séborrhéique.
Marche du lupus érythémateux localisé :
Forme extensive ; forme fixe.

II. *Description du lupus érythémateux généralisé.*
Forme aiguë grave.
Forme aiguë moyenne.
Lupus iris.
Forme chronique.
Caractères généraux des plaques du lupus érythémateux généralisé.

Diagnostic :
Diagnostic du lupus érythémateux localisé avec l'acné rosacée, avec l'herpès circiné, avec la séborrhée concrète et l'eczéma séborrhéique, avec le psoriasis, avec les syphilides tertiaires, avec le lupus tuberculeux.
Diagnostic du lupus pernio et des engelures.
Diagnostic du lupus érythémateux du cuir chevelu et de la pelade.
Diagnostic du lupus érythémateux généralisé avec l'érythème scarlatiniforme, avec l'érythème polymorphe, avec l'hydroa, avec le lichen ruber, avec les lésions érythémateuses initiales du mycosis fongoïde.
Anatomie pathologique :
Infiltration embryonnaire du derme ; atrophie des faisceaux conjonctifs ; lésions des vaisseaux et des glandes ; lésions de l'épiderme.

Traitement :
Traitement interne.
Traitement local : Applications émollientes. — Topiques irritants et substitutifs : savon noir, pommades et applications diverses. — Formulaire thérapeutique. — Scarifications et cautérisations ignées.

MESSIEURS,

Nous allons terminer aujourd'hui l'étude des tuberculoses cutanées par le lupus érythémateux.

Définition.

Le lupus érythémateux a été ainsi dénommé par Cazenave, qui, le premier, l'a rapproché du lupus tuberculeux ; il correspond à l'*érythème centrifuge* de Biett.

Sous le rapport de ses caractères morphologiques, il diffère beaucoup du lupus tuberculeux ; il se présente sous l'aspect d'une rougeur érythémateuse congestive, à développement centrifuge, couverte de squames d'aspect variable, mais toujours très adhérentes. Il offre une tendance remarquable à l'atrophie cicatricielle centrale, atrophie cicatricielle qui est presque constante à une certaine période d'évolution de la maladie.

C'est cette tendance destructive, atrophique, qui rapproche le lupus érythémateux du lupus tuberculeux, comme l'avait si bien remarqué Cazenave.

Mais le lupus érythémateux n'est pas une lésion profonde comme le lupus tuberculeux. La lésion est tout à fait superficielle ; elle est constituée par un simple épaississement de la peau. Jamais on ne constate, dans cette affection, l'induration et l'infiltration dermiques, qui caractérisent le lupus tuberculeux.

Discussion sur la nature du lupus érythémateux.

Et cependant, malgré son apparence spéciale, si différente des infiltrations tuberculeuses lupiques de la peau, il n'est pas douteux que le lupus érythémateux soit, lui aussi, de nature tuberculeuse.

Depuis Cazenave jusqu'à ces dernières années, personne ne contestait les affinités du lupus érythémateux et du lupus tuberculeux. Mais, aujourd'hui, la plupart des dermatologistes tendent à considérer le lupus érythémateux comme une maladie spéciale; d'autres pensent que certaines formes, au moins, du lupus érythémateux doivent être séparées de la tuberculose cutanée. M. Besnier soutient presque seul encore l'opinion ancienne.

Eh bien! Messieurs, je crois que M. Besnier a raison contre tous les autres et que les arguments cliniques sur lesquels il s'appuie sont irréfutables.

Le lupus érythémateux s'observe, en effet, surtout dans les familles de tuberculeux.

Les malades, souffrant de cette affection, sont fréquemment atteints également, à une période plus ou moins avancée de leur dermatose, soit de tuberculose pulmonaire, soit d'autres manifestations tuberculeuses: de tuberculose articulaire ou d'adénites tuberculeuses, par exemple. Ces déterminations tuberculeuses extracutanées sont même plus fréquentes dans le lupus érythémateux que dans le lupus tuberculeux ordinaire.

Enfin, il y a une dernière preuve clinique de l'identité de nature de ces deux dermatoses lupiques, c'est qu'il n'est pas rare de voir le lupus érythémateux se transformer, *in situ*, en lupus tuberculeux. Il y a des cas intermédiaires, pour lesquels on a précisément créé la dénomination de *lupus érythémato-tuberculeux*.

Les objections qu'on a faites à la nature tuberculeuse du lupus érythémateux sont toutes d'ordre histologique et bactériologique.

On ne trouve pas de follicules tuberculeux, on ne trouve généralement pas de cellules géantes, on n'a jamais trouvé de bacilles dans la peau affectée de lupus érythémateux. Les inoculations expérimentales ont toujours été négatives.

Je ne nie pas la valeur de ces arguments; cependant, il faut reconnaître avec M. Besnier que les mêmes arguments ont été opposés, pendant longtemps, à la nature tuberculeuse du lupus tuberculeux vulgaire, jusqu'à ce que des recherches plus minutieuses et plus complètes aient enfin démontré la présence du bacille dans l'infiltration lupique, jusqu'à ce que des expériences mieux conduites aient donné des inoculations positives.

Et puis, enfin, dans la tuberculose, le follicule tuberculeux n'est pas tout, la cellule géante n'est pas tout, le bacille lui-même n'est pas tout.

Il y a autre chose que le bacille dans la production des lésions tuberculeuses. Il y a le poison chimique, il y a la toxine élaborée par le bacille.

L'importance des poisons chimiques a été bien mise en évidence par M. Bouchard, dans la pathogénie des lésions infectieuses. Dans certains cas, ces toxines ont une influence manifeste sur les vaso-moteurs; et je vous ai dit, dans la définition même du lupus érythémateux, que la congestion érythémateuse permanente était un des caractères essentiels de cette maladie. Or, qui dit congestion, dit perturbation vaso-motrice.

Il est donc vraisemblable, il est au moins possible que l'intoxication chimique ait, dans la production de la lésion érythémateuse, la prépondérance sur l'action directe du bacille. Cette prépondérance est surtout évidente dans les cas de lupus érythémateux généralisés, décrits par M. Kaposi, et dans ces érythrodermies exanthématiques, que MM. Besnier et Hallopeau, dans des travaux récents, viennent de rattacher au lupus érythémateux, d'après les caractères de l'éruption.

Ces formes érythémateuses de la tuberculose cutanée doivent être rapprochées des éruptions qu'on observe parfois dans le cours de la tuberculose aiguë ou chronique et qui reconnaissent la même pathogénie toxique. M. Du Castel attribue, à juste titre, ces éruptions érythémateuses secondaires de la tuberculose viscérale à des intoxications d'origine infectieuse ou bacillaire.

Il est bien entendu que je n'ai, en aucune façon, la pensée de considérer ces érythèmes transitoires comme des lupus, dont ils n'ont aucun des caractères objectifs. Je dis seulement que la production de ces érythèmes infectieux, dans le cours de la tuberculose interne, peut éclairer, dans une certaine mesure, la pathogénie du lupus érythémateux.

De tous ces faits et de toute cette discussion nous pouvons conclure qu'il existe une *tuberculose cutanée érythémateuse*, déterminée par la toxine tuberculeuse, sinon par le bacille lui-même, et que le lupus érythémateux type est la forme la plus ordinaire de cette tuberculose cutanée congestive, d'origine toxique.

Toutes les formes érythémateuses, dont je viens de vous signaler l'existence, aussi bien les érythrodermies généralisées que les érythèmes centrifuges localisés, tous ces érythèmes d'aspect spécial, dont je vous décrirai tout à l'heure les caractères communs, sont cliniquement des lupus érythémateux, et, cliniquement, tous ces lupus érythémateux, malgré leur forme différente, doivent être rapprochés du lupus vulgaire et sont, comme lui, de nature tuberculeuse.

Malgré cette communauté d'origine, le lupus érythémateux ne présente pas les mêmes conditions de développement que le lupus tuberculeux ; on l'observe souvent, comme ce dernier, chez des sujets lymphatiques, mais c'est une affection de l'adulte, plus fréquente chez la femme, exceptionnelle dans l'enfance. Étiologie.

M. Besnier a constaté qu'il était plus fréquent chez les individus qui vivent au grand air, plus fréquent dans les campagnes que dans les villes.

Les notions étiologiques, que je vous ai exposées il y a un instant, vous montrent la nécessité de décrire successivement deux formes de lupus érythémateux : le lupus érythémateux *localisé* et le lupus érythémateux *généralisé*. Division.

Description : lupus érythémateux localisé.

Le lupus érythémateux localisé est la forme commune, décrite par les anciens dermatologistes.

Il est constitué, comme je vous l'ai déjà dit, par des plaques rouges, permanentes, légèrement infiltrées, à marche extensive, recouvertes de squames plus ou moins abondantes.

Ces squames offrent parfois un aspect spécial, qui a fait décrire, à côté du lupus érythémateux simple, une variété particulière, le lupus érythémateux *acnéique* ou *crétacé*.

Étudions successivement ces deux variétés.

Lupus érythémateux simple.

Le *lupus érythémateux simple* débute par de petites taches rouges, congestives, siégeant le plus ordinairement à la face. Ces petites taches présentent une extension graduelle ; elles font une certaine saillie à la surface de la peau et leur coloration devient peu à peu plus foncée. A mesure qu'elles progressent, elles se réunissent par confluence, pour former plusieurs plaques isolées, indépendantes, ou une plaque unique.

Période d'état, forme des plaques.

A la période d'état, l'affection est constituée par une ou plusieurs plaques rouges. Les plaques isolées sont assez régulièrement arrondies et discoïdes. Les plaques réunies par confluence présentent une configuration variable, plus ou moins régulière ; mais elles sont toujours arrondies sur leurs bords, qui figurent des segments de circonférence.

Coloration.

La coloration de la plaque du lupus érythémateux est rouge, comme je viens de vous le dire ; elle est habituellement d'un rouge foncé, quelquefois d'un rouge un peu violacé ; beaucoup plus rarement, elle présente seulement une teinte pâle et légèrement rosée.

Cette rougeur est permanente, persistante ; elle s'efface un peu sous la pression du doigt, surtout au début, mais pour reparaître aussitôt. Elle est augmentée momentanément par la congestion de la face, qui suit les repas ; elle est augmentée par l'ingestion de boissons alcooliques ; elle est augmentée aussi par les émotions morales.

La rougeur s'accompagne quelquefois de *dilatations vasculaires* et présente, à sa surface, un lacis de fins capillaires injectés, qui font ressembler le lupus érythémateux à la couperose variqueuse.

Les plaques rouges lupiques présentent une saillie variable. Tantôt, c'est un simple épaississement superficiel de la peau, surtout appréciable à la palpation ; la peau a même conservé une certaine souplesse. Tantôt, au contraire, c'est une induration profonde, une infiltration du derme ; mais jamais cette infiltration n'atteint le degré qu'on observe dans le lupus tuberculeux. Saillies des plaques induration de la peau.

Cet épaississement, cette infiltration des tissus sous-jacents appartiennent surtout à certaines formes localisées, peu étendues, particulièrement rebelles.

La plaque du lupus érythémateux simple est peu squameuse. Les squames sont surtout marquées sur les bords de la plaque ; là même, elles sont parfois peu abondantes. Squames.

Ces squames sont fines, blanches, ternes et sèches ; mais elles sont très adhérentes, comme dans toutes les autres formes de lupus érythémateux, que nous examinerons dans un instant.

Cette adhérence des productions épidermiques est due à ce que les squames, par leur face profonde, envoient des prolongements qui s'enfoncent dans les orifices glandulaires.

Les bords de la plaque lupique sont assez bien limités, rouges et légèrement saillants ; ils s'étendent peu à peu, et la plaque progresse insensiblement, soit par toute sa périphérie, soit par un point seulement de son pourtour. Bords de la plaque. Extension périphérique.

A mesure que la plaque subit une extension centrifuge, la partie centrale se déprime, devient plus pâle et subit l'atrophie fibreuse cicatricielle, qui est caractéristique de toute espèce de lupus. Atrophie cicatricielle centrale.

Cette cicatrice centrale est lisse et blanche ; elle se produit spontanément, sans ulcération, par une sorte de résorption interstitielle. Elle est plus ou moins étendue ; quelquefois, il y a sur la même plaque plusieurs îlots cicatriciels isolés.

Il faut savoir aussi que, parfois, mais rarement, cette cicatrice centrale peut faire complètement défaut ou au moins être inappréciable ; la plaque reste alors uniformément rouge et couverte de minces squames, sans aucune cicatrice.

Réaction douloureuse.

Le lupus érythémateux est, habituellement, beaucoup plus douloureux que le lupus tuberculeux, qui est presque indolent spontanément, comme je vous l'ai dit dans notre précédente conférence.

Non seulement le lupus érythémateux est assez sensible à la pression, mais il est parfois le siège de douleurs spontanées, de caractère variable : tantôt ce sont des élancements, des picotements, un sentiment de cuisson ; tantôt ce sont simplement des démangeaisons plus ou moins vives.

Siège à la face ; érythème centrifuge *vespertillo*.

Le siège le plus fréquent du lupus érythémateux simple est la face. Il se présente habituellement, dans cette région, sous forme d'*érythème centrifuge symétrique*, occupant le centre de la figure, avec une extension régulière de chaque côté.

Il siège sur le dos du nez et sur les parties adjacentes de chaque joue, dont il occupe une surface plus ou moins large. Il ressemble alors à une sorte de papillon aux ailes étalées. Certains auteurs lui ont aussi donné le nom de *vespertillo*, à cause de son analogie de forme avec les ailes de la chauve-souris.

Plaques isolées et disséminées de la face.

Mais, au lieu de se réunir ainsi, par confluence, sur une surface régulière et symétrique, les plaques lupiques de la figure peuvent rester isolées, indépendantes les unes des autres. Dans ce cas, elles sont disséminées sur plusieurs points de la face, sur le nez, sur les joues, sur les oreilles; elles peuvent se réunir, sur ces régions, sous forme de plaques d'étendue variable, sans régularité et sans symétrie.

Ces plaques peuvent aussi siéger au cuir chevelu. Au début, le lupus érythémateux du cuir chevelu est caractérisé par des taches saillantes, surélevées, discoïdes, d'une coloration rouge, présentant une surface lisse ou couverte de squames adhérentes, plus ou moins abondantes. Au bout de quelque temps, la plaque s'affaisse au centre, blanchit, subit l'atrophie centrale cicatricielle, atrophie qui peut s'étendre excentriquement à presque toute l'étendue de la lésion primitive. Siège sur le cuir chevelu.

Cette atrophie cicatricielle amène peu à peu la destruction des bulbes pileux et la chute définitive des cheveux.

A cet état, la plaque lupique ressemble beaucoup à une plaque de pelade ; elle présente la même surface cicatricielle, la même apparence de cuir chevelu décalvé ; mais la plaque lupique a un aspect cicatriciel fibreux, atrophique, beaucoup plus prononcé que la pelade.

Le lupus érythémateux simple peut siéger, exceptionnellement, sur la muqueuse buccale, soit à l'état isolé, soit par propagation d'un lupus des lèvres. Autres sièges du lupus érythémateux simple.

Ses autres sièges sont les membres, où il est beaucoup plus rare qu'à la face ; il affecte alors de préférence les extrémités, surtout les doigts ; mais le lupus érythémateux présente habituellement, sur cette région, un type spécial, que je vais vous décrire maintenant sous le nom de lupus pernio.

Ce *lupus pernio*, qu'on observe assez fréquemment chez les jeunes sujets lymphatiques, ressemble beaucoup aux engelures. Il occupe, d'ailleurs, les mêmes régions que les engelures, c'est-à-dire les doigts, le dos de la main, le pavillon de l'oreille, l'extrémité du nez et les régions malaires. Lupus pernio.

La peau malade est boursouflée, épaissie, tendue, douloureuse ; elle est d'une couleur rouge violacée, parfois livide, asphyxique, comme dans les véritables engelures.

A l'oreille, la lésion présente une tendance nécrosique très prononcée ; au bout d'un certain temps, la plaque lupique se couvre de petites eschares disséminées, à surface bourgeonnante et croûteuse.

Aux doigts, on constate aussi des lésions ulcéreuses nécrobiotiques, comme aux oreilles, quelquefois accompagnées de synovites fongueuses, selon l'observation de M. Besnier.

Dans d'autres cas, le lupus pernio se recouvre de squames croûteuses, crétacées, acnéiformes, comme celles du lupus acnéique, que je vous décrirai tout à l'heure.

Différences du lupus pernio et des engelures.

Ces squames, quand elles existent, et en tous cas la facilité des ulcérations, la tendance atrophique cicatricielle des plaques lupiques, même en dehors des ulcérations, permettent de faire le diagnostic du lupus pernio avec les engelures. De plus, les plaques lupiques persistent pendant l'été et n'existent pas seulement l'hiver comme les engelures.

Formes squameuses ; lupus pityriasiforme et psoriasiforme.

Messieurs, dans le lupus érythémateux tel que je viens de vous le décrire, la lésion est surtout congestive, l'hyperplasie épidermique est peu marquée. Il y a des cas, au contraire, où les squames acquièrent un développement prédominant.

Ces squames sont aussi adhérentes que dans les cas précédents, mais elles sont plus abondantes, plus épaisses, recouvrent toute la plaque lupique.

Elles sont grisâtres ou blanchâtres, tantôt petites, grenues, furfuracées, ressemblant aux squames du pityriasis ; tantôt plus larges : ce sont alors de véritables écailles épidermiques, comme celles du psoriasis.

D'après l'aspect différent de leurs squames, ces lupus

érythémateux ont été appelés *pityriasiformes* ou *psoriasiformes*.

Vous voyez donc, d'après la description précédente, qu'on peut reconnaître trois formes secondaires de lupus érythémateux simple : Trois formes secondaires du lupus érythémateux simple.

a) En premier lieu, une forme presque exclusivement congestive, très peu squameuse, correspondant au type vasculaire de M. Besnier ;

b) Une deuxième forme, asphyxique, ressemblant aux engelures, c'est le lupus pernio ;

c) Enfin, une forme squameuse, tantôt pityriasiforme, tantôt psoriasiforme, suivant l'aspect et la dimension des squames, dont se recouvre la lésion lupique.

Cette forme *érythémato-squameuse* constitue en quelque sorte l'intermédiaire entre le lupus érythémateux simple et le lupus érythémateux acnéique, qui va nous occuper maintenant.

Le lupus acnéique, qui est notre deuxième variété de lupus érythémateux localisé, doit son aspect spécial à la participation prédominante des glandes de la peau au processus pathologique. Lupus acnéique.

Il représente l'*herpès crétacé* de Devergie, la *scrofulide acnéique* de Hardy.

Le lupus érythémateux acnéique est constitué par des plaques légèrement saillantes, arrondies, grisâtres, à surface grenue, râpeuse, entourées d'une auréole violacée.

Chaque plaque est uniformément recouverte par une squame épaisse, rugueuse, terne, sèche, d'apparence crétacée, d'où le nom d'herpès crétacé qui avait été donné, par Devergie, à cette affection. Cette squame est très adhérente et se prolonge dans les orifices des glandes sébacées. Elle est très difficile à détacher ; quand on la détache, on voit les orifices glandulaires béants et les prolongements que, par sa face profonde, Caractères des squames.

elle envoyait dans le conduit excréteur des glandes.

Ces squames sont formées du mélange de la sécrétion sébacée et de la desquamation épidermique.

Comme la squame croûteuse recouvre toute l'étendue de la plaque érythémateuse, la coloration rouge de celle-ci n'est visible que sur les bords, à la périphérie de la squame, sous forme d'un anneau saillant, violacé ou d'un rouge foncé.

Tels sont les caractères de la plaque de lupus acnéique à sa période d'état.

Évolution du lupus acnéique. Cicatrice.

Au bout d'un certain temps, cette plaque subit l'*évolution régressive de toutes les lésions lupiques*. La squame croûteuse se détache spontanément et ne se renouvelle plus; la plaque s'affaisse, peu à peu se déprime du centre vers la circonférence et est remplacée, finalement, par une cicatrice atrophique, qui se développe sans ulcération préalable, par résorption interstitielle de la peau.

Sièges.

Le lupus acnéique s'observe surtout à la face, et c'est dans cette région que l'aspect crétacé et plâtreux de la squame épidermo-sébacée est particulièrement remarquable.

Le lupus acnéique peut exister aussi sur les doigts, à la face dorsale des mains, beaucoup plus rarement sur le tronc.

Lupus séborrhéique.

Les squames, qui revêtent les plaques lupiques, ne sont pas toujours sèches et dures, comme celles que je viens de vous décrire. Parfois, et notamment sur le nez, sur le pavillon de l'oreille, elles sont molles et grasses comme les croûtes de la séborrhée concrète.

Ce caractère tient à la prédominance de la sécrétion sébacée sur les produits épidermiques, dans la formation des squames.

Cette forme particulière de lupus acnéique est quelquefois décrite sous le nom de *lupus séborrhéique*.

D'ailleurs, dans les cas de plaques multiples, il peut

y avoir coexistence, sur le même sujet, sur la même région malade, de plaques crétacées dures, de plaques séborrhéiques, à squames plus molles, et même de plaques squameuses ordinaires, soit pityriasiformes, soit psoriasiformes.

Coexistence des divers aspects squameux.

Quelle est la marche du lupus érythémateux localisé, dans les différentes formes que nous venons de décrire?

Marche du lupus érythémateux localisé.

Cette marche est très variable et présente deux types extrêmes, entre lesquels il y a une foule d'intermédiaires.

1. — Dans le premier type, l'éruption est mobile et rapidement extensive.

Forme mobile extensive.

La plaque lupique, débutant au centre de la face, sur le dos du nez, s'étend en peu de temps, par progression centrifuge, aux parties voisines des joues; c'est véritablement l'*érythème centrifuge*.

Dans d'autres cas, les plaques restent isolées et disséminées sur le visage, mais apparaissent en grand nombre, rapidement, rétrocèdent de même, récidivent, d'ailleurs, facilement.

Dans les deux cas, la lésion est assez superficielle; elle peut guérir spontanément au bout de quelques années, après des alternatives d'affaissement et de poussées nouvelles, celles-ci apparaissant surtout au printemps et à l'automne.

Ce lupus laisse habituellement, comme traces de son existence, des cicatrices atrophiques indélébiles. Parfois cependant il peut disparaître sans laisser de trace.

Tel est le premier type de développement du lupus érythémateux.

2. — L'autre type est relatif à des lupus érythémateux plus localisés, plus discrets, dont les plaques sont peu nombreuses, mais dont, par contre, la lésion est plus profonde. Ces plaques ont une marche plus lente, plus régulière, et une persistance plus longue que dans le

Forme fixe.

type précédent ; elles aboutissent toujours à une cicatrice déprimée, fibreuse, atrophique.

Ce type évolutif comprend, notamment, le lupus acnéique.

Mais, quelle que soit la rapidité de développement des plaques considérées en elles-mêmes, — que celles-ci restent fixes ou que, par une évolution capricieuse, elles subissent des alternatives de diminution ou d'augmentation, pendant toute la durée de la maladie, — dans les deux cas, le lupus érythémateux est une affection de longue durée, une affection chronique et tenace et parfois très rebelle à tous les efforts de la thérapeutique.

Tel est, dans ses principales variétés, le lupus érythémateux le plus ordinaire, celui qui est décrit par tous les anciens dermatologistes. C'est le lupus érythémateux localisé, soit à la face, soit plus rarement à une autre région du corps, mais occupant toujours une surface assez limitée.

Lupus érythémateux généralisé.

Comme je vous l'ai déjà dit, à côté de cette forme localisée commune, il y a une autre forme beaucoup plus rare, de création récente, forme encore contestée, mais dont l'existence me semble indubitable : c'est le lupus érythémateux généralisé, que j'ai maintenant à vous décrire.

Les faits, qu'on doit rapporter à la forme généralisée du lupus érythémateux, ont surtout été décrits par M. Kaposi, par M. Besnier et par M. Hallopeau.

C'est dans la pathogénie de ces érythrodermies lupiques généralisées, qu'il faut surtout faire intervenir l'influence prépondérante de la *toxine tuberculeuse ;* et ce sont ces faits d'érythèmes lupiques disséminés qui doivent nous faire admettre que le lupus érythémateux, d'une manière générale, paraît être le résultat d'une infection tuberculeuse particulière, beaucoup plus toxique que bacillaire

D'après les faits relatés par Hebra, par Kaposi, par MM. Besnier et Hallopeau, ce lupus érythémateux généralisé ou disséminé peut se présenter sous la *forme aiguë* et sous la *forme chronique*.

Lupus érythémateux généralisé aigu.

Forme grave.

La forme aiguë est d'une gravité mortelle; elle a une évolution rapide et présente toutes les allures des pyrexies infectieuses exanthématiques.

L'éruption n'occupe pas seulement la face et le cuir chevelu, sous forme de plaques plus ou moins nombreuses, plus ou moins confluentes, mais elle se répand sur tout le corps, avec le même aspect que sur la face; elle se répand sur le tronc, sur les membres, sur les extrémités.

Les plaques éruptives sont légèrement saillantes, constituées par un épaississement et une infiltration de la peau, d'épaisseur variable ; elles sont d'une coloration rouge plus ou moins foncée, quelquefois d'une coloration livide ; elles se développent excentriquement, s'étendent du centre vers la circonférence, comme toutes les plaques lupiques, de quelque variété qu'elles soient.

Cette éruption généralisée est accompagnée d'une fièvre élevée, atteignant 40 degrés, pendant toute l'évolution de la maladie.

Non seulement cette éruption est fébrile, non seulement elle présente tous les symptômes généraux d'une maladie infectieuse grave, d'un exanthème fébrile infectieux, mais elle est accompagnée de déterminations internes, de déterminations inflammatoires multiples, extra-cutanées. C'est ainsi qu'on observe, chez les malades atteints de cette forme généralisée aiguë de lupus érythémateux, des douleurs articulaires et même des épanchements dans les articulations, quelquefois des douleurs osseuses, se manifestant surtout la nuit et prenant le caractère des douleurs ostéocopes. On observe aussi chez eux des congestions pulmonaires plus ou moins intenses ; on observe des œdèmes, de l'albuminurie et même, dans quelques cas, une poussée de tuberculose aiguë, qui ne tarde pas à emporter le malade.

C'est, en effet, à l'une de ces deux dernières manifestations, albuminurie et tuberculose aiguë, que les malades succombent, avec du délire et des phénomènes ataxiques ou ataxo-adynamiques plus ou moins prononcés.

Vous voyez combien est grave cette forme de lupus érythémateux généralisé, qui, elle, n'est pas de création récente, car il y a des faits de cet ordre déjà décrits dans l'ouvrage de M. Kaposi et admis par lui comme de véritables cas de lupus érythémateux.

Forme moyenne.

Mais le lupus érythémateux généralisé aigu ne présente pas toujours cette marche fatale et rapidement fatale.

Dans certains cas, l'éruption rétrocède, au moins par place ; l'affection subit des rémissions momentanées, plus ou moins longues, plus ou moins durables ; mais de nouvelles poussées se produisent toujours, au bout d'un temps variable, et alors, après un certain nombre de ces poussées successives, séparées par des intervalles de calme, le lupus érythémateux généralisé passe à l'état chronique. On ne constate pas, dans cette forme, les mêmes phénomènes généraux graves que dans la forme aiguë infectieuse, que je vous décrivais tout à l'heure ; mais, néanmoins, les poussées éruptives peuvent être accompagnées, également, de congestion pulmonaire, d'albuminurie et d'œdème des membres inférieurs.

Lupus iris.

La forme aiguë, ou plutôt subaiguë, du lupus érythémateux généralisé peut aussi présenter un *aspect éruptif spécial*, qui la fait ressembler à l'érythème polymorphe ou à l'hydroa. On a décrit cette variété sous le nom de *lupus iris*.

L'éruption du lupus iris siège à la fois sur la face et sur les extrémités.

Son aspect irisé tient à la pâleur de la partie centrale de la plaque, revêtue d'un enduit squameux, et à la présence de deux anneaux périphériques concentriques, le premier d'une couleur rosée, le second, extérieur, d'un rouge vif, par lequel se fait l'extension graduelle de la lésion en pleine activité.

Telle est, avec ses particularités d'aspect et d'évolution, la forme aiguë du lupus érythémateux généralisé.

La forme chronique peut, comme je vous l'ai dit tout à l'heure, succéder à la forme aiguë, par la répétition de poussées éruptives subaiguës, fébriles.

Lupus érythémateux généralisé chronique.

Elle peut aussi s'établir d'emblée. Elle apparaît alors sans phénomène précurseur, sans aucun trouble apparent de la santé, sans fièvre, avec conservation d'un bon état général. Sa marche est progressive et lentement progressive ; les plaques lupiques se développent peu à peu, sur divers points du corps, et finissent par envahir presque toute la surface cutanée.

Dans certains cas, et au bout d'un temps variable, les lésions rétrocèdent par place. Un grand nombre de plaques s'affaissent sans laisser de traces ; d'autres persistent, avec les caractères typiques du lupus érythémateux, et peuvent même subir, comme les plaques du lupus érythémateux localisé, l'atrophie cicatricielle sans ulcération. En effet, il est remarquable qu'il n'y a jamais d'ulcération dans le lupus érythémateux, qu'il soit généralisé ou qu'il soit localisé ; cette atrophie cicatricielle, que vous observez presque toujours dans le lupus érythémateux localisé, et quelquefois sur les plaques de lupus érythémateux généralisé, s'établit toujours d'emblée, par une sorte de résorption interstitielle des tissus, sans aucune ulcération préalable.

Messieurs, le lupus érythémateux généralisé, tel que je viens de vous le faire connaître, est très rare. Les faits, sur lesquels s'appuie sa description, ont même été contestés.

Caractères généraux des plaques du lupus érythémateux généralisé.

Cependant, dans ces éruptions généralisées, les plaques, par leur aspect, par leur évolution, présentent les caractères ordinaires des plaques lupiques.

Elles sont constituées, d'une manière générale, par un épaississement et une infiltration de la peau. Elles ont un bord rouge, saillant, et une extension centrifuge. Elles sont le siège d'une desquamation épidermique fine, adhérente, difficile à détacher par le grattage. Elles sont prurigineuses et douloureuses, surtout quand on les gratte. Enfin, quelques-unes d'entre elles présentent des points cicatriciels.

Vous voyez que ces caractères généraux des plaques du lupus érythémateux généralisé sont exactement les mêmes que ceux que nous avons assignés au lupus érythémateux localisé. C'est pour toutes ces raisons qu'on doit admettre, avec M. Besnier, que ces érythrodermies généralisées ou disséminées sont des lupus érythémateux et appartiennent véritablement à la classe des affections lupiques.

Diagnostic.

Le diagnostic du lupus érythémateux doit être établi séparément, suivant qu'il s'agit du lupus érythémateux localisé ou du lupus érythémateux généralisé.

Diagnostic du lupus érythémateux localisé.

Le diagnostic de la forme localisée est, quelquefois, assez difficile. Il faut, notamment, savoir bien distinguer le lupus érythémateux, localisé à la face, de l'*acné rosacée*.

Avec l'acné rosacée.

Rappelez-vous les caractères de la plaque lupique et vous ferez facilement le diagnostic. La plaque lupique est beaucoup mieux limitée que la rougeur qui caractérise la couperose. Elle a des bords saillants, tandis que les plaques de la couperose se continuent presque insensiblement avec les régions avoisinantes. La plaque lupique est couverte de squames, présentant parfois un caractère particulier, un caractère crétacé, un aspect plâtreux tout à fait spécial ; ces squames sont très adhérentes.

Dans la couperose, au contraire, il n'y a pas de squames; quand il en existe, elles sont tout à fait accidentelles, elles sont dues simplement à l'irritation cutanée, déterminée par les topiques qui ont été appliqués à la surface de la peau malade; ces squames ne font pas partie intégrante de la maladie, comme celles qui caractérisent la plaque de lupus érythémateux. La plaque lupique aboutit à une cicatrice; il n'y a pas de cicatrices dans la couperose. De plus, dans la couperose, la teinte rouge, congestive, érythémateuse, vascularisée, de la peau est mêlée, le plus souvent, de pustules acnéiques, de volume variable, qui n'existent jamais dans le lupus érythémateux.

Il faut aussi savoir distinguer le lupus érythémateux de l'*herpès circiné*, de l'herpès trichophytique. Diagnostic avec l'herpès circiné.

Celui-ci est une lésion à évolution excentrique, comme le lupus érythémateux, ce qui complète sa ressemblance avec lui. Mais c'est une lésion tout à fait superficielle; au-dessous de la plaque d'herpès circiné, vous ne constatez pas d'infiltration dermique, comme il en existe dans toutes les plaques de lupus, même dans le lupus le plus superficiel.

Dans l'herpès circiné, le centre guérit à mesure que la périphérie s'accroît; la plaque de l'herpès circiné a donc une marche à extension centrifuge, absolument comme le lupus érythémateux, mais, quand ce centre guérit, il guérit sans laisser de trace; il n'y a pas de cicatrice, il n'y a pas d'atrophie cicatricielle, comme dans le lupus érythémateux. De plus, vous trouvez presque toujours, autour des plaques d'herpès circiné, tout au moins sur le bord de ces plaques, de petites papules ou de petites vésicules avortées, qui indiquent la forme de la lésion élémentaire de cet herpès trichophytique. Enfin, dans les cas incertains, vous n'aurez qu'à pratiquer l'examen microscopique pour lever tous les doutes.

Diagnostic avec la séborrhée concrète et l'eczéma séborrhéique.

Les plaques de *séborrhée concrète* et d'*eczéma séborrhéique* ressemblent aussi, quelquefois, aux plaques de lupus érythémateux localisé, surtout aux plaques de lupus érythémato-squameux. Mais les plaques de séborrhée sont beaucoup moins bien limitées ; on ne constate pas, non plus, dans la séborrhée, cette infiltration cutanée qui existe dans les plaques lupiques. Les bords des plaques séborréiques sont moins nets, ne sont pas saillants et nettement saillants comme les bords de la plaque lupique. Ils ne sont pas entourés d'une auréole violacée. Les squames, qui recouvrent ces lésions séborrhéiques, sont des squames molles, grasses, plus larges et beaucoup moins adhérentes que celles du lupus érythémateux; on peut même dire que leur adhérence est extrêmement minime, tandis qu'au contraire les squames du lupus sont très adhérentes, comme je vous l'ai déjà dit. Enfin, les plaques de séborrhée croûteuse ou d'eczéma séborrhéique ne présentent jamais la tendance atrophique cicatricielle centrale du lupus.

Diagnostic avec le psoriasis.

Le *psoriasis* de la face est quelquefois d'un diagnostic assez difficile; cependant, d'une manière générale, les squames psoriasiques sont plus épaisses et plus larges que les squames du lupus érythémateux, qui sont fines, grenues et d'apparence crétacée. Les squames psoriasiques ne présentent pas la même adhérence que les squames du lupus; elles reposent sur des papules aplaties, saignant facilement par le grattage; elles ne sont pas entourées de l'auréole rouge, quelquefois violacée, caractéristique du lupus; les bords de la lésion ne sont pas saillants comme dans le lupus, et enfin, quand la squame est tombée ou quand on l'a arrachée, on ne constate pas de cicatrice centrale comme sur les plaques lupiques. Il n'est pas rare non plus, quand le psoriasis siège à la face, d'observer des lésions psoriasiques sur d'autres régions du corps, particulièrement aux lieux d'élection du psoriasis, aux coudes et aux genoux.

Quand cette coexistence de lésions psoriasiques sur d'autres points du corps n'existe pas, le diagnostic est quelquefois absolument insoluble et ne peut se faire que par la résistance de la lésion aux divers traitements du psoriasis. Dans les cas douteux, quand la lésion résiste à la pommade à l'acide pyrogallique, aux applications d'huile de cade, aux différents traitements du psoriasis, en un mot, c'est par cette inefficacité du traitement que vous arriverez à reconnaître que vous avez affaire à un lupus érythémateux et non à un psoriasis.

Diagnostic avec les syphilides tertiaires.

Les *syphilides tertiaires* de la face doivent être aussi distinguées du lupus érythémateux, et le diagnostic n'est pas toujours facile.

Rappelez-vous que les syphilides tertiaires ont une coloration cuivrée, que ce sont des lésions papulo-squameuses ou tuberculo-squameuses, qui, souvent, sont entourées d'une collerette épidermique, connue sous le nom de collerette de Biett. Les papules ou les tubercules syphilitiques ne sont pas recouverts de ces squames fines, grenues, adhérentes, caractéristiques du lupus érythémateux ; les squames des syphilides tertiaires sont plus larges et moins adhérentes. La lésion syphilitique n'est pas limitée, à sa périphérie, par un bord rouge saillant, comme la plaque du lupus érythémateux.

Cependant, le diagnostic ne peut se faire, dans certains cas, que par l'épreuve du traitement spécifique, qui guérit la lésion syphilitique et n'a aucune action sur le lupus. Tout récemment encore, M. Fournier a publié un cas de syphilide, guéri par le traitement spécifique, qui avait été pris, pendant longtemps, pour un lupus. Le diagnostic de lupus érythémateux avait été porté successivement par plusieurs dermatologistes très exercés.

Quant au diagnostic du lupus érythémateux avec le

Diagnostic avec le lupus tuberculeux.

lupus tuberculeux, il est facile dans les cas typiques; il est parfois difficile s'il s'agit de *lupus plan*, où les nodules tuberculeux sont peu nets.

De nombreux caractères différentiels existent cependant. Le lupus érythémateux est une maladie de l'adulte, tandis qu'au contraire le lupus tuberculeux apparaît presque toujours dans l'enfance. Le lupus érythémateux a une marche plus régulièrement centrifuge; le lupus tuberculeux a un développement plus lent et moins régulier. De plus, les lésions du lupus érythémateux sont plus consistantes que celles du lupus tuberculeux; celui-ci se laisse facilement dilacérer par les aiguilles à scarification, tandis que le lupus érythémateux résiste beaucoup plus et présente, quand on le scarifie, une consistance plus ferme, presque fibreuse. Cette résistance différente des tissus des deux espèces de lupus est de la plus haute importance et peut vous permettre de faire le diagnostic dans certains cas douteux.

Diagnostic du lupus pernio et des engelures.

Les *engelures* doivent être distinguées du lupus pernio. Les deux affections présentent, en effet, le même siège, sur le nez, les oreilles et les doigts. Mais le lupus est parfois couvert de squames ou même de concrétions crétacées et acnéiformes. La lésion lupique offre, comme je vous l'ai dit, une tendance remarquable à la nécrose ; il y a presque toujours des points sphacélés sur les plaques de lupus pernio; il y a, en dehors des points sphacélés, des surfaces cicatricielles atrophiques. Tous ces caractères n'existent pas dans l'engelure.

Diagnostic du lupus érythémateux du cuir chevelu et de la pelade.

J'ai d'ailleurs déjà insisté sur ces caractères différentiels, de même que sur ceux qui distinguent les plaques lupiques érythémateuses du cuir chevelu des plaques de *pelade*.

La plaque peladique est blanche et lisse ; elle est uniformément lisse et unie. La plaque lupique est infiltrée sur les bords, qui sont rouges, saillants, squameux, tandis que le centre est déprimé, atrophique, cicatriciel. Vous voyez donc que, dans la plupart des cas, les différences sont bien nettes entre les plaques de pelade et les plaques de lupus érythémateux du cuir chevelu, même arrivées à la période atrophique.

Diagnostic du lupus érythémateux généralisé.

Le diagnostic du lupus érythémateux généralisé, que nous avons à examiner maintenant, se fera par l'aspect des plaques lupiques.

Dans l'éruption disséminée du lupus, on trouve toujours un certain nombre de plaques typiques, avec leur infiltration dermique particulière, leur bord rouge et saillant, leur surface squameuse, quelques-unes même avec leur tendance à l'atrophie cicatricielle.

Avec l'érythème scarlatiniforme.

L'*érythème scarlatiniforme* présente une rougeur plus diffuse, plus étalée ; il n'y a pas d'infiltration dermique. L'érythème scarlatiniforme est accompagné d'une desquamation abondante, qui n'existe jamais, au même degré, dans les inflammations lupiques érythémateuses. Il présente une marche plus rapide.

Avec l'érythème polymorphe.

L'*érythème polymorphe* est caractérisé par des lésions élémentaires multiples, qui empêchent de le confondre avec le lupus érythémateux aigu. Les plaques d'érythème polymorphe ne présentent pas d'atrophie centrale. L'éruption n'a pas la même durée.

Avec l'hydroa.

L'*hydroa* est, aussi, facile à distinguer de cette variété de lupus, que nous avons désignée sous le nom de *lupus iris*. L'hydroa, comme vous le savez, est une lésion humide ; les squames centrales, qui succèdent à la lésion bulleuse hydroïque, n'ont ni le même aspect ni la même adhérence que les squames du lupus. L'hydroa, enfin, est une lésion bénigne, transitoire, qui ne peut être comparée au lupus érythémateux.

Diagnostic avec le lichen ruber.

Les plaques du *lichen ruber* débutent par des lésions nettement papuleuses et ne présentent pas non plus les caractères des plaques lupiques.

Enfin, les plaques érythémateuses, qui marquent le

Diagnostic avec les lésions érythémateuses initiales du mycosis fongoïde.

début du *mycosis fongoïde*, se distinguent, d'après M. Besnier, du lupus érythémateux généralisé par l'intensité du prurit, dont ces plaques sont le siège, et par les engorgements ganglionnaires, qui accompagnent toujours l'éruption. Mais il faut reconnaître que ce diagnostic est, parfois, de la plus grande difficulté et ne peut être éclairé que par l'évolution ultérieure des lésions.

Anatomie pathologique.

Messieurs, l'anatomie pathologique du lupus érythémateux diffère notablement de celle du lupus tuberculeux.

Elle a été bien étudiée, surtout, par Schutz, par Vidal et Leloir. Des travaux de ces auteurs, il résulte que la lésion essentielle du lupus érythémateux consiste en une infiltration diffuse du derme par des cellules embryonnaires. Cette infiltration occupe surtout les parties superficielles du derme, mais elle peut aussi envahir la couche profonde. Les cellules embryonnaires forment des amas, particulièrement le long des vaisseaux et autour des glandes, qui sont entourées, comme vous le savez, d'un lacis vasculaire. Mais, en dehors de ces amas embryonnaires, on ne trouve pas de nodules tuberculeux ; on ne trouve pas non plus de cellules géantes et, jusqu'à présent, on n'a pas trouvé de bacilles.

Infiltration embrionnaire du derme.

Un certain nombre de ces cellules embryonnaires subissent la dégénérescence colloïde ou granulo-graisseuse, mais cette dégénérescence se fait isolément pour chaque cellule, et on ne constate pas d'amas caséeux, comme dans le lupus tuberculeux.

Atrophie des faisceaux conjonctifs.

Par les progrès de l'envahissement embryonnaire, peu à peu le tissu conjonctif, ainsi infiltré, est atteint dans sa nutrition. On observe alors, au bout d'un certain temps, la dégénérescence des faisceaux conjonctifs ; ceux-ci s'atrophient et finissent par être complètement détruits et même par se résorber. La même lésion atteint non seulement les faisceaux de fibres conjonctives, mais aussi les fibres élastiques. C'est elle qui donne naissance à l'atrophie cicatricielle centrale des plaques lupiques.

Les vaisseaux de la région malade sont en partie oblitérés, envahis par la néo-formation embryonnaire; d'autres sont dilatés. Lésions des vaisseaux et des glandes.

Les glandes sébacées sont également envahies et infiltrées; quelques-unes subissent la dégénérescence et l'atrophie. D'autres glandes, au contraire, sont hypertrophiées, particulièrement dans le lupus acnéique; elles sont remplies de cellules épidermiques ou infiltrées de cellules embryonnaires. Ces cellules épidermiques, qui remplissent les glandes sébacées, constituent le prolongement profond de la squame superficielle, qui revêt la lésion lupique.

L'épiderme est également atteint secondairement. Lésions de l'épiderme.

Vous observez, à une période plus ou moins avancée, une sorte de dégénérescence et d'atrophie du corps muqueux, qui est aminci et dont les couches de cellules sont très réduites. Il n'y a quelquefois plus qu'une ou deux ou trois couches de cellules malpighiennes. Le stratum granulosum et le stratum lucidum disparaissent complètement, le plus souvent. La couche cornée est elle-même amincie; parfois, dans les lésions anciennes, elle existe seule, et tout le reste de l'épiderme a disparu.

Vous voyez que les lésions anatomiques du lupus érythémateux diffèrent véritablement de celles du lupus vulgaire. En résumé, ce sont des lésions diffuses d'infiltration générale du derme; il n'y a pas de nodules, pas d'amas tuberculeux, comme dans le lupus tuberculeux proprement dit.

Le traitement du lupus érythémateux comprend des moyens internes et des moyens externes. Traitement.

Le traitement interne, *étiologique*, du lupus érythémateux est le même que celui du lupus tuberculeux; je Traitement interne.

Médication étiologique.

n'y insisterai pas. Vous aurez à prescrire à vos malades les médicaments qu'on emploie habituellement pour combattre le lymphatisme, c'est-à-dire l'huile de foie de morue, l'iode, l'arsenic, les préparations ferrugineuses.

Hygiène alimentaire. Médicaments vaso-constricteurs.

Il conviendra aussi de surveiller l'alimentation et de soigner l'estomac, pour éviter les congestions de la face, qui aggravent et entretiennent la lésion érythémateuse.

On a donné, sans beaucoup de résultat, pour remédier à cette congestion de la face, des médicaments dits vaso-constricteurs. On a conseillé le sulfate de quinine, la digitale, l'ergotine, les préparations d'hamamelis virginica. Je suis obligé de vous dire que ces médicaments sont le plus souvent sans aucune influence.

Traitement externe.

Le traitement le plus important du lupus érythémateux, c'est le traitement local.

1° Applications émollientes.

Pendant les poussées aiguës, congestives, inflammatoires, ce traitement local doit être très simple. Il faut se contenter d'applications émollientes pour calmer l'irritation cutanée, prescrire, par exemple, des cataplasmes d'amidon ou des compresses humides, imbibées d'eau boriquée.

2° Topiques irritants et substitutifs.

Mais, en dehors des poussées inflammatoires, vous devez avoir recours aux topiques irritants et substitutifs.

Savon noir.

Le plus simple des traitements et un des plus efficaces consiste dans des lotions avec une solution alcoolique de savon noir. Dans certains cas, au lieu de lotions, vous pourrez appliquer des emplâtres de savon noir. Ces emplâtres peuvent être faits extemporanément de la manière suivante : il suffit de délayer du savon noir dans une petite quantité d'alcool et d'étaler la pâte, ainsi faite, sur des morceaux de flanelle. L'emplâtre, appliqué le soir, est laissé en permanence, pendant toute la nuit, sur la région malade. Le matin, vous lavez avec de l'eau tiède et vous faites une onction, sur la surface lupique, avec une pommade inerte ou légèrement antiseptique, par exemple avec la pommade à l'oxyde de zinc et à l'acide borique au 1/10°.

Si l'irritation, déterminée par le savon noir, est trop vive, il faut suspendre le traitement pendant quelques jours et vous borner à des applications émollientes.

Mais il faut bien savoir aussi que cette irritation de la peau est nécessaire; on ne peut guérir la lésion qu'à la condition de provoquer une inflammation substitutive sur la région malade.

Au lieu du savon noir, qui parfois ne réussit pas chez certains malades, ou quand l'action du savon noir est épuisée, car, ainsi que je vous l'ai dit, le lupus érythémateux est une lésion très rebelle, dans ces différents cas, vous pourrez avoir recours à d'autres applications irritantes. C'est ainsi qu'on a employé, avec avantage, dans le traitement du lupus érythémateux, des pommades irritantes diverses, ayant toutes comme excipient la vaseline, la pommade à la résorcine au 1/10°, les pommades à l'acide pyrogallique à 10 pour 100, ou à l'acide salicylique à 3 ou 5 pour 100, ou au naphtol à 5 ou 10 pour 100; on a employé aussi des pommades à l'ichthyol à 10 ou 20 pour 100.

Pommades et autres applications irritantes.
Formulaire.

A la place des pommades irritantes, qui doivent être appliquées de la même façon que les emplâtres de savon noir, c'est-à-dire continuées pendant quelques jours, suspendues, puis reprises au bout d'un certain temps, au lieu de pommades, dis-je, vous pourrez employer des préparations iodées, soit la teinture d'iode pure, soit la solution iodique iodurée de Hardy, qui est composée de 30 grammes d'eau, 8 grammes d'iodure de potassium et 4 grammes d'iode métallique. Ces applications de teinture d'iode ou de solution iodique doivent être faites avec un pinceau, une ou deux fois par jour, jusqu'à ce que l'irritation cutanée soit suffisante.

On a employé aussi, pour modifier la peau atteinte de lupus érythémateux, des badigeonnages avec un mélange de teinture d'iode et d'acide acétique cristallisable à parties égales, badigeonnages qui doivent être faits tous les jours, tous les deux jours ou tous les trois jours, suivant la sensibilité de la région malade. On peut se servir également, et de la même façon, d'acide acétique pur, d'acide lactique, soit pur, soit dilué.

Toutes ces applications, encore une fois, doivent être faites soit quotidiennement, soit bi-quotidiennement, soit tous les deux ou trois jours, suivant l'état de la peau ; elles doivent être continuées pendant quelque temps, puis suspendues, puis reprises.

D'ailleurs, dans l'intervalle des applications irritantes, quelles qu'elles soient, vous prescrirez des onctions avec la pommade à l'oxyde de zinc ou avec la vaseline boriquée.

Scarifications et cautérisations ignées.

Si toutes les applications irritantes sont insuffisantes, vous aurez recours aux scarifications linéaires, qui doivent être faites de la même manière que dans le lupus tuberculeux. Mais ces scarifications ne sont pas toujours aussi nécessaires dans le lupus érythémateux que dans le lupus tuberculeux.

Les indications de la cautérisation ignée, avec le galvano-cautère ou avec le thermo-cautère à pointe fine, sont beaucoup plus rares et vraiment exceptionnelles. Ces cautérisations devront être réservées pour les formes localisées, rebelles, qui ont résisté à tout autre traitement et qui sont accompagnées d'une infiltration profonde de la peau.

TRENTE-SIXIÈME ET TRENTE-SEPTIÈME LEÇONS

PHTHIRIASE ET GALE

SOMMAIRE. — *Phthiriase.*
Caractères zoologiques des poux.
I. *Phthiriase capillaire.*
Pou de tête. Lentes.
Étiologie : chez les enfants, chez les adultes, dans la convalescence des maladies graves.
Symptômes. — Démangeaisons; éruptions pustuleuses secondaires; suppurations profondes; adénites.
Pronostic. — Diagnostic.
Traitement : hygiène de la chevelure; applications parasiticides; traitement des lésions cutanées concomitantes.
II. *Phthiriase du corps.*
Siège du pou du corps dans les vêtements.
Étiologie; modes de contagion.
Symptômes : prurigo pédiculaire; lésions de grattage; mélanodermie; suppurations secondaires.
Symptômes généraux. — Pronostic.
Diagnostic : avec la gale; avec la mélanodermie d'Addison.
Traitement : destruction des poux; traitement des lésions cutanées et du prurit; désinfection des vêtements. Traitement général.
III. *Phthiriase pubienne.*
Morpions. — Sièges de la maladie en dehors du pubis. — Étiologie.
Symptômes : Démangeaisons; taches bleues. — Diagnostic.
Traitement : onguent napolitain; lotions de sublimé; applications parasiticides diverses.

Gale.
Historique de la découverte du sarcopte.
Description zoologique du parasite. Mode de reproduction et métamorphoses du sarcopte.
Symptômes. Prurit. — Sillons : leurs caractères sur les différentes régions. — Eruptions scabieuses : lésions de grattage; papules; vésicules; pustules ecthymateuses et impétigineuses.
Éruptions surajoutées : eczéma; impétigo; suppurations profondes.
Polymorphisme des lésions scabieuses; leurs sièges; leurs localisations principales.
Démangeaisons : leurs caractères, leurs causes.

Marche de la maladie abandonnée à elle-même; influence des maladies fébriles intercurrentes.
Variétés de l'éruption scabieuse : gales papuleuse, vésiculeuse, pustuleuse, etc. — Gale norwégienne.
Étiologie : modes de contagion; gale des animaux.
Diagnostic : Éléments du diagnostic.
Diagnostic avec le prurigo, le strophulus, la phthiriase, l'eczéma, l'impétigo et l'ecthyma.
Pronostic.
Traitement et *Formulaire thérapeutique :*
Traitement de Hardy.
Désinfection des vêtements.
Pommade d'Helmerich et autres applications parasiticides.
Traitement des gales irritées : pommade au styrax; pommade au naphtol; lotions de pétrole.
Traitement consécutif de l'irritation cutanée.
Diagnostic de la guérison de la gale.
Lotions antiprurigineuses pour calmer l'irritation consécutive.

Messieurs,

Nous allons commencer aujourd'hui l'étude des maladies parasitaires de la peau, et je voudrais vous exposer d'abord les deux principales dermatoses déterminées par des *parasites animaux :* la *phthiriase* et la *gale*.

Phthiriase.

La phthiriase est la maladie causée par les poux.

Caractères zoologiques des poux.

Les poux sont des insectes aptères, sans métamorphoses, de l'ordre des parasites. Ils ont une tête ovale, un thorax peu distinct de l'abdomen et possèdent trois paires de pattes comme tous les insectes.

Leur tête est armée de mandibules, au moyen desquelles ils mordent la peau, et d'un rostre médian, avec lequel ils opèrent la succion du sang dont ils se nourrissent.

Les poux sont unisexués; les femelles, beaucoup plus nombreuses que les mâles, sont d'une fécondité remarquable et peuvent pondre, en quelques jours, un grand nombre d'œufs.

Trois espèces de poux vivent sur l'homme et ont un siège différent à la surface du corps : ce sont le pou de tête, le pou de corps et le pou du pubis.

Nous allons étudier séparément les lésions produites par ces trois espèces de poux.

Le pou de tête ou *pediculus capitis* habite la chevelure de l'homme et surtout de l'enfant. Il est d'un gris cendré et présente une longueur de 1 à 2 millimètres et une largeur de 1/2 à 1 millimètre. Phthiriase capillaire. Pou de tête

Les femelles déposent leurs œufs sur les cheveux, où ils sont collés sous la forme de petits grains ovoïdes grisâtres. Ces œufs, connus sous le nom de *lentes* et très adhérents aux poils, sont visibles à l'œil nu. Lentes.

La phthiriase capillaire est très fréquente chez les enfants et surtout chez les enfants mal tenus. Le jeune âge paraît être une circonstance prédisposante, qui attire les poux de tête ; chez les enfants qui vivent en commun, dans les écoles ou dans les familles nombreuses, il faut de grands soins de propreté pour empêcher l'apparition et le développement des poux par contagion. Étiologie. Enfants.

Chez l'adulte, les poux de tête n'existent que chez les individus malpropres et misérables ; ils peuvent alors pulluler d'une façon extraordinaire, envahir les sourcils et la barbe. Ils sont d'autant plus abondants que la chevelure et la barbe sont plus longues. Adultes.

La longueur de la chevelure fait aussi que les poux de tête ne sont pas rares chez les femmes qui ne se peignent pas et n'entretiennent pas suffisamment leurs cheveux.

Dans la convalescence des maladies aiguës, longues et graves, à la suite des accouchements, il est fréquent de voir les cheveux se remplir de poux. Ces poux existaient souvent avant le début de la maladie ou ont été apportés par des personnes étrangères, à une période quelconque de la maladie. Mais il est remarquable que, pendant toute l'évolution aiguë de la maladie, les parasites se cachent, se dissimulent, ne se reproduisent pas. Leur développement, leur multiplication se manifestent Convalescence des maladies aiguës graves.

au moment de la convalescence et pendant le cours de celle-ci.

La même particularité s'observe dans d'autres maladies parasitaires, et notamment dans la gale.

Symptômes.

Quand ils sont peu nombreux et quand ils sont détruits rapidement, les poux occasionnent seulement des démangeaisons très vives, des excoriations dues au grattage et quelques papules de prurigo, siégeant particulièrement à la nuque.

Démangeaisons.

Mais, si les parasites se multiplient, ils donnent naissance à des *éruptions vésiculeuses*, eczématiformes, chez les individus qui ont une tendance eczémateuse.

Éruptions pustuleuses secondaires.

Dans d'autres cas, ils provoquent des *éruptions pustuleuses*, surtout fréquentes chez les sujets lymphatiques, et particulièrement chez les enfants.

Ces éruptions pustuleuses sont déterminées par l'inoculation des microbes de la suppuration sur les surfaces excoriées par le grattage.

Chez les enfants surtout, l'éruption pustuleuse prend très fréquemment le caractère de l'impétigo. Le dessèchement des pustules donne lieu à des croûtes épaisses, abondantes, collées et adhérentes aux cheveux, reproduisant le type décrit sous le nom d'*impetigo granulata*, que vous avez déjà appris à connaître.

Quand on soulève ces croûtes et les cheveux qui sont agglutinés par elles, on voit les poux pulluler et véritablement grouiller au-dessous de ces plaques pilo-croûteuses.

Suppuration profonde. Abcès du cuir chevelu.

Dans quelques cas de pédiculose invétérée, chez les enfants lymphatiques et débiles, la suppuration n'est pas seulement superficielle, sous forme de pustules ; elle peut déterminer des suppurations plus profondes, de véritables *abcès du cuir chevelu*. Dans quelques cas, l'inflammation se propage aux vaisseaux lymphatiques et donne lieu à des engorgements ganglionnaires cervicaux et même à des adénites suppurées.

Tuméfaction et suppuration ganglionnaire.

Chez certains sujets, un flux séborrhéique peut compliquer ces éruptions vésiculeuses et pustuleuses et se mêler à la sécrétion séro-purulente qui en résulte. Les cheveux sont alors collés par une sécrétion visqueuse et répandent une odeur fétide. Ce sont des faits de ce genre qui ont été décrits, sous le nom de *trichoma* ou de *plique polonaise*, par les anciens auteurs. Cet enchevêtrement des cheveux par la sécrétion sébacée, compliqué de phthiriase et de croûtes impétigineuses, a été observé surtout en Russie, en Pologne et en Allemagne, dans les populations juives, malpropres et misérables. Flux séborrhéique concomitant. Plique polonaise.

La pédiculose de la tête ne s'accompagne pas de symptômes généraux. Cependant, chez les enfants, quand la maladie a duré un certain temps, les démangeaisons et les lésions suppuratives peuvent amener de l'insomnie, de l'amaigrissement, et altérer, dans une certaine mesure, la santé générale. Symptômes généraux.

Mais, en somme, le pronostic n'est jamais grave ; néanmoins, il faut savoir que, chez les sujets prédisposés, l'irritation cutanée, déterminée par le grattage, peut devenir le point de départ d'un *eczema capitis*, qui persiste même quand les parasites sont détruits. Pronostic.

Le diagnostic des poux de tête est facile par la constatation des parasites. Diagnostic.

Cependant, ceux-ci sont quelquefois dissimulés par des lésions eczématiformes ou impétigineuses surajoutées.

Quelquefois aussi, les poux peuvent échapper à la vue, à cause de la longueur de la chevelure ; mais, en écartant les cheveux, en soulevant les croûtes, on en voit toujours remuer quelques-uns, et le diagnostic est fait.

Quand on n'aperçoit pas de poux au premier abord, on voit des lentes collées aux cheveux ; il faudrait bien peu d'attention pour confondre ces lentes avec des pellicules de séborrhée sèche ; celles-ci n'ont ni le même aspect, ni la même forme, et ne présentent pas la même adhérence aux cheveux.

Traitement.

Le traitement qui convient à la pédiculose de la tête est très simple, lorsque les poux sont peu nombreux.

Hygiène de la chevelure ; applications parasiticides diverses.

Il suffit de couper les cheveux; cette mesure est facilement acceptée chez les hommes et chez les enfants. Quand les cheveux sont coupés, il faut faire des savonnages énergiques de la tête. Si ces soins ne suffisent pas, vous prescrirez des lotions avec l'alcool camphré ou la liqueur de Van Swieten. Chez les enfants surtout, il est important de continuer, pendant quelque temps, les lotions savonneuses de la tête, même quand les poux paraissent détruits, afin d'éviter le retour de ces parasites.

Chez les femmes, le traitement est un peu plus difficile, car vous savez que les femmes se décident difficilement à sacrifier leur chevelure. Vous ferez saupoudrer les cheveux avec des poudres parasiticides : la poudre de staphisaigre, le soufre pulvérisé, la poudre de pyrèthre. Vous ordonnerez des lavages de la tête avec de l'alcool camphré ou avec du vinaigre chaud, qui est un très bon remède, ou avec une solution de sublimé, pour détruire les lentes. Enfin, il faut peigner les cheveux avec soin, afin de les débarrasser des poux et des lentes qui sont collés aux cheveux.

Les médecins danois ont préconisé des lotions avec une solution de sublimé dans le vinaigre, dans la proportion de 1 gramme de sublimé pour 300 grammes de vinaigre ; de fait, cette lotion est très efficace, particulièrement chez les femmes, chez lesquelles on ne peut couper la chevelure.

On a aussi conseillé, pour détruire les poux de tête, des onctions avec l'onguent napolitain. Mais ces onctions ont des inconvénients; elles produisent des accidents d'absorption mercurielle ou, au moins, des accidents d'irritation cutanée, de l'hydrargyrie externe. D'autres ont employé des lotions avec un mélange de pétrole et d'huile d'amande douce, avec des solutions alcooliques de naphtol ou d'acide salicylique. En somme, on peut se servir de toutes les substances parasiticides pour détruire les poux; mais les lotions de vinaigre suffisent le plus souvent à remplir ce but.

Quand les poux ont disparu, il faut traiter les lésions cutanées, combattre l'eczéma artificiel, qui complique quelquefois la pédiculose, par les moyens ordinaires : par l'enveloppement de caoutchouc, par les applications de cataplasmes, par le glycérolé cadique, par la pommade à l'oxyde de zinc. En un mot, suivant les cas, suivant l'épaisseur des croûtes, suivant le degré de l'irritation cutanée, vous emploierez les différents moyens usités dans le traitement de l'eczéma. Traitement des lésions cutanées concomitantes.

Messieurs, vous avez vu que le pou de tête pouvait envahir la barbe, mais il ne va pas plus loin; on ne l'observe pas sur les autres parties du corps, même sur les régions pilaires. Phthiriase du corps.

Les poux qu'on trouve sur le corps, en dehors de la tête, sont d'une espèce distincte.

Le pou du corps, que nous allons étudier maintenant, le *pediculus corporis*, est d'un blanc sale, plus volumineux, plus long et plus large que le pou de tête. Il a 1 millimètre de large et 2 à 3 millimètres de long. Pou du corps. Son siége dans les vêtements.

On le trouve rarement sur la peau; il habite les vêtements, surtout ceux qui sont en contact direct avec le corps. C'est également dans les vêtements que la femelle dépose ses œufs, qui apparaissent sous la forme de petits points d'un gris foncé. A cause de cette particularité, on a donné quelquefois au *pediculus corporis* le nom de *pediculus vestimenti*. En somme, ce n'est pas sur la peau qu'il faut chercher les poux, mais dans les vêtements du malade.

La seule cause de la phthiriase du corps est la contagion. Celle-ci s'exerce de différentes façons. On contracte la maladie, soit en couchant dans un lit mal- Étiologie. Mode de contagion.

propre contenant des poux, soit en s'asseyant sur un siège ou dans une voiture qui ont servi à des individus atteints de poux. Les médecins sont exposés à la contagion par l'auscultation des malades.

La transmission des parasites, d'un sujet à un autre, est rendue plus facile par la promiscuité dans des locaux encombrés ; c'est pourquoi la phthiriase est beaucoup plus fréquente dans les prisons, dans les hôpitaux, c'est-à-dire dans les lieux où sont accumulés une grande quantité d'individus.

La présence fréquente des poux du corps dans les hôpitaux fait qu'on a décrit une variété spéciale de péLiculose, qui serait due au *pediculus tabescentium ;* mais le pou des malades n'est pas autre chose que le pou ordinaire du corps, développé dans des circonstances spéciales.

Il y a des conditions prédisposantes au développement des poux : la misère, la malpropreté et l'âge. Les poux sont plus fréquents chez les vieillards, s'acclimatent plus facilement chez eux; un grand nombre de prurigos séniles ne sont que des prurigos pédiculaires.

L'alcoolisme est aussi un état morbide qui entretient la maladie. Les poux, chez les alcooliques, sont souvent très tenaces, suivant la remarque de Hardy, et très difficiles à détruire.

Symptômes. Prurigo pédiculaire.

Comme je vous l'ai dit, le pou du corps habite les vêtements; mais il vient sur la peau prendre sa nourriture. Quand les poux sont nombreux et qu'on déshabille rapidement les malades, on en trouve quelquefois sur la surface cutanée.

Eruption papuleuse, lésions de grattage.

Les poux piquent la peau pour sucer le sang. La piqûre détermine une irritation cutanée, qui se traduit par une papule d'apparence ortiée, plus ou moins large. Celle-ci occasionne des démangeaisons très vives; les malades se grattent et, par le grattage, excorient le sommet des papules.

Ces papules et ces lésions de grattage ont été décrites sous le nom de *prurigo pédiculaire*.

Ce prurigo artificiel est caractérisé par des démangeaisons très vives; il est constitué par des papules de prurigo excoriées, ressemblant à toutes les papules de prurigo, par des plaques ortiées plus ou moins larges, par des croûtelles sanguinolentes, occupant le sommet des papules, et par des excoriations linéaires, dues au grattage, excoriations plus ou moins étendues et recouvertes de sang desséché. Quand ces croûtes linéaires tombent, il reste une cicatrice blanchâtre de même forme.

Au bout d'un certain temps de durée de ces lésions papulo-prurigineuses et par le fait de l'inflammation cutanée, entretenue par le grattage continu, la peau s'épaissit, prend une consistance lichénoïde. Elle offre une teinte noire uniforme, avec des points plus foncés, plus noirs, qui représentent la trace des papules et des stries linéaires dues au grattage. Mélanodermie.

Ces lésions complexes, papules, excoriations, mélanodermie, peuvent siéger sur tous les points du corps, mais leurs sièges de prédilection sont le dos, les épaules et la nuque. Même si on ne trouve pas de poux, une mélanodermie de ces régions, avec des papules, des excoriations et des traces de grattage, doit faire immédiatement et sans hésitation porter le diagnostic de phthiriase.

Les excoriations, déterminées par le grattage, sont, dans certains cas, le point de départ d'infections secondaires, de lymphangites, de furoncles, de pustules d'ecthyma et même de véritables abcès sous-cutanés. Complications de suppuration secondaire.

Hardy signale aussi, comme complication particulière, chez les malades atteints de phthiriase, l'existence de sueurs visqueuses et fétides, qui s'observent chez les individus misérables et malpropres, de sorte qu'il est difficile de savoir si ces sueurs appartiennent en propre à la pédiculose ou si elles ne dépendent pas plutôt des conditions spéciales, dans lesquelles la pédiculose s'est développée.

Symptômes généraux. Pronostic.

Si la maladie n'est pas traitée, ou si elle résiste au traitement, particulièrement chez les vieillards, on peut voir, au bout d'un certain temps, une altération de la santé générale. Les démangeaisons, par leur violence, causent de l'insomnie, un état de malaise perpétuel, un affaiblissement graduel, avec perte de l'appétit, et peuvent même conduire à la cachexie.

Les cas de mort n'existent plus aujourd'hui qu'on sait convenablement traiter la phthiriase ; mais, s'il faut en croire les historiens, ce serait à cette maladie qu'auraient succombé des hommes illustres de l'antiquité, Sylla et Hérode, entre autres.

Actuellement, le pronostic n'est jamais grave. Cependant, les poux résistent quelquefois, pendant longtemps, à tous les moyens de destruction, chez les vieillards et chez les alcooliques, et se reproduisent avec une grande facilité.

Diagnostic.

Le diagnostic est, en général, facile par la constatation des poux dans les vêtements.

Même si les poux sont en petit nombre, si les malades ont changé de linge, si on ne trouve pas de parasites, la constatation d'un prurigo avec excoriations, lésions de grattage linéaires, croûtelles sanguinolentes et mélanodermie, siégeant sur le dos, les épaules et la nuque, est absolument pathognomonique.

Diagnostic avec la gale.

Le diagnostic doit être fait surtout avec la gale ; mais les deux maladies ont un siège différent. Les lésions scabieuses sont exceptionnelles au dos et à la nuque ; elles siègent sur d'autres régions, dans les espaces interdigitaux, à la partie antérieure des aisselles, sur les seins, sur les organes génitaux. La gale est caractérisée par le polymorphisme de ses lésions, par ses démangeaisons nocturnes, qui sont beaucoup plus accentuées que dans la phthiriase. L'exaspération du prurit, pendant la nuit, est beaucoup plus fréquente et beaucoup plus marquée dans la gale que dans le prurigo parasitaire.

Diagnostic avec la mélanodermie addisonienne.

La mélanodermie consécutive à la phthiriase ne peut être confondue avec la maladie d'Addison. Celle-ci, en effet, est généralisée, n'est pas précédée de démangeaisons, n'est pas accompagnée des traces linéaires de grattage, qui sont si caractéristiques ; elle présente une évolution différente. Il suffit d'être prévenu pour éviter l'erreur.

Traitement.

Quel est le traitement de la phthiriase du corps ?

S'il s'agit d'une contagion accidentelle, si les poux atteignent un individu bien tenu, il suffit de changer de linge, de prendre des bains de propreté, quelques bains sulfureux, et la maladie guérit facilement.

Destruction des poux.

Si, au contraire, vous avez affaire à une phthiriase invétérée, chez des sujets sales et misérables, il faudra avoir recours aux parasiticides. C'est alors que vous emploierez les fumigations cinabrées, qui sont en usage dans tous les hôpitaux, pour détruire les poux, et qui constituent le meilleur remède de la phthiriase. Vous prescrirez aussi des bains sulfureux, des lotions avec une solution de sublimé au millième, une solution phéniquée au centième, une solution de chloral au centième.

Quand les poux sont très abondants, il faut saupoudrer toute la surface cutanée avec une poudre parasiticide ; la plus efficace est la poudre de staphisaigre.

Traitement des lésions cutanées et du prurit.

Contre les lésions cutanées, déterminées par le grattage, il faudra employer des topiques émollients et calmants, l'application de la pommade à l'oxyde de zinc, que vous pourrez additionner d'une petite quantité d'acide phénique, dans la proportion de 1 gramme pour 100 grammes d'excipient. Vous prescrirez des bains d'amidon et des bains alcalins.

Pour calmer les démangeaisons, vous vous trouverez

bien de l'application d'une pommade à l'oxyde de zinc, à laquelle vous incorporerez un centième de menthol ou d'essence de menthe.

Désinfection des vêtements.

Mais il ne suffit pas de nettoyer le corps du malade; vous savez que les poux habitent les vêtements; ce sont eux surtout qu'il faut désinfecter, plus que le corps lui-même. Le linge sera lessivé; les vêtements de laine seront passés à l'étuve. Quand ceux-ci sont en mauvais état, le moyen le plus simple est de les brûler.

Traitement général.

Enfin, dans les cas de phthiriase invétérée, il faut traiter l'état général par des toniques, particulièrement quand les malades sont des vieillards ou des débilités. Non seulement il faut ordonner des soins de propreté très minutieux, mais il faut aussi prescrire une bonne hygiène, car les parasites se développent plus facilement chez les individus malpropres et misérables que chez les autres.

Phthiriase pubienne. Pou du pubis.

Le pou du pubis est vulgairement connu sous le nom de morpion; c'est encore une autre espèce de pou.

Il est d'un gris clair, d'une forme arrondie; il est à peu près de la même dimension que le pou du corps; mais il se comporte d'une autre façon. Il a trois paires de pattes, terminées par une sorte de griffe qui s'implante dans la peau. Il vit, en effet, appliqué, en quelque sorte cramponné à la peau, à la base des poils. Il est très adhérent à la surface cutanée, difficile à détacher avec l'ongle; quand on l'en détache, on provoque une légère douleur.

Les lentes sont aussi très adhérentes aux poils.

Siège.

Le pou du pubis occupe les régions génitales; mais il peut se propager à toutes les régions pileuses, excepté le cuir chevelu. Il peut siéger sur l'abdomen, sous les aisselles, à la poitrine. On l'a même vu dans la barbe, aux sourcils, à la base d'un cil, comme Hardy en a cité un exemple.

Il se transmet surtout, étant donné son siège principal et habituel, par les rapports sexuels. La contagion, en dehors des rapports sexuels, est très douteuse; la transmission, notamment, par les voitures, par les sièges de lieux d'aisance, ne doit être admise que sous réserve et est absolument exceptionnelle. Étiologie.

Les symptômes du pou du pubis consistent surtout dans des démangeaisons; celles-ci sont quelquefois très vives. Symptômes. Démangeaisons.

Il faut chercher le parasite avec soin; il est quelquefois dissimulé, caché par les poils. A cause de son application sur la peau, il est parfois très difficile à apercevoir.

L'irritation cutanée, déterminée par les piqûres et par le grattage, provoque au bout d'un certain temps l'apparition de papules, de rougeurs, de lésions eczématiformes, d'éruptions diverses, moins prononcées, toutefois, dans cette forme que dans la phthiriase du corps.

Les poux du pubis déterminent aussi une lésion spéciale, surtout sur les parties où les poils sont moins fournis qu'au pubis, par exemple sur l'abdomen, à la face antéro-interne de la partie supérieure des cuisses. Cette lésion est connue des médecins sous le nom de *taches bleues*. Ces taches bleues étaient considérées, autrefois, comme symptomatiques de la fièvre typhoïde; elles ont été rapportées à leur véritable cause par M. Moursou et par M. Duguet. Ces auteurs ont montré que les taches bleues résultaient de l'inoculation sous l'épiderme d'une substance vénéneuse, sécrétée par un appareil glandulaire spécial, porté par le pou du pubis. Cependant, il faut reconnaître que les taches bleues ne s'observent pas chez tous les individus qui ont des morpions, mais seulement chez les fébricitants. Il y a donc deux facteurs dans leur production : les poux du pubis et l'existence d'une maladie fébrile; à ce titre, la fièvre typhoïde constitue une cause prédisposante importante. Taches bleues.

Diagnostic. Le diagnostic de la phthiriase pubienne est facile par les démangeaisons, et surtout par le siège des démangeaisons.

La constatation des parasites, la constatation des lentes adhérentes aux poils, la présence des taches bleues, dans certains cas, vous permettront de faire le diagnostic.

Je vous ai dit que les poux du pubis étaient très adhérents à la peau ; il est parfois difficile de les voir. Il faut alors, soit les gratter avec l'ongle, soit les enlever avec une petite pince ; vous les voyez remuer, et le diagnostic se fait tout seul.

Cette affection ne présente aucune variété et est facile à guérir.

Traitement. Onguent napolitain. Le traitement classique consistait jadis dans des onctions avec l'onguent napolitain ; on faisait l'onction le soir et on laissait la pommade appliquée pendant toute la nuit ; le matin, on savonnait la peau. Généralement, une seule application suffisait pour détruire les poux ; au besoin, on faisait une onction semblable plusieurs soirs de suite.

Lotions de sublimé. Ces onctions ont l'inconvénient de salir le linge. A la place de ce traitement malpropre, qui, de plus, peut donner lieu à des éruptions mercurielles, il est préférable d'employer des lotions avec une solution de sublimé au 1/500e et même au 1/200e, soit dans l'alcool pur, soit dans l'alcool étendu d'eau, lotions qu'il faut d'ailleurs faire suivre d'un lavage à l'eau tiède, pour éviter l'irritation cutanée, qui peut en résulter. Il est quelquefois nécessaire de répéter cette lotion deux ou trois jours de suite ; mais une seule lotion suffit le plus souvent.

Applications parasiticides diverses. Ce sont là les meilleurs moyens de traitement. On en a conseillé d'autres. On a employé, notamment, des lotions avec une solution vinaigrée de sublimé (1 gramme de sublimé dans 300 grammes de vinaigre) ;

des onctions avec une pommade composée d'un mélange de pétrole, d'huile d'amandes douces et de baume du Pérou.

On a conseillé aussi des applications de pommade au naphtol à 10 pour 100, des lotions de chloroforme ou d'éther, etc. Tous ces moyens de traitement rendent des services, mais aucun d'eux n'est préférable à la lotion de sublimé.

Messieurs, les parasites que je viens de vous décrire habitent sur la peau ; mais il y a un autre animal, parasite de l'homme, qui vit dans la peau, qui pénètre dans l'épaisseur de l'épiderme; ce parasite est le sarcopte de la gale. Gale.

Le *sarcopte* ou acare (*acarus scabiei*) est un arachnide, de l'ordre des acariens, qui sont des arachnides à respiration trachéale. Il possède quatre paires de pattes, comme tous les arachnides, tandis que les insectes, comme les poux, par exemple, n'ont que trois paires de pattes.

Je n'entrerai pas dans de longs détails sur l'historique de la découverte du parasite de la gale. Historique de la découverte du sarcopte.

Cependant, il semble que les médecins arabes du XIIe siècle, notamment Avenzoar, le connaissaient déjà. Avenzoar a décrit un parasite, qu'il appelait *ciron* et qu'il considérait comme la cause d'une affection cutanée des mains; ce ciron paraît être le parasite de la gale et a été admis, plus tard, par Guy de Chauliac et par Ambroise Paré.

Malgré cette notion ancienne, le parasite a été méconnu par les dermatologistes de la fin du XVIe et du commencement du XVIIe siècle, même par le plus illustre d'entre eux, par Mercuriali.

Cependant, à cette époque, au XVIIe siècle, un médecin de Florence, Cosimo Bonomo, décrit de nouveau le parasite de la gale, dans une lettre célèbre adressée à

Redi. Il décrit non seulement le parasite, mais aussi l'éruption de la gale, avec son siège ; il indique même le traitement parasiticide qui convient à cette éruption, les préparations soufrées et mercurielles. Vous voyez donc qu'on n'a rien inventé.

Au XVIIIe siècle, Linné admet le parasite de la gale dans son histoire naturelle. Cependant, tous ces travaux semblent ignorés des dermatologistes, ou, tout au moins, ils sont méconnus par eux. Willan, Bateman et les autres considèrent la gale comme une maladie de cause interne.

En 1812, Galès, pharmacien à l'hôpital Saint-Louis, décrit de nouveau le parasite de la gale ; mais sa démonstration est contestée par Raspail, et la nature parasitaire de la gale est encore une fois méconnue.

C'est seulement en 1834 qu'un étudiant en médecine corse, Renucci, montre aux médecins de l'hôpital Saint-Louis que le parasite existe ; qu'on peut l'extraire du sillon qu'il habite, au moyen d'une épingle ; que, d'ailleurs, l'existence de ce parasite est de connaissance vulgaire dans son pays. Une fois de plus, la croyance populaire avait raison contre les doctrines de la science officielle.

Dès lors, il n'y eut plus de contestation sur la nature parasitaire de la gale.

Description du parasite.

Le parasite de la gale, le sarcopte ou l'acare, est un petit animal blanchâtre, d'aspect brillant, d'une forme arrondie ou ovalaire, rappelant celle de la tortue.

La femelle, plus grosse que les mâle, présente un tiers de millimètre de long et un quart de millimètre de large ; le mâle, plus petit, a un cinquième de millimètre de long et un sixième de millimètre de large. Cet animal est donc visible à l'œil nu.

Quand on l'a extrait de la peau, avec une aiguille, on peut le voir se mouvoir, surtout quand on l'a placé sur un plan lisse et uni, par exemple sur une lame de verre,

Les détails de son organisation doivent être examinés avec une forte loupe ou à l'aide du microscope.

On voit, sur la *face dorsale* de l'animal, qui est convexe, des stries transversales, des poils, des épines ou saillies pointues. A une extrémité, se trouve la tête, avec les organes de manducation ; c'est une petite éminence, de coloration plus foncée que le reste du corps. A l'autre extrémité, se trouvent l'anus et les organes de la génération.

La *face ventrale* est également convexe, et on voit qu'elle présente des stries semblables à celles qui existent sur la face dorsale. De plus, vous voyez, sur cette face ventrale, quatre paires de pattes de chaque côté.

Chez la femelle, les deux premières paires de pattes sont terminées par une ventouse, les deux dernières sont terminées par un poil. *Chez le mâle*, les deux premières et la quatrième paires de pattes sont terminées par une ventouse ; la troisième seulement est terminée par un poil.

Mode de reproduction du parasite.

Tel est le sarcopte ou l'acare de la gale. Comment se fait la reproduction de cet animal ? Les femelles, beaucoup plus nombreuses que les mâles et fécondées par eux, pénètrent dans l'épiderme par déchirure, creusent, dans l'épaisseur de l'épiderme, une galerie couverte ou un *sillon*, dans lequel elles progressent, sans pouvoir reculer, à cause de la direction des poils de leur corps. Dans ce sillon, qui se trouverait, d'après M. Török, à la partie profonde de la couche cornée de l'épiderme, les acares femelles pondent des œufs. Ces œufs sont ovalaires ; ils ont une longueur de 16 centièmes de millimètres et une largeur de 10 à 11 centièmes de millimètre.

Métamorphoses du sarcopte.

Après avoir pondu un certain nombre d'œufs, les femelles n'ont plus qu'à mourir. Les œufs éclosent très rapidement et donnent naissance au jeune animal, qui subit plusieurs métamorphoses.

Le sarcopte apparaît d'abord sous forme de *larves*, qui grossissent peu à peu, ont primitivement trois, puis quatre paires de pattes.

Les larves deviennent des *nymphes;* c'est le second degré de transformation du parasite. Celles-ci sont déjà différenciées; les unes, petites, deviendront des mâles, les autres, plus volumineuses, deviendront des femelles.

Enfin, ces nymphes acquièrent des organes génitaux; elles deviennent pubères et adultes et constituent les acares, tels qu'on les observe quand on les retire du sillon.

A l'état de larve et de nymphe, le sarcopte vit sur la peau. Les femelles fécondées seules pénètrent dans l'épiderme, pour tracer leur sillon; quant aux mâles, il faut les chercher sous les écailles épidermiques ou sous les croûtes.

Symptômes. Messieurs, les caractères et les mœurs du parasite, tels que je viens de vous les décrire, vous montrent que la lésion essentielle, pathognomonique, de la gale est le *sillon*.

Début. Aussitôt après la contagion, avant l'apparition des sillons, les galeux sont atteints d'une sorte d'éruption érythémato-urticarienne fugace, accompagnée de prurit, mais sans caractère précis.

Peu à peu, le prurit augmente, devient surtout nocturne, plus marqué chez les individus nerveux et chez les alcooliques que chez les sujets lymphatiques. Ce prurit peut déjà être accompagné de lésions de grattage superficielles.

Sillons. Au bout de quelques jours seulement, les sillons apparaissent; ils ont des caractères un peu différents, suivant les régions du corps sur lesquelles on les observe.

Il faut les chercher surtout aux poignets, à la face antérieure de la partie inférieure de l'avant-bras, dans les espaces interdigitaux, sur les faces latérales des doigts, à la paume de la main, quand l'épiderme est mince et n'est pas endurci par des travaux manuels.

Sillons des mains.

Sur ces diverses parties de la main, le sillon se présente sous la forme d'une *petite ligne grisâtre*, plus foncée chez les ouvriers aux mains malpropres, dont la coloration ne disparaît pas par le lavage. Il a une longueur variable, de 2 à 3 millimètres jusqu'à 3 et même, parfois, 4 centimètres. Sa forme est rarement droite et rectiligne ; le plus souvent elle est incurvée en croissant, en S, en fer à cheval ; elle peut même être sinueuse et présenter plusieurs courbes de sens différent.

Les détails de ces sillons doivent être observés à la loupe. On voit alors deux extrémités : l'une large, formée par une éraillure de l'épiderme et qui est le point d'entrée de l'acare; l'autre saillante, papuleuse, blanchâtre, c'est l'extrémité terminale. Le point blanc, qu'on voit dans cette saillie, n'est autre chose que l'acare.

En perçant cette saillie et en déchirant le sillon, on retire l'acare avec une épingle.

Avec la loupe, on voit également que le sillon grisâtre est ponctué de points noirs plus foncés.

Le sillon est tantôt isolé, indépendant de toute autre lésion cutanée ; tantôt il est accolé à la partie latérale d'une vésicule ou d'une pustule. Dans d'autres cas, il siège au-dessus d'une vésicule, dans l'épiderme qui recouvre la collection liquide. Mais jamais, même dans ces cas, l'acare n'est dans la vésicule ; jamais il n'est en contact avec le liquide qui remplit la vésicule ou la pustule.

Sillons des pieds.

Le sillon présente le même aspect au pied, et vous savez que le pied est une localisation fréquente de la gale chez l'enfant. Les sillons siègent alors sur le dos du pied, sur la face latérale des orteils, autour des malléoles.

Sillons des autres régions. Les sillons se trouvent aussi sur d'autres régions du corps, notamment sur les bras, à la région antérieure de l'aisselle, sur le ventre et sur les cuisses. Dans ces régions, les sillons sont plus petits; ils n'ont que de 2 à 5 millimètres de longueur. Ils sont constitués par une ligne brune, droite, beaucoup plus droite qu'aux mains, ressemblant à une minime excoriation rectiligne de la peau.

On trouve aussi des sillons très petits aux seins, chez les femmes. Enfin, chez les hommes, on en trouve aux bourses, au gland, au prépuce, sur la peau de la verge; ces sillons sont également très petits, tantôt droits, tantôt légèrement incurvés.

Le *sillon*, tel que je viens de vous le décrire, est la *lésion primitive*, *essentielle de la gale*, celle qui est due à l'action directe de l'acare.

Éruptions scabieuses. Mais les galeux présentent toujours des éruptions secondaires diverses, déterminées par le grattage ou causées directement par l'irritation cutanée, qui résulte de la présence des acares dans l'épiderme.

1. Lésions de grattage. Ce sont, en premier lieu, des excoriations et des lésions de grattage, plus ou moins profondes, puis de

2. Papules. véritables papules de *prurigo*, excoriées, recouvertes d'une croûtelle sanguinolente, plus ou moins nombreuses. Dans les gales anciennes, les papules peuvent recouvrir tout le corps. Le prurigo est la lésion la plus importante de la gale ; les papules ne font, pour ainsi dire, jamais défaut dans toute éruption scabieuse.

3. Vésicules. On observe aussi des vésicules, qui ont la dimension d'un grain de millet ou d'un grain de chènevis, qui sont globuleuses, remplies d'un liquide clair ou opalin. Ces vésicules sont peu nombreuses, isolées; elles existent presque exclusivement aux mains.

On trouve aussi des taches rouges, un peu saillantes, recouvertes d'une croûte à la partie centrale, qui ne sont autre chose que des vésicules excoriées.

Dans certains cas, le soulèvement vésiculeux est beaucoup plus volumineux; les vésicules deviennent de véritables *bulles pemphigoïdes*, avec tous les caractères du pemphigus, pouvant atteindre la dimension d'une noisette. Ces bulles siègent seulement aux mains et aux doigts.

Avec les papules et les vésicules, vous voyez des pustules d'ecthyma, larges, volumineuses, arrondies, entourées d'une auréole rouge, inflammatoire, remplies d'un liquide purulent. Celles-ci occupent surtout les mains, quelquefois les pieds, les bras et les fesses. Elles existent particulièrement chez les enfants, chez les individus à peau fine, chez les sujets lymphatiques. 4. Pustules ecthymateuses.

Ces lésions purulentes résultent d'une infection secondaire, de l'inoculation, sur les excoriations cutanées, des microbes de la suppuration.

Il en est de même d'une autre variété de pustules, qu'on observe plus rarement chez les galeux. 5. Pustules impétigineuses.

Ces pustules sont plus petites, quelquefois confluentes, se rompent facilement et sont remplacées par des croûtes jaunâtres, semblables à celles de l'impétigo. Le siège de ces croûtes est particulièrement aux coudes, puis sur les fesses et à la verge.

Hébra décrit une autre forme d'éruption scabieuse, constituée par de petites élevures papuleuses aplaties, allongées, disparaissant facilement, reparaissant de même, comme les papules de l'urticaire. Ces lésions siégeraient surtout sur les épaules et sur le tronc.

Mais il n'est pas prouvé que cette éruption soit due à la gale ; cette forme et ce siège de l'éruption appartiennent surtout à la phthiriase, qui complique assez fréquemment la gale.

En plus de ces lésions diverses, on peut observer, chez les individus prédisposés, ce que j'appellerai des complications cutanées, de *véritables éruptions d'eczéma*, soit vésiculeux, soit lichénoïde. Cet eczéma siège aux Éruptions surajoutées.

Eczéma.

mains, sur les avant-bras, sur les fesses, au niveau des jarrets; il occupe aussi, fréquemment, le pourtour du mamelon chez la femme.

Impétigo.

Dans d'autres cas, ce n'est pas un eczéma, mais un *véritable impétigo*, débutant sur les excoriations scabieuses, mais pouvant s'étendre, par auto-inoculation, à toutes les régions du corps.

Cet eczéma et cet impétigo sont des *lésions surajoutées*, favorisées par l'irritation cutanée que produit la gale, mais ne dépendant pas d'elle directement.

Ces complications eczémateuses et impétigineuses peuvent exister, non seulement sur les membres et sur le tronc, mais même sur la face, et je vous dirai tout à l'heure que les lésions scabieuses proprement dites ne siègent jamais à la face.

Suppurations profondes.

Les *infections secondaires* par les agents de la suppuration, peuvent ne pas produire seulement des pustules, mais aussi des lésions plus profondes : des furoncles, des abcès dermiques, des lymphangites et même des adénites, qui quelquefois suppurent.

Polymorphisme des éruptions scabieuses.

Chacune des formes éruptives, que je viens de vous signaler, peut être prédominante sur tel ou tel sujet; mais, jamais ou presque jamais, ces lésions secondaires de la gale n'existent avec un seul type. Il n'y a pas de gales exclusivement vésiculeuses ou pemphigoïdes, exclusivement pustuleuses. *Le polymorphisme est, en effet, le caractère essentiel, capital, de l'éruption scabieuse.*

Sièges des lésions scabieuses.

Il y a un autre caractère très important de la gale, c'est celui qui est fourni par le siège des lésions.

Dans les gales anciennes, invétérées, dégénérées, les lésions peuvent être généralisées, avec des formes diverses. Cependant, elles respectent toujours la face et le cuir chevelu; quand on observe des pustules impétigineuses ou ecthymateuses sur la tête, ces pustules résultent d'une auto-inoculation des microbes pyogènes, elles sont indépendantes du sarcopte lui-même. La gale peut donc occuper tout le corps, à l'exception de la face et du cuir chevelu; mais, habituellement, elle a des sièges de prédilection, qui constituent des éléments de diagnostic importants.

Localisations principales.

Ces sièges de prédilection, ces localisations prédominantes des lésions scabieuses sont :

Les espaces interdigitaux;

La région antérieure des avant-bras;

La face antérieure de l'aisselle;

Les fesses;

Les organes génitaux, chez l'homme;

Le sein et le pourtour du mamelon, chez la femme.

Moins fréquemment, on observe ces lésions au pli du coude, au niveau de la ceinture, sur le pli du jarret.

Démangeaisons.

La gale, comme vous le savez, est extrêmement prurigineuse.

Les démangeaisons sont surtout nocturnes; elles apparaissent quand le malade est au lit depuis un instant; le sarcopte est, en effet, un animal noctambule.

Parfois, les démangeaisons sont tellement intenses qu'elles troublent le sommeil, causent de l'insomnie et une dépression physique très marquée; l'appétit se perd, les malades maigrissent. Mais ces phénomènes généraux sont habituellement de peu d'intensité; ils peuvent faire complètement défaut; à part les démangeaisons, la gale ne provoque aucune réaction générale, aucune atteinte à la santé.

Causes des démangeaisons.

Ces démangeaisons sont dues, en partie, aux éruptions scabieuses, en partie, à l'irritation directe produite par la vie du sarcopte à la surface de la peau et dans l'épiderme.

Mais il faut peut-être aussi invoquer une autre cause spéciale, admise par Moquin-Tandon. D'après cet auteur, les sarcoptes, comme tous les arachnides, secrètent un venin spécial, qu'ils inoculent par leurs piqûres, et ce venin, en pénétrant sous la peau, contribue à produire des démangeaisons.

Marche de la maladie.

Quelle est la marche de la gale livrée à elle-même, sans intervention thérapeutique?

Les lésions scabieuses, telles que je vous les ai décrites, ne s'établissent pas d'emblée; elles ont un développement graduel.

Dans les premiers jours qui suivent la contagion, pendant deux ou trois jours ou une semaine, vous ne constatez aucun phénomène. Puis, le malade ressent un peu de prurit : c'est le premier symptôme de la gale. Ce prurit, d'abord léger, est de plus en plus marqué.

Avec lui, apparaissent successivement des éruptions, d'abord papuleuses, puis vésiculeuses et enfin ecthymateuses. Les éruptions augmentent progressivement, peu à peu, et, avec plus ou moins de rapidité, envahissent toutes les régions du corps.

La marche est d'ailleurs variable. Chez les individus propres, dans les classes aisées, la gale peut persister longtemps sans acquérir un grand développement, à cause des soins de propreté. Chez les misérables, au contraire, chez les individus malpropres, les lésions scabieuses augmentent vite d'intensité et d'étendue, et vous voyez apparaître rapidement des excoriations, des pustules et des croûtes.

Il y a, dans la marche de cette maladie, des alternatives d'aggravation et de rémission. Les recrudescences sont parfois causées par des écarts d'alimentation, par des excès alcooliques ou par des relâchements dans les soins de propreté.

La guérison spontanée est tout à fait exceptionnelle. Habituellement, la gale persiste indéfiniment et s'aggrave de jour en jour, si on ne la traite pas.

C'est ce qu'on observe dans certains pays, où la gale est, en quelque sorte, endémique, chez les populations sales et misérables de certaines localités retirées de la Suisse, surtout en Norwège et en Russie.

Influence des maladies fébriles intercurrentes sur la marche de la gale.

Il y a, dans l'évolution des lésions de la gale, une particularité importante, que je vous ai déjà signalée à propos de la phthiriase, c'est que l'affection parasitaire paraît sommeiller pendant le cours des grandes pyrexies, la fièvre typhoïde, la pneumonie, par exemple, pour reparaître pendant la convalescence. Les acares semblent souffrir sur un organisme malade ; ils se nourrissent mal et meurent en grande partie ; quelques-uns cependant subsistent, mais surtout les œufs résistent et éclosent, quand la maladie fébrile est guérie.

Variétés de l'éruption scabieuse.

Les différentes formes éruptives des lésions scabieuses, selon la prédominance de telle ou telle d'entre elles, ont permis de distinguer plusieurs variétés de la maladie ; et, en effet, malgré son polymorphisme habituel, la gale peut présenter plusieurs formes spéciales.

C'est ainsi qu'on a distingué :

Une *gale papuleuse* ou sèche, dans laquelle les lésions sont presque exclusivement constituées par de petites papules excoriées, surmontées d'une croûte ;

Une *gale vésiculeuse* ou aqueuse, caractérisée par des vésicules assez volumineuses, qui se rompent facilement et qui siègent particulièrement aux doigts et aux mains ;

Une *gale purulente* ou pustuleuse ou ecthymateuse, dans laquelle les pustules du type ecthyma prédominent ;

Une *gale impétigineuse* et une *gale eczémateuse*, qui ne sont autre chose que des éruptions scabieuses compliquées d'impétigo et d'eczéma.

Gale norwégienne.

On a décrit, enfin, une variété spéciale, qu'on appelle la *gale norwégienne* et qui est observée en Norwège et en Allemagne.

Cette forme est caractérisée par la production d'amas épidermiques épais et croûteux, siégeant surtout sur les régions palmaires et plantaires, mais pouvant apparaître sur différents points du corps. Elle est caractérisée aussi par une altération spéciale des ongles, qui se cassent, se décollent et se détachent sur leurs bords. On voit également des croûtes impétigineuses sur la face et sur le cuir chevelu.

Cette gale, tout à fait particulière par l'aspect de ses lésions, par ses conditions de développement, par les régions où on l'observe, serait, d'après M. Mégnin, produite par un acare spécial, qui n'est pas le sarcopte ordinaire de l'homme, mais qui serait l'acare du loup.

Tels sont les principaux caractères des diverses variétés de la gale.

Étiologie. Modes de contagion.

Quant à l'étiologie de cette maladie elle est bien simple ; la seule cause de la gale c'est la contagion, la transmission des acares ou des œufs d'un individu à un autre.

Cette transmission s'opère par un contact prolongé, qui est surtout réalisé par la cohabitation nocturne. On peut aussi contracter la gale par l'usage de vêtements déjà portés par un galeux, surtout par les draps de lit. En somme, on gagne la gale en couchant avec un galeux ou dans le lit d'un galeux.

Il faut, encore une fois, un contact prolongé pour transmettre la gale. Un contact momentané avec un galeux, un serrement de mains ne donne jamais la gale.

La gale est plus fréquente chez les malheureux, qui vivent en commun, dans des garnis, dans des logements étroits et malpropres, à cause de la facilité plus grande de la contagion. Elle est aussi plus fréquente en hiver où, à cause du froid, les individus se rapprochent davantage et vivent entassés dans des taudis.

Gale des animaux.

La gale s'observe aussi chez les animaux ; mais elle n'est pas produite par les mêmes acares que ceux de l'homme. Cependant la gale des animaux, la gale du chien, du chat, du cheval, peut se transmettre à l'homme; mais elle dure peu. Les acares, ainsi transplantés de l'animal à l'homme, meurent vite ; la maladie cède facilement à des soins de propreté et à quelques bains sulfureux.

Diagnostic. Sillons et acare.

Le diagnostic de la gale est généralement assez facile; il est basé sur la présence des sillons et la recherche de l'acare.

Il faut bien savoir reconnaître les sillons, d'après les caractères que je vous ai donnés, et ne pas les confondre avec les petites lignes noires, les petites excoriations linéaires quelconques de la surface de la peau.

Polymorphisme et localisation des lésions.

Mais, habituellement, il n'est pas nécessaire de trouver l'acare; même en l'absence de sillons, on peut faire le diagnostic par le polymorphisme des lésions, par la localisation de ces lésions, qui siègent surtout aux espaces interdigitaux, aux organes génitaux, aux fesses, aux seins, à la face antérieure des aisselles.

Mais il y a des cas de diagnostic difficile. Chez les individus qui se tiennent proprement, dans la classe aisée, il n'y a quelquefois rien ou presque rien aux mains. Il faut alors chercher les lésions particulièrement aux organes génitaux; c'est à la verge que siège surtout la *gale des gens du monde*.

De même, il n'y a rien aux mains chez certains ouvriers, qui manient des substances qui éloignent les acares, par exemple chez les maçons et chez les mégissiers, d'après l'observation de Hardy; vous devez alors examiner les autres sièges d'élection de la gale : les organes génitaux, les aisselles et les fesses; c'est sur ces régions que vous trouverez les signes de la maladie.

Diagnostic avec le prurigo.

Le diagnostic de la gale doit être fait surtout avec le prurigo ordinaire, non parasitaire, le *prurigo chronique*, que je vous ai décrit dans une précédente leçon. La lésion du prurigo n'est pas accompagnée de sillons; les papules sont plus rares; il n'y a pas de pustules mêlées aux papules.

Avec le strophulus.

Le *strophulus* est quelquefois confondu, chez les enfants, avec la gale; mais cette éruption s'observe fréquemment à la face; de plus, dans le strophulus, il n'y a pas de sillons ni de lésions polymorphes, comme dans l'éruption scabieuse.

Avec la phthiriase.

Le *prurigo pédiculaire*, dû à la présence des poux, n'est pas non plus accompagné de sillons, et il présente des croûtes sanguinolentes plus volumineuses. Il occupe aussi un autre siège; il occupe particulièrement le dos, la nuque et les épaules. Il est suivi d'une pigmentation cutanée, qu'on ne voit pas dans la gale; enfin, les mains et les organes génitaux restent sains.

Diagnostic avec l'eczéma, l'impétigo et l'ecthyma.

L'*eczéma*, l'*impétigo* et l'*ecthyma*, qui compliquent la gale, seront distingués de l'eczéma simple, de l'impétigo ordinaire et de l'ecthyma simple par le polymorphisme et le siège des lésions. L'ecthyma des mains est presque toujours sous la dépendance de la gale; l'impétigo des coudes est, aussi, caractéristique de la gale; l'eczéma du sein et du pourtour du mamelon, chez la femme, en dehors de la grossesse et de la lactation, est presque toujours symptomatique de la gale.

Pronostic.

Tels sont, Messieurs, les éléments de diagnostic des lésions scabieuses. La gale est d'ailleurs une maladie peu grave; son pronostic est bénin. Mais c'est une maladie répugnante, extrêmement contagieuse, qu'il importe, par conséquent, de reconnaître et de guérir vite. Son traitement est donc de la plus haute importance.

Traitement. Formulaire thérapeutique.

Traitement de Hardy.

Ce traitement est aujourd'hui bien connu. Il a été méthodiquement institué par Hardy à l'hôpital Saint-Louis. C'est, en effet, le professeur Hardy qui a systématisé, en quelque sorte, le traitement de la gale tel qu'on l'applique aujourd'hui. Voici, très brièvement, en quoi consiste le traitement de Hardy, au moyen duquel on peut guérir la gale en quelques heures ou, au plus, en vingt-quatre heures.

Le malade est d'abord soumis à une friction, à une *frotte*, comme on dit vulgairement à l'hôpital, à une friction générale avec du savon noir. Cette friction a pour but de ramollir l'épiderme, d'ouvrir les sillons et de mettre les acares à nu. Elle doit être suivie d'un bain.

1° Friction avec du savon noir et bain.

Après le bain, les malades se font, sur tout le corps, une friction énergique avec de la pommade sulfo-alcaline ; cette pommade sulfo-alcaline, d'après la formule de Hardy, se compose de deux parties de fleur de soufre, d'une partie de carbonate de potasse et de douze parties d'axonge. La pommade doit être laissée sur la peau pendant plusieurs heures ; il est prudent de la laisser en permanence pendant vingt-quatre heures; les malades prennent ensuite un bain, et leur gale est guérie.

2° Friction avec la pommade sulfo-alcaline.

Mais, comme les acares ou, au moins, les œufs subsistent en partie dans les vêtements, il faut, pour que la gale ne récidive pas, que les vêtements soient passés à l'étuve à 120 degrés. Habituellement, on fait passer les vêtements à l'étuve pendant que les malades prennent leur bain, et ceux-ci ne remettent ainsi que des vêtements parfaitement purifiés. Tout le linge doit être envoyé à la lessive. Les gants ne peuvent être désinfectés par le séjour à l'étuve, il faut les brûler ; c'est le seul moyen de détruire les parasites qui s'y trouvent.

Désinfection des vêtements.

Ce traitement est applicable à l'hôpital et même en ville. Pour ceux d'entre vous qui exerceront en dehors de Paris, ce traitement est aussi très facile à appliquer. Vous ferez prendre d'abord un bain, avec une friction de savon noir ; vous ferez faire ensuite une friction générale avec la pommade sulfo-alcaline de Hardy. L'indication la plus difficile à remplir, c'est la désinfection par l'étuve ; il n'y a pas d'étuves dans les campagnes, de sorte qu'il faudra faire lessiver tout ce qui peut être lavé et brûler le reste.

Si vous pouvez avoir une étuve, aussi rudimentaire qu'elle soit, il faut que vous sachiez que, pour détruire les acares, il est nécessaire d'atteindre une température de 120 degrés.

Voilà le traitement de la gale, tel qu'il a été simplifié par Hardy. Ce traitement produit une irritation cutanée quelquefois assez forte. Pour calmer cette irritation, il est nécessaire de faire prendre, consécutivement au malade un certain nombre de bains d'amidon.

Pommade d'Helmerich.

La pommade sulfo-alcaline de Hardy, qui renferme, comme je vous l'ai dit, deux parties de fleur de soufre pour douze parties d'axonge, est une modification de la pommade d'Helmerich, qui est plus forte et plus irritante ; c'est pourquoi la proportion d'axonge a été augmentée dans la pommade de Hardy. La pommade d'Helmerich se composait de deux parties de soufre et d'une partie de carbonate de potasse pour huit parties d'axonge.

Comme autres préparations parasiticides, qu'il faut d'ailleurs associer, ainsi que la pommade précédente, à la frotte avec le savon noir et aux bains, on a conseillé d'autres pommades, d'autres applications irritantes, qui donnent de bons résultats, mais dont aucune n'est plus active que la pommade d'Hardy ou d'Helmerich. Néanmoins il est utile de passer en revue ces principales préparations parasiticides.

Lotion de Vleminckx.

En Belgique, on emploie la lotion de Vleminckx, qui est composée de chaux vive, de fleur de soufre et d'eau; c'est en quelque sorte une solution de sulfure de calcium. Voici sa formule :

℞ Chaux vive	500	grammes.
Fleur de soufre	250	—
Eau	2500	—

Pommade de Vézin.

On a employé aussi, jadis, la pommade de Vézin, qui a pour base le soufre, le savon et le nitrate de potasse.

℞ Soufre.	ãã 180 grammes.
Savon blanc.	
Axonge	
Poudre d'ellébore blanc	8 grammes.
Nitrate de potasse	0,50 centigr.

La pommade de Wilkinson, qui est encore en honneur, renferme du soufre, du savon noir et de la craie. Pommade de Wilkinson.

℞ Soufre	ãã 180 grammes.
Huile de cade	
Axonge	ãã 500 grammes.
Savon vert	
Craie	120 grammes.

Vous voyez, d'une façon générale, que la base de ces pommades parasiticides, c'est toujours le soufre.

Bourguignon, à qui on doit d'importants travaux sur l'histoire naturelle de l'acare et le traitement de la gale, avait imaginé, pour les gens du monde, une lotion aromatique qui donne de bons résultats. Elle se compose surtout d'essences de lavande, de cannelle, de girofle et de menthe, associées à du carbonate de potasse et à du soufre et incorporées à la glycérine comme excipient. Pommade aromatique de Bourguignon.

℞ Essences de lavande	ãã 2 grammes.
— de cannelle	
— de girofle	
— de menthe	
Gomme adragante	4 grammes
Carbonate de potasse	30 —
Soufre	90 —
Glycérine	180 —

M. Fournier a modifié un peu la pommade de Bourguignon. Voici le traitement de la gale tel qu'il a été institué par M. Fournier, principalement pour les malades de la ville : Traitement de M. Fournier.

Faire d'abord une friction avec du savon ordinaire ou du savon de toilette et faire prendre un bain ; ensuite, faire une friction avec une pommade composée de gomme adragante, de soufre, de carbonate de soude et d'un certain nombre d'essences, pour parfumer la pommade, le tout incorporé à de la glycérine comme excipient. Le lendemain, faire prendre un deuxième bain. La formule de la pommade de M. Fournier est la suivante :

℞ Glycérine	200	grammes.
Gomme adragante	1	—
Soufre	100	—
Carbonate de soude	50	—
Parfum	q. s.	

Cette friction ne réussit que dans les cas où la gale est peu étendue et récente ; quand la gale a envahi presque toute la surface du corps, le plus souvent cette pommade est insuffisante et il faut recourir à la pommade de Hardy.

Onguent citrin du codex.

On a aussi conseillé, dans le traitement de la gale, l'application de l'onguent citrin du codex, qui est à base de nitrate de mercure ; c'est une pommade efficace, mais qui peut provoquer quelquefois des accidents, dus à l'absorption du mercure, et causer de la salivation.

Lotion de Cazenave.

Cazenave avait préconisé une solution d'iodure de soufre dans l'eau, dans la proportion de 15 grammes d'iodure de soufre pour un litre d'eau.

Tels sont les traitements parasiticides de la gale les plus employés. Mais, si les malades ne peuvent supporter la frotte, si les téguments sont trop irrités, dans le cas où il y a, à la surface de la peau, un grand nombre de pustules, d'ulcérations, de lésions inflammatoires ; ou, s'il s'agit d'individus malades, atteints d'affections cardiaques, d'albuminurie, de bronchite chronique, auxquels il est impossible de faire suivre un traitement aussi énergique, de prescrire la frotte et de faire prendre des bains ; s'il s'agit également de femmes enceintes, chez lesquelles il est difficile de faire des frictions, — pour tous ces cas exceptionnels, on a imaginé des traitements moins actifs, qui donnent néanmoins des résultats satisfaisants, mais qui ont besoin d'être appliqués pendant un temps plus long.

Ces traitements, applicables aux galeux dont les téguments sont trop irrités ou aux malades qu'il serait dangereux de soumettre à la frotte, comprennent principalement les deux préparations suivantes : la pommade à l'onguent styrax, un mélange d'onguent styrax et d'huile d'olive, suivant la formule qui a été donnée par M. Vidal, et la pommade au naphtol.

Pommade au styrax.

Pommade au naphtol.

La pommade à l'onguent styrax se compose de :

℞ Onguent styrax	2 parties.
Huile d'olives	1 —

La pommade au naphtol a été préconisée surtout par M. Kaposi ; elle donne de bons résultats dans certains cas de gale pustuleuse, où il est difficile de faire des frictions énergiques. Cette pommade a pour formule :

℞ Naphtol β	10 grammes.
Alcool	q. s.
Vaseline	100 grammes.

Lotion de pétrole.

On a aussi conseillé, dans le traitement de la gale, particulièrement chez les enfants, simplement des lotions avec du pétrole ; ce traitement réussit assez bien ; mais vous savez que le pétrole est très inflammable, de sorte qu'il y a de grandes précautions à prendre en faisant ces frictions.

Il faut laisser le pétrole en contact avec la peau pendant toute une nuit ; le lendemain matin, vous faites prendre un bain ou vous savonnez la peau. Ces lotions doivent être répétées trois ou quatre jours de suite pour amener la guérison.

Traitement consécutif de l'irritation cutanée.

Toutes les préparations, que je viens de vous énumérer, en raison des substances irritantes qu'elles contiennent, déterminent quelquefois une irritation plus ou moins vive de la peau. Cette irritation cutanée, consécutive aux frictions antipsoriques, doit être calmée par des bains d'amidon, répétés plusieurs jours de suite.

Les frictions donnent quelquefois lieu à de l'eczéma artificiel, qui peut être aussi développé par la présence des acares ; dans ces cas, il faut soigner l'eczéma par les moyens appropriés, par l'application de cataplasmes, par des bains d'amidon.

Diagnostic de la guérison de la gale.

Messieurs, un point très important du traitement de la gale est de savoir si l'affection est guérie ; car il n'est pas rare de voir des malades, à qui vous avez fait suivre le traitement de la gale, qui reviennent vous consulter avec des démangeaisons toujours vives, quelquefois même nocturnes, et qui réclament instamment une nouvelle frotte, pensant qu'ils ne sont pas guéris. Par quels caractères pourrez-vous donc reconnaître que la gale est guérie ou non ?

Ce diagnostic de la guérison de la gale est quelquefois très difficile. Il faut chercher, avec soin, la présence de nouveaux sillons ; il faut rechercher s'il n'est pas apparu, depuis la dernière frotte, de nouvelles pustules, de nouvelles vésicules ou des éléments papuleux, siégeant aux organes génitaux, aux mains, à la partie antérieure du poignet. Si vous trouvez des sillons ou des lésions scabieuses récentes, il ne faut pas hésiter à prescrire, de nouveau, le traitement antipsorique ; même dans les cas douteux, il ne faut pas non plus hésiter à prescrire ce traitement.

Mais il faut que vous apportiez, dans ce diagnostic de la guérison de la gale, une grande circonspection et beaucoup d'attention ; car, chez les individus nerveux, les démangeaisons persistent parfois longtemps après, bien que les acares soient complètement détruits. Vous ne devrez donc prescrire un nouveau traitement, une nouvelle frotte, que dans les cas où vous trouverez des signes indubitables de récidive de gale, c'est-à-dire de nouveaux sillons, de nouvelles papules ou, au moins, des signes douteux pouvant vous faire craindre que la gale ait récidivé.

Quand vous ne trouvez aucun signe de retour offensif de la maladie, quand vous êtes sûrs que les démangeaisons sont simplement dues à l'irritabilité particulière de la peau chez les individus nerveux, dans ces cas-là, vous résisterez aux instances des malades, vous prescrirez seulement des lotions anti prurigineuses, par exemple des lotions phéniquées, des lotions avec une solution d'hydrate de chloral, vous prescrirez des bains prolongés d'eau tiède, des bains d'amidon, et vous donnerez des préparations calmantes à l'intérieur, du chloral ou du bromure de potassium, suivant les formules que vous connaissez déjà, qui sont applicables à tous les états nerveux et qu'il est inutile de répéter ici.

Lotions anti-prurigineuses, pour calmer l'irritation cutanée.

En résumé, vous voyez que le traitement de la gale est assez simple ; avec les formules que je vous ai données, particulièrement avec la pommade sulfo-alcaline, il vous sera toujours possible, que vous exerciez à Paris ou en province, de venir à bout d'une gale, si ancienne qu'elle soit.

Ce qu'il faut que vous sachiez bien aussi, c'est qu'il ne suffit pas de détruire les parasites dans la peau, de guérir la peau du galeux, mais qu'il faut, de plus, désinfecter les vêtements ou les détruire, pour vous mettre à l'abri d'une récidive.

TRENTE-HUITIÈME ET TRENTE-NEUVIÈME LEÇONS

TRICHOPHYTIE

TEIGNE TONDANTE. — HERPÈS CIRCINÉ. — SYCOSIS PARASITAIRE. — TRICHOPHYTIE UNGUÉALE

SOMMAIRE : Trichophyton et trichophytie; *diverses localisations du trichophyton.*

Étude botanique du trichophyton : spores et mycélium; technique de l'examen microscopique. — Culture artificielle du parasite.

Deux espèces principales de trichophyton : *trichophyton à grosses spores; trichophyton à petites spores* ou *microsporon.* — Deux espèces secondaires de trichophyton à grosses spores : *megalosporon endothrix; megalosporon ectothrix.* — Caractères distinctifs des trois espèces.

Trichophyties des animaux transmissibles à l'homme.

Mode de pénétration du parasite dans les poils.

Étiologie générale de la trichophytie : modes de contagion; localisations du trichophyton d'après l'âge des sujets.

I. *Trichophytie du cuir chevelu; teigne tondante.*

Symptômes : lésions du début; *pityriasis alba parasitaire.* — Période d'état : plaques tonsurées; poils cassés; squames.

Deux types cliniques de la teigne tondante, correspondant à l'espèce à grosses spores et à l'espèce à petites spores.

Examen des cheveux.

Formes frustes : formes diffuses; formes compliquées.

Phénomènes subjectifs; démangeaisons.

Marche.

Kerion Celsi; cette forme est produite par le *megalosporon ectothrix.*

Pronostic. — *Récidives.*

Diagnostic avec l'eczéma, la séborrhée sèche, le psoriasis, le favus, la pelade : pelade pseudo-tondante.

Traitement. — Prophylaxie. — Traitement général.

Traitement local : 1° traitement des lésions inflammatoires secondaires; 2° traitement de la trichophytie : épilation avec la pince; épilation par les agglutinatifs; destruction des poils malades par l'huile de croton; râclage des plaques avec la curette.

Applications parasiticides. — *Formulaire thérapeutique :* lotions de sublimé; teinture d'iode; lotions diverses. — Pommade au turbith; autres pommades antiseptiques. — Emplâtres.
Résumé du traitement.
Traitement du kérion.

II. *Trichophytie de la peau; herpès circiné.*
Symptômes : lésion du début; démangeaisons; extension excentrique. — Période d'état; caractères des plaques.
Forme vésiculeuse herpétique; forme bulleuse; forme sycosique (trichophytie d'origine animale); folliculites agminées.
Marche de la maladie.
Multiplicité des plaques; leurs sièges. — Coïncidence d'herpès circiné et de teigne tondante.
Diagnostic avec l'érythème marginé, le pityriasis rosé, le psoriasis circiné, l'eczéma nummulaire, l'eczéma séborrhéique, les syphilides circinées, le lupus érythémateux.
Diagnostic microscopique.
Pronostic. — *Traitement :* Badigeonnages de teinture d'iode; préparations mercurielles; pommades diverses; pommade à l'araroba.

III. *Trichophytie de la barbe; sycosis parasitaire.*
Symptômes : lésion du début; pityriasis alba parasitaire. — Envahissement des poils; folliculites suppurées; pustules périfolliculaires; indurations tuberculeuses. — Complications de suppurations cutanées et d'adénites.
Altérations des poils; recherche microscopique du parasite.
Siège et marche de la maladie; symptômes subjectifs.
Diagnostic avec l'eczéma impétigineux, le sycosis arthritique de la lèvre supérieure, l'acné, les syphilides tuberculeuses et pustuleuses, les folliculites pilaires du sycosis simple.
Étiologie. — Pronostic.
Traitement de la lésion au début.
Traitement de la maladie constituée avec altération des poils : épilation; traitement de l'inflammation cutanée.
Lotions et pommades antiseptiques; *Formulaire.* — Emplâtres. — Scarifications des tubercules; ponction et évacuation des pustules.

IV. *Trichophytie des ongles.*
Étiologie. — Symptômes. — Diagnostic. — Traitement.

MESSIEURS,

Je passe maintenant à l'étude d'autres affections parasitaires de la peau et, après avoir examiné les deux principales maladies déterminées par des parasites animaux, nous arrivons à l'étude des dermatoses produites par les parasites végétaux.

De ces parasites végétaux, celui qui est le plus fréquent à la surface du corps, celui qui donne les lésions Tricho-phyton et trichophytie les plus importantes et les plus multiples, c'est le *sri-chophyton*. Toutes les affections cutanées, qui relèvent de la présence du trichophyton, ont été réunies sous la dénomination commune de *trichophytte*.

Ce terme, proposé par Hardy, est généralement accepté aujourd'hui, pour désigner toutes les lésions qui sont produites par le trichophyton tonsurans.

Diverses localisations du tricho-phyton.

Les recherches de Bazin et de Hardy ont montré que ce parasite, découvert d'abord dans la teigne ton-dante, était également la cause de l'herpès circiné et du sycosis parasitaire. Dans ces derniers temps, on a reconnu que le trichophyton pouvait aussi produire une altération spéciale des ongles, la trichophytie unguéale.

La trichophytie cutanée comprend donc quatre affec-tions distinctes et qui doivent être décrites séparément, bien qu'elles relèvent des mêmes agents pathogènes. Ces quatre affections sont :

En premier lieu, la trichophytie tonsurante ou *tri-chophytie du cuir chevelu*, qui représente la *teigne tondante* des anciens dermatologistes, l'*herpès tonsu-rant* de Cazenave, le *porrigo scutulata* de Willan et de Bateman ;

En second lieu, la *trichophytie circinée* ou tricho-phytie des parties glabres, ou *herpès circiné* de Willan et Bateman ;

Troisièmement, la *trichophytie sycosique* ou tricho-phytie de la barbe, connue autrefois sous le nom de *mentagre* et décrite par Bazin sous le nom de *sycosis parasitaire* ;

Enfin, en quatrième lieu, la *trichophytie unguéale.*

Ces quatre affections sont sous la dépendance du même parasite et ne sont que des localisations diffé-rentes de la même maladie ; on peut même observer plusieurs de ces localisations sur le même sujet.

Avant de passer à l'étude clinique de chacune de ces

quatre affections, il est important que vous connaissiez le parasite qui leur donne naissance.

Étude botanique du trichophyton.

Ce parasite, le trichophyton, a été découvert par M. Gruby en 1842, mais ses caractères botaniques ont été surtout étudiés par Malmsten, un médecin suédois, en 1846. C'est à Malmsten qu'on doit le nom de trichophyton, mais Gruby avait décrit le même parasite sous le nom de microsporon.

Ce parasite se compose de spores et de tubes de mycélium.

Spores.

Les *spores* de ce champignon, car le trichophyton est un champignon, les spores sont arrondies, de volume variable, ainsi que je vous le dirai plus loin, oscillant entre trois et sept ou huit millièmes de millimètre. Elles sont incolores, fortement réfringentes; elles se colorent moins facilement par les réactifs que les spores de l'achorion, qui est, comme vous le savez, le parasite du favus.

On trouve ces spores, soit autour des cheveux, soit dans les cheveux, qu'elles infiltrent et dont elles dissocient les éléments, et dans les bulbes pileux.

On les trouve dans les squames épidermiques des anneaux herpétiformes, s'il s'agit de trichophytie des parties glabres ou d'herpès circiné, et les poils follets peuvent être atteints.

S'il s'agit de sycosis parasitaire, on trouve le parasite dans le follicule et à la surface des poils de la barbe, jamais dans leur intérieur.

Technique de l'examen microscopique des spores.

Pour examiner les spores, il faut dégraisser un cheveu ou une squame au moyen de l'éther, traiter ce cheveu ou cette squame par une solution de potasse à 40 pour 100, qui a pour effet, comme vous le savez, de détruire les substances animales, en respectant les substances végétales; la potasse détruit ou pâlit le cheveu ou les cellules épithéliales de la squame et ne laisse en évidence que les spores, c'est-à-dire le parasite végétal.

Quand vous avez ainsi placé le cheveu dans une solution de potasse, vous chauffez légèrement; vous pouvez alors, sur cette préparation extemporanée, voir les spores sans coloration; vous pouvez, pour les rendre plus visibles, les colorer au moyen d'une solution d'éosine, de fuchsine ou de violet de Paris. C'est, comme vous le voyez, une préparation très simple.

Mycélium.

Le *mycélium* de ce champignon, qui est associé aux spores, n'est pas toujours visible; peut-être même n'existe-t-il pas toujours; on ne le trouve pas dans l'espèce microsporon. Il est formé de tubes réguliers, longs et grêles, généralement droits, peu flexueux, à ramifications rares.

Diagnostic microscopique du trichophyton.

Par ces caractères microscopiques, il est toujours facile de distinguer le trichophyton des autres parasites qui se trouvent sur la peau, notamment de l'*achorion Schoenleinii*, qui est le parasite du favus, et du *microsporon furfur* qui est le parasite du pityriasis versicolor.

L'*achorion* a des tubes mycéliaux plus ramifiés, des spores plus volumineuses, plus irrégulières, et ces spores présentent un double contour tout à fait caractéristique.

Le *microsporon furfur* a un mycélium plus abondant, formé de filaments enchevêtrés les uns avec les autres, formant une sorte de feutrage; ce feutrage renferme des groupes de spores plus ou moins nombreuses, accumulées sur les cellules épidermiques desquamées.

Histoire naturelle du trichophyton.

Tels sont les caractères généraux admis depuis longtemps. Mais il y a *plusieurs variétés de parasites trichophytiques*, dont les caractères botaniques particuliers ont été, récemment, très bien étudiés par un interne des hôpitaux, M. Sabouraud. C'est aux travaux de cet observateur que j'emprunte la plupart des détails de structure, de forme et d'évolution du trichophyton, sur lesquels je désire appeler votre attention.

Les faits découverts par M. Sabouraud ne sont pas seulement intéressants au point de vue histologique et bactériologique pur, ils ont une certaine portée pratique et clinique, dont vous allez vous rendre compte.

Les trichophytons sont des champignons mycéliens, du groupe des hyphomycètes, de la famille des mucédinées. Ils appartiennent au genre Botrytis. Le caractère essentiel des Botrytis est la fructification en grappe.

Culture du parasite.

Ces parasites peuvent se développer sur la plupart des milieux de culture, employés aujourd'hui dans les laboratoires; vous pouvez les faire fructifier sur la gélose simple peptonisée, sur la pomme de terre, sur le moût de bière liquide, sur le bouillon de veau neutralisé, sur la gélatine. Vous voyez que les milieux propres à la culture du parasite ne manquent pas.

M. Sabouraud a montré qu'on pouvait également cultiver le trichophyton sur des milieux naturels, notamment sur l'humus végétal, sur le terreau, sur le bois pourri, sur des graines de toute espèce. On devrait en conclure que les trichophytons, dans certains cas, peuvent avoir une existence saprophyte, comme on dit en bactériologie, une vie indépendante et spontanée, et ne sont pas toujours des parasites. C'est là une hypothèse séduisante, mais qui a besoin d'être vérifiée.

Deux espèces principales de trichophyton.

Quoi qu'il en soit, les observations de M. Sabouraud paraissent montrer qu'il existe chez l'homme deux espèces principales de trichophyton. Ces deux espèces seraient fixes, indépendantes l'une de l'autre, et ne pourraient se transformer l'une dans l'autre.

Ces deux espèces principales sont : le *trichophyton à grosses spores* et le *trichophyton à petites spores*.

Dans un travail ultérieur, M. Sabouraud s'est efforcé de montrer que l'*espèce à petites spores* n'était pas un trichophyton, mais un *microsporon*, le *microsporon Audouini*, décrit par M. Gruby et attribué faussement après lui à la pelade. Cette distinction botanique, que je ne rejette ni n'admets, n'a pas une très grande importance au point de vue pratique. En tous cas, il me semble difficile de ne pas considérer l'espèce à petites spores comme appartenant à la trichophytie, et de faire de la *teigne à petites spores* et de la *teigne à grosses spores* deux maladies distinctes. Il ne faut pas compliquer, par des distinctions théoriques, une question déjà si complexe; l'enseignement n'a rien à y gagner. Qui sait même si l'avenir ne nous montrera pas un jour que ces deux espèces ne sont que deux modalités différentes du même parasite ?

Deux espèces secondaires de trichophyton à grosses spores.

Le trichophyton à grosses spores, le vrai trichophyton, comprend plusieurs espèces secondaires dont deux principales : l'une, dans laquelle les spores sont disposées en chapelet dans l'intérieur du cheveu : c'est le *megalosporon endothrix*; — l'autre, dans laquelle le parasite est situé hors du poil, et seulement dans sa partie radiculaire : c'est le *megalosporon ectothrix*.

Vous pouvez donc observer chez l'homme *trois formes de parasites trichophytiques :* le *megalosporon endothrix;* le *microsporon;* le *megalosporon ectothrix*.

Voyons quelles sont les particularités qui distinguent ces trois espèces.

Trichophyton à grosses spores, endothrix.

Le *trichophyton à grosses spores endothrix* est caractérisé par des spores de 7 à 8 millièmes de millimètre de diamètre, qui présentent par conséquent la dimension d'un globule rouge du sang.

Il est la cause habituelle de la trichophytie de la peau, de l'*herpès circiné*.

M. Balzer avait déjà remarqué que les spores de l'herpès circiné avaient un volume plus considérable que celles de la teigne tondante.

Dans la teigne tondante, le trichophyton à grosses spores est beaucoup moins fréquent que l'espèce à petites spores ; d'après M. Sabouraud, sa présence est toujours en rapport avec des cas bénins et relativement faciles à guérir.

Ce trichophyton à grosses spores présente cette particularité de *ne pas végéter en dehors du cheveu*. Toutes les spores sont dans le cheveu, il n'y en a pas autour de lui. Le mycelium unissant les spores est toujours visible.

Le *trichophyton à petites spores* ou *microsporon* est caractérisé par des spores beaucoup plus petites, de 3 à 4 millièmes de millimètre de diamètre. C'est le parasite ordinaire de la teigne tondante ; c'est lui qui cause les formes les plus rebelles de la trichophytie tonsurante.

Tricho-phyton à petites spores ou microsporon.

On le trouve rarement sur les parties glabres ; M. Sabouraud croyait que, dans l'herpès circiné, on ne trouvait jamais le trichophyton à petites spores ; cette affirmation est trop absolue. M. Béclère a vu exceptionnellement le microsporon dans la trichophytie des parties glabres. J'ai observé moi-même, avec Barbe, à l'hôpital Saint-Antoine, un cas de teigne tondante, accompagnée d'herpès circiné, dont le parasite était le microsporon.

Dans cette espèce à petites spores, le mycélium n'est pas visible. Le cheveu est entouré de spores ; *le parasite est hors du cheveu*. Les spores enveloppent le cheveu, pour lui former une sorte de gaine grisâtre. Vous avez vu, au contraire, que le trichophyton à grosses spores a toujours ses spores dans l'intérieur du cheveu et jamais autour du cheveu.

Non seulement les caractères différentiels des deux espèces sont immuables ; mais, sur une même tête, chaque espèce vit isolée et n'est pas accompagnée de l'autre espèce. Dans les cas de contagion, dans une même famille, dans une même école, on trouve la même espèce et jamais l'autre, sur tous les sujets contagionnés.

Indépendance absolue des deux espèces.

En dehors de ces deux espèces, transmissibles de l'homme à l'homme, il y a un troisième groupe de trichophytons, comprenant plusieurs espèces d'origine animale, qui se propagent des animaux à l'homme.

Tricho-phyties des animaux trans-missibles à l'homme ; megalosporon ectothrix.

On trouve chez le bœuf, le cheval, le chien, le chat,

des trichophytons qui peuvent contagionner l'homme et qui appartiennent à des espèces spéciales.

Tous les parasites de ces teignes animales, pouvant se propager à l'homme, paraissent être, d'après les travaux de M. Sabouraud, des trichophytons à grosses spores et présentent ce caractère particulier d'être situés *en dehors du cheveu*, et seulement dans sa partie radiculaire. Ce sont des *megalosporon ectothrix*. Ces parasites sont pyogènes, déterminent des folliculites suppurées et tiennent sous leur dépendance les affections suivantes : d'abord le sycosis parasitaire, puis une variété de teigne, connue sous le nom de *Kerion Celsi*, enfin, les folliculites agminées; c'est au moins ce qui semble résulter des recherches de M. Sabouraud.

Ces trois formes du parasite paraissent être des espèces spéciales, si l'on s'en rapporte aux cultures artificielles :

Le *microsporon* donne une culture blanche, d'un aspect duveté ;

Le *megalosporon endothrix* donne une culture brunâtre, soit cratériforme, soit acuminée ;

Le *megalosporon ectothix* donne une culture blanche, avec rayons périphériques.

Mode de pénétration du parasite dans les poils.

Tels sont, Messieurs, les caractères botaniques des trichophytons ; il est maintenant intéressant de connaître le processus pathogénique de la trichophytie pilaire, de savoir, en d'autres termes, comment le parasite atteint le cheveu.

Thin pensait que le champignon pénétrait directement dans le poil, en traversant ses couches corticales, et qu'il s'étendait ensuite dans les deux sens, en haut et en bas, dans l'intérieur du poil.

M. Balzer a montré, au contraire, que le parasite, arrivé à la surface de la peau, descendait le long du poil jusqu'au fond du follicule, qu'il pénétrait dans le bulbe pileux et envahissait ensuite toute la longueur du cheveu, de bas en haut, soit dans l'intérieur, soit à la périphérie, suivant qu'il s'agit de megalosporon ou de microsporon.

Étiologie générale de la trichophytie.

D'après les notions que vous possédez maintenant sur le parasitisme de la trichophytie, il vous est facile de déterminer les conditions étiologiques générales de cette affection.

Modes de contagion.

La seule cause efficiente de la trichophytie, dans toutes ses formes, c'est la contagion. Celle-ci est favorisée par une excoriation de la peau, qui facilite l'inoculation du parasite; c'est ainsi que se développe l'herpès circiné. L'inoculation peut être aussi favorisée par la coupure de la peau au moyen du rasoir ; c'est de cette façon que prennent naissance la plupart des sycosis parasitaires. Dans d'autres cas, le trichophyton est simplement propagé par les peignes et par les brosses des coiffeurs, par tous les objets de toilette; c'est le mode de transmission habituel de la trichophytie du cuir chevelu.

La connaissance de ces modes de contagion vous montre que la trichophytie doit être plus fréquente dans tous les cas où plusieurs individus vivent en commun, en contact journalier les uns avec les autres. C'est pour cette raison qu'on observe surtout les épidémies trichophytiques dans les écoles, dans les familles, où il y a de nombreux enfants, et dans les casernes.

Dans une même famille, il n'est pas rare de voir les enfants atteints de teigne tondante, les parents atteints d'herpès circiné ou le père seulement atteint de sycosis. Cette coïncidence prouve bien l'identité de nature de toutes les formes de la trichophytie.

La contagion peut aussi s'exercer des animaux domestiques à l'homme ; je vous ai déjà signalé ce fait, je n'y reviens pas.

Localisations du trichophyton d'après l'âge des sujets.

L'âge a une importance capitale, comme cause prédisposante des localisations du trichophyton. La trichophytie du cuir chevelu s'observe exclusivement chez les enfants ; elle est rare après quinze ans; on ne l'observe jamais ou presque jamais après vingt ans.

L'herpès circiné des parties glabres est aussi plus fréquent chez l'enfant que chez l'adulte, mais il n'est pas rare non plus chez l'adulte.

Le sycosis parasitaire, la trichophytie de la barbe, s'observe exclusivement chez les hommes, et exclusivement chez l'homme adulte, c'est-à-dire chez celui qui est pourvu de barbe ; il est exceptionnel chez les vieillards.

Il semble, d'une façon générale, que le trichophyton aime les organismes jeunes et germe plus facilement chez eux ; car, même en dehors du cuir chevelu, le trichophyton des parties glabres est plus fréquent, comme je vous l'ai déjà dit, chez les enfants que chez les adultes.

Influence de la constitution.

Toutes les constitutions, d'ailleurs, tous les tempéraments sont égaux devant le trichophyton. Cependant, il faut reconnaître que la teigne est plus rebelle et plus durable chez les enfants affaiblis et lymphatiques que chez les enfants bien portants.

Maintenant que vous connaissez les caractères généraux du trichophyton, ses espèces et les conditions dans lesquelles il se développe, nous pouvons aborder l'étude des diverses localisations du parasite.

Commençons, si vous le voulez bien, par sa localisation la plus importante, par sa localisation sur le cuir chevelu, par la teigne tondante.

Trichophytie du cuir chevelu. Teigne tondante. Lésions du début.

La *trichophytie du cuir chevelu* débute par de petites plaques circonscrites, mal délimitées ; ce sont d'abord de petits points rouges érythémateux, ou des vésicules éphémères, ou des squames fines reposant sur une surface grisâtre ou rosée.

Sur ces points, existent des démangeaisons plus ou

moins vives; quelquefois un simple prurit; dans d'autres cas, des picotements et de véritables élancements.

Ces petites plaques subissent une extension progressive, se réunissent en une plaque principale. Elles sont le siège d'une desquamation abondante, engainant parfois les poils; ceux-ci sont souvent recouverts d'une matière floconneuse; ils semblent comme couverts de givre. A cet état, l'affection trichophytique avait été décrite sous le nom de *pityriasis alba parasitaire;* cet aspect particulier est le propre de la teigne à petites spores.

Pityriasis alba parasitaire.

Jusqu'ici la lésion est exclusivement superficielle et épidermique, elle est comparable à l'herpès circiné des parties glabres.

Mais le parasite ne tarde pas à pénétrer dans le follicule pileux et envahit peu à peu la totalité du poil: la teigne est constituée.

A sa période d'état, la teigne tondante est caractérisée par des plaques nettement circonscrites, plus ou moins saillantes, légèrement infiltrées, de dimensions variables, de un à plusieurs centimètres de diamètre; ces plaques sont arrondies ou ovalaires, ordinairement assez régulières.

Période d'état.

Plaques arrondies.

Les poils qui les recouvrent sont secs, friables, décolorés; ils tombent ou se cassent spontanément. Dans l'intervalle de ces poils cassés, vous voyez des écailles épidermiques sèches, des squames d'une sécheresse tout à fait spéciale.

Poils cassés.

Squames sèches.

La plaque, dans son ensemble, présente un aspect rugueux et, avec ses poils cassés, ressemble à une sorte de tonsure, d'une coloration grisâtre ou bleuâtre.

Avec les squames, vous pouvez observer des croûtelles, provenant de la dessiccation des vésicules, qui existent quelquefois dans la teigne tondante, et provenant également des lésions de grattage, provoquées par les démangeaisons.

Nombre des plaques.

Habituellement, il y a plusieurs plaques disséminées, de grandeur variable, à divers degrés d'évolution, sur la même tête. Leurs sièges de prédilection sont à la nuque, derrière les oreilles, sur les tempes, sur le sommet de la tête. Mais, au milieu de ces plaques multiples disséminées, il y a habituellement une plaque principale, une plaque maîtresse, en quelque sorte, qui est plus grande que les autres et qui est entourée de plaques secondaires.

Deux types cliniques de la teigne tondante.

D'après M. Sabouraud, dont je vous ai déjà cité les recherches, il y aurait *deux types cliniques de plaques tonsurées* dans la teigne tondante, les deux types cliniques correspondant aux deux espèces de trichophyton : le megalosporon endothrix et le microsporon.

Dans la *trichophytie à grosses spores*, la plaque principale est très étendue, irrégulière, semble rasée au rasoir ; il y a peu de plaques satellites. Dans cette forme, l'alopécie est très prononcée sur les plaques ; les cheveux sont gros, ils sont cassés très court, non engainés ; quelquefois, ils apparaissent seulement comme un point noir à l'orifice du follicule pileux.

Dans certains cas de tondante à grosses spores, les plaques dénudées semblent même absolument glabres, comme celles de la pelade, et constituent la *tondante peladoïde*, produite par une variété spéciale de trichophyton à grosses spores : le megalosporon endothrix à *mycélium fragile*.

Au contraire, dans *la trichophytie à petites spores*, la plaque est plus petite, forme un relief plus sensible sur les parties voisines. Cette plaque est accompagnée d'infiltration du derme ; on trouve, à son pourtour, un certain nombre de cheveux sains, qui empiètent sur les bords de la plaque ; enfin, les cheveux malades, au lieu d'être gros, sont, au contraire, fins, grêles, atrophiés ; ils sont, aussi, cassés moins court que dans la variété précédente. Généralement, dans la tondante à petites spores, les poils sont cassés à plus de 3 millimètres de l'orifice folliculaire. Les cheveux sont engainés d'une couche grisâtre.

Ces caractères différentiels semblent vrais d'une manière générale, mais la distinction de ces deux espèces de plaques n'est pas absolue.

Examen des cheveux.

L'aspect de la plaque tonsurée, tel que je viens de vous le décrire, est tout à fait caractéristique, pathognomonique, comme on dit, de la teigne tondante. L'examen microscopique, dans les cas douteux, vient confirmer le diagnostic.

Si on cherche à arracher un cheveu, il se casse, et, si on examine le fragment, après l'avoir traité par la potasse, on voit qu'il est rempli de spores, disposées en chapelets parallèles, ou qu'il est couvert de spores à sa surface, selon qu'il s'agit de tondante à grosses spores ou de tondante à petites spores.

Le cheveu malade, quand on peut l'extraire dans sa totalité, ce à quoi on n'arrive qu'avec beaucoup de précaution, en raison de la fragilité des cheveux dans la teigne tondante, le cheveu présente des altérations dans toute sa longueur.

Le *bulbe pileux*, au lieu d'être arrondi et renflé, est aplati, quelquefois complètement détruit.

Le *poil* est inégal, irrégulier, coudé, noueux et renflé par places; il est parfois crevassé, son écorce a éclaté sous la pression des spores, dans la teigne due au megalosporon endothrix. Dans la variété microsporon, l'inégalité du cheveu, son aspect bosselé tiennent au dépôt des spores à la surface du cheveu.

L'*extrémité brisée du cheveu* n'est pas cassée nettement, elle est divisée et subdivisée plusieurs fois, comme une sorte de pinceau. Les fibres du poil sont écartées et séparées par des rangées de spores, dans la variété à grosses spores.

Formes frustes.

A côté de cette forme typique de la teigne tondante,

caractérisée par des plaques tonsurées, il y a des formes frustes, d'un diagnostic plus difficile.

Forme diffuse.

Il y a d'abord une forme diffuse, dans laquelle on observe des plaques très petites, disséminées sur toute l'étendue du cuir chevelu. Bien que ces petites plaques ne ressemblent pas aux plaques habituellement plus étendues de la teigne tondante, les poils altérés, cassés, qui les recouvrent, doivent faire penser à la teigne. Dans ces cas douteux, vous devez examiner les cheveux au microscope, et, si vous trouvez des spores, comme c'est le cas le plus fréquent, le diagnostic sera fait.

Plaques squameuses et état squameux diffus, sans tonsure.

Dans d'autres cas, on observe seulement des plaques squameuses, avec des cheveux décolorés et ternes, mais pas de tonsure à proprement parler. Quelquefois même, vous voyez seulement un état squameux diffus, sans plaques nettement limitées, mais avec la même décoloration, le même aspect terne et décoloré des cheveux. Il faut, parfois, chercher longtemps quelques cheveux cassés spontanément ou irréguliers, coudés, friables et se cassant facilement à la traction.

Vous voyez qu'il n'est pas toujours aisé de reconnaître la teigne tondante et qu'il y a, comme je viens de vous le dire, des formes frustes, d'un diagnostic quelquefois très difficile.

Formes compliquées.

Parfois aussi, les lésions trichophytiques sont masquées par des éruptions concomitantes d'eczéma et d'impétigo, chez les enfants prédisposés à ces affections, chez qui le grattage du cuir chevelu a produit des excoriations, sur lesquelles se sont faites des inoculations secondaires de parasites pyogènes.

Vous pouvez même observer d'autres éruptions plus graves ; vous pouvez observer des éruptions de furoncles. La possibilité de ces complications doit être connue, pour éviter des erreurs de diagnostic.

Démangeaisons.

Les phénomènes subjectifs de la teigne tondante sont peut importants ; ils sont, d'ailleurs, assez variables :

tantôt, la maladie occasionne des démangeaisons très vives ; tantôt, au contraire, les démangeaisons sont à peine marquées, elles font même, dans certains cas, presque complètement défaut.

La maladie ne produit aucune atteinte à la santé générale. Rarement, quand la teigne a duré très longtemps, particulièrement chez les enfants débiles, vous pouvez observer quelques symptômes d'anémie, un peu de pâleur, des troubles digestifs ; mais il faut reconnaître que ces phénomènes sont tout à fait exceptionnels. Etat général.

Quelle est la marche de la teigne tondante? Abandonnée à elle-même, cette maladie présente une durée très longue, qui se chiffre par des mois et même parfois par des années. Marche.

Souvent, au début, elle présente un développement rapide, couvre de grandes surfaces, par confluence de plusieurs plaques primitives.

Dans d'autres cas, au contraire, les plaques sont limitées, peu étendues, peu nombreuses, et présentent une évolution lente et torpide.

La maladie a toujours une marche irrégulière; elle offre des périodes alternatives d'accroissement et d'arrêt dans la progression du parasite, sans que rien puisse nous expliquer pourquoi la lésion s'arrête et pourquoi le progresse de nouveau.

Au bout d'un temps variable, mais toujours très long, on peut observer parfois la guérison spontanée de la teigne tondante. Cette guérison est surtout le résultat du traitement, mais elle peut se produire seule, quand les malades approchent de l'âge où la teigne cesse d'exister, ne se développe plus, c'est-à-dire quand ils arrivent à l'adolescence. Guérison spontanée.

Les cheveux malades, quand la teigne doit guérir toute seule, quand elle a été abandonnée à elle-même, quand on a négligé de la traiter, quand le malade approche de l'âge où la teigne cesse d'exister, dans ces cas, les cheveux malades tombent ; le cuir chevelu reprend peu à peu son aspect normal ; les cheveux repoussent d'abord pâles, ténus, puis avec leurs caractères habituels, et *la maladie guérit sans cicatrices, sans alopécie consécutive.*

Kérion. Megalosporon ectothrix.

Dans quelques cas, cependant, la teigne présente une évolution spéciale, qui aboutit à des cicatrices et à une alopécie persistante. Dans cette forme spéciale de teigne tondante, le derme est plus épaissi, plus infiltré ; les plaques sont plus saillantes que dans les cas habituels. La lésion trichophytique est accompagnée de l'inflammation des follicules pileux, qui sont le siège d'un suintement plus ou moins abondant. Les follicules sont détruits par suppuration ; il en résulte des cicatrices consécutives, avec alopécie irrémédiable. Quelques auteurs ont donné à cette forme, d'ailleurs tout à fait exceptionnelle, le nom de *kerion Celsi.*

Cette forme de teigne est due à une variété spéciale de trichophyton : le *trichophyton megalosporon ectothrix;* c'est le même parasite que celui de la mentagre. Les spores sont en dehors du cheveu et l'engainent, dans sa partie radiculaire seulement.

Pronostic. Récidives.

Dans tous les cas, même après un traitement approprié, la guérison de la teigne est très longue à obtenir : la durée est même prolongée, parfois, par l'apparition de nouvelles plaques, quand les premières sont près de leur guérison.

Il faut, d'ailleurs, être très circonspect, avant de déclarer la guérison définitive d'une teigne tondante. Souvent, quelques cheveux malades échappent, des spores germent de nouveau et produisent des récidives à plus ou moins longue échéance. Ces récidives ne sont pas rares, chez les enfants qui n'ont pas été observés et traités assez longtemps.

Diagnostic.

Le diagnostic de la teigne tondante est basé sur l'existence de plaques grisâtres, finement squameuses, sur lesquelles les cheveux sont cassés. Il est basé également sur la présence des spores de trichophyton dans les poils et dans les squames. L'âge des sujets est aussi un bon élément de diagnostic, car, comme je vous l'ai dit, la teigne est une maladie de l'enfance.

On peut cependant confondre certaines maladies du cuir chevelu avec la teigne; on peut, notamment, confondre avec la teigne l'eczéma et le pityriasis du cuir chevelu ou séborrhée sèche.

Diagnostic avec l'eczéma et la séborrhée sèche pityriasique du cuir chevelu.

Dans l'*eczéma* et le *pityriasis capitis*, il n'y a pas de plaques nettement délimitées; les lésions sont plus diffuses. Il n'y a pas de poils cassés comme dans la teigne. S'il y a alopécie, celle-ci est diffuse ; il n'y a pas de tonsure, sous forme de plaque bien isolée; les cheveux tombent, mais ils ne sont pas altérés comme dans la teigne.

Dans l'*eczéma séborrhéique* du cuir chevelu, il y a bien des plaques circinées; mais ces plaques sont plus irrégulières, elles sont couvertes de squames grasses, plus larges, et non pas sèches et fines comme dans la teigne. De plus, l'eczéma séborrhéique est une affection de l'adulte et non une maladie de l'enfance.

Diagnostic avec le psoriasis.

Le *psoriasis*, sur la tête, présente quelquefois des plaques arrondies ; mais ses squames sont plus épaisses, blanches, nacrées ; les cheveux sont secs, mais ils ne sont pas altérés et ils ne tombent pas. On trouve toujours, ou presque toujours, des lésions psoriasiques sur d'autres points du corps, particulièrement aux coudes et aux genoux. Dans les cas douteux, l'examen microscopique vous permettra de faire facilement le diagnostic.

Diagnostic avec le favus.

Le *favus* est aussi une maladie parasitaire du cuir chevelu; il est caractérisé au début par des *godets*, d'un aspect particulier, que je vous décrirai dans une prochaine séance; ces godets ont une couleur jaune soufre et une odeur de souris tout à fait spéciale. Dans le *favus squarrheux*, c'est-à-dire dans celui qui est accompagné d'accumulations croûteuses épaisses, les cheveux tombent comme dans la teigne tondante, mais ils tombent en entier; il n'y a pas de cheveux cassés. Au-dessous des croûtes, on trouve toujours une alopécie cicatricielle, des cicatrices rouges, qui n'existent jamais dans la teigne tondante. Enfin, l'examen microscopique vous permettra de reconnaître les spores du favus, qui sont moins régulières que celles du trichophyton et qui ont un double contour tout à fait caractéristique.

Diagnostic avec la pelade.

La *pelade* produit aussi des plaques dénudées du cuir chevelu, mais ce sont des plaques lisses et blanches, non pas granuleuses et grisâtres comme celles de la teigne.

Pelade pseudo-tondante.

Il y a néanmoins une forme de pelade, qu'on a désignée sous le nom de pelade pseudo-tondante, dans laquelle le diagnostic est plus difficile. Les cheveux peuvent se casser dans cette forme de pelade; mais, s'ils se cassent, c'est qu'ils sont fragiles à cause de leur ténuité; ce sont des cheveux atrophiés et non boursouflés, gros et irréguliers comme ceux de la tondante; à l'examen microscopique, ces cheveux ne renferment pas de spores. Enfin, le cuir chevelu n'est jamais altéré dans la pelade comme dans la teigne.

Vous voyez, Messieurs, que, dans le plus grand nombre des cas, et surtout si vous vous servez de l'examen microscopique, il vous sera facile de faire le diagnostic de la teigne tondante.

J'arrive maintenant au traitement de la maladie.

Traitement.

Le traitement de la teigne tondante comprend plusieurs points : d'abord, la prophylaxie; puis, le traitement général des sujets atteints; enfin, le traitement local, sur lequel repose toute la guérison de la maladie.

Prophylaxie.

La prophylaxie, comme vous le savez, est extrêmement importante, car la teigne est très contagieuse.

Pour éviter la contagion, la propagation des parasites, il faut isoler les enfants contaminés, couper leurs cheveux ras et les maintenir ras, pendant tout le traitement. Il faut faire des savonnages fréquents de la tête, soit avec du savon ordinaire, soit avec un savon antiseptique à base de goudron, de naphtol, d'acide borique, d'acide salicylique ou de crésyl. La tête doit être recouverte, en permanence, d'un bonnet, pour éviter la dissémination des spores.

Ces soins de propreté et ces savonnages sont également indispensables pour prévenir les auto-inoculations de trichophyton sur le même sujet et l'extension du parasite chez les individus déjà contaminés.

Traitement général.

Quant au traitement général, il est tout à fait accessoire et ce n'est presque pas la peine d'en parler, car la teigne tondante est une maladie essentiellement locale.

Cependant, chez les enfants débiles et lymphatiques, il est bon d'administrer des toniques, de l'huile de foie de morue, des préparations ferrugineuses, surtout dans les cas de teignes anciennes; car vous avez vu que le mauvais état de la santé générale, les conditions défectueuses de la constitution du sujet paraissent fournir un terrain favorable à la pullulation des parasites.

Mais il faut surtout donner toute votre attention au traitement local.

Traitement local.

Celui-ci comprend deux indications : il faut d'abord combattre l'inflammation cutanée, puis traiter la trichophytie en elle-même.

1° Traitement de l'inflammation cutanée et des éruptions secondaires.

Pour combattre l'inflammation cutanée, quand elle existe, vous prescrirez des émollients, des cataplasmes d'amidon. Vous traiterez, par les moyens appropriés, les complications secondaires, qui dénaturent quelquefois l'aspect de la teigne tondante, les éruptions eczémateuses ou impétigineuses.

Le traitement de la trichophytie en elle-même con-

2° Traitement de la trichophytie.

siste, en premier lieu, à enlever les poils malades et, en second lieu, à faire sur le cuir chevelu des applications parasiticides, pour détruire les parasites et empêcher leur reproduction et leur pullulation.

Épilation avec la pince.

Pour enlever les poils malades, le meilleur procédé est l'épilation, telle qu'elle a été instituée par Bazin à l'hôpital Saint-Louis, l'épilation avec une *pince à mors plats*.

Avant l'invention de cette pince, on se servait tout simplement de l'ongle de l'index et de l'ongle du pouce pour arracher les poils, mais c'était un procédé très défectueux; il faut donc épiler les cheveux avec une pince spéciale, une pince à mors plats et larges.

Il faut épiler non seulement les cheveux malades, mais il faut épiler autour de la plaque malade, dans une étendue de 1 à 2 centimètres de rayon. Cette épilation est difficile sur les plaques; les cheveux se cassent facilement. Il faut donc un certain temps pour que l'opération soit bien faite. L'épilation des cheveux, autour des plaques, a pour but de circonscrire celles-ci et de prévenir l'extension du parasite.

L'épilation détermine, à la surface de la peau, une rougeur et une irritation très modérées, quelquefois un peu de cuisson.

Cette épilation doit être, le plus souvent, répétée plusieurs fois, à des intervalles plus ou moins longs. Quand les cheveux ont commencé à repousser, au bout d'un mois, de six semaines ou plus, si vous voyez que les cheveux se cassent encore, qu'ils présentent la même fragilité, s'ils sont encore altérés, macroscopiquement ou microscopiquement, il faut épiler de nouveau.

Épilation par les agglutinatifs.

Pour remplacer l'épilation, à cause des douleurs que cette petite opération détermine, on a conseillé l'application, à la surface du cuir chevelu, d'emplâtres agglutinatifs, qui arrachent les cheveux quand on les enlève. Ces emplâtres ne sont que des renouvellements de l'ancienne calotte de poix, qu'on appliquait jadis, sur la tête des teigneux, pour arracher les cheveux et qui n'est plus usitée depuis qu'on a inventé l'épilation avec la pince.

Destruction des poils malades par l'huile de croton.

On a imaginé aussi, pour détruire le poil malade et les parasites qui l'infectent, de provoquer une inflammation du follicule pileux, au moyen de substances irritantes. M. Ladreit de Lacharrière emploie, dans ce but, l'huile de croton mitigée, sous forme de crayons, au moyen desquels on frotte les parties malades du cuir chevelu, plus ou moins vigoureusement. Ces frictions déterminent une inflammation très vive ; les cheveux tombent ; mais le follicule suppure et est souvent détruit. Il en résulte des plaques d'alopécie irrémédiables, qui ne se seraient pas produites si la teigne avait été abandonnée à elle-même, si longue qu'ait été son évolution. Ces applications irritantes constituent donc, en général, un mauvais moyen de traitement.

Râclage des plaques avec la curette.

M. Quinquaud a proposé de remplacer l'épilation par le grattage des plaques trichophytiques, au moyen de la curette. On enlève ainsi, en râclant les plaques avec la curette, les squames et les débris de cheveux malades. Ce moyen nettoie assez bien les plaques de tondante, sur lesquels les poils sont cassés et où l'épilation est assez difficile ; mais je crois qu'il est prudent, néanmoins, d'épiler, avec les pinces, les cheveux de la périphérie de la plaque tonsurée.

Applications parasiticides.

La seconde indication du traitement de la teigne tondante, quand vous avez enlevé les poils malades, consiste à faire, à la surface de la peau, des applications parasiticides. Celles-ci doivent être faites dans l'intervalle des épilations ; mais il est nécessaire de faire une lotion parasiticide, avec une solution de sublimé au cinq-centième ou au millième, par exemple, aussitôt après l'épilation.

Quelques dermatologistes ont essayé ces applications

parasiticides à l'exclusion de tout autre traitement; mais sachez bien que, sans épilation, tous les parasiticides sont généralement insuffisants. Ils ne réussissent que tout à fait au début, quand le parasite est encore superficiel, exclusivement épidermique, et quand il n'a pas envahi les poils.

Dans ce cas, après avoir bien nettoyé et savonné la tête, les badigeonnages de teinture d'iode, les lotions de sublimé, la pommade à l'acide chrysophanique et d'autres préparations antiseptiques analogues suffisent quelquefois pour guérir la trichophytie.

Mais, le plus souvent, les poils sont déjà atteints, quand le malade est soumis à l'observation médicale, et *les applications antiseptiques ne doivent être considérées que comme des adjuvants de l'épilation.*

Formulaire thérapeutique des préparations antiseptiques, applicables à la teigne tondante.

Après l'épilation et le râclage, et dans l'intervalle des épilations, vous pourrez employer un certain nombre de préparations antiseptiques, soit sous forme de solutions, soit sous forme de pommades.

Solution de sublimé.

Parmi les solutions antiseptiques, la principale, la plus usitée, c'est la *solution de sublimé;* on emploie la solution de sublimé au 1/500 ou au 1/1000. Vous pouvez aussi vous servir avec grand avantage des badigeonnages avec la *teinture d'iode.*

Teinture d'iode.

Chloroforme.

Teinture de cantharides diluée.

Quelques auteurs ont conseillé les applications de *chloroforme;* d'autres, des badigeonnages avec la *teinture de cantharides*, mitigée avec une teinture aromatique quelconque ou avec de l'alcool, de l'alcoolat de Fioraventi ou de l'alcool camphré. Voici une formule de cette mixture cantharidienne à 5 pour 100 :

℞ Teinture de cantharides	5 grammes.
Alcool	75 —
Alcoolat de lavande / *ou* Alcool camphré	25 grammes.

Ammoniaque liquide diluée.

On emploie aussi des frictions avec une solution

d'*ammoniaque liquide*, dans la proportion de 5 à 10 pour 100.

℞ Ammoniaque liquide	5 à 10 grammes.
Alcoolat de lavande / ou Alcoolat de Fioraventi	25 grammes.
Alcool	75 —

On a prescrit également des frictions avec l'*essence de térébenthine* pure. Essence de térébenthine.

M. Besnier conseille, comme lotion parasiticide, une *solution alcoolique d'acide borique et de chloroforme*, dans la proportion de 1 gramme d'acide borique et de 5 grammes de chloroforme pour 100 grammes d'alcool. M. Besnier emploie également la *liqueur de Van Swieten acidifiée avec l'acide acétique* au centième : Lotions diverses.

℞ Liqueur de Van Swieten	100 grammes.
Acide acétique cristallisable	1 —

D'autres auteurs ont préconisé l'application de l'*huile phéniquée* au 1/20 :

℞ Phénol	5 grammes.
Huile d'olives	100 —

Enfin, M. Quinquaud, dont je vous ai déjà indiqué le traitement par le râclage, destiné, dans son idée, à remplacer l'épilation, fait faire des lotions à la surface du cuir chevelu, après le râclage des plaques malades, avec une *solution de bi-iodure et de bi-chlorure de mercure* dans de l'eau et dans de l'alcool :

℞ Biiodure d'hydrargyre	0,15 centigr.
Bichlorure d'hydrargyre	1 gramme.
Alcool à 90°	40 —
Eau	250 —

Parmi les pommades les plus employées, je vous citerai en premier lieu la *pommade au turbith minéral*, Pommade au turbith.

qui a été préconisée pour la première fois par Bazin, dans la proportion de 3 pour 30.

Pommades diverses.

On peut se servir aussi, comme application parasiticide, de la *glycérine iodée* ou de la *vaseline iodée* au 1/100, ou de la *pommade soufrée* au 1/10.

Quelques auteurs, notamment M. Besnier, ont préconisé l'emploi d'une *pommade à l'acétate de cuivre*, dans la proportion de 1 pour 2000 ou 1 pour 1000 de vaseline.

Les auteurs anglais, notamment T. Fox, emploient une *pommade à l'huile de cade et au soufre :*

℞ Huile de cade..........................	ãã 12 grammes.
Soufre..........................	
Axonge..........................	30 —

On a proposé aussi la *pommade à la résorcine*, au 1/10 et au 1/5 ; la *pommade à l'acide salicylique*, à 1 ou 2 pour 30 ; la *pommade à l'acide pyrogallique* ou à l'*acide chrysophanique* à 10 pour 100.

On a conseillé également une *pommade à l'onguent citrin*, incorporé au tiers ou au quart avec de l'axonge.

M. Unna emploie une *pommade complexe à la chrysarobine, à l'acide salicylique et à l'ichthyol :*

℞ Chrysarobine..........................	5 à 10 grammes.
Acide salicylique..........................	2 —
Ichthyol..........................	5 —
Vaseline..........................	100 —

Emplâtres.

On peut aussi, sur les plaques de tondante, après l'épilation, appliquer des emplâtres, soit l'*emplâtre de Vigo*, soit l'*emplâtre rouge de M. Vidal*, soit l'*emplâtre de M. Quinquaud*, qui est composé de bi-iodure et de bi-chlorure d'hydrargyre, incorporés à de l'emplâtre diachylon, dans la proportion de 15 centigrammes de bi-iodure et 1 gramme de bi-chlorure, pour 250 grammes d'emplâtre diachylon.

Résumé du traitement.

En résumé, pour vous guider au milieu de ces formules multiples, voici le traitement que je vous conseille, comme le plus simple et le plus efficace. dans la majorité des cas :

1° L'épilation ;

2° Des savonnages journaliers de la tête ; des lotions fréquentes avec la liqueur de Van Swieten ou des badigeonnages de teinture d'iode ;

3° L'application, sur les plaques tonsurées, de pommade au turbith ou d'emplâtre rouge, qui ont surtout pour but d'empêcher la dissémination des parasites.

Enfin, comme moyen prophylactique, il faut que les teigneux aient toujours la tête recouverte d'un bonnet, pour éviter la transmission de la maladie aux autres enfants.

Traitement du kérion.

Le traitement du kérion, c'est-à-dire de cette forme de teigne tondante, qui est accompagnée de folliculites, est le même que celui du sycosis ou de la trichophytie de la barbe. Il consiste essentiellement dans l'épilation des poils malades.

Pour calmer l'inflammation cutanée, on appliquera des cataplasmes, des pommades anodines; on fera des lotions émollientes. On emploiera surtout, comme parasiticides, soit la teinture d'iode, soit l'alcool boriqué, qu'il est bon d'appliquer directement sur les pustules, après l'extraction des poils.

Avec tous ces traitements, il faut que vous sachiez que la guérison de la teigne tondante est assez longue à obtenir, et qu'il vous faudra plusieurs mois, généralement, pour en venir à bout.

Quand les cheveux ont repoussé avec leur aspect normal, avec leur solidité, avec leur couleur, après un examen microscopique minutieux et si cet examen microscopique a été négatif, vous pourrez déclarer les enfants guéris. Mais il faut, néanmoins, les mettre en surveillance pendant quelque temps, avant de donner un certificat définitif de guérison; car, ainsi que je vous l'ai dit, la teigne est une maladie très sujette à récidiver, et il n'est pas rare de voir des spores persistantes atteindre ultérieurement des cheveux primitivement sains et donner lieu, au bout d'un certain temps, à l'infection secondaire des parties du cuir chevelu, qui avaient été d'abord épargnées.

Trichophytie de la peau ; herpès circiné.

Messieurs, la seconde forme de trichophytie, que nous avons à examiner, est la *trichophytie circinée de la peau* ou *herpès circiné*.

Cette affection, comme vous le savez, est déterminée le plus souvent par le trichophyton megalosporon endothrix, exceptionnellement par le microsporon.

L'herpès circiné, contrairement à la teigne tondante qui est exclusivement propre au jeune âge, est observé aussi bien chez l'adulte que chez l'enfant, quoique moins fréquemment chez l'adulte.

Symptômes. Début. Tache rosée squameuse.

Cette affection débute par une tache rouge ou rosée, très petite d'abord, lenticulaire, quelquefois un peu plus large qu'une lentille, tache arrondie, légèrement saillante et très rapidement squameuse.

Démangeaisons ; extension excentrique.

Cette petite tache, qui occasionne des démangeaisons assez vives, ne tarde pas à s'étendre par sa périphérie. Cette extension excentrique, périphérique, se fait d'une façon régulière ; la tache, quelles que soient ses dimensions, conserve toujours sa forme circulaire.

L'extension se fait d'une façon très rapide : en huit ou quinze jours, une plaque d'herpès circiné peut atteindre plusieurs centimètres de diamètre.

Période d'état. Caractères des plaques.

A sa période d'état, quand la plaque a acquis un certain développement, elle présente une étendue variable, depuis 5 à 6 millimètres jusqu'à 2, 3, 4 centimètres de diamètre.

Le centre de la plaque est jaunâtre, pityriasique, recouvert de très minces squames ; quelquefois même, dans les plaques qui ont duré un certain temps, le centre de la plaque a repris une apparence à peu près normale. La peau recouvre son aspect naturel au centre, à mesure que la périphérie s'accroît.

Les bords de la tache trichophytique sont saillants, rouges, formés de petites papules juxtaposées en forme d'anneaux et recouvertes de squames.

Dans son ensemble, la plaque a une forme circulaire et est limitée très nettement à sa partie externe.

Formes diverses des plaques circinées.

Dans certains cas d'extension très rapide, quand les plaques sont très étendues, elles peuvent être moins régulières. Au lieu d'être circulaires, elles forment des anneaux papuleux quelquefois incomplets, des anneaux segmentés; parfois, on observe des segments d'anneaux, coupés les uns par les autres, et qui donnent à la plaque un aspect polycyclique. Dans d'autres cas, ce sont des anneaux concentriques, résultant de l'apparition d'un nouvel anneau ou d'une nouvelle plaque, au centre de la lésion primitive, par une sorte d'auto-inoculation secondaire.

Forme vésiculeuse herpétique.

Quand le travail inflammatoire est plus intense, au lieu de papules, l'anneau marginal rouge présente des vésicules ou des vésico-pustules; celles-ci ne tardent pas à se dessécher et à faire place à des croûtes fines et à des squames. En même temps, on voit un nouvel anneau périphérique vésiculeux se développer excentriquement autour du premier. C'est surtout cette forme, d'aspect herpétique, que les dermatologistes avaient en vue, quand ils ont donné à la maladie le nom d'*herpès circiné*.

Forme bulleuse.

Parfois même, le soulèvement épidermique est plus considérable et dépasse la dimension d'une vésicule. Par suite de l'irritation cutanée, déterminée par les agents extérieurs, on observe de véritables petites bulles, plus ou moins volumineuses, à contenu séro-purulent. J'ai vu, dans un cas, sur le dos de la main, des bulles tellement volumineuses, que certainement on aurait pu commettre une erreur de diagnostic, si on n'avait pas fait attention au développement excentrique de l'affection et à sa forme véritablement circinée.

Cette forme bulleuse, très rare, est non seulement d'un diagnostic délicat, mais son traitement présente une difficulté spéciale, ainsi que je vous le dirai plus loin; les topiques parasiticides irritants ne sont pas applicables et c'est dans ces cas-là surtout qu'il faut recourir à certaines substances parasiticides végétales, non irritantes, que je vous indiquerai dans un instant.

Trichophytie des pieds et des mains.

D'ailleurs, aux extrémités, aux mains et aux pieds, la trichophytie présente habituellement un aspect spécial. Dans les régions palmaire et plantaire, particulièrement, elle affecte la forme de larges décollements épidermiques arrondis, pouvant simuler certaines syphilides cornées psoriasiformes.

Forme sycosique. (Trichophytie d'origine animale.)

Dans d'autres cas même, la lésion cutanée est encore plus profonde. Il y a de l'épaississement des téguments, de l'infiltration de la peau, une rougeur érythémateuse très vive; il semble que l'inflammation cutanée soit à son apogée. On observe non plus seulement des soulèvements vésiculeux, mais de véritables pustules, au centre et sur les bords de la plaque. Cette forme pustuleuse de l'herpès circiné, cette trichophytie suppurée se rapproche du sycosis, bien qu'elle ait des caractères distincts, à cause de son siège sur les parties glabres. Elle est, d'ailleurs, causée par le même parasite que le sycosis, c'est-à-dire par le trichophyton megalosporon ectothrix.

Cette forme est observée chez des individus qui ont des occupations malpropres, chez ceux dont les mains sont exposées à des irritations cutanées constantes, chez ceux, surtout, qui sont contagionnés par les animaux, particulièrement chez les palefreniers, chez les bouviers, chez tous ceux qui sont en contact perpétuel avec les bœufs ou avec les chevaux. La trichophytie de ces animaux est, en effet, transmissible à l'homme.

L'affection, décrite récemment sous le nom de *folliculites et périfolliculites agminées*, relève très vraisemblablement, dans la majorité des cas, de la trichophytie d'origine animale.

Quelle est la marche de l'herpès circiné? Abandonnée à elle-même, l'affection présente une marche toujours très longue; l'extension des plaques est, en quelque sorte, indéfinie et, incessamment, on voit apparaître de nouvelles plaques; la maladie, cependant, peut guérir spontanément, comme la teigne tondante, après un temps très long. Marche.

Toujours, sur les individus atteints d'herpès circiné, il y a plusieurs plaques, et ces plaques ont des sièges de prédilection, qui sont surtout le visage, le cou, les mains, les avant-bras et, d'une façon tout à fait particulière, la face dorsale du poignet. En somme, vous voyez que l'affection siège surtout sur les parties découvertes; mais on peut l'observer sur toutes les régions du corps. On l'a signalée notamment aux aines, où souvent elle a donné lieu à des erreurs de diagnostic et parfois a été confondue avec l'érythrasma. Multiplicité des plaques; leurs sièges.

Il n'est pas rare de voir l'herpès circiné coïncider avec la teigne tondante, chez les enfants. Parfois, on trouve une plaque qui siège à moitié sur le cuir chevelu et à moitié sur la région glabre de la peau voisine, présentant, sur une partie, les caractères de la teigne tondante et, sur l'autre, les caractères de l'herpès circiné. Coïncidence d'herpès circiné et de teigne tondante.

Le diagnostic de l'herpès circiné est habituellement facile; cependant, il est un certain nombre de maladies que vous êtes exposés à confondre avec cette trichophytie cutanée. Diagnostic.

L'*érythème marginé*, par exemple, présente une forme circulaire et des bords saillants, absolument comme la plaque de la trichophytie circinée. Mais la plaque d'érythème marginé est d'une coloration d'un Avec l'érythème marginé.

rouge plus vif; ses bords sont plus saillants, plus élevés la rougeur érythémateuse n'est pas couverte de squames, ou, au moins, il n'y a pas autant de squames que dans l'herpès circiné. De plus, les plaques d'érythème marginé ne présentent pas le même développement périphérique, la même extension excentrique, avec guérison au centre, et enfin, dans les cas douteux, l'examen microcospique vous permettra de faire le diagnostic d'une façon précise.

Avec le pityriasis rosé

Le *pityriasis rosé*, que certains auteurs allemands ont voulu confondre avec la trichophytie circinée, en est cependant bien distinct, comme je vous l'ai déjà dit; c' est une affection généralisée, dont les lésions érythémato-squameuses présentent un tout autre aspect que la plaque d'herpès circiné. Quelquefois, les plaques pityriasiques peuvent être disposées en anneaux, dans cette variété que je vous ai décrite sous le nom de *pityriasis circïnata*, mais ces anneaux sont fixes et ne présentent pas la même extension centrifuge que les plaques d'herpès circiné.

Avec le psoriasis circiné.

Il y a, comme vous le savez, une forme de psoriasis, qu'on a décrite sous le nom de *psoriasis circiné* et qui correspond à la lèpre vulgaire des anciens; ce psoriasis circiné présente aussi un développement excentrique, comme la trichophytie cutanée, particularité qui a porté certains dermatologistes à faire du psoriasis une affection parasitaire.

Mais les squames du psoriasis sont bien différentes de celles de la trichophytie; vous vous rappelez que ces squames sont épaisses, blanches et nacrées, reposant sur une papule aplatie, large, congestionnée, saignant facilement par le grattage. Les lésions du psoriasis sont plus généralisées, plus étendues, plus disséminées que celles de l'herpès circiné; et, enfin, le psoriasis a des sièges d'élection en dehors des parties découvertes, au niveau des coudes et au niveau des genoux, localisations que vous ne trouvez jamais dans la trichophytie cutanée.

L'*eczéma nummulaire*, caractérisé par des plaques arrondies, doit être également distingué de l'herpès circiné. Mais les plaques de l'eczéma nummulaire sont épaisses, infiltrées; leurs bords sont moins bien limités que ceux de la lésion trichophytique; la lésion eczémateuse est beaucoup plus diffuse, présente une évolution beaucoup moins rapide, et, enfin, l'examen microscopique vous permettra, dans les cas douteux, de faire le diagnostic.

Avec l'eczéma nummulaire.

L'*eczéma séborrhéique* est constitué aussi par des plaques beaucoup moins régulières, beaucoup moins nettement arrondies que les plaques d'herpès circiné. L'eczéma séborrhéique n'a pas non plus la même évolution. Les squames sont bien différentes d'aspect; ce sont des squames molles et grasses et non pas de petites squames sèches, comme dans la trichophytie cutanée. Les bords de l'eczéma séborrhéique sont beaucoup plus diffus et ne sont pas nettement limités comme ceux des plaques trichophytiques.

Avec l'eczéma séborréique.

Les *syphilides circinées* sont assez faciles à distinguer de l'herpès circiné. Elles ne présentent pas d'anneaux complets, mais des segments de circonférence; elles n'occasionnent pas de démangeaisons; elles ont une teinte cuivrée tout à fait caractéristique; elles ont un siège différent aussi: on les observe particulièrement sur le tronc et sur les membres. La lésion syphilitique est plus dure, plus saillante que celle de l'herpès circiné; elle est constituée par des papules aplaties, vraiment chroniques et qui ne présentent pas l'évolution rapidement extensive de la trichophytie cutanée.

Avec les syphilides circinées.

Le *lupus érythémateux*, qui, dans certains cas, comme vous le savez, est constitué par des plaques circinées, a une évolution beaucoup plus lente que la trichophytie. Ses bords sont plus saillants; ils sont violacés. Les

Avec le lupus érythémateux.

squames sont plus adhérentes. Au bout d'un certain temps, le centre de la lésion lupique devient cicatriciel; cette particularité n'existe jamais dans l'herpès circiné.

Diagnostic microscopique.

Dans les cas de diagnostic douteux avec toutes les maladies que je viens de vous signaler, il vous suffira de faire l'examen microscopique pour que le doute ne subsiste pas longtemps. Cet examen est facile à faire dans la trichophytie circinée; vous n'avez qu'à râcler les plaques, à enlever par le grattage une certaine quantité de squames. Ces débris épidermiques seront dégraissés par l'éther, traités ensuite par une solution concentrée de potasse caustique, pour dissoudre les matières animales et mettre en évidence les spores du champignon. Celles-ci seront alors colorées avec une solution d'éosine ou de violet de méthyle. Cette préparation très simple vous permettra de voir facilement des filaments de mycélium et des spores.

Pronostic.

Le pronostic de l'herpès circiné est toujours bénin. La maladie ne présente absolument aucune gravité; mais elle est dangereuse, car elle est, comme vous le savez, d'une contagiosité extrême; elle peut donner la teigne aux enfants, puisque c'est le même parasite qui occasionne les deux affections et, sur le même sujet, vous pouvez voir la trichophytie s'étendre de la peau au cuir chevelu, s'il s'agit d'un enfant. Le pronostic est donc très bénin et la contagiosité très grande, la propagation très facile. Abandonnée à elle-même, la trichophytie cutanée peut guérir seule; elle guérit surtout facilement et très facilement par les moyens appropriés.

Traitement.

Les agents du traitement de l'herpès circiné sont toutes les substances parasiticides, qui amènent une irritation superficielle de l'épiderme.

Badigeonnages de teinture d'iode.

Le moyen le plus simple, le plus sûr, le plus fréquemment employé consiste dans des applications de teinture d'iode, en plusieurs couches successives, répétées pendant plusieurs jours de suite. Les badigeonnages de teinture d'iode amènent la guérison de la plaque circinée en quelques jours. La peau desquame, reprend son aspect normal; on ne voit pas apparaître de nouvelles plaques autour de celles qui ont disparu.

Ce traitement par la teinture d'iode a un inconvénient ; il colore les téguments en brun. Il est vrai qu'on peut faire disparaître, en partie, cette coloration brune au moyen de lotions avec une solution alcaline de carbonate de soude ou avec une solution d'iodure de potassium ; on peut la faire disparaître complètement avec une solution d'hyposulfite de soude. Il faut alors faire les badigeonnages iodés le soir, laisser en permanence la teinture d'iode pendant toute la nuit, le lendemain matin faire un lavage alcalin qui enlève la coloration noire de l'iode, de sorte que le malade a une peau relativement propre pendant toute la journée ; le soir vous recommencez les applications de teinture d'iode.

Préparations mercurielles.

Pour remplacer la teinture d'iode, on a conseillé d'autres applications parasiticides, surtout des préparations mercurielles.

Vous pouvez prescrire des lotions avec une solution de sublimé à 1 pour 500 ou à 1 pour 300. Ces lotions doivent être accompagnées d'un certain degré de friction sur les parties malades. Après la lotion, vous faites appliquer, en permanence, sur la peau, une pommade à base mercurielle, soit une pommade au turbith minéral, soit une pommade au calomel.

Pommade à l'onguent citrin.

Hardy a préconisé, dans le traitement de l'herpès circiné, la pommade à l'onguent citrin, dans la proportion d'une partie d'onguent citrin pour quatre parties d'axonge.

Pommade soufrée.

On a employé la pommade soufrée ; mais il faut reconnaître que, dans la grande majorité des cas, cette pommade est absolument insuffisante.

Parasiticides divers.

Tous les parasiticides connus ont été employés sous

forme de pommades : la pommade au naphtol, la pommade à l'acide pyrogallique, la pommade à l'acide chrysophanique. Toutes ces pommades peuvent donner de bons résultats.

Pommade à la poudre d'araroba.

Dans les cas où les soulèvements vésico-bulleux sont très marqués, quand les badigeonnages iodés, les lotions de sublimé, les pommades irritantes, dont je viens de vous parler, produisent une inflammation trop vive de la peau, dans ces cas-là, il faut avoir recours à un traitement parasiticide non irritant. Je vous recommande une préparation qui réussit très bien, sans irriter la peau, c'est la pommade à la poudre d'araroba ou à la poudre de goa. C'est de cette poudre végétale qu'on a extrait l'acide chrysophanique. La poudre d'araroba doit être incorporée à l'axonge, dans la proportion de 5 grammes de poudre pour 30 grammes d'axonge.

Quand l'irritation cutanée n'est pas trop vive, il est bon de mêler à cette pommade, pour la rendre plus active, une petite quantité de vinaigre, par exemple 2 grammes de vinaigre pour 30 grammes de pommade; mais, si la peau est très enflammée, si les soulèvements bulleux sont très étendus, il faut évidemment vous abstenir de l'addition de vinaigre, en si petite quantité que ce soit, et vous contenter d'appliquer la pommade simple à l'araroba.

Trichophytie de la barbe. Sycosis parasitaire.

J'arrive maintenant, Messieurs, à la troisième forme de trichophytie, la *trichophytie de la barbe*, connue aussi sous le nom de *sycosis parasitaire*.

Cette affection, d'après M. Sabouraud, est toujours produite par le *trichophyton megalosporon ectothrix;* c'est le même parasite que celui du kérion et de la folliculite agminée.

Dans la barbe, la trichophytie présente une évolution tout à fait particulière. Cette affection est la *mentagre* des anciens dermatologistes ; elle est connue de toute antiquité, car elle a été décrite par Pline.

Au début, la trichophytie de la barbe se présente sous l'aspect d'une petite plaque rouge érythémateuse, arrondie, légèrement squameuse. Symptômes : Lésions du début.

Dans d'autres cas, c'est une plaque circinée, à bord annulaire, avec les mêmes caractères objectifs que l'herpès circiné de la peau glabre.

Dans d'autres cas encore, vous constatez seulement une plaque de desquamation fine, blanchâtre, de la peau, sans rougeur ou avec une rougeur à peine sensible ; cette desquamation blanchâtre recouvre les poils comme d'une sorte de givre, de duvet, qui n'est autre chose que de la matière champignonneuse. C'est à cette forme de début du sycosis que quelques auteurs ont donné le nom de *pityriasis alba parasitaire ;* celui-ci n'est qu'un des degrés d'évolution, le premier degré d'évolution du sycosis parasitaire, de la trichophytie de la barbe. Pityriasis alba parasitaire.

Jusqu'alors, et quel que soit l'aspect sous lequel se présente la lésion initiale, cette lésion est encore tout à fait superficielle et exclusivement épidermique ; mais les poils sont plus ou moins rapidement atteints. Envahissement des poils.

Ils sont envahis par le parasite, suivant le même mécanisme que dans la teigne tondante. Ces poils sont secs, ternes, décolorés, cassants, engainés de squames blanchâtres.

Parfois, la peau est grisâtre, rugueuse, tonsurée, comme sur les plaques de trichophytie des cheveux. Dans d'autres cas, la peau malade est encore rugueuse, mais elle est rouge et légèrement tuméfiée. Ces deux aspects peuvent être observés selon les cas.

Mais bientôt apparaissent des caractères spéciaux à la trichophytie de la barbe. Les follicules pileux s'enflamment, la trichophytie se complique de folliculite suppurée ; en effet, le trichophyton mégalosporon ecto- Folliculites suppurées.

thrix est pyogène. C'est la présence de ces folliculites qui caractérise essentiellement le sycosis parasitaire, qui donne à la trichophytie de la barbe un aspect tout à fait particulier.

Pustules péri-folliculaires.

Autour des poils, la peau est tuméfiée, infiltrée et rouge; sur cette base rouge repose une pustule, qui entoure le poil, une pustule périfolliculaire, véritable pustule phlysaciée, comme nous avons dit dans notre classification, pustule phlysaciée à base indurée.

Indurations tuber-culeuses.

Dans quelques cas, l'induration est prédominante et persiste même longtemps après que la pustule est vidée. Cette induration persiste sous forme de nodosité profonde, de tubercule plus ou moins volumineux.

Les deux formes de lésions coexistent toujours sur le même sujet; de sorte qu'à sa période d'état le sycosis parasitaire, ou la mentagre, est caractérisé par un *mélange de pustules et de tubercules indurés*.

Abcès dermiques.

Parfois même, ce ne sont pas seulement des pustules et des indurations tuberculeuses; l'inflammation de la peau est plus profonde, la suppuration est plus étendue et constitue de véritables abcès dermiques.

Dans la plupart des cas, ces lésions pustuleuses et tuberculeuses s'ulcèrent; il se fait à leur surface une sécrétion séro-purulente, qui agglutine les poils, donne lieu à des croûtes brunes plus ou moins épaisses, et, au-dessous de ces croûtes, on trouve des ulcérations fongueuses.

Complications de furoncles et d'adénites.

On observe, en même temps, sur la peau des malades atteints de sycosis, d'autres lésions concomitantes, dues à l'infection de la peau par les agents de la suppuration. On observe des furoncles; on observe même parfois un retentissement ganglionnaire de ces lésions inflammatoires, on observe des adénites sous-maxillaires, qui peuvent suppurer.

Altérations des poils.

Au milieu de ces lésions profondes et multiples, les poils sont gravement altérés.

Ou bien ils sont ternes, décolorés, grêles, cassants ou cassés spontanément.

Ou bien ils tombent et ne se reproduisent plus. La papille pileuse est détruite par la suppuration, et il en résulte une alopécie définitive et des cicatrices.

Recherche microscopique du parasite.

La recherche du trichophyton, dans le sycosis parasitaire, est particulièrement difficile. Ce n'est pas dans les poils atteints de folliculite, ce n'est pas dans les pustules qu'il faut chercher les spores du champignon, mais à la périphérie des plaques tuberculo-pustuleuses, là où la lésion est moins avancée, dans les squames blanchâtres qui engainent les poils.

Siège.

Le sycosis parasitaire siège, comme je vous l'ai dit, dans la barbe; mais, dans la barbe, il présente un siège de prédilection, c'est le rebord de la mâchoire inférieure. On l'observe aussi au menton, sur les joues ; dans quelques cas on l'a observé à la nuque, sur le devant de la poitrine et parfois dans la région pubienne. Mais ce sont là des localisations rares ; le plus souvent, ce sont le bord des maxillaires inférieurs et le menton qui sont atteints par la trichophytie sycosique.

Démangeaisons et douleurs; Phénomènes généraux.

Les lésions de la trichophytie de la barbe causent des démangeaisons au début, plus tard, un sentiment de cuisson plus ou moins vive, des phénomènes douloureux plus ou moins marqués, suivant l'intensité des lésions inflammatoires concomitantes. Parfois même, on observe de la fièvre, pendant les périodes de suppuration aiguë, un état gastrique plus ou moins prononcé et de l'insomnie.

Marche.

La marche du sycosis parasitaire est indéfinie. La guérison spontanée est possible, après un temps très long, par une sorte d'épuisement du terrain ; les poils repoussent, mais ils repoussent moins nombreux qu'avant la maladie, et il reste toujours des plaques d'alopécie irrémédiable. Le plus souvent, la lésion persiste indéfiniment, si on n'intervient pas.

Diagnostic.

Le diagnostic du sycosis trichophytique est basé sur les altérations des poils, sur la limitation exacte de l'affection aux régions pileuses, sur l'infiltration inflammatoire profonde du derme et du tissu sous-dermique.

Avec l'eczéma impétigineux.

Il faut distinguer, d'abord, le sycosis parasitaire de l'eczéma et, particulièrement, de l'*eczéma impétigineux*. L'eczéma impétigineux est recouvert de croûtes comme le sycosis, mais il n'est pas limité aux poils, et il n'est pas accompagné des nodosités tuberculeuses profondes, qu'on observe dans le sycosis.

Avec le sycosis arthritique de la lèvre supérieure.

La forme d'eczéma pilaire, localisée à la lèvre supérieure et accompagnant le coryza chronique, forme décrite sous le nom d'eczéma récidivant de la lèvre supérieure ou de *sycosis arthritique*, est une lésion exactement limitée à la lèvre supérieure et qui n'est pas accompagnée, non plus, d'indurations tuberculeuses. C'est, comme vous le savez, une maladie de longue durée, sujette à des récidives, qu'on n'observe pas dans le sycosis parasitaire, une fois que la maladie a été bien traitée et bien guérie.

Avec l'acné.

L'*acné* diffère notablement du sycosis parasitaire. Les pustules de l'acné occupent surtout les parties glabres de la face, beaucoup plus que les régions pileuses. Dans l'acné, il n'y a pas de croûtes, pas de démangeaisons, pas d'altération des poils.

Avec les syphilides tuberculeuses et pustuleuses.

La *syphilide tuberculeuse* et *pustuleuse* est quelquefois d'un diagnostic assez difficile; mais, rappelez-vous bien que les tubercules et les pustules de la syphilis ne sont pas limités aux régions pileuses, que ces lésions pustuleuses ou tuberculeuses ne sont pas traversées par un poil, comme les éléments du sycosis. Les tubercules syphilitiques sont durs et les pustules ont une base indurée. Les lésions syphilitiques ont une coloration cuivrée tout à fait caractéristique; elles sont indolentes, non prurigineuses. S'il y a des croûtes, ces croûtes sont sèches et présentent une coloration d'un jaune verdâtre. Enfin, il est habituel de trouver des lésions syphilitiques sur d'autres points du corps ou, au moins, des traces de syphilides anciennes.

Le diagnostic est encore plus difficile entre le sycosis parasitaire et les *folliculites pilaires du sycosis simple*, non trichophytique. Avec les folliculites pilaires du sycosis simple.

Le sycosis simple est constitué par une inflammation des poils, déterminée par les agents de la suppuration, mais sans l'intervention du trichophyton. L'examen microscopique ne fournit, d'ailleurs, pas toujours des renseignements positifs, surtout dans les formes anciennes; il n'est pas rare de ne pouvoir trouver les éléments caractéristiques de la trichophytie; il faut donc d'autres éléments de diagnostic pour distinguer le sycosis simple du sycosis trichophytique.

Ces caractères différentiels sont les suivants: *dans le sycosis trichophytique*, les pustules sont plus volumineuses, les nodosités plus profondes; les poils sont profondément altérés: ils sont ternes, fragiles, se laissent arracher facilement ou tombent spontanément. Enfin, l'examen microscopique devra être fait, bien qu'il soit quelquefois insuffisant pour le diagnostic.

Dans le sycosis non parasitaire, les pustules sont plus petites, moins saillantes; les tubercules indurés sont également plus petits, moins saillants, moins profonds et aussi moins nombreux; les poils sont peu altérés, ils sont encore adhérents et leur extraction détermine une douleur assez vive.

Telles sont, Messieurs, les maladies que vous aurez à distinguer du sycosis trichophytique.

Quant à l'étiologie de cette maladie, elle est bien simple, elle est toute dans un seul mot: la contagion. Étiologie.

Cette contagion s'exerce surtout par les objets de toilette, par les peignes, par le blaireau qui sert à faire la barbe, par les brosses, particulièrement par le rasoir, quand celui-ci a déterminé des coupures légères, des excoriations superficielles de la peau, qui favorisent l'insertion du parasite et le développement de la mentagre.

Ces lésions sont, d'ailleurs, entretenues et favorisées par la malpropreté des individus, par le défaut de soin de la barbe ; c'est pourquoi le sycosis trichophytique s'observe beaucoup plus fréquemment dans les classes inférieures de la société.

Pronostic.

Le pronostic du sycosis trichophytique, au point de vue de la santé générale, est un pronostic bénin. Le sycosis n'est jamais une maladie grave, mais c'est une maladie très rebelle ; de plus, c'est une maladie très contagieuse. Dans certains cas, les follicules pileux sont détruits par la suppuration, quand la maladie a duré un certain temps ; il en résulte une alopécie consécutive, irrémédiable, quelquefois même des cicatrices, qui peuvent être difformes, mais qui, le plus souvent, restent plus ou moins visibles.

Traitement.

Le traitement diffère, suivant que vous avez affaire à un sycosis récent ou à un sycosis ancien.

1° Traitement de la maladie au début.

Au début, quand la lésion est superficielle, comparable à l'herpès circiné, quand les poils ne sont pas encore envahis, il suffit souvent de faire des savonnages énergiques de la barbe, soit avec du savon ordinaire, soit avec un savon antiseptique, de répéter ces savonnages plusieurs fois, d'appliquer sur les parties malades de la teinture d'iode à plusieurs reprises, comme dans l'herpès circiné, pour amener la guérison.

2° Traitement de la maladie constituée avec altération des poils.

Mais, *dès que les poils sont altérés*, il est nécessaire d'employer un traitement plus radical. Ce traitement est toujours le même, c'est celui de toutes les dermatoses pilaires parasitaires, c'est l'épilation.

Épilation.

Il faut donc épiler les poils de la barbe ; il est nécessaire, pour guérir la maladie, de faire plusieurs épilations successives, à des intervalles plus ou moins éloignés ; il est tout à fait exceptionnel qu'une seule épilation suffise.

Traitement de l'inflammation cutanée.

Les lésions inflammatoires, qui accompagnent la trichophytie de la barbe, devront être combattues par des moyens antiphlogistiques, par des pulvérisations d'eau boriquée tiède, par l'application de pommade boriquée. Il faut que le traitement antiphlogistique soit, en même temps, un traitement antiseptique ; c'est pourquoi il faut incorporer à l'eau, qui servira aux pulvérisations, un antiseptique comme l'acide borique ; c'est pourquoi certains auteurs ont complètement proscrit l'emploi des cataplasmes.

Cependant, les cataplasmes sont utiles, surtout pour déterger la peau et pour faire tomber les croûtes ; ils calment assez bien l'inflammation cutanée. Mais il est bon de faire ces cataplasmes, non pas avec de l'eau simple, mais avec une solution antiseptique, soit avec une solution boriquée forte, soit avec une solution de sublimé au millième.

Lotions antiseptiques.

Après l'épilation et dans l'intervalle des épilations, il est utile de faire des lotions parasiticides sur les parties malades.

Comme solutions parasiticides, vous emploierez surtout les solutions de sublimé à 1 pour 300 ou à 1 pour 500, ou la solution de résorcine à 5 pour 100.

Pommade antiseptique.

Il est bon, également, d'appliquer sur la région malade, en permanence, une pommade antiseptique, qui, en dehors de son action parasiticide directe, a pour effet d'agglutiner en quelque sorte les spores à la surface de la peau, d'empêcher la dissémination des parasites sur les parties voisines et de prévenir la contagion chez les personnes de l'entourage du malade.

Formulaire.

Ces pommades antiseptiques sont principalement les suivantes :

Pommades diverses.

La pommade au turbith minéral à 2 grammes ou 4 grammes pour 30 grammes de vaseline, à laquelle on peut ajouter 1 gramme de camphre, selon la formule de Hardy ; la pommade soufrée à 3 pour 30 ; la pommade au naphtol à 5 ou 10 pour 100; la pommade à l'acide salicylique à 1 pour 30; les pommades à l'acide pyrogallique ou à l'ichthyol à 10 pour 100. Cette dernière a été surtout recommandée par M. Unna.

Emplâtres.

Quand les plaques sont peu étendues, au lieu de pommades, il est préférable d'appliquer, sur les surfaces malades, un morceau d'emplâtre de Vigo ou d'emplâtre rouge de Vidal.

Scarifications des tubercules. Ponction et évacuation des pustules.

Enfin, un autre traitement est également nécessaire. Ces indurations tuberculeuses inflammatoires, profondes, qui accompagnent les sycosis, ne se résolvent pas d'elles-mêmes ou, au moins, ne se résolvent que très lentement. Quand vous avez commencé le traitement parasiticide, quand vous avez enlevé la plus grande partie des poils malades par l'épilation, quand vous avez fait, pendant un temps suffisant, des lotions antiseptiques à la surface de la peau, il est bon, pour faire résorber, pour faire disparaître ces tubercules, que vous ayez recours aux scarifications. Celles-ci devront être faites soigneusement, avec un instrument stérilisé et après antisepsie préalable de la peau.

Au moyen du même scarificateur, ou avec une aiguille stérilisée, vous ferez bien également de percer et de vider les pustules sycosiques.

Après chaque séance de scarification et d'acupuncture évacuatrice du pus des pustules, il est indispensable de pratiquer, sur la région opérée, une pulvérisation avec de l'eau boriquée. Il est également utile de toucher chaque pustule, après son ouverture, avec de l'alcool boriqué saturé ou avec un crayon de sulfate de cuivre.

Trichophytie des ongles.

Il me reste maintenant à vous parler d'une dernière forme de trichophytie, la *tricophytie des ongles*.

La trichophytie unguéale est une localisation assez rare, qui n'est connue et décrite que depuis peu. Elle a surtout été étudiée par M. Pellizari et par M. Dubreuilh (de Bordeaux).

Étiologie. On l'observe particulièrement dans les cas de trichophytie généralisée, ancienne et rebelle, avec des plaques multiples sur toute la surface du corps. Parfois aussi, elle peut se développer à la suite du grattage des plaques trichophytiques du cuir chevelu ou de la peau, par inoculation du parasite sur les lamelles cornées de l'ongle.

Les ongles malades sont surtout les ongles des mains; quelquefois, cependant, on a observé, mais beaucoup plus rarement, dans certains cas de trichophytie rebelle, des altérations trichophytiques des ongles des pieds.

Symptômes. La maladie débute par les bords latéraux de l'ongle, qui sont épaissis, ternes et décollés.

Bientôt, l'ongle présente une surface irrégulière, parsemée de petites taches blanches, jaunes ou brunes, couverte également de stries longitudinales et transversales. Au bout d'un certain temps, l'ongle est ramolli, gonflé, friable; il se dissocie facilement et s'effrite.

Si vous examinez au microscope les petites taches jaunes ou blanchâtres, dont je viens de vous parler, vous y trouvez des spores et du mycélium de trichophyton.

Diagnostic. Le diagnostic de la trichophytie unguéale est, du reste, impossible sans l'examen microscopique et s'il n'y a pas coexistence d'autres manifestations trichophytiques sur la peau, sur le cuir chevelu ou dans la barbe. Cette onychomycose ressemble beaucoup à l'eczéma ou au psoriasis des ongles.

Le favus des ongles présente une coloration plus jaune; mais, en dehors de cette coloration jaune, le diagnostic, parfois très difficile, ne peut se faire que par les caractères microscopiques différents des deux parasites, le trichophyton et l'achorion; souvent même, ainsi que l'a montré M. Sabrezès, la distinction n'est possible que par la culture et par l'inoculation expérimentale.

Traitement. Le traitement de la trichophytie unguéale est assez simple.

Il faut d'abord ramollir l'ongle, pour permettre aux agents parasiticides de pénétrer dans les lamelles cornées. Ce ramollissement de l'ongle peut s'obtenir très facilement, par une sorte de macération dans un doigtier de caoutchouc, ou, d'une façon plus rapide, par le décapage de l'ongle, au moyen de badigeonnages avec une solution de potasse caustique.

Quand l'ongle est suffisamment ramolli et décapé, il faut le râcler, pour enlever, autant que possible, l'élément parasitaire, faire ensuite des applications parasiticides sur la surface râclée.

Ces applications consisteront surtout dans des badigeonnages avec une solution de sublimé au 1/100 ou au 1/200, dans l'alcool ou dans la glycérine, ou plus simplement, dans des applications de teinture d'iode.

Dans l'intervalle de ces badigeonnages antiseptiques, il est bon d'appliquer en permanence, sur les ongles malades, une pommade boriquée, à titre de pansement occlusif et calmant.

Telles sont, Messieurs, les diverses formes de trichophytie, auxquelles vous aurez affaire dans votre pratique, tels sont les caractères constitutifs de ces diverses formes et tels sont les principaux moyens thérapeutiques qui leur sont applicables.

QUARANTIÈME LEÇON

FAVUS

SOMMAIRE. — Définition. — Nature du favus. — Spécificité de l'achorion. — Description et développement du parasite; spores, mycélium. — Mode d'envahissement du poil.

Étiologie. — Modes de contagion; conditions prédisposantes, individuelles, régionales, ethniques. — Transmission par les animaux.

Localisations du favus :

I. *Favus du cuir chevelu.*

Symptômes : début; croûtes et godets.

Favus urcéolaire : forme confluente. — Caractères et évolution des godets faviques.

Favus scutiforme. — *Favus squarrheux.*

Altérations du derme et des poils.

Phénomènes subjectifs; odeur.

Complications : Pustules circumpilaires. — Impétigo. — Eczéma. — Phthiriase. — Complications suppuratives.

Symptômes généraux. — *Marche :* alopécie ; plaques cicatricielles.

Favus atypique, squameux, diffus.

Diagnostic du favus : avec l'eczéma; la séborrhée; l'impétigo; la syphilide pustulo-crustacée; l'acné pilaire décalvante; le psoriasis; le lupus érythémateux; la teigne tondande ; la pelade.

Pronostic.

Traitement. — 1° Couper les cheveux ; faire tomber les croûtes.

2° Epilation; plusieurs séances sont nécessaires.

3° Applications parasiticides; *Formulaire :*

Lotions de sublimé; pommade au turbith; pommade soufrée; lotions et pommades parasiticides diverses; eau oxygénée; huile de cade. — Emplâtre de Vigo; emplâtre rouge.

Traitement général.

Diagnostic de la guérison.

II. *Favus des parties glabres.*

Sièges ; symptômes.

Forme érythémato-squameuse.

Marche.

Traitement.

III. *Favus des ongles.*

Conditions étiologiques. — Symptômes. – Diagnostic. — Traitement.

Messieurs,

Nous étudierons aujourd'hui une autre affection parasitaire de la peau, le favus.

Définition et nature du favus.

Le favus est une affection parasitaire, mycosique, c'est-à-dire causée par un champignon parasite, affection caractérisée objectivement par la présence de croûtes jaunes, sèches, déprimées à leur centre en forme de godets ou de cupules.

Favus veut dire rayon, gâteau de miel ; c'est à cause de la ressemblance de la croûte cupuliforme du favus et de la cellule hexagonale du gâteau de miel des abeilles, que ce nom a été adopté pour désigner la maladie qui va nous occuper maintenant.

D'ailleurs, bien que décrite depuis longtemps sous le nom de teigne ou de *tinea*, qui est le nom latin de la teigne, avec ses caractères objectifs complets, cette affection était confondue par les anciens auteurs avec les autres maladies du cuir chevelu.

Lorry, le premier, distingua le favus des autres teignes; on appelait alors teignes toutes les affections chroniques du cuir chevelu. Lorry distingua donc le favus des autres teignes et lui donna le nom de teigne vraie, *tinea vera*.

La teigne faveuse a été décrite par Willan, sous la dénomination de *porrigo favosa*, par Bateman, sous les noms de *porrigo favosa* et de *porrigo lupinosa*. Je vous indique cette synonymie, de façon à ce que vous puissiez vous y reconnaître dans les écrits des anciens dermatologistes.

Mais, malgré les travaux de Lorry, la spécificité de la teigne faveuse n'a été bien établie que par la découverte du parasite, qui fut faite par Schoenlein en 1839. Ce parasite a été étudié plus complètement par Remak, qui lui a donné le nom d'*achorion Schoenleinii*, pour rendre hommage à l'auteur qui l'a découvert. Depuis Remak, le nom d'achorion Schoenleinii est adopté par tout le monde pour désigner le parasite du favus.

La nature parasitaire du favus a été confirmée par les travaux du professeur Charles Robin et par ceux de Bazin.

Spécificité de l'achorion.

L'achorion est donc la cause du favus, et ce champignon est bien distinct des autres champignons parasites de la peau. C'est en vain que quelques auteurs, notamment T. Fox, ont prétendu que tous les cryptogames des dermatoses parasitaires n'étaient que des phases diverses de développement du même parasite. Cette opinion était déjà rejetée par la plupart des dermatologistes, au nom de la clinique, en raison des altérations cutanées toutes différentes que produisent les divers parasites, en raison aussi des caractères morphologiques constants de chaque parasite, spécial à chaque forme de teigne.

Mais, aujourd'hui, cette idée erronée, relative à l'identité de tous les parasites cryptogames de la peau, ne mérite même plus d'être discutée, depuis que MM. Duclaux et Verujski ont montré que l'achorion et le trichophyton étaient distincts l'un de l'autre, non seulement par leur forme, non seulement par leurs caractères objectifs, mais aussi par leur développement sur cultures artificielles.

Les cultures de l'achorion diffèrent, en effet, absolument de celles du trichophyton. Sur gélose, les cultures de l'achorion forment des amas jaunâtres, déprimés en forme de cupules, semblables aux godets faviques de la peau. Si vous vous rappelez les caractères des cultures du trichophyton, tels que je vous les ai indiqués dans une précédente leçon, vous voyez qu'il est impossible de confondre deux parasites si différents.

Si l'on veut étudier les caractères botaniques de

Description du parasite.

l'achorion, il suffit d'écraser et de délayer un fragment de croûte favique dans une solution concentrée de potasse caustique, de colorer par l'éosine ou le violet de méthyle et de monter la préparation dans la glycérine.

Par l'examen microscopique, on voit que le champignon se compose de spores et de mycélium.

Spores.

Les spores sont irrégulièrement arrondies ou ovoïdes ou pyriformes, dans quelques cas, même, cubiques, avec des angles arrondis.

Leur diamètre varie entre 3 et 7 millièmes de millimètre et peut même atteindre, d'après Charles Robin, dix millièmes de millimètre.

Ces spores sont isolées, ou réunies deux par deux, ou juxtaposées en chapelet au nombre de 3 ou 4. Elles ont un aspect tout à fait particulier, un *double contour* caractéristique, qui les distingue nettement de tous les autres parasites de la peau.

Mycélium.

Le mycélium de l'achorion est formé de tubes cylindriques, de 3 millièmes de millimètre de largeur; ces tubes sont flexueux ; ils sont simples ou ramifiés, cloisonnés et articulés ou non.

Quelques-uns sont moniliformes, un peu plus volumineux que les autres, et renferment des spores. On les appelle *tubes sporophores*. Les autres tubes sont vides.

Dans les croûtes faviques, les spores et les tubes mycéliaux sont plongés dans une sorte de gangue amorphe, qui agglutine les éléments les uns avec les autres.

Développement du parasite.

L'achorion se développe autour des poils, au-dessous de la couche superficielle de l'épiderme, et végète dans l'épiderme, qui est son siège initial.

La lésion est d'abord constituée par un petit point, d'un jaune soufré, acquiert peu à peu le volume d'une lentille. A ce degré, le favus est caractérisé par une petite masse, déprimée à son centre, ombiliquée, traversée par un poil. La dépression correspond à l'orifice du follicule pileux. Cette production sous-épidermique, circumpilaire, constitue ce qu'on appelle le *godet favique*.

Envahissement du poil.

En même temps que le parasite s'étend à la périphérie, sous l'épiderme, il végète dans la partie centrale du godet et envahit le poil.

Le parasite pénètre dans le poil, soit latéralement, soit par une voie détournée, qui a été indiquée par M. Kaposi. Le champignon descend alors dans les cellules de la gaine de la racine, jusqu'au fond du follicule pileux, pénètre dans le bulbe et, par un trajet rétrograde, envahit le poil de bas en haut.

M. Balzer a montré que ces deux modes de pénétration du parasite dans le poil étaient possibles dans le favus.

L'envahissement du poil par l'achorion est plus difficile, d'ailleurs, que par le trichophyton; l'infiltration n'est jamais aussi prononcée.

Les spores de l'achorion forment, dans le poil, des réseaux à mailles allongées dans le sens de la longueur du poil; elles sont moins abondantes que les spores du trichophyton. Le cheveu favique est moins friable que le cheveu trichophytique.

Tels sont, Messieurs, les caractères morphologiques et les particularités de développement du champignon favique.

Variétés de l'achorion.

D'après M. Quincke, il y aurait deux variétés d'achorion favique, l'une qui se développerait sur le cuir chevelu, l'autre sur les parties glabres. Les différences de ces deux espèces ne sont pas assez bien déterminées pour permettre d'admettre sans contrôle les idées de M. Quincke.

Dans ces derniers temps, d'autres auteurs ont cherché aussi à reconnaître plusieurs espèces de ce parasite; ces recherches ne sont pas encore très démonstratives. MM. Unna, Franck, Neebe admettent plusieurs espèces différentes, dont les caractères sont bien peu tranchés. MM. Kral, Plaut, Pick, Mibelli, Sabrazès pensent qu'il n'y a qu'une seule espèce d'achorion, qui comprend plusieurs variétés. D'après M. Bodin, il y aurait cinq variétés différentes d'achorion, qu'on ne peut distinguer que par leurs cultures. — Ces variétés n'ont qu'une importance secondaire.

Étiologie.

Quoi qu'il en soit, les notions anatomiques, bactériologiques et pathogéniques, que je viens de vous exposer, vous montrent que *l'unique cause du favus est la contagion.*

Modes de contagion.

La transmission du parasite peut se faire de plusieurs façons.

Ce peut être une transmission directe, qui résulte des rapports journaliers, de la cohabitation permanente avec un favique. C'est de cette façon que s'opère la transmission dans une famille, où il y a un enfant atteint de favus et où tous les autres enfants, au bout d'un certain temps, sont contagionnés.

La transmission peut se faire également d'une façon directe, par inoculation à la surface d'une plaie accidentelle, d'une écorchure. C'est de cette façon, par l'intermédiaire des ongles, que se fait la dissémination du favus, par auto-inoculation, chez le même individu.

En dehors de ces transmissions directes, il peut y avoir une transmission médiate ou indirecte, qui s'opère par les vêtements, par les peignes, par les objets de toilette et aussi par les coiffures: le chapeau, la casquette d'un individu, atteint de favus, communiquent le favus à celui qui porte ce chapeau ou cette casquette, après le malade.

La transmission peut aussi se faire d'une autre façon, d'une façon tout à fait indirecte, au moyen de l'air atmosphérique, qui sert de véhicule à la dissémination de la poussière favique. La possibilité de ce mode de contagion a été bien démontrée par les expériences de Bazin.

Malgré la multiplicité des modes de transmission du favus, l'*achorion est moins contagieux que le trichophyton*.

Conditions prédisposantes individuelles, régionales et ethniques.

C'est surtout dans la contagion du favus qu'il faut tenir compte des prédispositions individuelles. Il y a des individus qui échappent à la contagion et qui sont même réfractaires à l'inoculation, d'après Hardy. Ces individus appartiennent toujours à la classe aisée ce sont des adultes robustes, bien constitués, vivant dans de bonnes conditions hygiéniques.

D'une façon générale, le développement du favus est plus facile chez les enfants, comme, d'ailleurs, le développement de tous les parasites.

Il est favorisé par le tempérament lymphatique, par la débilité de l'organisme ; il est favorisé également par la misère et par la malpropreté ; ce sont surtout des individus, qui vivent dans de mauvaises conditions hygiéniques, qui sont atteints de favus. La mauvaise hygiène, l'alimentation insuffisante sont des causes prédisposantes au développement de cette maladie parasitaire.

C'est pourquoi le favus est beaucoup plus fréquent dans les campagnes que dans les villes, et surtout dans certaines campagnes misérables. En France, les départements qui donnent le plus de favus sont les départements du Nord, la Bretagne, les départements voisins des Pyrénées et ceux du Plateau central.

Il y a évidemment des conditions régionales qui influent sur la genèse de cette affection. A Lyon, par exemple, et dans les environs, le favus est commun et la trichophytie est rare. C'est le contraire que nous observons à Paris.

A Paris, le favus est assez rare ; on l'observe surtout dans une certaine classe de la population, dont la propreté et l'hygiène laissent à désirer. Je tiens d'Hillairet qu'il y a quinze ou vingt ans la plupart des malades atteints de favus, observés à l'hôpital Saint-Louis, étaient des juifs polonais et russes qui formaient alors, et forment encore aujourd'hui, une colonie assez importante dans le quartier du Marais et de la rue Vieille-du-Temple. La plupart des enfants, atteints de favus, venaient des environs de la rue Vieille-du-Temple et appartenaient à cette race, qui, surtout quand elle est arrivée à Paris, chassée de Russie, vivait dans de mauvaises conditions hygiéniques et dans la misère. Actuellement encore, il y a des favus dans cette même colonie juive, et j'en ai vu plusieurs cas, ces années dernières, à la consultation du Bureau central, à l'Hôtel-Dieu. Cette année, j'ai observé un seul cas de favus à la consultation dermatologique de l'hôpital Saint-Antoine : c'était une juive, expulsée de Kiew.

Transmission du favus des animaux à l'homme.

Messieurs, le favus existe chez les animaux et peut se transmettre des animaux à l'homme. Cette particularité est très intéressante à connaître, car ce nouveau mode de contagion jette un jour important sur l'étiologie de certains cas de favus et peut contribuer à vous expliquer pourquoi le favus est beaucoup plus fréquent dans les campagnes que dans les villes.

Les observations d'Anderson (de Glascow) ont montré que le favus n'existait pas seulement chez les animaux domestiques, mais qu'on pouvait l'observer chez la souris et chez le rat, et d'une façon extrêmement fréquente. Les expériences et les observations d'Anderson et d'autres auteurs anglais ont montré la facilité de la contagion du favus de la souris à l'homme, la facilité de la contagion du favus de la souris au chat et, par l'intermédiaire du chat, à l'homme.

M. Köbner a observé le favus chez le cochon d'Inde ; d'autres l'ont observé chez la poule, chez le chien, chez le cheval, chez le lapin et chez d'autres animaux domestiques. On connaît un grand nombre de faits de transmission de la teigne faveuse de tous ces animaux à l'homme.

D'après les observations de Hardy, les campagnards atteints de favus sont surtout les petits pâtres, qui couchent dans les écuries et dans les étables, qui vivent, par conséquent, dans des conditions où ils sont exposés à contracter la teigne des animaux.

Sièges du favus.

Le favus s'observe surtout sur les régions pileuses, au cuir chevelu. On le voit plus rarement sur la peau, parfois sur les ongles.

Nous allons examiner successivement ces diverses localisations du parasite.

Favus du cuir chevelu.

Le *favus du cuir chevelu*, qui est la forme la plus importante de la maladie, représente la teigne faveuse des anciens auteurs ; c'est, encore une fois, la localisation la plus fréquente de l'achorion de Schœnlein.

Symptômes du début.

Le favus du cuir chevelu débute par des démangeaisons modérées, ordinairement peu marquées, et par une rougeur, qui est quelquefois diffuse et, dans d'autres cas, disposée en cercles ; mais ces cercles sont toujours moins étendus que ceux que produit le trichophyton, et ils ne progressent pas excentriquement, comme les plaques circinées de la trichophytie.

Sur ces plaques rouges et prurigineuses, vous voyez se développer une desquamation furfuracée, pityriasique, et bientôt, au milieu de ces petites squames disséminées, apparaissent des points jaunes, saillants. Ces points sont très petits, au début ; mais, si minimes qu'ils soient, il est déjà possible, au moyen de la loupe, d'apercevoir à leur centre une dépression, qui est traversée par un poil.

Ces points ou ces petites taches jaunes s'accroissent graduellement, deviennent plus larges, plus saillants, en soulevant peu à peu l'épiderme, au-dessous duquel ils sont situés, comme je vous l'ai déjà dit.

Période d'état ; croûtes ou godets faviques.

Au bout d'une dizaine de jours, quinze jours, quelquefois seulement au bout de vingt jours, ces taches ou ces points finissent par constituer des croûtes.

Celles-ci sont lenticulaires, sèches, d'un jaune franc, d'un jaune qui rappelle la couleur du soufre. Elles présentent à leur centre une dépression cupuliforme, en forme de godet ; cette dépression est traversée par un poil.

Le *godet favique*, ainsi constitué, s'accroît peu à peu ; il peut atteindre 1 centimètre de diamètre. Parfois, au lieu d'un seul poil, vous en voyez plusieurs qui traversent le godet, englobés par la croûte parasitaire.

Favus typique. Forme urcéolaire.

Quand les godets sont ainsi bien visibles, bien délimités, quelle que soit leur dimension, quand ils sont bien isolés et disséminés sur tout le cuir chevelu, la maladie prend le nom de *favus urcéolaire*. Cette forme représente le *porrigo* ou la *tinea lupinosa* des anciens dermatologistes.

Favus urcéolaire confluent.

Ces godets, quand ils sont volumineux, peuvent être très rapprochés les uns des autres, parfois même contigus ; ils constituent alors le favus urcéolaire confluent ou cohérent.

Caractères morphologiques et évolution des godets et des croûtes faviques.

Le godet, par son accroissement graduel, se trouve formé de couches concentriques. Les couches les plus anciennes, qui sont situées au centre, sont plus blanches, plus pâles ; les couches périphériques, qui sont récentes, sont, au contraire, d'un jaune plus franc, tout à fait de la couleur du soufre.

La croûte favique est très adhérente à la surface cutanée. Si on l'arrache, on trouve au-dessous d'elle la couche profonde de l'épiderme, qui est rouge, humide, déprimée en cupule. A la loupe, on voit, sur la dépression épidermique, l'orifice du follicule pileux situé au centre. Ces croûtes sont très adhérentes, comme je viens de vous le dire, et elles sont parfois difficiles à arracher ; leur arrachement détermine quelquefois l'issue de quelques gouttelettes de sang.

Abandonnée à elle-même, la croûte favique augmente encore, grâce à la prolifération incessante du parasite.

Au bout d'un certain temps, la lame épidermique, qui recouvrait le godet, se rompt ; la croûte, qui n'est plus protégée, se désagrège, devient pulvérulente, se couvre d'une poussière qui n'est autre chose que de la matière cryptogamique, et cette poussière favique est une nouvelle cause de dissémination du parasite sur les parties voisines et sur le reste du corps.

Quelques croûtes tombent spontanément dans leur entier, même en l'absence de tout traitement; elles sont très rapidement remplacées par d'autres, qui siègent aux mêmes points.

Telle est la forme typique du favus ; mais l'accroissement des croûtes, leur confluence, leur épaisseur peuvent être tels qu'il n'y a plus apparence de godets.

La maladie prend alors un aspect différent, qui a fait décrire par Bazin, à côté du favus urcéolaire, *deux autres variétés de favus :* le *favus scutiforme* et le *favus squarrheux*.

Le favus scutiforme est constitué par des croûtes qui présentent, d'une façon très grossière, l'aspect d'un bouclier, d'où le nom qu'on leur a donné. Favus scutiforme.

Ce ne sont plus des croûtes ombiliquées, isolées, mais des plaques de dimensions variables, irrégulièrement arrondies, mais toujours bien circonscrites.

Ces plaques faviques, rugueuses, inégales, existent en nombre variable sur le cuir chevelu ; elles peuvent, par leur progression graduelle, se réunir par confluence et recouvrir des surfaces très étendues.

Sur ces plaques, au début, on peut encore voir, de place en place, des dépressions cupuliformes ; mais celles-ci disparaissent au bout d'un certain temps.

L'épiderme protecteur étant rompu par l'accroissement progressif de la matière favique, la plaque s'effrite et sa surface tombe en poussière, de la même façon que les godets faviques isolés.

La troisième forme de favus du cuir chevelu, le favus Favus squarrheux.

squarrheux, représente des croûtes faviques anciennes, décolorées, grisâtres. Il est constitué par des amas croûteux saillants, stratifiés, irréguliers, plus ou moins épais, sans forme déterminée, ressemblant, en quelque sorte, à une couche de mortier qu'on aurait appliquée sur le cuir chevelu.

La surface de ces croûtes squarrheuses est anfractueuse, mais il est absolument impossible de découvrir une trace, une apparence quelconque de godet. Cette surface est d'ailleurs couverte de poussière favique, de fragments de croûtes, adhérents aux cheveux, sur un point de leur longueur, et qui rappellent un peu l'aspect que vous avez déjà observé dans l'impetigo granulata.

Ces deux formes de favus, le favus scutiforme et le favus squarrheux, différentes d'aspect du favus urcéolaire, ne sont pas des variétés spéciales. Ce ne sont que des degrés successifs d'évolution et de prolifération du parasite.

On voit, en effet, les trois formes coexister ou se succéder chez le même sujet. Lorsqu'on a fait tomber les croûtes du favus squarrheux, on voit toujours l'affection reparaître sous la forme de godets isolés de favus urcéolaires, avant de constituer de nouveau des plaques scutiformes ou squarrheuses.

Altération du derme et des poils.

Au-dessous des croûtes faviques, qu'il s'agisse de l'une ou de l'autre de ces trois variétés, le derme est rouge, profondément enflammé.

Les poils, envahis par le parasite, sont de plus en plus altérés ; ils sont d'abord ternes, secs, décolorés, puis, au bout d'un certain temps, complètement atrophiés, frisotants et lanugineux, ressemblant à de la laine frisée. Ils s'arrachent facilement ; quelquefois, ils tombent d'eux-mêmes. Alors, au-dessous des croûtes, vous ne trouvez qu'une surface uniformément glabre et unie, sans trace de cheveux.

Quelle que soit son étendue, quelle que soit l'épaisseur de ses croûtes, quelque profondes que soient les altérations qu'il détermine, le favus n'est pas douloureux. Phénomènes subjectifs presque nuls.

Je vous ai signalé déjà les démangeaisons légères du début ; ces démangeaisons peuvent persister pendant tout le temps de la maladie, mais elles sont toujours très modérées, et même, dans certains cas, elles font complètement défaut.

Mais, si la maladie n'est pas douloureuse, elle présente un symptôme particulier et vraiment pathognomonique. Les croûtes répandent une odeur de souris tout à fait caractéristique, une odeur d'urine putréfiée, qui est appréciable même à une certaine distance du malade. Cette odeur est tellement spéciale que, dans les cas douteux, quand l'éruption favique est dénaturée dans son aspect, elle suffit, à elle seule, pour vous faire faire le diagnostic, pour vous permettre de distinguer le favus des croûtes de l'impétigo ou de l'eczéma. Odeur du favus.

Les croûtes faviques peuvent être accompagnées de quelques complications locales. En premier lieu, l'irritation, l'inflammation des follicules par le parasite peut donner lieu à une suppuration limitée, sous forme de petites pustules circumpilaires, qui se dessèchent rapidement, en formant des croûtes jaunes ou brunes. Celles-ci tombent sans laisser de cicatrices. Complications locales. Pustules circumpilaires.

Ces pustules sont des éléments surajoutés ; elles résultent d'une infection secondaire du cuir chevelu, déjà altéré par le parasite du favus. Elles n'appartiennent pas en propre à l'achorion de Schoenlein, et c'est bien à tort que Willan avait considéré ces pustules, inconstantes d'ailleurs, comme les lésions initiales du favus. Elles peuvent faire complètement défaut et, encore une fois, constituent seulement une complication purulente de l'affection favique.

Outre ces pustules, vous pouvez voir d'autres croûtes, d'origine microbienne également, surajoutées aux Impétigo surajouté.

croûtes du favus; ce sont des croûtes d'impétigo. Cet impétigo existe surtout chez les enfants lymphatiques, quand, par suite du grattage et de l'irritation cutanée, il s'est produit, à la surface du cuir chevelu, des excoriations, qui ont permis aux parasites pyogènes de l'impétigo de germer sur cette tête malade.

Complication d'eczéma.

Dans d'autres cas, ce n'est pas de l'impétigo, ce sont des éruptions eczémateuses, que vous observez, chez les individus prédisposés, soit sur le cuir chevelu, soit sur le front, sur la bordure des cheveux, ou derrière les oreilles ; ce dernier siège, comme vous le savez, est tout à fait particulier à l'eczéma.

Complication de phthiriase.

On peut voir aussi les croûtes se remplir de poux et la phthiriase se surajouter au favus.

Complications suppuratives.

Ces inflammations secondaires du cuir chevelu, quand elles sont assez étendues, peuvent retentir sur les ganglions et déterminent des adénites cervicales, d'autant plus facilement que les sujets atteints de favus sont souvent des individus lymphatiques. Ces adénites peuvent suppurer et donner lieu à des abcès ganglionnaires, qui compliquent encore l'affection parasitaire primitive.

L'inflammation du cuir chevelu est même, quelquefois, tellement intense, qu'elle s'accompagne de suppuration du tissu cellulaire et d'abcès sous-cutanés.

Symptômes généraux.

En dehors de ces complications, le favus n'occasionne aucun trouble de la santé générale, excepté dans les formes anciennes, dans le favus invétéré. Vous pouvez alors constater un peu de pâleur, un certain degré de débilité, quelquefois de l'altération des fonctions digestives. La nutrition générale de l'organisme est en souffrance, et, suivant la juste comparaison de Hardy, il semble que le malade s'étiole comme certains arbres dont l'écorce est couverte de végétations cryptogamiques.

Marche.

Tels sont les symptômes de la teigne faveuse. Que vont devenir maintenant ces lésions du cuir chevelu, si la thérapeutique n'intervient pas, ou si elle n'intervient pas assez tôt?

Abandonné à lui-même, le favus a une durée très longue ; il peut persister pendant plusieurs années, et même, en l'absence de tout traitement, pendant quinze ou vingt ans.

Tantôt, il persiste sous forme de plaques isolées et peu nombreuses; l'affection parasitaire est, en quelque sorte, discrète. Tantôt, au contraire, les croûtes sont plus épaisses, plus nombreuses, occupent presque tout le cuir chevelu; vous pouvez observer, de plus, de par la dissémination du parasite, des plaques faviques sur le tronc et sur les membres.

Malgré sa longue durée et sa persistance, le favus peut guérir spontanément, le champignon ne trouvant plus à se nourrir sur la tête où il s'est développé. Mais cette guérison ne se produit qu'au prix de lésions irrémédiables.

Alopécie ; plaques cicatricielles.

En effet, la persistance de l'inflammation du cuir chevelu amène peu à peu la destruction des bulbes pileux et des glandes annexées aux poils ; il en résulte une sorte d'atrophie cicatricielle du derme. Quand les croûtes sont tombées, elles laissent au-dessous d'elles des surfaces dénudées, lisses, luisantes, d'abord rouges dans les premiers temps, puis complètement blanches et décolorées, parcheminées et absolument dépourvues de poils.

Cette alopécie, qui se produit au-dessous des croûtes faviques invétérées, est une *alopécie définitive, irrémédiable*. Elle est plus ou moins étendue, suivant la largeur des plaques; quelquefois, elle occupe une grande partie du cuir chevelu. Quelle que soit son étendue, cette alopécie permet toujours, d'après ses caractères, de reconnaître l'existence antérieure d'un favus et de faire le diagnostic rétrospectif de la maladie.

Dans des cas plus heureux, l'alopécie est plus limitée ; elle existe seulement par petites plaques, quand les croûtes faviques occupaient un espace plus restreint ou quand le traitement est intervenu à temps.

Quand la maladie est traitée de bonne heure, la guérison peut même être obtenue sans qu'il reste de places dénudées ; mais toujours, ou presque toujours, sur les parties atteintes, les cheveux restent plus rares, plus secs ; vous observez une sorte d'alopécie diffuse, qui persiste indéfiniment.

Tels sont les caractères généraux, telles sont les formes ordinaires, telle est l'évolution habituelle de la teigne faveuse.

Favus atypique.

Mais il y a une autre forme tout à fait spéciale de favus, forme difficile à reconnaître et dont les caractères objectifs sont assez différents. C'est cette forme que M. Besnier appelle le *favus atypique*.

L'aspect du favus atypique ne ressemble pas à celui du favus urcéolaire disséminé ou du favus en plaques.

L'affection est généralisée à tout le cuir chevelu ; elle est, d'ailleurs, limitée au cuir chevelu.

Elle est constituée par des lamelles grisâtres ou jaunâtres, plus ou moins épaisses, généralement de faible épaisseur, ou bien par une desquamation encore plus fine, véritablement furfuracée, recouvrant toute la tête, comme dans certains psoriasis ou dans l'eczéma sec ou dans le pityriasis capitis.

Parfois, en soulevant les lamelles épidermiques, on voit, de place en place, un petit cercle jaune, un petit godet minuscule, autour de quelques cheveux.

Le cuir chevelu répand toujours l'odeur caractéristique du favus, cette odeur de souris que je vous ai déjà signalée.

Dans certains cas, mais non constamment, on observe quelques petites plaques d'alopécie très limitée. Mais, dans tous les cas, les cheveux sont ternes, décolorés, et présentent un reflet rougeâtre.

Ces cheveux sont secs et semblent atrophiés ; ils s'arrachent plus facilement qu'à l'état normal. Quand on les extrait, on trouve dans leur gaine des spores d'achorion.

Vous voyez combien cette forme atypique diffère du favus ordinaire.

Son diagnostic est souvent très difficile ; il se fait surtout par l'état des cheveux, dont je viens de vous indiquer les particularités, par l'odeur spéciale du favus, et surtout par l'examen microscopique et par la constatation des spores du parasite.

Le diagnostic du favus, dans ses formes typiques, est habituellement facile. Diagnostic.

Le favus se reconnaît à son siège limité, à la sécheresse de ses croûtes, à leur aspect pulvérulent quand on les casse ; il se reconnaît à ses godets, à son odeur caractéristique ; il se reconnaît à l'aspect spécial des cheveux, qui sont ternes, grisâtres, lanugineux ; il se reconnaît enfin à l'examen microscopique.

Je vous ai déjà dit qu'on pouvait faire le diagnostic rétrospectif du favus par les plaques dénudées, qui persistent indéfiniment, quand les croûtes faviques sont tombées.

Le diagnostic est donc ordinairement facile ; il est très facile quand l'éruption est simple, quand les godets sont très nets.

Mais souvent, comme vous le savez, le favus se complique de phthiriase, ou d'éruption secondaire d'eczéma ou d'impétigo ; il s'agit alors de reconnaître ce favus compliqué et de le distinguer de l'eczéma simple et de l'impétigo simple.

L'*eczéma* est une éruption plus diffuse que le favus ; il se présente sous forme de plaques moins exactement circonscrites. L'eczéma offre une extension rapide ; il est accompagné de suintement. Ses croûtes sont molles et humides ; quand il n'y a pas de croûtes, la lésion est Diagnostic avec l'eczéma.

recouverte de squames lamelleuses. Vous voyez que ce sont des caractères assez différents de ceux du favus.

Avec la séborrhée pityriasique.

Dans le *pityriasis simplex*, vous observez une desquamation fine, sans croûtes. La lésion est diffuse. Les cheveux tombent, mais ils tombent en entier et ne sont pas altérés.

Avec la séborrhée croûteuse.

Dans la *séborrhée croûteuse*, les croûtes sont molles et grisâtres ; il n'y a pas d'altération du cuir chevelu, ni des cheveux.

Avec l'impétigo.

L'*impétigo*, dont les croûtes sont plus épaisses que celles de l'eczéma, peut être assez facilement confondu avec le favus squarrheux. Mais rappelez-vous que, dans l'impétigo, les croûtes sont molles, jaunâtres et melliformes, que l'impétigo est caractérisé par un suintement séro-purulent, qui n'existe jamais dans le favus, excepté dans les cas compliqués d'impétigo. Les cheveux sont collés et agglutinés dans l'impétigo, mais ils ne sont pas altérés, et, quand vous les arrachez, vous leur trouvez leurs caractères normaux. L'impétigo présente quelquefois une odeur fade, mais jamais l'odeur spéciale du favus. Il n'y a pas de surface cicatricielle au-dessous des croûtes, quand celles-ci sont détachées.

Avec la syphilide pustulo-crustacée.

Les croûtes de la *syphilide pustulo-crustacée* sont tellement différentes de celles du favus, par leur épaisseur, par leur couleur, par leur résistance, que la confusion n'est pas possible.

Mais, à la période cicatricielle, quand les croûtes sont tombées, l'erreur peut être commise et le diagnostic est à faire entre les cicatrices du favus et celles de la syphilis. Rappelez-vous que les cicatrices syphilitiques ont un aspect particulier ; elles sont cuivrées ou blanches, suivant leur ancienneté ; elles sont lisses, régulières et arrondies. Les cicatrices du favus sont plus étendues, elles sont moins régulières, elles sont plus profondes. Dans le favus, les cheveux sont lanugineux ou rares autour des plaques cicatricielles, tandis que les cheveux sont toujours normaux autour des cicatrices de la syphilis.

Les pustules d'*acné pilaire* ou *acné décalvante* de M. Lailler sont impossibles à confondre avec le favus. Les pustules d'acné sont de petits éléments purulents disséminés, qui n'ont pas le même aspect que les croûtes faviques; les cheveux ne sont pas altérés dans l'acné décalvante du cuir chevelu. Avec l'acné pilaire décalvante.

Les squames du *psoriasis* ne ressemblent pas, non plus, aux croûtes pulvérulentes du favus; elles ne répandent pas la même odeur. Le psoriasis est limité par une bordure nette à la périphérie du cuir chevelu. De plus, le psoriasis est rarement borné à la tête, et, quand il est borné à la tête, il est ordinairement diffus et occupe toute la surface du cuir chevelu. Mais, habituellement, il y a des éléments psoriasiques sur d'autres régions du corps et, notamment, sur les sièges d'élection du psoriasis, que je vous ai maintes fois signalés, c'est-à-dire aux coudes et aux genoux. Avec le psoriasis.

Le *lupus érythémateux*, comme vous le savez, peut exister au cuir chevelu, sous forme de plaques, amenant une alopécie cicatricielle, qui ressemble, jusqu'à un certain point, aux cicatrices du favus. Mais les cicatrices du lupus érythémateux n'ont pas été précédées de croûtes; il y a seulement, quand l'éruption est dans tout son développement, des squames fines, adhérentes. Le lupus érythémateux présente donc une évolution tout à fait différente de celle du favus. Enfin, la dépression cicatricielle terminale est beaucoup plus marquée dans le lupus érythémateux que dans le favus. Avec le lupus érythémateux.

Les autres teignes sont généralement faciles à distinguer de la teigne faveuse, bien que ces diverses affections aient pour caractère commun la chute des cheveux.

La *teigne tondante* est caractérisée par des plaques grisâtres ou bleuâtres, squameuses, quelquefois cou- Avec la teigne tondante.

vertes de petites croûtes, quand la lésion a été excoriée; mais, avec ces croûtes, il n'existe jamais de godets. Les cheveux sont cassés, quelquefois engainés par une matière floconneuse, et ne s'arrachent pas comme ceux du favus. Enfin, l'examen microscopique vient encore assurer le diagnostic: les spores du trichophyton diffèrent notablement de celles du favus.

Avec la pelade.

La *pelade* est caractérisée par des plaques lisses, dénudées, sans squames, sans croûtes à leur surface. L'examen microscopique des cheveux, dans la pelade, est complètement négatif, comme je vous le dirai dans la prochaine leçon. La confusion est donc absolument impossible entre le favus et la pelade.

Pronostic.

Quel est, Messieurs, le pronostic du favus, de la teigne faveuse ?

Le favus n'altère pas la santé générale; mais c'est une affection grave par sa ténacité, grave aussi par le danger de contagion, qu'elle crée sur les individus qui entourent le malade, grave enfin par ses récidives et par l'alopécie irrémédiable qu'elle détermine.

La durée de la maladie, quand celle-ci est traitée convenablement, ne peut être indiquée, même d'une manière approximative, car cette durée dépend de l'étendue de la lésion et de son ancienneté ; elle dépend aussi du tempérament du sujet : le favus est plus rebelle chez les sujets lymphatiques, qui semblent constituer un terrain favorable au développement et à la perpétuation des parasites.

Traitement.

Le traitement du favus diffère peu du traitement de la teigne tondante, au moins dans ses indications générales.

Dans les deux formes de teigne, il faut enlever les cheveux malades et il faut faire, à la surface de la peau, des applications parasiticides.

1° Couper les cheveux ; faire tomber les croûtes.

Il faut donc, dans le favus, d'abord couper les cheveux, pour bien circonscrire la lésion et vous permettre de vous rendre compte de l'étendue exacte des plaques faviques.

Quand les cheveux sont coupés, il faut faire tomber les croûtes, soit en les imbibant avec de l'huile d'olive légèrement phéniquée, pour la rendre antiseptique, soit par l'application de cataplasmes, qu'il sera bon de faire avec une solution boriquée.

Vous pouvez, également, faire tomber les croûtes faviques, soit par l'application d'une calotte de caoutchouc, soit au moyen de compresses de tarlatane ou de lint imbibées de solution boriquée.

Quel que soit le procédé que vous ayez employé, quand les croûtes sont tombées, il faut faire, pendant plusieurs jours de suite, des savonnages énergiques du cuir chevelu avec un savon antiseptique, par exemple avec du savon de goudron.

2° Épilation.

Quand vous avez ainsi bien nettoyé la tête, quand vous l'avez débarrassée de ses croûtes, débarrassée de ses débris épidermiques et, par là même, d'une certaine quantité de spores, vous devez alors attaquer plus vigoureusement la maladie et pratiquer l'épilation.

Si les plaques sont bien localisées, il faut simplement épiler ces plaques et leur pourtour, dans une étendue de 2 centimètres environ.

Mais si, au lieu de plaques localisées, vous avez affaire à un favus disséminé sur le cuir chevelu, si les godets sont nombreux, s'ils sont épars sur toute la surface de la tête, *si c'est un favus diffus*, en un mot, il faut que vous épiliez tout le cuir chevelu.

Cette épilation est douloureuse et ne peut se faire en une seule séance ; vous ne pouvez pratiquer l'épilation totale du cuir chevelu qu'en plusieurs séances ; il est impossible de faire des séances d'épilation d'une durée plus longue qu'une heure, généralement.

La première épilation détermine, habituellement, une réaction inflammatoire assez vive du cuir chevelu, caractérisée par de la rougeur et de la douleur ; la réaction qui suit les épilations suivantes est toujours beaucoup moins marquée. Vous calmerez cette rougeur inflammatoire par des applications émollientes et calmantes, par des cataplasmes, par des compresses imbibées de solution boriquée.

L'épilation détermine parfois aussi, au bout de quelque temps, à la suite de l'irritation du cuir chevelu, une desquamation pityriasique des parties épilées, qu'il faut bien connaître et qu'il faut traiter également par des applications émollientes ou par des pommades inertes, par la pommade à l'oxyde de zinc, par exemple.

Très rarement, même dans les formes les plus limitées, une seule épilation est suffisante ; ordinairement, il est nécessaire de pratiquer plusieurs épilations successives. Il faut recommencer l'épilation quand les cheveux ont repoussé, et il faut la renouveler tant que le cuir chevelu reste rouge et sur les points qui restent rouges, pityriasiques, et sur lesquels les cheveux ne repoussent pas avec leurs caractères normaux. Telles sont les règles de l'épilation dans le favus.

3° Applications parasiticides. Formulaire.

Après l'épilation et dans l'intervalle des épilations, vous devez prescrire, à la surface du cuir chevelu, des applications parasiticides.

Lotions de sublimé ; pommade au turbith.

Bazin conseillait surtout des lotions avec une *solution de sublimé* au 1/300 ou au 1/500, puis l'application en permanence d'une pommade parasiticide à base mercurielle, la *pommade au turbith minéral*, soit au 1/20, soit au 1/50, soit même au 1/10, c'est-à-dire à 3 grammes pour 30.

Le traitement, conseillé par Bazin, constitue certainement une très bonne médication du favus ; d'autres auteurs ont proposé d'autres applications parasiticides, qu'il me faut maintenant vous signaler.

Hardy, au lieu de pommade au turbith, se servait

d'une *pommade soufrée*, renfermant 1/10 de soufre et 1/30 de camphre, selon la formule suivante : Pommade soufrée et camphrée.

℞ Soufre précipité	3	grammes.
Camphre pulvérisé	1	—
Axonge	30	—

Hardy conseillait aussi l'application d'une *pommade à l'acétate de cuivre :* 50 centigrammes ou 1 gramme d'acétate de cuivre pour 30 grammes d'axonge. Mais il faut que vous sachiez que cette pommade à l'acétate de cuivre est quelquefois très irritante, qu'elle détermine des éruptions artificielles ; il est préférable de la remplacer par d'autres applications parasiticides. Pommade à l'acétate de cuivre.

D'autres ont préconisé l'emploi d'une *pommade à l'acide salicylique* ou *à la résorcine :* Pommade à l'acide salicylique et à la résorcine.

℞ Acide salicylique	1 à 2	grammes.
Vaseline	30	—

℞ Résorcine	1 à 5	grammes.
Vaseline	30	—

Comme solutions parasiticides, qu'il faut employer en frictions énergiques à la surface de la peau, vous pouvez, au lieu de solution de sublimé, vous servir de l'*alcool boriqué*, dans la proportion de 2 pour 100, ou de l'*alcool chloroformé*, dans la proportion de 5 à 10 grammes de chloroforme pour 100 grammes d'alcool. Alcool boriqué. Alcool chloroformé.

Vous pouvez, également, faire des frictions avec de l'*essence de térébenthine* pure ou avec du *pétrole*. On a employé aussi les lotions avec l'*eau oxygénée ;* cette préparation constitue un excellent parasiticide pour le favus, et, dans les cas où les autres applications parasiticides sont trop irritantes, dans les cas où le cuir chevelu est très enflammé, je ne saurais trop vous conseiller l'emploi des lotions avec de l'eau oxygénée. Essence de térébenthine, pétrole, eau oxygénée.

Comme autres applications parasiticides, employées

Pommade au naphtol. Huile créosotée. Pommades à l'acide pyrogallique et à l'acide chrysophanique. Huile de cade.

dans le favus, je dois vous signaler encore la *pommade au naphtol* à 5 ou 10 pour 100, l'*huile créosotée*, qui donne quelquefois de bons résultats, mais qui a l'inconvénient de répandre une odeur désagréable, la *pommade à l'acide pyrogallique* ou *à l'acide chrysophanique*, à 5 ou 10 pour 100. L'*huile de cade pure* a été employée aussi.

Emplâtre de Vigo ; emplâtre rouge.

Enfin, dans les cas où les plaques de favus sont très limitées, il est quelquefois suffisant d'appliquer, sur les surfaces épilées, un morceau d'emplâtre de Vigo ou d'emplâtre rouge de Vidal, suivant la formule que je vous ai déjà donnée dans une précédente leçon.

On a proposé, pour le traitement local du favus, bien d'autres substances encore, des pommades, des lotions, des applications parasiticides diverses, qu'il est sans intérêt de vous énumérer. Je vous ai indiqué les principales, et je crois qu'avec celles que vous connaissez maintenant, vous avez un arsenal suffisant pour traiter tous les cas de teigne faveuse.

Traitement général.

Le traitement local est prépondérant dans la thérapeutique du favus ; il ne faut pas, cependant, négliger le traitement général.

Le favus, en effet, bien que contagieux pour tout le monde, se développe de préférence chez les sujets lymphatiques ; vous devrez donc administrer à vos malades des toniques et des médicaments antilymphatiques ou antiscrofuleux, comme on les appelait jadis.

Vous donnerez des préparations de fer et, particulièrement, des préparations d'iodure de fer, vous donnerez du sirop iodo-tannique ; vous donnerez surtout de l'huile de foie de morue, et, enfin, vous pourrez ajouter à ce traitement général des bains sulfureux, pour relever l'état général du malade et stimuler sa nutrition.

Signes de la guérison.

Maintenant, une question se pose : quand devez-vous suspendre le traitement et quels sont les signes de la guérison du favus ?

Un bon indice de la guérison est la disparition de la rougeur du cuir chevelu. Après un certain nombre d'épilations, au bout d'une certaine durée de traitement, si le cuir chevelu devient blanc, il faut attendre quelque temps ; et alors, si vous voyez que les cheveux repoussent avec leurs caractères normaux, si vous n'apercevez aucune réapparition de points jaunes ou de godets faviques, vous pouvez considérer la maladie comme guérie. Si, au contraire, au bout d'un certain temps, le cuir chevelu redevient rouge par places, se recouvre de squames, et, à plus forte raison, si vous voyez de nouveaux godets, il faut recommencer le traitement comme la première fois.

Mais, dans les cas où ces nouveaux signes de l'affection parasitaire ne reparaissent pas, même au bout d'un certain temps, il faut, avant de certifier la guérison, une surveillance d'un mois, de six semaines ou même de deux mois, pour être absolument certain qu'aucun godet ne reparaîtra. Et, même ensuite, quand vous avez rendu le malade à la vie commune, quand vous avez certifié sa guérison, au bout d'un mois ou deux d'observation, il est bon que vous fassiez, pendant le mois ou pendant les deux mois suivants, plusieurs examens consécutifs de contrôle, en quelque sorte, de façon à bien vous assurer que, malgré les signes de guérison, il ne s'est pas reproduit, contre votre attente, de nouveaux éléments parasitaires.

Telles sont les règles qui ont été jadis posées par M. Lailler et qui sont toujours vraies; il ne faut pas abandonner un favus quand il paraît guéri ; il faut encore l'observer pendant quelque temps, avant d'être sûr de la guérison définitive.

Favus des parties glabres.

J'arrive à la seconde forme de favus, à la seconde localisation de l'achorion, au *favus des parties glabres*.

Cette localisation n'est pas très fréquente ; habituellement, elle est accompagnée de favus du cuir chevelu et ne s'observe pas à l'état isolé.

Sièges. Le favus des parties glabres siège surtout à la face, sur les joues, sur les sourcils, sur le nez. On l'observe aussi sur le dos, puis aux membres et sur l'abdomen ; sur les membres, il occupe particulièrement les régions externes, là où les poils sont plus nombreux et plus gros.

Lebert et Bazin ont observé tous les deux une localisation particulière du favus ; ils ont vu, l'un et l'autre, le favus sur la peau du gland ; mais c'est un siège tout à fait exceptionnel.

Symptômes. Le favus des parties glabres présente les mêmes caractères que le favus urcéolaire du cuir chevelu. C'est la même forme de godet, la même forme arrondie, le même aspect cupuliforme ; c'est aussi la même couleur jaune soufre, la même odeur de souris ; les dimensions des godets sont également variables, comme sur le cuir chevelu. Quand on arrache le godet, on trouve, au-dessous de lui, une dépression rouge, sur laquelle un nouveau godet peut repousser, si le malade n'a pas été traité.

Ordinairement, les godets sont peu abondants et isolés ; on n'observe pas, sur les parties glabres, la forme cohérente qui existe au cuir chevelu. Quelquefois, très rarement, ces godets peuvent être légèrement confluents, constituer de petites plaques ; mais, sur ces plaques, il est toujours possible de voir les dépressions cupuliformes caractéristiques des godets faviques ; c'est en quoi ces plaques, exceptionnelles sur les parties glabres, diffèrent des plaques scutiformes et des plaques squarrheuses du cuir chevelu.

Habituellement, les plaques faviques sont peu nombreuses sur la peau ; dans quelques cas exceptionnels, cependant, on a pu voir un favus, généralisé à des régions très étendues, occuper presque toute la surface du corps; mais ce sont là des cas très rares et que vous n'aurez probablement pas l'occasion d'observer.

Dans quelques cas, les godets sont moins nets; ils s'entourent de cercles ou de nappes plus ou moins régulièrement arrondies, d'une rougeur plus ou moins vive, couverte de squames blanchâtres ou jaunâtres. Forme érythémateuse.

Cette forme érythémato-squameuse du favus des régions glabres est d'un diagnostic plus difficile que le favus urcéolaire. Quelquefois, vous pourrez faire le diagnostic par l'odeur spéciale de la maladie; mais, surtout, vous ferez ce diagnostic par la coexistence de favus du cuir chevelu et par l'examen microscopique.

Abandonnés à eux-mêmes, les godets faviques de la peau persistent pendant très longtemps; ils peuvent tomber spontanément et laissent alors une dépression blanche, d'apparence cicatricielle, qui ressemble, au début, aux cicatrices des plaques faviques du cuir chevelu, mais qui disparaît peu à peu. Marche.

Le traitement du favus de la peau est très simple; le favus des parties glabres est beaucoup plus facile à guérir que celui du cuir chevelu. Traitement.

Il suffit de faire tomber les croûtes au moyen de savonnages, quand elles sont peu épaisses et peu étendues, ou par des cataplasmes, quand elles sont plus étendues; on peut, aussi, simplement les énucléer.

Quand vous avez ainsi fait disparaître les croûtes, il faut faire, sur les surfaces sous-jacentes, des badigeonnages de teinture d'iode. Vous pouvez aussi prescrire des lotions parasiticides et des applications de pommades parasiticides, des lotions de sublimé, des applications de pommade au turbith ou à l'acide salicylique, de pommade soufrée, etc. En un mot, vous emploierez les lotions et les pommades parasiticides diverses, dont je vous ai donné tout à l'heure les formules, à propos du traitement du favus du cuir chevelu, et sur lesquelles il est inutile de revenir.

Quand les lésions cutanées sont très étendues, il est bon de donner à vos malades des bains de sublimé, de façon à permettre à l'agent parasiticide de baigner pendant plus longtemps les surfaces infectées.

Favus des ongles.

La troisième localisation du favus est le *favus des ongles*.

Cette localisation très rare a été autrefois bien décrite par Bazin.

Conditions étiologiques.

Le favus des ongles s'observe chez les malades, atteints de favus du cuir chevelu ou de la peau, qui, par le grattage, font pénétrer de la poussière cryptogamique entre l'ongle et la peau. Le favus des ongles résulte donc d'une sorte d'auto-inoculation du champignon favique.

On a aussi observé le favus des ongles chez les épileurs, particulièrement autrefois, quand l'épilation se faisait au moyen du pouce et de l'index.

La lésion peut atteindre un ou plusieurs ongles, mais jamais elle n'atteint tous les ongles.

Symptômes.

L'affection débute ordinairement par l'extrémité de l'ongle, à sa face inférieure. On voit que l'ongle est épaissi, soulevé et, en quelque sorte, décollé. Au-dessous de lui, on observe des amas jaunâtres ou brunâtres.

Puis, au bout d'un certain temps, l'ongle présente des altérations diffuses. Il offre une surface irrégulière, quelquefois raboteuse; il est parsemé de stries longitudinales. On voit les lamelles cornées s'exfolier; l'ongle, par places, s'amincit et peut même se perforer. Sur d'autres points, au contraire, au lieu d'amincissement, vous observez de l'épaississement de l'ongle par les dépôts sous-jacents, qui soulèvent la partie cornée et finissent par l'envahir.

Diagnostic.

Le diagnostic est très difficile entre le favus unguéal et l'eczéma des ongles. Ce diagnostic est moins difficile quand il y a des amas jaunâtres, localisés au-dessous de l'ongle ; il est plus difficile quand l'ongle est altéré dans sa totalité.

Cependant, l'amincissement et la perforation de l'ongle par les dépôts sous-unguéaux sont spéciaux au favus et ne s'observent ni dans l'eczéma ni dans le psoriasis des ongles.

Mais le diagnostic se fait surtout par l'examen microscopique, qui n'est pas toujours aisé ; il se fait aussi par la coexistence d'autres lésions faviques, car, comme je vous l'ai dit, il est exceptionnel que le favus soit limité aux ongles et ne siège pas, en même temps, sur la peau ou, plus souvent, sur le cuir chevelu.

Le traitement du favus unguéal consiste à enlever l'ongle malade. Si vous ne voulez pas faire l'arrachement complet de l'ongle, ce qui est un moyen bien radical, il faut au moins le gratter, l'user avec la lime, de façon à le perforer, puis enlever avec la curette les dépôts jaunâtres, qui ne sont autre chose que des amas de matière cryptogamique. Traitement.

Quand vous avez nettoyé l'ongle de ses dépôts parasitaires, il faut faire, sur la partie ainsi détergée, des applications de sublimé au 1/500 ou au 1/300 ; vous imbiberez de petits tampons d'ouate avec la solution de sublimé et vous les appliquerez en permanence à la surface de l'ongle. Vous ferez, en quelque sorte, un enveloppement antiseptique permanent de l'ongle malade, que vous maintiendrez avec une petite bande enroulée autour du doigt ou au moyen d'un doigt de gant.

Quand les applications liquides sont trop irritantes, vous pouvez vous servir, de la même manière, de pommades parasiticides, suivant les formules que je vous ai données tout à l'heure.

QUARANTE-UNIÈME
ET QUARANTE-DEUXIÈME LEÇONS

PELADE

SOMMAIRE. — Définition.
Description :
Symptômes du début. — Période d'état, caractères des plaques dénudées.
Pelade achromateuse. — Pelade pseudo-tondante.
Dimensions, nombre et sièges des plaques.
Pelade décalvante. — Pelade généralisée.
Pelade de la barbe.
Altérations des cheveux; examen microscopique.
Onychose peladique.
Marche. — Phénomènes généraux. — Durée. — Terminaison.
Récidives.
Anatomie pathologique.
Nature et étiologie :
Parasites sans spécificité.
Contagion; faits contraires à la contagion.
Influence du tempérament nerveux, des troubles et des lésions du système nerveux. — Théorie de la *pelade trophoneurotique.*
Discussion sur la dualité de la pelade. — Théorie éclectique.
Conditions étiologiques accessoires (âge, sexe).
Pelade des animaux transmissible à l'homme.
Diagnostic :
Avec les cicatrices faviques, les cicatrices traumatiques ; avec l'alopécie des fièvres ; avec les cicatrices d'impétigo ou d'eczéma excoriés ; avec le lupus érythémateux ; avec les plaques de sclérodermie ; avec l'acné décalvante du cuir chevelu ; avec l'alopécie syphilitique secondaire ; avec la teigne tondante.
Traitement.
Rasure des plaques et de leur pourtour ;
Savonnages de la tête ;
Applications irritantes et antiseptiques ; acide acétique cristallisable
Lotions irritantes faibles.
Formulaire :
Principales teintures excitantes ; leur association avec l'alcool et l'huile de ricin.

Préparations antiseptiques.
Pommades.
Teinture d'iode, collodion iodé ; essence de térébenthine; essences de cannelle et de Winter-Green; vésicatoires.
Traitement général : sédatifs du système nerveux; médication tonique.
Prophylaxie.

MESSIEURS,

Nous ferons aujourd'hui l'étude d'une autre maladie du cuir chevelu, la pelade.

Les deux maladies parasitaires mycosiques, que nous avons étudiées jusqu'ici, le trichophyton et le favus, ont une pathogénie indiscutée; il n'en est pas de même de cette troisième forme de teigne, la pelade, dont la nature, encore incertaine, a donné lieu à bien des controverses.

La pelade est une forme d'alopécie du cuir chevelu et de la barbe, caractérisée le plus souvent par des plaques arrondies, lisses et complètement glabres, et parfois par la chute totale ou presque totale des poils sur toute la surface du corps. Définition.

Cette affection correspond au *porrigo decalvans* de Willan et Bateman, à l'*alopecia areata* de Hebra.

La pelade débute par de légères démangeaisons sur le point qui doit être atteint par la maladie. Description. Symptômes du début.

En cet endroit les cheveux sont secs, ternes, un peu poudreux, s'arrachent facilement. Le cuir chevelu est légèrement tomenteux, recouvert d'une sorte de duvet très fin, qu'on avait à tort considéré autrefois comme de la matière cryptogamique et qui n'est autre chose qu'une desquamation cutanée simple.

Très rapidement, en quelques jours le plus souvent, les cheveux tombent et laissent une plaque dénudée.

La première période, qui précède la chute des cheveux, passe ordinairement inaperçue ; elle est rarement observée. Les malades ne viennent consulter que lorsqu'ils ont une plaque d'alopécie sur le cuir chevelu ou dans la barbe.

Les ongles peladiques sont altérés dans leur texture et dans leur consistance. Ils sont couverts de stries longitudinales, et fendillés ; ils s'exfolient à leur extrémité, sous forme de petites lamelles, qui se cassent irrégulièrement.

Marche. L'évolution de la pelade présente une marche assez variable.

Parfois, cette évolution est très rapide ; les plaques s'étendent très vite et se réunissent par confluence. Il en résulte une alopécie très étendue, qui se développe en peu de temps.

Dans d'autres cas, on observe une seule plaque dénudée ou un petit nombre de plaques, de petites dimensions, qui sont indéfiniment stationnaires.

Dans d'autres cas encore, vous voyez d'abord des plaques torpides ou tendant naturellement vers la guérison, puis, tout d'un coup, vous constatez une apparition successive de plaques nouvelles. On trouve alors, sur le cuir chevelu, des plaques d'âge différent, présentant les différents degrés d'évolution de la maladie.

Phénomènes généraux. Quelle que soit sa marche, la pelade n'occasionne aucun symptôme subjectif. Le prurit léger du début disparaît au bout de peu de temps ; il n'y a aucune altération de la santé générale.

Mais cette affection, en raison de son siège au cuir chevelu et à la barbe, donne aux malades un aspect disgracieux, bizarre. Elle les rend hypochondriaques, développe leur tempérament nerveux, qui est toujours prédominant chez la plupart des peladiques, même avant l'apparition de la pelade. Dans ces cas, la nutrition peut en souffrir ; les malades maigrissent, présentent un certain degré d'anémie ; mais, en somme, ces symptômes généraux sont tout à fait accessoires et font même, le plus souvent, complètement défaut.

Durée. Terminaison. Dans tous les cas, la pelade présente une durée très longue, qui atteint plusieurs mois.

Au bout d'un certain temps, les plaques dénudées, glabres, perdent le poli de l'ivoire, se recouvrent d'une sorte de duvet, puis de poils follets. Ce sont encore des poils peu vivaces, grêles, décolorés ou tout à fait blancs.

Puis, peu à peu, la peau malade reprend sa coloration; les poils deviennent plus nombreux, plus forts et plus résistants. Ces poils, en s'épaississant, finissent par recouvrer la coloration des autres cheveux; la pelade est alors en voie de guérison.

Mais, chez quelques sujets, les poils restent toujours plus rares, plus clairsemés qu'ils ne l'étaient avant la maladie.

Parfois, les poils qui repoussent restent longtemps blancs; ils peuvent même rester définitivement blancs, surtout chez les adultes, arrivés à un certain âge.

Quand la maladie n'a pas été traitée, on peut voir persister quelques plaques d'alopécie définitive.

Récidives.

Quand la pelade est guérie, même à la suite du traitement le mieux institué, il faut vous attendre à voir la maladie récidiver au bout d'un temps variable, récidiver à plusieurs reprises, à des intervalles plus ou moins éloignés, reparaître au bout d'une année ou de deux années. Ces récidives montrent bien, pour le dire en passant, qu'il y a un état général de l'organisme, qui prédispose au développement de la pelade.

Anatomie pathologique.

En dehors de l'altération des poils, sur laquelle j'ai déjà appelé votre attention, les lésions anatomiques de la pelade sont peu importantes.

Le derme, l'épiderme, les glandes cutanées sont intacts.

Les follicules pileux sont seuls lésés. Ils sont atrophiés, parfois complètement fibreux; dans d'autres cas, ils renferment encore un poil rudimentaire, grêle, incomplètement développé, qui n'atteint pas l'orifice du follicule. M. Balzer, à qui l'on doit cette constatation, en conclut avec raison que la présence de ce poil, dissimulé dans la profondeur, est en rapport avec les faits cliniques, qui montrent que l'alopécie est rarement définitive dans la pelade.

Nature ; étiologie.

Les lésions anatomiques des poils peladiques et des follicules pileux n'éclairent en rien la nature de la maladie.

Nous rangeons la pelade parmi les teignes, conformément à la coutume générale, mais il faut avouer que son parasite n'est pas connu.

On a cependant décrit beaucoup de parasites de la pelade, mais il n'y en a pas un de vrai.

Parasites sans spécificité.

M. Grüby, le premier, en 1843, avait décrit un champignon dans la poussière épidermique des plaques décalvées et lui avait donné le nom de *microsporon Audouini*. Ce microsporon a été admis par Bazin, mais il n'a été vu par personne, depuis Bazin, dans la pelade.

Il semble, d'après des recherches récentes de M. Sabouraud, que le microsporon, découvert par M. Grüby et attribué faussement après lui à la pelade, appartient à la teigne tondante à petites spores.

Plus tard, en 1874, M. Malassez et, après lui, M. Courrèges découvrirent un nouveau parasite de la pelade. Le parasite de M. Malassez est constitué par des groupes de spores, rondes ou ovoïdes, du volume de 1 millième à 5 millièmes de millimètre, spores siégeant sur les pellicules épidermiques, enlevées par le grattage, mais non dans les cheveux, ni sur les cheveux. Avec ces spores, on n'a jamais vu de mycélium.

Il est prouvé aujourd'hui que ces spores n'ont rien de particulier, qu'elles n'ont aucun rôle pathogénique dans la production de la pelade. Ce sont des spores banales, qu'on trouve dans le pityriasis simplex du cuir chevelu, qu'on trouve même sur la peau saine.

D'autres observateurs ont décrit, de nouveau, le champignon de M. Malassez ou d'autres semblables, qui n'ont pas plus d'importance.

Tout récemment, MM. Vaillard et Vincent ont découvert encore un nouveau parasite; celui-ci serait un microbe, un microcoque ou un diplocoque, dont les amas seraient accumulés entre le bulbe du poil et la paroi du follicule pileux. La spécificité de ce microbe n'est pas plus prouvée que celle des champignons décrits jusqu'ici.

Cependant, bien que le parasite de la pelade ne soit pas connu, l'alopécie peladique paraît être contagieuse dans certains cas. Contagion.

On a observé des épidémies de pelade dans les casernes, dans les collèges, dans les familles, où il n'est pas rare de voir plusieurs frères et sœurs atteints en même temps.

La pelade peut être propagée par les objets de toilette. M. Lailler cite le cas d'une jeune fille, qui contracta deux fois la pelade, à plusieurs années de distance, en se servant chaque fois du peigne et de la brosse d'une de ses amies, qui était atteinte de pelade.

Il y a donc des faits de transmission de la pelade par les objets de toilette; il y en a également par les coiffures, par les oreillers, par les traversins, comme cela s'observe surtout dans les casernes.

Toutes les épidémies de pelade, particulièrement chez les enfants, dans les collèges, ne doivent pas être admises sans un point de doute. Il est vraisemblable qu'on a décrit quelquefois des épidémies de teigne tondante méconnue comme des pelades contagieuses; cependant il y a, sans conteste, des épidémies de pelade bien observées, des transmissions de pelade non douteuses, d'un individu à un autre.

Mais, d'autre part, il y a bien des faits contraires à la théorie de la contagion. Faits contraires à la contagion.

J'ai vu, dans plusieurs cas, un mari ou une femme être atteints de pelade et ne pas communiquer la maladie à leur conjoint, sans qu'ils aient, d'ailleurs, pris aucune précaution pour éviter la contagion. J'ai vu, dans des familles pauvres, comprenant plusieurs enfants, un seul de ces enfants atteint de pelade, et cependant, dans ces familles, les peignes étaient communs, les brosses étaient communes, et il n'y avait pas de transmission de la maladie.

Les faits de ce genre sont nombreux. M. Lailler, qui a dirigé pendant longtemps le service des enfants teigneux à l'hôpital Saint-Louis, reconnaît qu'il n'a jamais vu, dans ses salles, un cas de contagion de pelade.

Influence du tempérament nerveux, des troubles et des lésions du système nerveux.

La contagion de la pelade est donc bien limitée et, à côté de la contagion, l'observation clinique de chaque jour montre l'influence prépondérante du tempérament nerveux sur le développement de la pelade.

Il n'est pas rare de constater, chez les individus atteints de pelade, des affections nerveuses antécédentes ou concomitantes.

Interrogez les peladés, interrogez leurs parents, s'il s'agit d'enfants, et vous apprendrez que ce sont tous des sujets nerveux, irritables, émotifs, impressionnables, que ce sont parfois de véritables hystériques, sinon avec attaques, au moins avec phénomènes hystériformes plus ou moins frustes.

Dans d'autres cas, la pelade s'est développée très manifestement à la suite d'un ébranlement du système nerveux.

Tantôt, c'est à la suite d'une émotion vive; M. Ollivier cite le cas d'un enfant, à qui son père fait traverser pendant la nuit le bois de Boulogne, qui est pris d'une terreur folle et chez qui, dès le lendemain, on voit apparaître la pelade.

Les excès de travail, les fatigues de toutes sortes sont aussi des facteurs importants dans l'étiologie de la pelade. J'ai vu, pour mon compte, plusieurs candidats aux grandes écoles du gouvernement, j'ai vu un officier après la préparation de son concours à l'École de guerre, j'ai vu un certain nombre de jeunes gens qui, à la suite de travaux intellectuels excessifs, avaient été atteints de pelade et qui, cependant, n'avaient jamais été en contact avec des individus peladés, au moins à leur connaissance.

Un chagrin violent peut également devenir le point de départ du développement d'une pelade. J'ai vu, il n'y a pas très longtemps, une femme affectée de pelade à la suite de la mort de son mari et après la perte de sa fortune. J'ai vu une jeune fille nerveuse être atteinte de pelade à la suite d'un mariage rompu.

Je pourrais multiplier les exemples ; ils seraient tous semblables à ceux-là.

En somme, dans bien des circonstances, la production de la pelade semble être sous la dépendance d'une *déséquilibration du système nerveux*, déséquilibration héréditaire ou acquise, permanente ou momentanée.

Théorie de la pelade trophoneurotique.

Hebra et toute l'école allemande, ainsi qu'un certain nombre de dermatologistes français, se refusent, en face des observations nombreuses où la contagion fait défaut, en présence des cas où l'influence nerveuse est si manifeste et vu l'absence constante d'un parasite spécifique connu, un certain nombre de dermatologistes, dis-je, se refusent à admettre la contagiosité de la pelade et considèrent l'alopécie en aires, l'*alopecia areata*, comme une trophonévrose.

Cette théorie a une base expérimentale. MM. Mibelli et Max Joseph, par l'excision du deuxième ganglion cervical, ont déterminé, chez le chat, une alopécie partielle, semblable à la pelade.

Messieurs, après avoir partagé cette opinion, après avoir admis sans restriction la théorie nerveuse, aujourd'hui je ne crois plus qu'il faille être si exclusif. Je crois encore que la contagion de la pelade n'est pas très fréquente, mais je crois qu'elle existe dans certains cas.

Discussion sur la dualité de la pelade.

Faut-il alors, pour expliquer ces faits contradictoires, pour concilier la contagion et la non-contagion de la pelade, faut-il admettre, avec Tilbury Fox, qu'il y a deux pelades, l'une contagieuse et parasitaire, dont le parasite est d'ailleurs inconnu, l'autre d'origine nerveuse, renfermant les alopécies décrites, par d'autres auteurs, sous les noms de *peladoïdes* ou d'*alopécies trophoneurotiques?*

Certes, cette manière d'envisager les choses simplifierait beaucoup la question; mais, malheureusement, cette théorie, relative à la dualité de la pelade, est une explication qui n'explique rien du tout.

Il est impossible de distinguer objectivement, soit par l'examen clinique, soit par l'examen microscopique, cette pelade parasitaire et cette pelade nerveuse. L'observation ne fait reconnaître qu'une seule pelade, qui présente toujours les mêmes caractères.

Théorie éclectique.

Messieurs, dois-je à mon tour vous donner une explication, qui vous permette de concilier ces deux théories, en prenant et en combinant ce qu'il y a d'incontestable dans chacune d'elles?

D'une part, la contagion est prouvée, mais elle est rare. D'autre part, l'influence du tempérament nerveux est manifeste dans tous les cas.

Dès lors, vous pouvez admettre que le parasite de la pelade, parasite inconnu, mais certain, puisque la maladie est contagieuse, parasite vraisemblablement *microbien*, agissant par lui-même ou par ses produits solubles, vous pouvez admettre, dis-je, que ce parasite ne se développe que sur certains organismes, plus vulnérables à cause des troubles permanents ou momentanés de leur système nerveux. La nécessité de cette opportunité morbide, créée par le tempérament nerveux, par les affections nerveuses ou les troubles dynamiques du système nerveux, vous rend compte de la rareté et de l'inconstance de la contagion de la pelade.

En dehors de ces deux conditions pathogéniques, la contagion et le tempérament nerveux, j'ai peu de chose à vous dire sur l'étiologie de la pelade.

Conditions étiologiques accessoires.

Cette affection est plus fréquente chez les enfants que chez les adultes ; mais elle n'est pas rare chez l'adulte, où elle peut siéger dans les cheveux et dans la barbe. Elle apparaît plus fréquemment chez les garçons que chez les filles.

De plus, la pelade n'existe pas seulement chez l'homme. Elle peut exister chez les animaux et, en particulier, chez les chevaux et chez les chats ; elle peut se transmettre de ces animaux à l'homme.

Pelade des animaux, transmissible à l'homme.

Hillairet a rapporté l'histoire très curieuse d'un chat, qui avait communiqué la pelade à six personnes. C'étaient six employés d'un même bureau, dans lequel existait un chat atteint de pelade ; ce chat avait l'habitude d'aller se blottir dans les chapeaux, dans les casquettes, dans les coiffures de ces employés, et tous les six ont été atteints de pelade.

M. Arnozan a rapporté des faits de contagion de pelade du cheval à l'homme.

Vous voyez donc que la pelade est manifestement contagieuse, dans certains cas, et qu'elle peut même être contagieuse d'une espèce animale à une autre.

Pour terminer ce qui a trait à la nature de la pelade, je dois vous mentionner l'opinion tout à fait hypothétique et, je me hâte de le dire, tout à fait inacceptable de M. Radcliffe Croker, pour qui la pelade ne serait qu'une transformation de la trichophytie. Il n'y a pas lieu de discuter cette théorie, qui ne s'appuie sur aucune démonstration.

D'après les caractères que je vous ai donnés, vous voyez que le diagnostic de la pelade est ordinairement facile.

Diagnostic.

L'aspect spécial des plaques dénudées, qui sont blanches, lisses, polies comme de l'ivoire, empêchera de confondre la pelade avec toute autre affection accompagnée d'alopécie.

Avec les cicatrices faviques ou traumatiques.

Il est impossible de confondre la pelade avec les *plaques cicatricielles du favus* guéri, ou avec certaines *cicatrices de traumatismes*. Ces cicatrices présentent des caractères tout à fait différents.

Avec l'alopécie consécutive aux fièvres.

Il faut distinguer la pelade de l'*alopécie consécutive aux maladies aiguës graves* et, notamment, à la fièvre typhoïde. Vous aurez, pour vous guider dans ce diagnostic, les antécédents du malade, l'existence d'une maladie aiguë antérieure. Vous observerez que, dans ces alopécies secondaires des fièvres, les cheveux tombent rapidement, que ces cheveux ne sont pas décolorés, que le cuir chevelu a également conservé son aspect normal, n'est pas poli et lisse comme dans la pelade. Vous constaterez, enfin, que les cheveux repoussent rapidement, sous l'influence d'un traitement excitant quelconque, et qu'ils repoussent d'emblée avec leurs caractères normaux, après qu'on les a rasés ou coupés.

Avec les cicatrices d'impétigo ou d'eczéma excoriés.

Les *cicatrices d'impétigo*, *d'eczéma excorié*, chez les enfants, sont reconnaissables à la petite dimension des plaques dénudées. Ces cicatrices sont plus profondes que les plaques de la pelade; elles sont plus déprimées; leur surface n'est pas lisse ni polie. Les cheveux sont sains et adhérents autour de ces plaques cicatricielles. La lésion dure indéfiniment, ne se modifie pas, mais ne s'étend pas non plus sur les parties voisines, contrairement à ce qui s'observe dans la pelade.

Avec le lupus érythémateux.

Le *lupus érythémateux* du cuir chevelu est caractérisé par des plaques infiltrées, à bordure rouge et saillante, avec une cicatrice centrale, dont l'aspect est bien différent de celui des plaques peladiques.

Avec les plaques de sclérodermie.

On peut observer, sur le cuir chevelu, des plaques de *sclérodermie*, qu'il faut distinguer de la pelade. Les plaques sclérodermiques présentent une induration spéciale de la peau ; les poils ne sont pas altérés autour des plaques, et on trouve toujours des lésions de sclérodermie sur un autre point du corps.

Avec l'acné décalvante du cuir chevelu.

L'*acné décalvante* du cuir chevelu, décrite par M. Lailler, les folliculites décalvantes de M. Quinquaud, donnent lieu à des plaques d'alopécie, qui peuvent simuler la pelade. Mais ces plaques ont un aspect cicatriciel ; elles sont assez irrégulières. Autour d'elles, on voit de petites folliculites suppurées, traversées par un poil.

Avec l'alopécie syphilitique secondaire.

L'*alopécie de la syphilis secondaire* a une dissémination spéciale, une disposition en clairières, suivant l'expression de M. Fournier. Mais, quelquefois, l'alopécie syphilitique est une alopécie en aires, comme la pelade, et alors le diagnostic peut devenir assez difficile. Vous aurez, pour vous guider, les antécédents spécifiques du malade, les autres signes de syphilis, qu'il faudra rechercher, avec soin, dans les cas douteux.

Avec la teigne tondante.

La *trichophytie*, ou la teigne tondante, doit être distinguée de cette variété de pelade, que je vous ai décrite sous le nom de *pseudo-tondante*.

Dans la pelade, les cheveux sont atrophiés, grêles, s'arrachent assez facilement, quand on les arrache avec précaution, et ne se cassent pas toujours. Dans la tondante, au contraire, les cheveux se cassent toujours ; ils s'écrasent entre les mors de la pince. L'examen microscopique vous permettra de lever définitivement tous les doutes, quand vous en aurez ; cet examen sera absolument négatif dans la pelade et, dans la tondante, vous constaterez facilement la présence des spores du trichophyton dans les cheveux ou autour des cheveux.

J'arrive maintenant au traitement de la pelade.

Traitement.

La pelade est une maladie très rebelle. Bien des traitements ont été inventés pour la guérir ; la plupart de ces traitements ont pour but de déterminer une excitation plus ou moins vive des surfaces dénudées.

Il faut d'abord raser le cuir chevelu. Si les plaques

1° Raser les plaques et leur pourtour.

peladiques sont petites et bien isolées, il suffit de raser ces plaques et leur pourtour dans une étendue de 1 centimètre. Mais, si les surfaces dénudées sont très étendues, si l'alopécie a une marche envahissante, il faut raser la totalité de la tête.

Cette rasure a un double but :

En premier lieu, elle est un bon excitant du cuir chevelu et a une influence salutaire pour faire repousser les cheveux. C'est pourquoi il faut raser même les plaques complètement glabres, celles où il n'existe pas de cheveux.

En second lieu, la rasure circonscrit les plaques malades et empêche, dans une certaine mesure, la propagation de la maladie.

Certains dermatologistes remplacent la rasure par l'épilation. C'était la pratique de Bazin, qui épilait les cheveux autour des plaques de pelade, comme on épile toutes les teignes, parce qu'il croyait avoir vu le parasite de la pelade.

Mais cette épilation n'a pas de raison d'être, à mon avis ; on n'épile pas l'ivoire, comme l'a dit si bien M. Bergeron. Quant aux cheveux qui entourent les plaques dénudées, on n'a pas encore trouvé de parasites sur eux ; il n'est donc pas utile de les arracher.

La rasure doit être répétée tous les deux ou trois jours, tous les jours même, suivant les cas et suivant que les cheveux repoussent plus ou moins vite.

2° Savonnages de la tête.

Quand la tête est rasée, il faut prescrire des savonnages quotidiens avec un savon antiseptique, par exemple avec du savon à la résorcine ou du savon de goudron.

3° Applications irritantes et antiseptiques.

Il faut faire ensuite, à la surface de la peau, des applications irritantes et antiseptiques. Ces dernières, les applications antiseptiques, sont employées théoriquement, la pelade pouvant être contagieuse, bien qu'on ne connaisse pas son parasite.

Le meilleur irritant du cuir chevelu, dans la pelade, c'est l'acide acétique cristallisable, qui a été conseillé par M. Besnier. Vous pourrez l'employer pur, en badigeonnages légers et superficiels, tous les trois ou quatre jours, sur les plaques dénudées. Dans l'intervalle, tous les jours, vous prescrirez des lotions irritantes faibles, dont je vous donnerai la formule tout à l'heure. Acide acétique cristallisable.

Si l'acide acétique pur est trop irritant, s'il produit des brûlures, il faut espacer les attouchements et même, dans certains cas, diluer l'acide acétique et le couper soit avec de l'alcool, soit avec de l'éther, soit avec de l'huile de ricin, dans la proportion d'une partie d'acide acétique, pour cinq, dix ou quinze parties d'alcool, d'éther ou d'huile.

℞ Acide acétique	10 grammes.
Alcool à 90° / ou Éther sulfurique / ou Huile de ricin	50, 100 ou 150 grammes.

Vous voyez que vous pouvez faire, en quelque sorte, des applications irritantes graduées, et vous servir, suivant l'irritabilité des téguments, soit d'acide acétique pur, soit d'acide acétique dilué.

Il est bien entendu que ces applications d'acide acétique cristallisable ne sont indiquées que dans les cas où la pelade se présente sous forme de plaques, en aires, comme on dit en dermatologie, dans les cas où ces plaques de pelade sont très limitées, ou au moins assez limitées. Vous ne pouvez appliquer l'acide acétique cristallisable sur toute l'étendue du cuir chevelu dénudé, dans la pelade décalvante.

Vous pouvez associer l'acide acétique au chloral et à l'éther, selon la formule suivante :

℞ Acide acétique cristallisable	1 gramme.
Hydrate de chloral	1 à 3 grammes.
Éther sulfurique	30 grammes.

Lotions irritantes faibles. Formulaire.

A l'acide acétique, qui a une action caustique, qui produit de la rubéfaction et même, quelquefois, de la vésication de la peau, que vous ne pouvez pas appliquer tous les jours et que même, dans certains cas, quand la pelade est très étendue, vous ne pouvez pas appliquer du tout, aux applications d'acide acétique il faut associer toujours des lotions irritantes assez faibles, pour que vous puissiez les employer quotidiennement et même bi-quotidiennement.

Principales teintures excitantes; leur association avec l'alcool et l'huile de ricin.

Vous avez alors le choix entre toutes les teintures irritantes et excitantes, dont voici les principales: la teinture de cantharides, la teinture de pyrèthre, la teinture de quinquina, l'alcoolat de lavande; vous pouvez vous servir aussi d'alcool camphré, d'alcoolat de Fioraventi, d'ammoniaque liquide.

Ces diverses substances ne doivent pas être employées pures, bien entendu. Vous les mêlerez à l'alcool, en proportion variable selon leur énergie et selon l'irritabilité du cuir chevelu.

Vous pouvez, pour rendre leur action moins irritante, leur associer une petite proportion d'huile de ricin, 5 à 10 pour 100 d'huile de ricin, par exemple. L'huile de ricin est, de toutes les huiles, la seule que vous puissiez mêler aux solutions alcooliques, car c'est la seule qui soit soluble dans l'alcool.

Vous prescrirez donc une ou plusieurs des teintures précédentes, mélangées à l'alcool. La teinture de quinquina, la teinture de pyrèthre, l'alcool camphré, l'alcoolat de lavande, l'alcoolat de Fioraventi seront employés dans la proportion du cinquième, du quart, du tiers, ou à parties égales, mélangés avec de l'alcool à 90 degrés.

Vous pouvez associer toutes ces substances ensemble ou faire porter votre choix sur deux ou trois d'entre elles, et alors, pour 100 grammes d'alcool, par exemple, vous pouvez mettre 25 grammes de teinture de quinquina, 25 grammes d'alcool camphré, 15 grammes d'alcoolat de Fioraventi et 10 grammes d'alcoolat de lavande, pour faire, au total, 200 grammes de liquide.

Une bonne préparation excitante, la plus simple de toutes, est le mélange, à parties égales, d'alcool camphré et d'alcoolat de Fioraventi.

Quant aux substances irritantes plus énergiques, la teinture de cantharides et l'ammoniaque liquide, vous les emploierez seulement dans la proportion de 5 à 10 pour 100, par exemple :

℞ Alcool	200 grammes.
Ammoniaque liquide	āā 10 grammes.
Teinture de cantharides	

Vous pouvez ajouter à cette solution une certaine proportion d'alcoolat de lavande, ou de teinture de pyrèthre, ou de teinture de quinquina, ou même simplement d'eau de Cologne, pour aromatiser.

Voici, par exemple, une formule :

℞ Ammoniaque liquide	10 grammes.
ou Teinture de cantharides	10 —
Teinture de pyrèthre	āā 50 grammes.
Teinture de quinquina	
Alcoolat de lavande	40 grammes.
Alcool à 90°	50 —

La teinture de cantharides est quelquefois employée en proportion plus élevée; on peut la prescrire diluée avec de l'alcool, au quart ou au cinquième. Hillairet l'employait souvent pure, pour badigeonner les plaques de pelade peu étendues. Je dois dire que, dans tous les cas qui ont été soumis à mon observation, je n'ai pas vu que l'irritation du cuir chevelu fût assez vive pour contre-indiquer l'emploi de la teinture de cantharides pure.

Mais il y a un autre inconvénient à l'emploi de la teinture de cantharides pure ou peu diluée, c'est que cette substance peut, par son absorption, produire des accidents très graves de cystite, de ténesme vésical, de dysurie et même d'excitation génitale. Il est donc dangereux de laisser cette préparation entre les mains des malades.

Vous pouvez employer toutes les substances, dont je viens de vous parler, séparément; vous pouvez les employer mêlées à l'alcool; vous pouvez les associer toutes ensemble dans la même mixture. Il faut, d'ailleurs, que vous sachiez bien que vous aurez, dans le cours de la maladie, à varier plusieurs fois vos prescriptions. Je vous engage à ne pas mettre d'emblée toutes les préparations, que je viens de vous indiquer, dans la même lotion, de façon à vous réserver, en quelque sorte, des munitions pour l'avenir; car il est certain, c'est un fait d'observation, que les traitements de la pelade s'usent; au bout d'un certain temps, les teintures irritantes et excitantes, quelles qu'elles soient, perdent leur action, et il est nécessaire de les remplacer par d'autres.

Préparations anti-septiques. Dans ces mixtures alcooliques, renfermant des teintures excitantes, vous pouvez faire dissoudre des substances antiseptiques, dont les principales sont l'hydrate de chloral, le sublimé, le phénol et la résorcine.

Le sublimé sera employé à 1 pour 1 000 ou à 1 pour 500; l'hydrate de chloral, à 2 pour 100; la résorcine, à 1 pour 100.

Le phénol doit être employé au 1/100, rarement au 1/50; il produit une irritation très vive du cuir chevelu et doit être manié avec beaucoup de prudence. Dans la plupart des cas, je vous conseille de donner la préférence au sublimé ou au chloral.

Voici deux formules qui pourront vous servir :

1° ℞	Teinture de cantharides	10 grammes.
	Teinture de pyrèthre	30 —
	Alcoolat de lavande	50 —
	Sublimé	0,20 centigr.
	Hydrate de chloral	4 grammes.
	Alcool	100 —
	Avec ou sans huile de ricin	10 —

2° ℞ Teinture de quinquina	50 grammes.
Sublimé	0,20 centigr.
Hydrate de chloral	4 grammes.
Résorcine	2 —
Alcool	150 —
Essence de cédrat ou Essence de violette	q. s. pour parfumer.
Avec ou sans huile de ricin	10 grammes.

Vous pouvez également prescrire des pommades, à appliquer en permanence, dans l'intervalle des lotions, sur les parties malades. Ce sont des pommades parasiticides, dont l'emploi est fondé sur la nature contagieuse de la maladie.

Pommades parasiticides.

Vous emploierez donc, soit la pommade au turbith minéral au 1/10, soit la pommade soufrée également au 1/10 ou au 1/20, soit la pommade à l'acide salicylique au 1/30 ou au 1/50, soit la pommade à la chrysarobine au 1/10 ou au 1/20. Cette dernière pommade est très irritante, détermine une inflammation vive du cuir chevelu et doit être maniée avec beaucoup de précaution.

Ces pommades, en dehors de leur action propre, parasiticide, ont un avantage de préservation pour l'entourage. Appliquées en permanence sur la peau, elles empêchent l'élément parasitaire de se répandre dans le voisinage du malade. C'est dans le même but, pour éviter la propagation du parasite, qu'on applique parfois, sur les plaques petites, des morceaux de sparadrap de Vigo.

Teinture d'iode. Collodion iodé.

Parmi les autres traitements, préconisés dans la thérapeutique de la pelade, je vous conseillerai surtout les badigeonnages répétés de teinture d'iode, qui pourront remplacer, dans certains cas, les teintures excitantes, et les applications de collodion iodé, auquel on attribue l'avantage de pouvoir rester en permanence à la surface des plaques dénudées. Mais cet avantage est surtout théorique; le collodion iodé ne tient pas très bien sur le cuir chevelu ; quand les cheveux repoussent, ils détachent en même temps les plaques de collodion, de sorte qu'on est obligé de faire de nouvelles applications presque tous les jours. Ce collodion iodé doit être formulé dans les proportions suivantes : 1 gramme d'iode métallique pour 30 grammes, 50 grammes ou 100 grammes de collodion élastique. C'est donc un collodion iodé au 1/30, au 1/50 ou au 1/100.

Essence de térébenthine.

On a employé aussi les frictions avec l'essence de térébenthine, soit pure, soit additionnée d'alcool ordinaire ou d'alcool camphré.

Essence de cannelle et de Winter-Green.

On a vanté également, dans ces derniers temps, les badigeonnages des plaques dénudées avec l'essence de cannelle, en solution dans l'éther : 1/3 d'essence de cannelle pour 2/3 d'éther. Tout récemment, M. Hallopeau a conseillé les applications d'essence de Winter-Green, mélangée à l'éther dans la même proportion : 1/3 d'essence de Winter-Green pour 2/3 d'éther sulfurique.

Vésicatoires.

Pour produire l'irritation de la peau, allant jusqu'à la vésication, Vidal employait les vésicatoires. Ce mode de traitement est assez efficace, mais peu pratique ; on ne peut, d'ailleurs, l'appliquer que sur des plaques de petites dimensions. Dans l'intervalle des vésicatoires, il faut continuer les lotions excitantes, selon les formules que je vous ai données tout à l'heure.

Traitement général.

Il faut instituer aussi un traitement général de la pelade. Ce traitement général est fondé sur la nécessité d'agir sur le tempérament nerveux des malades, par des sédatifs. Vous prescrirez surtout l'hydrothérapie froide et les antispasmodiques, particulièrement les préparations de valériane.

Sédatifs du système nerveux.

Médication tonique.

Dans d'autres cas, il est indiqué, au contraire, de tonifier les peladiques, qui sont des neurasthéniques ou des nerveux déprimés. C'est dans ce cas que vous conseillerez les bains sulfureux, les douches sulfureuses chaudes, les eaux minérales naturelles sulfureuses ou salines.

C'est dans ces cas-là, également, qu'il vous faudra employer les préparations ferrugineuses, l'arsenic, surtout les préparations de strychnine, la teinture de noix vomique, le sulfate ou l'arséniate de strychnine, aux doses que je vous ai déjà indiquées, plusieurs fois, dans le cours de ces leçons.

Mais vous ne devez pas seulement vous occuper de traiter le malade atteint de pelade ; vous avez à veiller sur son entourage, à empêcher la propagation de la maladie et à instituer un traitement prophylactique. Prophylaxie.

Comme il est absolument impossible de savoir dans quelle mesure une pelade sera contagieuse, comme l'aptitude ou la résistance individuelles à la contagion sont très variables, il est de toute nécessité d'isoler les individus atteints de pelade. On doit leur appliquer les mêmes règles qu'aux autres teigneux.

Il faut que leur tête soit toujours couverte, pour éviter la propagation des éléments parasitaires. Leurs coiffures, leurs objets de toilette devront leur appartenir en propre ; ces objets de toilette seront, d'ailleurs, soigneusement désinfectés.

S'il s'agit d'enfants, il faut les écarter des écoles. Dans les familles, il faut, autant que possible, obtenir l'isolement de l'enfant qui est atteint de pelade, pour éviter la transmission de la maladie à ses frères et à ses sœurs. Dans les casernes, il est indispensable d'isoler le soldat à l'infirmerie, à cause de la promiscuité des chambrées, qui rend la contagion inévitable.

En d'autres termes, mettez en pratique, dans le traitement de la pelade, l'axiome : dans le doute ne t'abstiens pas, et, si incertaine, si inconstante que soit la contagion de la pelade dans certains cas, considérez, en pratique, toutes les pelades comme contagieuses et agissez en conséquence.

QUARANTE-DEUXIÈME LEÇON

(*fin*)

ICHTHYOSE

SOMMAIRE. — Définition.
Étiologie ; nature. — Hérédité.
Description symptomatique. — Distribution des lésions. — Influence des sécrétions cutanées et de la température ambiante sur l'intensité des lésions. —. Altérations des glandes, des poils et des ongles. — Symptômes subjectifs.
Variétés :
Ichthyose nacrée. — Ichthyose pityriasique. — Ichthyose blanche ; ichthyose noire. — Ichthyose serpentine (Sauriasis). — Ichthyose lichénoïde. — Ichthyose cornée. — *Ichthyose hystrix.*
Anatomie pathologique.
Diagnostic : avec les kératoses pilaires ; avec la kératodermie palmaire et plantaire ; avec l'ichthyose fœtale ; avec l'ichthyose cachectique et sénile ; avec les desquamations ichthyosiformes trophoneurotiques ; avec les dermatoses inflammatoires squameuses.
Traitement :
Bains. — Pommades irritantes. — Glycérolé tartrique et glycérolé d'amidon simple.
Technique du traitement ordinaire de l'ichthyose nacrée vulgaire.

MESSIEURS,

Je voudrais, pour terminer l'enseignement de cette année, étudier avec vous un type de difformité cutanée, la plus simple et la plus commune des difformités de la peau ; je veux parler de l'ichthyose.

Définition. L'ichthyose est une difformité cutanée congénitale, caractérisée par un trouble de kératinisation de l'épiderme, d'où résulte une desquamation incessante, qui donne aux téguments, dans une certaine mesure, l'aspect de la peau écailleuse des poissons.

Étiologie; nature.

L'ichthyose vraie n'est pas une maladie, c'est une difformité, c'est une malformation cutanée.

Cette affection est congénitale; cependant elle n'est pas apparente au moment de la naissance. Elle ne possède ses caractères propres qu'après un certain temps, dans les premiers mois de la vie. Elle devient surtout visible au bout d'un à deux ans.

Elle augmente alors graduellement jusqu'à l'adolescence, puis elle reste stationnaire; mais elle persiste pendant toute la vie. Vous constatez, parfois, des alternatives d'aggravation et d'amélioration produites par le traitement; mais il faut que vous sachiez bien que l'ichthyose est une maladie incurable.

Hérédité.

Comme toutes les difformités, cette affection est essentiellement héréditaire. Elle se transmet d'une génération à l'autre; quelquefois, elle se transmet en sautant une génération; elle atteint toujours plusieurs membres d'une même famille.

La cause de cette difformité cutanée nous échappe, d'ailleurs, absolument.

Quels sont les symptômes de l'ichthyose?

Description symptomatique.

La peau atteinte d'ichthyose est sèche, rugueuse, couverte de lamelles épidermiques desquamées, ressemblant aux écailles des poissons ou des reptiles.

Ces lamelles épidermiques adhèrent à la peau par un ou plusieurs de leurs bords, par un point limité ou par toute l'étendue de leur face profonde.

L'épiderme est comme craquelé et rappelle un peu l'aspect d'une mosaïque.

Au-dessous des squames, la peau conserve sa coloration normale, ne présente ni rougeur, ni trace d'inflammation.

L'affection est régulière, symétrique, égale des deux côtés du corps.

Distribution des lésions.

Elle est généralisée, mais plus marquée sur certaines régions : à la face externe des membres, du côté de l'extension, surtout aux genoux et aux coudes.

Au contraire, la desquamation ichthyosique est ordinairement peu marquée aux plis articulaires, aux aines et aux aisselles, peu marquée à la face, où elle manque parfois totalement, peu marquée aux parties génitales, à la paume des mains et à la plante des pieds. Quelquefois même, elle fait complètement défaut dans ces régions ; d'autres fois, on observe seulement une desquamation fine, furfuracée, de la face et du cuir chevelu, desquamation fine qui n'est pas comparable aux écailles épidermiques larges, qui existent sur les autres parties du corps.

Influence des sécrétions cutanées et de la température ambiante sur l'intensité des lésions.

L'intensité de l'ichthyose est en rapport avec la sécheresse de la peau. Les régions, où je vous ai dit que les lésions étaient le plus marquées, sont celles où les glandes de la peau sont moins nombreuses, où les sécrétions cutanées sont peu abondantes. Au contraire, les régions les moins atteintes sont celles où les sécrétions glandulaires atteignent leur maximum.

Il semble donc que les lésions de l'ichthyose soient en raison inverse des sécrétions de la peau.

C'est pour cette raison que l'ichthyose est moins marquée en été, à cause de l'exagération des sécrétions cutanées pendant la saison chaude. Pendant les chaleurs de l'été, l'affection peut être, même, presque inappréciable.

Au contraire, les lésions augmentent pendant l'hiver et deviennent toujours beaucoup plus apparentes.

Altérations des glandes, des poils et des ongles.

D'une manière générale, les sécrétions glandulaires sont diminuées chez les malades atteints d'ichthyose. Les glandes sont atrophiées, ou leur fonctionnement est ralenti.

Les poils sont également atrophiés; sur les régions les plus altérées, ils font presque complètement défaut. Quand le cuir chevelu est atteint, les cheveux sont secs et clairsemés.

Les ongles sont aussi malades; ils sont secs, cassants, ont perdu leur résistance et leur vitalité.

Symptômes subjectifs.

L'ichthyose n'occasionne aucun trouble réactionnel. Habituellement, il n'y a pas de véritables démangeaisons; quelquefois, il y a un peu de prurit, mais ce prurit est toujours très minime. Quand les démangeaisons existent, elles indiquent une complication; l'eczéma, en effet, n'est pas rare dans le cours de l'ichthyose.

Mais, s'il n'y a pas de démangeaisons, on observe souvent, chez les individus atteints d'ichthyose, une sensation pénible de tension de la peau, due à la sécheresse des téguments. Parfois aussi, la sensibilité cutanée est diminuée et un peu obtuse.

L'ichthyose ne cause, d'ailleurs, par elle-même, aucun trouble de la santé générale ; mais les sujets ichthyosiques, c'est un fait d'observation commun, sont souvent des individus chétifs, mal développés, qui présentent peu de vigueur générale et peu de résistance à l'invasion des maladies.

Tels sont les caractères généraux de l'ichthyose.

Variétés.

La desquamation ichthyosique peut se présenter sous des aspects divers, qui ont servi à établir les variétés de la maladie.

Ichthyose nacrée.

La forme la plus commune est l'ichthyose nacrée, ainsi dénommée par Alibert. C'est surtout cette forme qui ressemble à la peau des poissons.

L'*ichthyose nacrée* est caractérisée par des écailles épidermiques plus ou moins épaisses, généralement assez minces, blanches, brillantes, nacrées et argentées.

Tantôt, les squames sont adhérentes seulement par un bord et flottantes par l'autre extrémité ; tantôt, elles sont adhérentes sur toute leur surface. Dans certains cas, elles sont simplement juxtaposées les unes à côté des autres ; dans d'autres cas, elles se recouvrent les unes les autres, dans une certaine étendue ; elles sont comme imbriquées.

Dans l'ichthyose nacrée, ces écailles sont assez larges, quelle que soit leur épaisseur.

Forme pityriasique.

Dans d'autres cas, les squames sont plus fines, plus minces, d'un aspect furfuracé ou pityriasique ; mais elles sont encore très adhérentes, beaucoup plus adhérentes que dans tous les états pityriasiques de la peau. Hardy a décrit cette nouvelle forme sous le nom d'*ichthyose pityriasique.*

Ichthyose blanche.

Quand les squames sont blanches, on a donné à la maladie le nom d'ichthyose blanche, *ichthyosis alba.*

Ichthyose noire.

Quand elles sont de coloration plus ou moins foncée, d'un gris sale, brunes ou noirâtres, elles représentent ce qu'on appelle l'ichthyose noire, *ichthyosis nigricans.*

Ichthyose serpentine.

Alibert a donné le nom d'*ichthyose serpentine* à une forme d'ichthyose qui donne l'aspect de la peau de serpent. C'est cette variété qu'Erasmus Wilson appelle *sauriasis*, à cause de sa ressemblance avec la peau des sauriens.

Dans cette forme, l'épiderme est sec, rude, présente une coloration grisâtre, avec des taches plus foncées de place en place. Les écailles épidermiques ne se détachent pas ; elles sont adhérentes dans toute leur étendue. La peau est sillonnée de lignes, régulièrement disposées, qui figurent des rectangles ou des losanges.

Ichthyose lichénoïde.

Parfois, les plis sont plus rapprochés, entrecroisés comme les hachures d'un dessin ; la peau est épaissie et dure. Ce nouvel aspect de la maladie constitue ce que Hardy a appelé l'*ichthyose lichénoïde.*

Ichthyose cornée.

Il y a une autre variété d'ichthyose, tout à fait particulière, dont l'aspect diffère véritablement des formes précédentes, et qui a été désignée par Alibert sous le nom d'*ichthyose cornée.*

Dans cette variété, les squames ne sont pas aplaties et lamelleuses ; ce sont des saillies pleines et coniques, des saillies dures, plus ou moins volumineuses.

Tantôt, ces saillies constituent de simples aspérités cutanées, de petit volume, qui donnent au toucher la sensation d'une râpe.

Mais, dans d'autres cas, ce sont des saillies volumineuses, de véritables productions cornées, accompagnées d'hypertrophies papillaires, et ces productions cornées peuvent revêtir plusieurs aspects : ou bien ce sont des excroissances verruqueuses ; ou bien ce sont des saillies dures, coniques, pointues, qui ont fait comparer la peau ainsi altérée aux téguments du hérisson ou du porc-épic.

Ichthyose hystrix.

Cette forme spéciale d'ichthyose est dénommée par les dermatologistes *ichthyose hystrix.*

Certains individus, atteints de cette difformité cutanée, qui a été décrite par les anciens auteurs, étaient connus sous le nom d'*hommes porcs-épics.*

La peau, recouverte de ces saillies épidermiques, quel que soit leur aspect, est, dans son ensemble, dure et épaisse comme le cuir de l'éléphant, suivant la comparaison d'Alibert.

Anatomie pathologique.

Les lésions anatomiques de la peau ichthyosique ne rendent pas suffisamment compte, il faut le reconnaître, de cette altération tout à fait spéciale des téguments.

Dans les examens microscopiques, on a trouvé l'épiderme épaissi, on a trouvé surtout le développement exagéré de la couche cornée.

Les cellules du corps muqueux renferment parfois de nombreuses granulations pigmentaires, particulièrement dans la forme d'ichthyose noire, que je vous ai décrite.

Les papilles dermiques sont hypertrophiées, infiltrées d'éléments embryonnaires ; le derme lui-même est épaissi.

Enfin, on observe l'atrophie des follicules pileux et

des glandes sébacées et, aussi, une atrophie partielle des glandes sudoripares.

Diagnostic. Le diagnostic de l'ichthyose comprend, d'abord, une élimination nécessaire. Il faut séparer de l'ichthyose, qui est une affection généralisée, congénitale, certains états ichthyosiformes, limités et localisés, qui ont été décrits, à tort, sous le nom d'*ichthyoses partielles*.

Avec les kératoses pilaires. Ces ichthyoses partielles, caractérisées par une coloration rouge, érythémateuse, de la peau, par la sécheresse des téguments, par une desquamation fine, siègent particulièrement au visage et, surtout, aux sourcils, aux joues, au cuir chevelu, quelquefois sur le tronc et sur les membres. Ces prétendues ichthyoses partielles ne sont que des cas de *kératose pilaire* ou de xérodermie pilaire.

Avec la kératodermie palmaire et plantaire. Une autre variété d'ichthyose partielle, décrite par Hardy, est constituée par un épaississement corné de la paume des mains et de la plante des pieds. Cette ichthyose partielle, palmaire et plantaire, est considérée aujourd'hui comme une *kératodermie*, d'après la dénomination de M. Besnier.

Ces kératoses et ces kératodermies ne sont pas des ichthyoses vraies.

Avec l'ichthyose fœtale. J'en dirai autant de cette maladie spéciale, d'une gravité toujours mortelle, qui a été décrite sous le nom d'ichthyose intra-utérine ou *ichthyose fœtale*. Les nouveau-nés, atteints de cette affection, présentent un épaississement et une induration générale de la peau, qu'on ne peut confondre avec l'ichthyose.

Avec l'ichthyose cachectique, l'ichthyose sénile. Il faut distinguer également de l'ichthyose cet état particulier de sécheresse des téguments et de desquamation épidermique incessante, qu'on peut observer chez les tuberculeux et chez tous les individus atteints d'affections chroniques de longue durée, qu'on observe aussi assez fréquemment chez les vieillards et qu'on appelle communément l'*ichthyose cachectique* et l'*ichthyose sénile*.

Vous ne devez pas, non plus, confondre avec l'ichthyose les desquamations ichthyosiformes, qu'on observe, à titre de *troubles trophiques cutanés*, dans certaines affections du système nerveux.

Avec les desquamations ichthyosiformes trophoneurotiques.

Enfin, en raison de la généralisation, de la persistance indéfinie et de l'incurabilité de l'ichthyose, en raison de son origine congénitale, en raison de l'absence de rougeur et d'altération appréciable de la peau, au-dessous des squames ichthyosiques, en raison de tous ces caractères vraiment spéciaux, je crois inutile de faire le diagnostic de l'ichthyose avec l'eczéma, avec le psoriasis, avec les lichens, avec les diverses formes de pityriasis, avec les séborrhées, qui présentent toujours des symptômes bien différents.

Avec les affections cutanées squameuses.

J'arrive au traitement de l'ichthyose. J'avoue que je ne connais aucun traitement interne, capable de guérir ou d'améliorer cette affection.

Traitement.

Quant au traitement externe, il est le plus souvent efficace pour dissimuler la difformité cutanée, mais non pour la guérir. Je n'ai, d'ailleurs, en vue, en ce moment, que l'ichthyose nacrée vulgaire ou l'ichthyose pityriasique, tout au plus l'ichthyose lichénoïde. S'il s'agit d'ichthyose cornée ou d'ichthyose hystrix, le traitement externe, quel qu'il soit, est le plus souvent insuffisant.

Ce traitement consiste à rendre à la peau sa souplesse et son élasticité, par des bains, par des onctions avec des substances grasses ou onctueuses.

Les bains doivent être prescrits fréquemment chez les ichthyosiques, soit des bains simples prolongés, soit des bains d'amidon. Ces bains simples ou amidonnés ont pour objet de ramollir l'épiderme.

Bains.

Vous conseillerez aussi des bains de vapeur ou des bains savonneux, pour faire tomber les squames et assouplir la peau.

Si les écailles épidermiques sont épaisses, vous prescrirez des frictions avec le savon noir, suivies de bains.

Pommades irritantes.

Les bains ne suffisent pas pour modifier la surface cutanée ; pour arriver à ce but, il faut avoir recours à des pommades un peu irritantes.

Vous pourrez employer la pommade à la résorcine à 5 pour 100, la pommade au goudron à 5 ou 10 pour 100, la pommade au phénol au 1/50 ou au 1/100, la pommade à l'acide salicylique au 1/50 ou au 1/30. Ces diverses substances sont incorporées soit dans un mélange de lanoline et de vaseline, soit dans l'axonge.

Glycérolé tartrique.

Plus simplement, vous pouvez vous servir du glycérolé tartrique de Vidal. Cette préparation se compose de 3 à 4 grammes d'acide tartrique pour 100 grammes de glycérolé d'amidon. Je vous recommande particulièrement ce mode de traitement, qui est très efficace dans l'ichthyose nacrée ordinaire, de moyenne intensité. Voici comment il faut l'employer :

Technique du traitement ordinaire de l'ichthyose.

Tous les soirs, vous faites faire une friction générale avec le glycérolé tartrique; au bout de quelques jours, vous espacez ces frictions, vous n'en faites plus faire que tous les deux ou trois jours, puis tous les huit jours, puis, seulement, de temps en temps. Tous les soirs, vous prescrivez des onctions avec le glycérolé d'amidon ordinaire. Au bout d'un certain temps même, ces onctions peuvent n'être faites que tous les deux ou trois jours, selon l'état de la peau.

Au moyen de ces onctions, que vous espacez de plus en plus, associées à des bains fréquemment répétés, les ichthyosiques réussissent à entretenir une souplesse suffisante de leur peau.

Par ces moyens, on ne guérit pas l'ichthyose, mais on la rend supportable, on la rend invisible, quand elle est seulement de moyenne intensité. On peut mettre la peau dans un tel état que les jeunes filles, atteintes d'ichthyose, peuvent se marier, si elles ne craignent pas de transmettre la maladie à leurs enfants. Je connais une jeune femme, atteinte d'ichthyose, qui, par des onctions quotidiennes de glycérolé d'amidon, est arrivée à rendre sa maladie tellement invisible qu'elle s'est mariée, et, depuis cinq ans qu'elle est mariée, son mari ne s'est pas aperçu de son infirmité.

Vous voyez donc que l'ichthyose, malgré son incurabilité, est une affection sur laquelle vous avez une certaine prise et à propos de laquelle vous pouvez obtenir de beaux succès thérapeutiques.

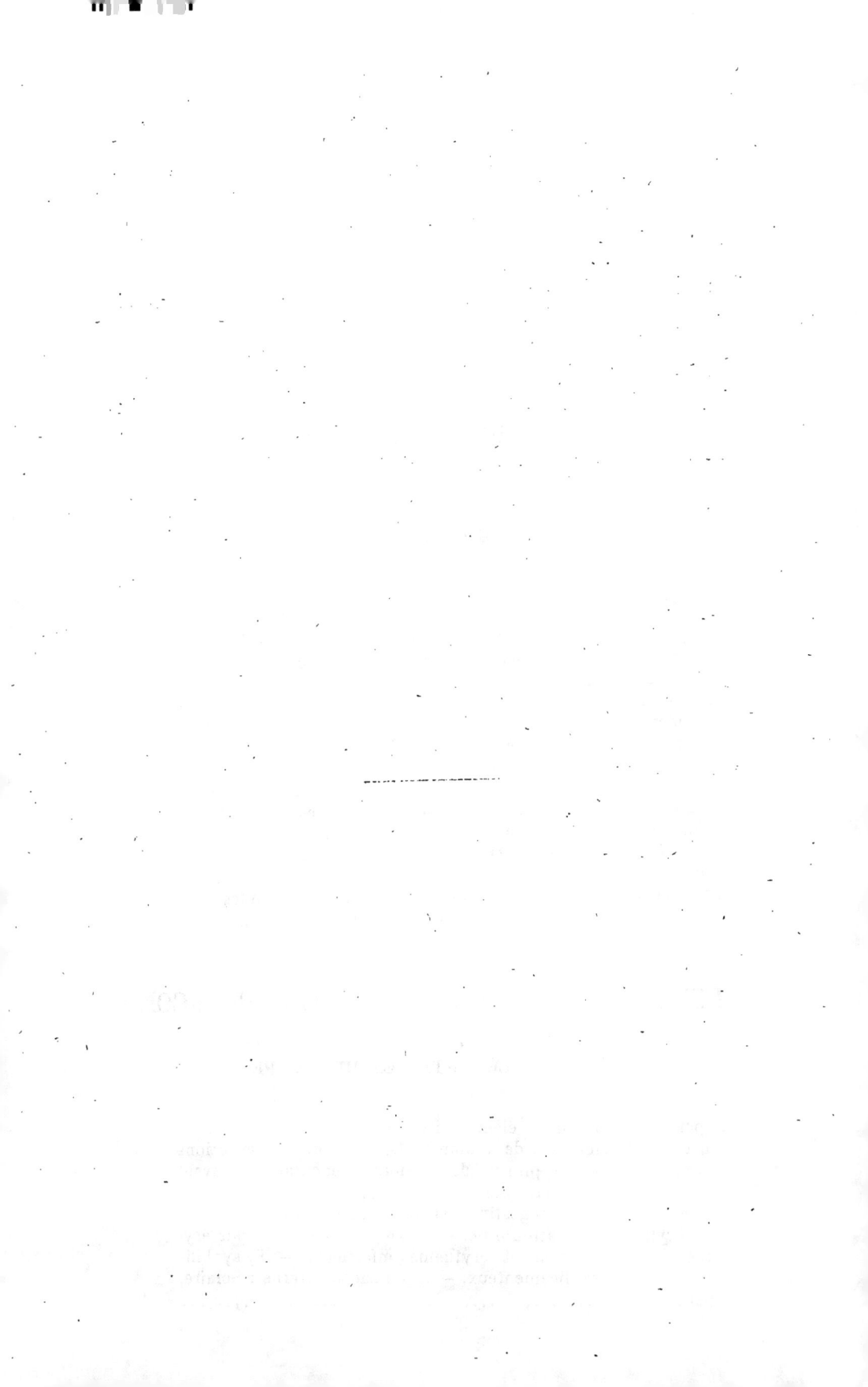

TABLE DES MATIÈRES

PREMIÈRE LEÇON

GÉNÉRALITÉS. — STRUCTURE DE LA PEAU ET DE SES ANNEXES

DEUXIÈME, TROISIÈME ET QUATRIÈME LEÇONS

LÉSIONS ÉLÉMENTAIRES DE LA PEAU

CINQUIÈME ET SIXIÈME LEÇONS

ÉRYTHÈMES

ÉRYTHÈME POLYMORPHE ET ÉRYTHÈME SCARLATINIFORME

SEPTIÈME ET HUITIÈME LEÇONS

ÉRYTHÈMES (*suite et fin*)

ÉRYTHÈMES SYMPTOMATIQUES. — ÉRYTHÈMES PATHOGÉNÉTIQUES ET ÉRUPTIONS MÉDICAMENTEUSES. — ÉRYTHÈMES DE CAUSE EXTERNE. — ÉRYTHÈMES DE CAUSE NERVEUSE.

NEUVIÈME ET DIXIÈME LEÇONS

PITYRIASIS ROSÉ. — URTICAIRE

ONZIÈME, DOUZIÈME ET TREIZIÈME LEÇONS

ECZÉMA

QUATORZIÈME ET QUINZIÈME LEÇONS

LICHEN SIMPLEX

PITYRIASIS SIMPLEX OU SÉBORRHÉE SÈCHE PITYRIASIQUE

ECZÉMA SÉBORRHÉIQUE

SEIZIÈME LEÇON

SÉBORRHÉES

DIX-SEPTIÈME
DIX-HUITIÈME ET DIX-NEUVIÈME LEÇONS

ACNÉS

VINGTIÈME ET VINGT-ET-UNIÈME LEÇONS

PSORIASIS

VINGT-DEUXIÈME ET VINGT-TROISIÈME LEÇONS

LICHENS. — LICHEN PLAN

VINGT-QUATRIÈME ET VINGT-CINQUIÈME LEÇONS

PRURIGO ET PRURITS CUTANÉS. — STROPHULUS

VINGT-SIXIÈME LEÇON

DERMATOSES SUPPURATIVES. — IMPÉTIGO ECTHYMA ET RUPIA

VINGT-SEPTIÈME ET VINGT-HUITIÈME LEÇONS

HERPÈS ET ZONA

VINGT-NEUVIÈME ET TRENTIÈME LEÇONS

PEMPHIGUS

TRENTE-UNIÈME ET TRENTE-DEUXIÈME LEÇONS

TUBERCULOSES CUTANÉES

TRENTE-TROISIÈME ET TRENTE-QUATRIÈME LEÇONS

TUBERCULOSES CUTANÉES (*suite*)

LUPUS TUBERCULEUX

TRENTE-CINQUIÈME LEÇON

TUBERCULOSES CUTANÉES (*fin*)

LUPUS ÉRYTHÉMATEUX

TRENTE-HUITIÈME ET TRENTE-NEUVIÈME LEÇONS

TRICHOPHYTIE

TEIGNE TONDANTE. — HERPÈS CIRCINÉ. — SYCOSIS PARASITAIRE TRICHOPHYTIE UNGUÉALE

QUARANTE-DEUXIÈME LEÇON

(*fin*)

ICHTHYOSE

Tours. — Imp. Deslis Frères, 6, rue Gambetta.

Tours. — Imprimerie Deslis Frères.